高等医学院校教材

中 医 学

（第2版）

主　编	魏睦新　杜立阳				
副主编	王　钢　王长松　朱建华　刘　艳　赵国平　刘　悦				
	郝传铮　高建芸　徐天舒　胡　平　魏　飞				
编　委	（以姓氏笔画为序）				
	丁　炜		南京医科大学第一附属医院		
	王长松		东南大学医学院		
	王　平		南京医科大学第一附属医院		
	王　钢		遵义医学院		
	王桂敏		锦州医学院附属第一医院		
	朱建华		南通大学附属医院		
	刘　悦		中国医科大学第一临床学院		
	刘　艳		中国医科大学第一临床学院		
	许慧莉		南京医科大学第一临床学院		
	杜立阳		中国医科大学第一临床学院		
	吴干银		南通大学附属医院		
	吴秀清		锦州医学院附属第一医院		
	李晓晨		中国医科大学第一临床学院		
	宗士群		中国医科大学第一临床学院		
	胡　平		南通大学附属医院		
	赵国平		暨南大学医学院		
	郝传铮		南通大学附属医院		
	胡曼菁		东南大学医学院		
	徐天舒		南京大学医学院附属鼓楼医院		
	谢立群		南京医科大学第一临床医学院		
	高建芸		东南大学附属中大医院		
	董文艺		中国医科大学第二临床学院		
	魏睦新		南京医科大学第一临床医学院		
	魏　飞		南京中医药大学		
主　审	张前德　于晓松　张君邦				

东南大学出版社

南　京

内容提要

《中医学》是高等医学院校的必修课程。近年来，随着医学模式的转变、疾病谱的变化和人们健康意识的增强，中医学的教学已越来越引起人们关注。本教材针对以往教材存在的一些问题，由中国医科大学和南京医科大学发起，组织一批国内长期从事西医院校中医教学的专家教师，对现有各版教材从学科群的角度进行整合重组。应用现代教育理念，遵循知识学习规律，把传统中医知识的灌输和创新思路的培养结合起来，研究学生的现有知识结构，吸收各版教材的长处，在保证知识体系传授的前提下，增加了中医体质调理和中医养生的内容，对教材的编写理念、结构、体例、内容等多方面进行了探索性改革，正文中增加了大量思维导图等图表以及舌苔的彩色插图、篇章提要和解题指导。全书体现了明确对象、以人为本、生动形象和注重培养创新能力等一系列特点，力求达到系统性、科学性、完整性和生动性、创新性的完美结合。

本教材主要适合于医学院校本博连读、本硕连读、本科和专科各医学相关专业中医学课程的教学需要，对于其他自学考试、西学中人员，也有参考价值。

图书在版编目(CIP)数据

中医学/魏睦新，杜立阳主编．—2 版．—南京：东南大学出版社，2012.1(2021.8重印)
 ISBN 978-7-5641-3120-3

Ⅰ.①中… Ⅱ.①魏…②杜… Ⅲ.①中医学－医学院校－教材 Ⅳ.①R2

中国版本图书馆 CIP 数据核字(2011)第 245472 号

东南大学出版社出版发行
(南京四牌楼 2 号 邮编 210096)
出版人：江建中
江苏省新华书店经销　江苏扬中印刷有限公司印刷
开本：787mm×1092mm　印张：25.25　字数：630 千字
2012 年 1 月第 2 版　2021 年 8 月第 17 次印刷
ISBN 978-7-5641-3120-3
印数：67001～70000 册　定价：56.00 元
(凡因印装质量问题，可直接向发行科调换．电话：025－83791830)

前　言

中医学作为一门有着两千多年悠久历史的传统医学科学,能够经久不衰,这在自然科学史上是一个奇迹。中医学不仅在我国的防病治病中,发挥着与现代医学几乎同等地位的重要作用,而且随着时代的发展,人们对现代医学的反思和对回归自然的崇尚,在全球范围内正在被重新认识和定义。以中医学为代表的传统医学,不仅在亚洲和欧洲等地区,近年来在美国等现代医学最为发达的国家也被认同为"补充和替代医学"纳入正规的医学体系,造福于各国人民。

中医学是经过2000多年临床实践检验、过滤、沉淀的知识经验的集成,其中值得发掘整理的东西非常之多。中医学的优势在于其独特的理论体系和在这个理论体系指导下的经历数千年考验的确切疗效。尤其是许多现代医学难治性疾病、原因未明疾病、体质性疾病以及身心性疾病方面,具有独特的优势。随着社会的发展,疾病谱不断变化,上述疾病的发生率在不断上升,因此了解和掌握中医学的基础知识,对于医学院校各专业的学生,变得尤为迫切。尽管西医院校的学生毕业后很少专门从事中医工作,但是掌握一定的中医基础和中医技能,无疑可以丰富临床诊疗手段,提高临床疗效。同时,中医学中的整体观念和辨证论治等传统医学文化思想,也可以丰富和完善学生们的思维模式。在学科交叉点上的研究也比较容易出成果,所以对于那些毕业后立志从事医学研究或出国深造的学生,中医学的学习显得尤为重要。

到目前为止,医学院校中医学的统编教材已经发行了七版,各地协编教材也有多种版本问世。本教材初版发行至今也已7年。现行教材无疑对于中医教育做出了重要贡献。但仍然不同程度地存在着内容陈旧、体系偏乱、很难适应教育改革要求的现象。为此,由南京医科大学和中国医科大学发起,联合全国10所志同道合的兄弟院校,对现有各版教材从学科群的角度进行整合重组,策划编写和修订了本教材。本教材编写注意把握时代脉搏,应用现代教育理念,遵循知识学习规律,把传统中医知识的灌输和创新人才的培养结合起来。根据教育学认知论的原理,研究学生的现有知识结构,吸收各版教材的长处,在保证知识体系传授的前提下,对教材的编写理念、结构、体例、内容等多方面进行了探索性改革。在编写方面强调了以下几点思路:

1. 以人为本,重视创新能力培养。改变以"经"为本的理念,减少原文引用,增加大量研究性的资料和一套非常有实用价值的附录。

2. 明确对象,重视学生知识结构。充分考虑西医院校与中医院校学生知识结构的区别,精心设计教材的内容,为他们搭好获取知识的脚手架。杜绝生搬硬抄、拼凑成文的倾向。

3. 生动形象,发挥视觉记忆作用。在概念描述等方面下功夫的同时,增加大量思维导图等插图、附表和舌苔的彩色照片,便于学生建立视觉感性认知,帮助记忆和理解。

4. 条理清晰,恢复传统合理框架。西医院校的《中医学》涵盖了中医学基础、中医诊断学、中药学、方剂学等内容,本身是一个课程群的概念,各学科的顺序主次框架,都值得探讨。本着一切服从于教学,便于知识体系的传授和掌握的目标,本教材尽量做到条理清晰、框架合理。

5. 周密策划,重视知识内容衔接。在方剂、中药的遴选方面,以往的教材都与诊断脱节。我们在深入调研讨论的基础上,制定了周密的计划,尽量做到辨证证型中出现的主要方剂都能入选,方剂中出现的主要药物,中药概论中都能纳入。这样,基本解决了教材内各学科知识内容的衔接问题。

6. 循序渐进,帮助知识理解掌握。知识的学习是一个循序渐进的过程。教材在每章的开头首先明确教学目的与要求,正文中增加了大量思维导图等图表以及彩色插图、篇章提要和解题指导,每章的结尾,附有小结和典型习题解析指导。在方剂后还附以助记歌诀。附篇中的内科疾病辨证论治简表对拓展学生的知识面也有重要参考价值。通过这些,尽最大努力,帮助学生掌握知识。

鉴于以上认识,我们认为教材的编写要按照认知规律、教学规律办事,要多为学生着想。编写教材的重点精力不是知识点本身,因为这方面几乎没有创新的余地,只需要整理。我们的重点在于通过作者的努力,为读者搭好获取知识的脚手架。为此我们组织了长期从事西医院校中医教学的专家组成编写班子,研究各版教材的优势和缺点,在充分吸收其精华的基础上,总结各校教学经验,力求体现中医药理论的学科优势和特色,以及本学科领域的现代科技发展趋势,以适应新世纪高等医学院校中医教学的需要。全书体现了明确对象、以人为本、生动形象、框架合理和注重培养创新能力等一系列特点,力求达到系统性、科学性、完整性和生动性、创新性的完美结合。

本书由魏睦新教授和杜立阳教授任主编,全面负责本书的策划和审校,王钢、王长松副主编协助主编策划。赵国平、徐天枢、胡平在二版修订策略和审改方面参与了大量工作,高建芸在经络和针灸相关内容的审稿方面,做出了贡献。本教材的绪论由魏睦新编写;第二章中医学的哲学基础由杜立阳编写;第三章中医学的生理观由王长松、杜立阳、胡曼菁编写;第四章中医学的病理观由吴干银编写;第五章中医学的诊法由朱建华编写;第六章中医学的辨证体系、第七章中医学的治疗概要由宗士群、杜立阳、刘悦编写;第八章中药学概述由刘艳、杜立阳编写;第九章方剂学概述由王钢编写;各章教学目的与要求、解题指导由杜立阳、魏睦新、许慧莉、丁炜编写;插图和附录由魏睦新、谢立群编写;中医体质和养生部分由郝传铮、胡平编写;针灸部分由高建芸为主编写。全书最后由魏睦新、杜立阳修改、编稿、定稿。刘艳、刘悦、李晓晨参加了部分修改工作。

特别需要说明的是,本教材的编写自始至终得到了南京医科大学第一附属医院张前德教授和中国医科大学第一临床医学院副院长于晓松教授、张君邦教授的鼓励和指导。他们亲自担任主审,从教材的指导思想、学术观点到具体内容,均提出了宝贵意见。东南大学出版社张慧副总编,对本书的策划、总体结构指导和审校出版等方面,给予了巨大的支持,在此我们一并表示诚挚的感谢。

西医院校的中医学教学,是一个课程群的概念,运用认知论原理,紧跟时代步伐,编写出有利于培养创新人才的、适合于西医院校学生需要的中医学教材,是一个值得深入研究的大课题。尽管我们在老专家的指导下,组织了一批长期在西医院校一线从事教学、临床和科研的专家、教师,深入调研,精心策划,精心撰写,反复审改,但是各个环节难免还有疏漏,我们恳切地希望同道和同学们能够给予指正,以便今后再版时修改提高。

魏睦新　杜立阳
2011 年 10 月

目 录

第一章　绪论 (1)

第一节　中医学发展简史 (1)
第二节　中医学学科性质与结构体系 (5)
第三节　中医学基本特点 (7)
第四节　中医学学科优势 (9)
第五节　中医学展望 (14)

第二章　中医学的哲学基础 (17)

教学目的与要求 (17)
第一节　阴阳学说 (17)
第二节　五行学说 (23)
本章小结 (29)
典型习题解析指导 (29)

第三章　中医学的生理观 (32)

教学目的与要求 (32)
第一节　脏腑 (32)
第二节　气、血、津液（精） (48)
第三节　经络 (53)
第四节　生命活动的整体联系 (54)
本章小结 (58)
典型习题解析指导 (59)

第四章　中医学的病理观 (63)

教学目的与要求 (63)
第一节　病因 (63)
第二节　病机 (74)
本章小结 (80)
典型习题解析指导 (80)

第五章　中医学的诊法 (84)

教学目的与要求 (84)
第一节　诊法概述 (84)
第二节　望诊 (86)
第三节　闻诊 (94)
第四节　问诊 (96)

第五节　切诊 ·· (101)
　　本章小结 ·· (109)
　　典型习题解析指导 ·· (110)

第六章　中医学的辨证体系 ·· (113)
　　教学目的与要求 ··· (113)
　　第一节　辨证概述 ·· (113)
　　第二节　八纲辨证 ·· (115)
　　第三节　脏腑辨证 ·· (123)
　　第四节　体质辨证 ·· (136)
　　第五节　其他辨证 ·· (139)
　　本章小结 ·· (142)
　　典型习题解析指导 ·· (142)

第七章　中医学的治疗概要 ·· (148)
　　教学目的与要求 ··· (148)
　　第一节　治则 ··· (148)
　　第二节　治法 ··· (153)
　　本章小结 ·· (157)
　　典型习题解析指导 ·· (157)

第八章　中药学概述 ·· (159)
　　教学目的与要求 ··· (159)
　　第一节　中药导论 ·· (159)
　　第二节　解表药 ··· (169)
　　第三节　清热药 ··· (176)
　　第四节　祛湿药 ··· (185)
　　第五节　泻下药 ··· (193)
　　第六节　止咳平喘化痰药 ··· (198)
　　第七节　行气药 ··· (205)
　　第八节　活血化瘀药 ·· (211)
　　第九节　止血药 ··· (216)
　　第十节　消导药 ··· (219)
　　第十一节　收敛药 ··· (221)
　　第十二节　平肝息风药 ·· (224)
　　第十三节　安神药 ··· (227)
　　第十四节　温里药 ··· (230)
　　第十五节　补益药 ··· (234)
　　本章小结 ·· (250)
　　典型习题解析指导 ·· (251)

第九章　方剂学概述 (255)

　　教学目的与要求 (255)
　　第一节　方剂的基本知识 (255)
　　第二节　解表剂 (258)
　　第三节　清热剂 (262)
　　第四节　祛湿剂 (268)
　　第五节　泻下剂 (272)
　　第六节　和解剂 (273)
　　第七节　祛痰剂 (276)
　　第八节　理气剂 (279)
　　第九节　理血剂 (282)
　　第十节　消导剂 (286)
　　第十一节　固涩剂 (287)
　　第十二节　治风剂 (289)
　　第十三节　安神剂 (291)
　　第十四节　温里剂 (293)
　　第十五节　补益剂 (296)
　　本章小结 (305)
　　典型习题解析指导 (305)

第十章　针灸学概述 (309)

　　教学目的与要求 (309)
　　第一节　针灸的生理基础 (309)
　　第二节　针灸的治疗概要 (337)
　　第三节　常见病的针灸治疗 (347)
　　本章小结 (358)
　　典型习题解析指导 (358)

第十一章　养生学概述 (363)

　　教学目的与要求 (363)
　　第一节　养生学的概念 (363)
　　第二节　中医养生学的性质和特点 (363)
　　第三节　体质养生 (364)
　　第四节　因时养生 (368)
　　本章小结 (374)
　　典型习题解析指导 (374)

附录　常见内科疾病的中医分型证治表 (377)

第一章 绪 论

中医学有着数千年的悠久历史,是中华民族在长期医疗实践和生活实践中积累而成的独特的医学理论体系。她既古老又充满生机,千百年来一直有效地指导着临床实践,为中华民族的繁衍昌盛做出了巨大贡献。中医学是中国优秀文化的一个重要组成部分,是一个伟大的宝库,是中华民族五千年文明史中一颗璀璨的明珠。

第一节 中医学发展简史

中医学源远流长,她根植于中华文化土壤,充分吸收了同时代科技文化成果,有着鲜明的人文特色,其发展与时代发展紧密相连。

一、中医学起源

早期人类为了生存、躲避寒冷、觅食充饥,有了最简单的劳动。在逃避敌害、与野兽搏斗或在部落战争中,常有外伤发生。对受伤部位本能的抚摸、按压就是最早的按摩止痛术和止血术;以泥土、树叶、草茎涂裹创伤,久而久之产生了外治法和外用药;打磨劳动工具,使用锋利的砭石切开脓疮即是外科的雏形;用石针、骨针刺激某一疼痛部位,这就是针术的萌芽。总之,人类的自助救护行为是中医药学形成的重要起始点之一。火的发现与使用,使人类由茹毛饮血的野蛮时代进入熟食的文明阶段,并促进了大脑发育。作为一种治疗手段,用火烤石片温熨疼痛之处,点燃树枝、草根进行局部灸,逐渐形成了"熨法"和"灸法"。采集植物根茎、果实、花叶充饥,有时无意中解除了某些痛苦,而有时则出现呕吐、腹泻乃至昏迷或死亡,经过无数次反复实践,发现了许多草药。《淮南子·修务训》记载:"神农氏……尝百草……当此之时,一日而遇七十毒。"中药以起源于植物的居多,故称"草药"、"本草"。陶器的发明及应用,为多种药物组成复方并煎熬成汤液创造了条件,因此古书记载"伊尹始创汤液",是汤液剂型的鼻祖。

中国医药学起源的历史,就是劳动人民长期为生存和生活与疾病作斗争反复实践的创造史,是在劳动实践中产生并发展起来的。

二、中医学的形成与发展

随着人类自身智能的发展,生产力水平不断提高,带动了社会经济和社会文明进步。医疗行为逐渐由生存救护发展到有意识、有目的,乃至有组织的主动性活动;由单一的经验积累逐步升华到理论知识,在古代唯物论和辩证法思想指导下,跨越了一个又一个发展阶段,形成了中医药学独特的理论体系。

（一）中医药学理论体系的形成

中医药理论体系的初步形成,是以《黄帝内经》(又称《内经》)的成书为标志的。《内经》是我国现存最早的一部医学经典著作,大约成书于春秋战国至秦汉时期,包括《素问》、《灵枢》两部分,它以古代朴素的唯物论和自发的辩证法思想为理论指导,系统阐述了人体生理病理以及对疾病的诊断、治疗、预防、养生等,奠定了中医理论的基础。它的内容十分丰富,包括了脏象、经络、病因、病机、诊法、辨证、治则、针灸及汤液治疗等,在阐述医学理论的同时,还对当时哲学领域中的一系列重大问题,诸如阴阳、五行、气、天人相应、形神关系等,进行了深入探讨。一方面,《内经》以当时先进的哲学思想为指导推动医学科学的发展;同时又凭借医药发展的成果,丰富和提高了哲学理论,把先秦以来的哲学思想向前推进了一大步。《内经》中的许多记载在当时都处于领先地位。例如,在人体结构研究方面,对人体筋骨、血脉长度、内脏器官大小及容量的描述,基本上符合实际,如认为食管和肠的比例是1:35,现代解剖学的比例是1:37,两者非常接近;在血液循环方面,认为"心主身之血脉",血液是在脉中"流行不止,环周不休"的,和实验医学的观点惊人地相似;在疾病发生方面,强调"正气"的主导作用,认为"正气存内,邪不可干";在疾病的防治上,倡导"防重于治",提出"治未病"的观点;养生保健方面首倡"保精、养气、御神",这些理论有很高的学术价值,至今仍被奉为中医学经典。

《难经》是继《内经》之后中医学的又一经典著作,它采集《内经》精要质疑问难,全书共设81个问答,所以又称为"八十一难"。内容涉及脏腑、疾病、经络、针灸等方面。尤其是脉诊和奇经的论述,具有创见性,同时对命门、三焦提出了新观点,从而补充了《内经》的不足。

《伤寒杂病论》为东汉末年伟大的医学家张仲景所著,为中医临床医学的发展奠定了坚实的基础。该书后分成《伤寒论》和《金匮要略》两部分,分别讨论外感热病和内伤杂病。书中分为若干条目,每条先介绍临床表现,然后根据病机分析认定为某种证候,最后根据其证候确定治法及处方用药。以六经辨证为纲治外感,用脏腑分证治杂病,开创了中医辨证论治的先河,确定了临床诊治的基本原则和大法,为后世历代医家之楷模。

《神农本草经》是我国现存最早的药学专著,一般认为约成书于东汉时期,全书收载药物365种,根据功效把药物分为"养命以应天"的上品、"养性以应人"的中品和"治病以应地"的下品,提出药物寒热温凉四性、酸苦甘辛咸五味的性味学说,确立了中药的理论基础。

总之,历经先秦、秦、汉时期,中医药学无论在人体结构、生理、病理、诊法、辨证及治则、治法等基础理论方面,还是在运用中药于临床等各个领域都有丰富的经验和知识积累,逐步形成了完整的理论体系,为后世中医药学的发展奠定了坚实的基础。

(二) 中医药学科体系的发展

伴随着时代前进,中医药理论不断丰富,治疗技术日益提高,学科分化势在必行,这是中医药理论体系发展的标志。远在周代,就有了食医(营养医)、疾医(内科)、疡医(外科)和兽医的医学分科,其中疾医应该说是最早的内科学雏形。《金匮要略》以脏腑分证治疗杂病,理法方药立论严谨,形成了一整套独具特色的辨证论治原则,这是后世内科学发展的基石。及至隋代巢元方著《诸病源候论》,对多种疾病病因、病机、病候做了细致的分析与论述,从而成为我国第一部证候学专著。

唐代王焘的《外台秘要》首次记录了消渴病的证候和治法,给后世医学家很多启发。宋代陈无择在其《三因极一病证方论》中提出了著名的三因学说,成为中医病因学的圭臬。到宋、金、元时期,社会变革剧烈,学术争鸣,学派峰起,中医学的发展出现了一个崭新的局面。医学家创立新理论,寻找新疗法,使用新方药,做了许多开创性工作,内科学也得以长足进步。出现了以刘完素、张子和、李东垣和朱丹溪为代表的四大学派,世称"金元四大家"。刘完素倡导"火热论",认为"六气皆从火化","五志过极皆能生火",用药以寒凉为主,后世称为"寒凉派";张子和认为疾病的形成都在于邪气所致,主张"邪去则正安",提出汗、吐、下攻邪三法,后世称为"攻下派";李东垣崇《内经》"人以脾胃为本",力主"内伤脾胃,百病由生"的理论,治病以补脾胃为主,故后世称为"补土派";朱丹溪举"相火论",认为相火最易妄动而耗阴,提出"阳常有余,阴常不足"的论点,主张滋阴降火,后世称为"滋阴派"。刘、张、李、朱四大家,虽立论不同,但都是在《内经》与《难经》基础上,从不同侧面发展了中医理论,繁荣了中医学术,丰富了辨证治疗方法。明、清两代是温病学说蓬勃发展的时期。明代吴又可提出"疠气"特异病因,专论瘟疫传染途径、证候、治法,极大地启发了后学。清代以叶天士、吴鞠通为代表的温病学派,对外感温病进行了深入探讨,经过大量临床实践,创立卫、气、营、血和三焦辨证,与伤寒六经辨证相辅相成,成为外感病辨证论治的两大体系。时代在发展,医学名家辈出。赵献可、张景岳、王清任、唐容川等,在《内经》、《难经》理论基础上,对命门学说、瘀血理论、血证辨证等方面都有所发挥,为内科学增添了新内容。

建国后,中医内科学发展很快,大量的临床研究、实验探索、古医籍整理、教材建设、临床专著的编写,使中医内科学学术达到了新水平。对许多疾病的病因病机的认识已日益明确和深化,诊断、辨证分型上有了进一步规范,防病治病方法上有了许多创新,内科疾病治疗效果也显著提高。

外伤科学起源很早。外科约起源于4～5世纪,伤科起源于9世纪。外伤科属"疡科",元代称"正骨科",直到清末,形成专科。早在汉代,我国著名外科学家华佗就已用"麻沸散"施行全身麻醉,进行剖腹、扩创、死骨剔除等手术,这是世界上最早的外科麻醉术。晋代的《刘涓子鬼遗方》是现存我国第一部外科专著,载方140余首,总结了许多治疗金疮痈疽、疔疖及其他各种皮肤病的经验。隋代的《诸病源候论》、唐代的《千金方》中都有不少的外科学内容,如瘿瘤、疔疮、痈疽、痔瘘、虫蛇兽咬伤及多种皮肤病的记载。宋、元两代外科发展较快,著作颇丰,如《圣济总录》、《太平圣惠方》、《外科精要》、《世医得效方》等,对外科病的辨证及创伤外科的内外结合治法都有独到的见解。明代外科学有了更快发展,尤以陈实功的《外科正宗》成就最大。该书详载病名,各附治法,条理清楚,内容丰富,收录了当时大部分的外科治法。到了清代,《医宗金鉴》总结了前人经验,对外科和伤科的诊断、用药、治疗手法都有系统的说明,该书有很高的价值,是外伤科的重要文献。

建国后,中医药在外伤科领域有了迅速发展,特别是在治疗痈、疮、疔、毒,结扎和注射治疗内痔,切开或挂线治疗肛瘘,辨证治疗脱疽,中西医结合治疗红斑狼疮、烧伤,手法整复及小夹板局部外固定治疗骨折,都取得了令世人瞩目的成就。

关于妇产科学,早在《内经》中就有许多记载,如不孕、不月、子瘤、血枯、石瘕。汉代《伤寒杂病论》中,专论妇科妊娠、产后、杂病三篇,理法方药严谨,对妇科临床指导意义深远。随着社会发展,妇科经验的不断积累,到唐代出现了我国最早的妇产科专著《经效产宝》。宋代陈自明所著《妇人良方》、明代王肯堂所著《妇科证治准绳》及武之望的《济阴纲目》,这些宝贵的著作对妇产科的发展起到了很大的促进作用。到清代,《傅青主女科》问世,主张治疗妇女病以培补气血、调理脾胃为主,使妇产科发展到了一个较高层次。解放后,妇产科取得了很大成就,许多妇科常见病如月经不调、不孕、子宫肌瘤等经中医治疗提高了疗效。中西医结合非手术治疗宫外孕、针灸纠正胎位防止难产、中药治疗宫颈癌、中药引产等都取得了骄人的成就。

儿科古称"哑科"。据文献记载,在战国时期已有了儿科医生,西汉初期的《颅囟经》是我国儿科第一部专著。北宋儿科名医钱乙著《小儿药证直诀》,提出以五脏为纲辨小儿疾病,对水痘、麻疹等几种发疹性传染病已有了较深刻的认识,具备了丰富的鉴别经验。元代儿科名家曹世荣撰《活幼心书》,对惊风、抽搐辨证治疗有独创之处,所录治方效果显著。明清两代儿科有了较大发展,各种儿科著作相继问世,代表的有《幼幼集成》《医宗金鉴·幼科心法要诀》,内容十分丰富,对惊风、发热、呕吐都有许多独特见解,其中收集了不少验方和外治法。建国后,儿科学迅速发展,出现了崭新面貌。过去的儿科四大证——痘、疹、惊、疳,其中痘(天花)已被消灭,疹(麻疹)已控制,惊(破伤风)发病率大大下降,疳(疳积)也很少见。中医药在治疗小儿急、慢性传染病和常见病方面取得了满意效果,如对流行性脑脊髓膜炎、痢疾、百日咳、猩红热、肝炎、肾炎、腹泻等疾病的治疗,都展示出中医药的优势。

针灸学历史悠久,也最具特色,在《内经》《难经》中已有记载。晋代皇甫谧著《针灸甲乙经》,总结了秦汉、三国以前的针灸学成就。宋代王惟一著《铜人腧穴针灸图经》,并铸造铜人模型,上刻经络循行路线及穴位,作为教学考试之用。明代杨继洲集历代针灸经验及学术成就,并结合自己体会著成《针灸大成》,对后世针灸学的发展影响很大。建国后,针灸学发展迅速,翻印、校点、注释、整理出版了一大批古代针灸医籍,结合现代科学及新技术进行实验研究针刺镇痛(麻醉)、特异穴位治病作用,取得了一大批科研成果。

伴随中医学的发展,药物学与方剂学也有同步发展。《神农本草经》之后,唐代《新修本草》出版,该书收载药物近 850 种,是世界上第一部由政府颁布的药典。16 世纪中叶,著名医药学家李时珍以毕生精力,刻苦钻研,广收博采,历时 27 年,编撰出闻名世界的巨著《本草纲目》。该书收药 1 892 种,绘图 1 000 多幅,载方 11 000 个,纠正古版本药物书中错误上千处,并将药物进行了科学分类。李时珍以科学的态度,严谨的学风,全面整理总结了我国人民在明代以前的用药经验和药物学知识,该书后被陆续翻译成多种文字流传到国外,因此,李时珍被公认为世界伟大的科学家之一。以后又有很多药物学专著相继问世,如汪昂的《本草备要》、赵学敏的《本草纲目拾遗》、吴仪洛的《本草从新》,都不同程度为药物学增添了新内容。药物学的发展,带动并分化出相应学科,对于如何炮炙加工药物,南北朝时的《雷公炮炙论》是这方面的代表作。由于药物学的发展,促进了方剂学的诞生,无数次的临床实践说明,复方胜过单味药,合理组方既能提高疗效,又能减少毒、副作用。于是方剂学迅速发展,由《内经》13 方到《伤寒论》113 方、《金匮》262 方,至晋代葛洪的《肘后备急方》、唐代孙思邈的《千金要方》、明代的《普济方》、清代的《医方集解》与《成方切用》,这些都是传世之作,是研究方剂学的重要文献。解放后,中药研究从单体提取到复方成分的研究,中药新品种的发现如红景天、青蒿素等等,已应用到临床。剂型的改革如注射剂、粉针剂、片剂、气雾剂、冲剂、胶囊、口服液等极大地方便了临床应用,也提高了疗效。

综上所述,内、外、妇、儿、针灸、药学这些中医药主干学科,伴随着基础理论的发展,也都取得了巨大成就。实际上中医药的内容十分丰富,中医耳鼻喉科、中医眼科等方面的著作颇丰,也各具学术特色,对临床贡献也很大。中医治病方法手段也很多,以方药、针灸为主,还有刮痧、火罐、水疗、蜡疗、泥疗、推拿、气功、捏脊、割治等,这些疗法还在不断改进、发展,出现了如小针刀、中药离子透入等新技术、新方法。一个与现代科学技术相结合,迅速革新的古老医学,正日益展现出广阔的应用前景。

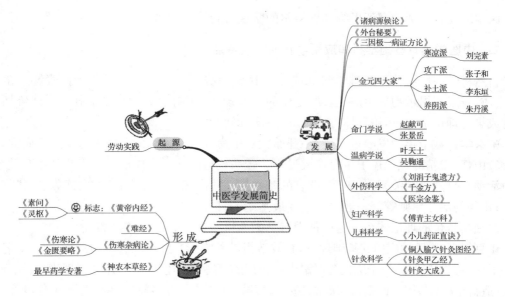

图1-1-1 中医学发展简史

第二节 中医学学科性质与结构体系

一、中医学是自然科学与社会科学的交叉产物

一般认为,科学可分成两大类,即自然科学和社会科学。中医学与两者都有极其密切关系。

自然科学是研究自然界物质本源以及物质运动、变化、发展的规律。中医学研究的对象是人,人是生物个体及其组成的群体,是自然界物质演化的最高产物。中医学探讨人的生、长、壮、老、已规律,研究各种生理活动的奥秘和病理变化的机理,寻找防治疾病的措施。对生命、健康、疾病等一系列问题的深入研究,是中医学探索的主题。因此,中医学具有明显的自然科学属性。此外,中医学还研究人与气候、物候、天文、历法,人与生态环境、居住条件等方面的关系。中药学集植物学、动物学、矿物学之大成,实属生物学、化学等科学。这些都体现出中医学自然科学属性的一个方面。

社会科学是研究人类社会发展变化规律的学科。人是社会的主体,具有思维、意识。不同的社会制度、社会环境,给人以不同的影响,生活在一定社会环境中的每个人,由于其社会背景、社会地位、生活物质条件不同会表现出心理、生理、体质等方面的差异,从而形成一系列医学问题。比如,不良的社会制度和风俗,往往是某种疾病的根源。人人都在社会中担任一定"角色",社会"角色"的转变,复杂的人际关系能引起一些身心疾病,从中可以看出中医学明显的社会科学属性。

综上所述,可以看出中医学是自然科学与社会科学的交叉产物。20世纪70年代,恩格尔(G. L. Engel)提出"生物—心理—社会医学模式",对医学的发展起到了巨大的推动作用,而中医学的先哲先贤的辩证思维和恩格尔的学说有着惊人的暗合之处。

二、中医学具有基础学科和应用学科的双重特点

自然科学一般可分为基础学科和应用学科两大类。基础学科的任务是探索物质的本原、本质，着眼于揭示物质生成、运动、变化的基本规律；应用学科则是以基础学科研究所获得的成果为理论指导，运用具体方法，以解决实际问题。

中医学在数千年的发展过程中，一开始就对生命、健康、疾病的奥妙进行了探索研究，如《内经》中，已很精辟地论述了生命形成过程。较系统地阐述了人体形态结构及其相互关系；生命活动与自然界的关系；各脏腑、器官的基本生理功能和病理表现；疾病的病因、病机变化规律；疾病的治疗原则等等。通过对这些最基本的，同时也是最根本问题的研究，逐渐形成了中医独具特色的理论体系。这些都带有基础学科特征。

千百年来，中医学应用其基础理论，有效地指导着临床实践，在内、外、妇、儿、针灸等各科解决了许多实际问题。由于历代名医辈出，及时总结经验，阐述新观点，建立新理论，研制新方剂，创造新疗法，使中医不仅能解决常见病、多发病，还治愈了许多疑难痼疾，疗效十分显著。

此外，中医学在原来基础上不断分化，不断发展，乃至学术交叉、边缘融合，又出现了许多新学科，如在预防医学、法医学、食疗营养学、养生学、医疗体育等方面，成绩斐然，作用突出。

总之，中医学具有基础学科与应用学科的双重特点，是理论与实践水乳交融、互相渗透的结果。

三、中医学结构体系

1. 元气论是中医理论体系的哲学基础　元气论作为一种自然观贯穿于中医理论体系的各个方面，如用于说明生命过程的物质性和运动性，说明人体的整体性和联系性，解释人体各种生理、病理现象等，它是中医学的哲学基础。详细内容将在本章第四节"中西医学之比较"中介绍。

2. 阴阳五行学说是中医理论体系的方法论　阴阳学说是人们认识自然、解释自然的方法论，具有高度的概括性和思辨性，以阴阳两分法进行说理，阐明人体的形态结构、生理功能、病理现象，分析致病因素及抗病能力，划分中药属性等。生命的物质性、运动性、联系性都能用阴阳双方既对立又统一的关系来说明。

五行学说是以构成物质世界的五种基本元素的属性特征，及彼此间生克制化规律，援物比类、演绎推理来说明人体的形态结构、生理功能和病理现象并指导疾病的诊断治疗。

3. 脏腑经络理论是中医理论体系的核心　医学研究的对象是人。人在医学概念中具备以下三个特征：一是人的生物学概念，即人是具有生命的有机体；二是社会学概念，即人在一定社会中生活，每个人都在社会上扮演一定角色；三是心理学概念，即人不同于一般动物，有高度发达的智慧，有思维、心理活动，是"万物之灵"。人的这三种特征，经常处于发展变化当中，时常影响着人的生理功能和病理过程。

中医学通过长期的临床观察及深入的研究发现，这些生理功能改变和病理现象反映的最本质的东西，就是脏腑经络功能的改变以及以脏腑经络为中心的各种平衡失调及联系失控。因此可以说，脏腑经络理论是中医理论体系的核心。

4. 其他组成部分是中医理论体系的支撑力点　如前所述,中医理论体系是以元气论为基础,以阴阳五行学说为方法,以脏腑经络理论为核心的完整体系。除此之外,如中药学的四气五味,升降浮沉,归经理论;方剂学中的君、臣、佐、使配伍理论;临床各科诊疗理论;气功导引与养生保健理论,都极大地丰富和充实了中医理论体系。如果说基础、方法、核心是整个理论体系框架主体结构的话,其他部分则是这个框架结构中的多个支撑力点,起到联结作用,从而形成知识网络。这就使中医理论知识与实践技能,基础与临床有机地融为一体。

第三节　中医学基本特点

中医学理论体系有三个基本特点,即整体观念、辨证论治、恒动观念。

一、整体观念

整体是指统一性、完整性以及相互联系性。中医理论认为,人体是一个有机整体,人与自然界息息相关,人与社会的关系相当密切。这种机体自身整体性思想及其与外部环境的统一性,称为整体观念。

(一) 人体是一个有机的统一整体

人体由若干脏腑和组织器官构成,以五脏为中心,配合六腑,通过经络系统的联系相互沟通,实现机体的统一。

生理上,机体以五脏为中心,通过经络的联系,把六腑、五体、五官、九窍、四肢百骸等全身组织器官联系起来,并通过精、气、血、津液等的作用,构成统一整体,完成机体的整体机能活动,各脏腑之间既相辅相成又相互制约。

病理上,脏腑之间相互影响,任何局部的病变都可能引起整体的病理反应,整体功能的失调也可反映于局部。

诊断上,当整体或局部发生病变时,对发病机制的分析,应首先着眼于整体,因各脏腑、组织、器官在病理上存在着相互联系和影响,所以在诊断疾病时,可以通过五官、形体、色脉等外在变化来了解和判断内脏病变,从而做出正确诊断。

治疗上,从整体出发,着眼于调节整体功能的失常,从脏腑之间及脏腑与组织器官之间的联系入手,进行综合治疗,而不仅限于病变的局部。

(二) 人与环境有密切联系

"天人相应",人是整个物质世界的一部分,人与外界环境有着物质同一性,外界环境提供了人类赖以生存的物质条件,因此环境的变化影响着人体,使人体产生相应地变化。

人具有社会属性,也就是说人生活在社会中,人是社会整体中的一个组成部分,所以,社会的变化必然对人体产生影响。当然,人也会影响社会,人和社会是紧密联系、相互影响的,也是一个不可分割的整体。

1. 人和自然界息息相关　宇宙中,太阳、地球、月亮众天体的运行,产生了季节气候交替、昼夜阴阳变化,这是时间的演变;地域水土不同、具体生活环境差异是人体生存空间的区别。时间和空间都直接或间接、明显或不明显地影响着人体,产生相应的变化,这就是中医的时空观。

季节气候的四季交替变化使人表现出规律性的生理适应过程,"天暑衣厚则腠理开,故汗出……天寒则腠理闭,气湿不行,水下溜于膀胱,则为溺与气"。昼夜的变化也使人体机能发生相应变化,"故阳气者,一日而主外,平旦人气生,日中而阳气隆,日西而阳气已虚,气门乃闭"。体内的阳气呈现出规律性的昼夜波动。这一变化趋势与现代生理学研究所揭示的体温日波动曲线十分吻合。

昼夜的变化也影响到疾病过程。一般病症,大多白天病情较轻,傍晚加重,夜间最重,故有"夫百病者,多以旦慧昼安,夕加夜甚"之说。

不同的地域水土、具体的居住环境对人体的影响更是显而易见。例如我国江南水乡,地势低平,气候温暖湿润,故人体腠理疏松,体质较薄弱;西北地区,地高山多,气候寒冷干燥,故人体腠理多致密,体格偏壮实。居住环境不同以及长期的饮食、生活习惯使机体产生适应性,因此,人们易地而处,突然改变居住环境,多会感到不适甚至患病。这些认识与现代的群体体质调查结果是一致的。

上述人与自然环境相统一的"天人相应"观点构成了中医学的重要理论基础,中医诊疗过程中历来重视人与自然环境的相互关系,这正是中医特色与优势所在。

2. 人与社会关系密切　人生活在社会当中,人是社会的组成部分。人能影响社会,而社会的变化对人也会产生影响。其中最明显的是社会的进步与落后、社会的治与乱以及人的社会中地位的变动。

首先,社会进步,经济发达,人们赖以生存的食品衣物供给丰盛,居住环境优雅、舒服、清洁,这些都有利于人体健康,加上文明程度的不断提高,人类对卫生、预防、保健知识的了解逐渐增多,开始关注防病治病和保健养生,因此,人类的寿命随着社会的进步而逐步延长。但在另一方面,促进社会进步的大工业生产带来水、土壤、大气的污染,过度紧张的生活节奏又给人们带来诸多疾病。

其次,社会的治与乱,对人体的影响也非常大。社会安定,人们生活规律,抵抗力强,不易得病;社会动乱,生活不安宁,抵抗力降低,各种疾病就容易发生并流行。历史上,由于战争、灾荒,人们流离失所,饥饱无常,死亡率增高就是证明。

个人社会地位的转变,势必带来物质生活及精神上的一系列变化。现代社会竞争激烈,伴随而至的就业、升迁、贫富、人际关系等问题无时无刻不在困扰着人们,给人以心理、精神上的压力,如不能正确处理则可能影响健康并导致疾病的发生。

总之,中医把人体看成是一个以五脏为中心,以心为主宰的统一整体,同时也认为人和自然界息息相关,人和社会有密切联系,是一个不可分割的统一整体。整体观念贯穿于中医生理、病理、诊断、治疗、养生等各个领域,是中医理论体系的一大特点。

二、辨证论治

辨证论治是中医认识疾病和治疗疾病的基本原则,是中医学对疾病的一种特有的研究与处理方法,中医学把全部临床活动概括为辨证论治,辨证论治是中医学的特点和精华所在。

疾病的发生发展总是通过症状、体征等现象表现出来的,要通过这些现象认识到疾病的本质,辨证论治就是通过这些现象认识疾病本质的方法学。

所谓"证"又称"证候",有"证据"之意,是对机体在疾病发展过程中某一阶段的病理概括。证包括各种临床表现,以及与这些临床表现紧密联系的病因、病机、病性、病位和疾病发展趋势,同时也反映出机体自身抗病能力及其与外界环境的联系等。"证"代表了某一特定阶段病理变化的全部情况,能反映出疾病的本质,所以"证"比"病"更具体、更贴切;比"症"和"体征"更深刻、更准确。总之,"证"的丰富内涵在临床诊断治疗方面的可操作性强,也更加实用。

辨是审辨、鉴别的意思,是分析与综合的过程。辨证是根据症状、体征以及四诊(望、闻、问、切)收集到的所有资料,通过比较、分析辨清疾病的病因、性质、病位以及邪正之间的关系,最终概括、判断为何证,即属于何种类型。

论治是根据辨证的结果,确定相应的治疗原则和方法。因此,辨证是确定治疗方法的前提和依据,论治是辨证的目的与手段。两者相辅相成,不可分割。

三、恒动观念

恒指经常、不断、连续永恒;动即运动、变化、发展;恒动就是经常、不停顿地运动、变化和发展。中医学认为,生命活动、健康与疾病等都是运动着的,是不断变化和发展的,要摒弃一成不变、静止、僵化的观点,建立动态观察,用不断变化的眼光审视生命活动中的一切现象,这就是恒动观念。

(一)生理上的恒动观

整个自然界中的一切物质都处于永恒无休止的运动中。"动而不息"是自然界的根本规律。生命过程中生、长、壮、老、已的变化,充分体现了"动"。想保持健康,就要经常活动锻炼,这就是"生命在于运动"的本意。例如"气",是构成人体和维持人体活动的基本物质,"气"具有很强的活力,无处不到,无时不有,恒动不休,时刻温煦、激发、推动着体内各脏腑的生理活动。"血"也是构成人体的重要物质之一,循环周流,营养滋润全身,一旦血流变慢或停滞,就会出现瘀血而引发疾病。"津液"的生成、敷布、利用、排泄,也是在多个脏腑、器官参与下,在体内不停地、有序地进行着,一旦津液运行失常,将导致痰饮、水湿、肿胀等疾病。气血津液都具有恒动特性,应"贵流不贵滞"。在生理上,气血津液以畅达流通为佳是中医学的基本认识。

(二)病理上的恒动观

以"动"的观念对整个疾病的全过程进行很好地把握。从病因作用于机体,到疾病的发生、发展、转归,疾病都处于不停的变化之中。如风寒外感表实证未及时治疗,则可入里化热,转成里热证;急性外感热病,症状可以一日三变;实证日久可以转虚证,旧病未愈又添新疾,都是"动"的表现。另外,疾病变化有一定的阶段性,发病初、中、末期,表现各不相同且具有一定规律。例如温病中的风温,初期在卫表,中期在气分,末期多致肺胃阴伤,就是这一规律的体现。正是由于疾病处于"恒动"之中,因此,要求医者治疗时,应根据不断出现的新情况、新变化,随时调整治则、治法、修正处方,以期药与证合,取得良好效果。

第四节 中医学学科优势

作为一门优秀的传统医学科学,中医药自身有着极其丰富的科学内涵和独特优势,这正是中医药历经数千年而不衰,并且日益焕发出勃勃生机的内在根本原因。

一、医学模式的先进性

中医学的医学模式是把人作为一个整体,放在自然界、社会环境中进行考察,以整体的观点进行诊疗,关心患者的整体机能变化,关心时间环境、地理环境、气候环境、社会环境等变化对患者的影响。在生命观上,对生命复杂现象做直观推测、灵性感悟、整体把握。在疾病观上,从整体上认识患病是邪胜正衰及人体功能平衡失调所造成的。在治疗观上,整体调节人体平衡失调状态,辨证论治。

中医的医学模式同现代医学目前所提倡的"环境一社会一心理一生物一人伦"等多元的医学模式有惊人的相似之处,当现代医学正为摒弃传统的、狭隘的纯生物模式而痛苦地蜕壳嬗变时,中医学已在多元的医学模式指导下积累了极为丰富的经验。在这种医学模式指导下,中医学在临床上取得了卓越成效。

二、临床诊疗的优势

中医学是从医疗实践中总结经验并上升为理论,中医治疗疾病的效果经过了千百年反复的验证,在先进的医学模式指导下,中医学在临床上取得卓越成果,为中华民族的繁荣昌盛做出了巨大贡献。

中医诊查疾病主要采用望、闻、问、切的方式获取临床资料,具有无创、简单、经济的特点,中医治疗具有安全、有效、低毒等优势,其单味药及复方的药理作用具有多效性,同时存在多个有效成分,而通过辨证论治原则组成的复方,各个组成部分相互之间产生化学反应又具有新物质及新功能,使得复方具有比单味药更优越的整体调节功能,从而更有利于纠正机体的各种失衡状态,为有效地治疗复杂疾病奠定了基础。中医非药物治疗使用器械或手法,发挥着综合调节整体功能和协助人体自然康复的作用,强调因人施用、辨证施治,注重医患双方的互动性和医疗方法的实用性、有效性。

随着社会的发展,人类疾病谱和死亡谱发生重大变化,以心脑血管疾病、肿瘤、免疫性疾病、身心疾病及病毒感染等占主导地位,现代医学对这些疾病往往缺乏有效的治疗方法;而中医临床调治常能取得临床痊愈、症情缓解、控制发作等较为满意的疗效,此外对于病因复杂或原因不明的疾病通过辨证施治,也常有一定效果。但中医的优势也是有条件的,如治疗糖尿病,中药降糖并不占优势,但对并发症有很好的疗效;中医治疗慢性肾衰竭,主要是能明显延缓慢性肾衰竭的病理进程;而中医治疗肿瘤则是从整体提高人体的综合抗病能力与功能恢复能力,减少病痛,提高生活质量,延长存活期,减少放、化疗的副作用,增强其疗效。对于中风,中医药治疗在降血压、快速清除出血和急救等方面不及西医,但针灸对中风后遗症的康复有着较明显的疗效,可提高患者独立生活的能力。

2002年冬至2003年春,SARS在世界范围内流行,我国更是重灾区,对于这类原因未明、无确切有效治疗手段的人类未知疾病,中医辨证论治更显威力,北京、广州等地中西医结合全面介入,使我国SARS的病死率远低于全球平均水平。

中医治疗疾病主要采用中药方剂,中药绝大多数来源于自然界,其中植物、动物类药占其大半,大多数中药药性平和,副作用小,而且通过药物配伍,起到增效减毒的作用,因此中药方剂具有安全有效的特点。此外,许多中药具有养生保健的作用,可以有效地调理人体功能、增强体质、延缓衰老。20世纪以来,以化学合成为主的西药,取得了巨大进展,然而从化学合成物中筛选新药的周期长、耗资多、开发难度大,更重要的是其毒副作用成倍增加,由此形成的"药源性疾病"、"药源性公害"等严重现象已引起医疗界及公众的高度重视。这使得人们开始把防病治病和健康需求的目光转向了天然药物,更瞄向了具有悠久历史的中药。近年来,植物原料成为世界原料药市场的新宠,全球中草药研究和开发生产及产业化已成为热点,推动了世界性植物原料的开发热潮。世界各国实践早已证明,天然传统药物历来就是创新药物研究开发的重要源泉。一些天然药物活性成分,如麻黄素、紫杉醇等本身已经被开发成为新药。一些天然药物活性成分则作为先导化合物,经过结构修饰或结构改造,发展成为重要的合成药物。在中国,结合中医学的宝贵经验,从中药、天然药物出发研究开发创新药物将被证明是一条捷径。创新药物的研究与中药现代化工作结合起来,必将形成中国特色。

三、独具特色的养生保健体系

中医学植根于中华民族文化土壤,历经数千年的探索,积累了丰富的养生保健知识并将之融入日常生活,成为中华民族生活文化的重要组成部分。这些养生保健知识在中医学理论指导下,形成了一整套相对完整的养生保健理论体系。中医学理论深入研究了生、长、壮、老、已等生命活动的基本规律,阐释了康寿疾夭的机理,在生活实践的基础上总结了一系列养生保健、强身健体、延缓衰老的原则和知识。《内经》中就记载有大量关于"保精、养气、御神"等养生理论,东汉华佗首创五禽戏以锻炼身体、增强体质。在历代医学著作中都有养生保健方面知识的论述,丰富多彩的养生保健措施,如食疗、药膳、吐纳、导引、针灸、推拿、太极拳等等,简单实用、行之有效,为国人增强体质、预防保健起到巨大作用。随着社会的发展、生活水平的提高,人们对健康的要求也不断发生着变化。现代社会对健康的要求不仅是不患疾病,而且要求保持最佳身体状态,提高生命质量,以适应日益加快的生活节奏,因此对养生保健的需求越来越大。现代医学最初建立的"对抗式"医疗模式更适应针对疾病进行治疗,对尚未形成疾病的"亚健康"状态往往显得束手无策,因为没有明确的病因,也就无法进行针对性治疗;而中医学更重视对人体的整体调节,注重发挥人体自身的调节作用,强调"治未病",实践证明对"亚健康"状态等具有良好的疗效。在当今世界"回归大自然"的呼声中,中医学以其"绿色"非损伤性措施、神奇卓越的效果逐渐为全世界所瞩目,针灸、药膳、太极拳等已逐步走出国门为世界人民服务,相信随着进一步的深入发掘,中医学养生保健将对现代社会的保健体系做出巨大贡献。

四、中西医学之比较

中西医学是当今世界医学科学领域中两大相对独立的理论体系。比较两者形成和发展过程,分析各自长短及展望前景,对学习研究中医以及探索创造新医学有着深远的意义。

1. 中西医学不同的形成与发展过程　中医学的形成与发展经历了数千年的漫长过程,是我国劳动人民在长期生活、实践中与疾病作斗争的经验总结,是中华民族优秀文化的重要组成部分,是一个伟大的宝库。

西方医学是从古希腊医学发展而来的,同样也经历了一个漫长而曲折的发展道路。从希波克拉底的"四元液"学说,到盖伦的"灵气"学说、"原力说"等。18世纪以前,西方医学流派纷呈,一直处于多极的低水平发展状态。直到19世纪后半叶,由于自然科学进一步发展,如显微镜技术的应用等,西方医学才有所突破。魏尔啸的细胞病理学说的创立,巴斯德对病原微生物的研究,消毒法、麻醉法的发明使用,以及临床诊断学的进步,促进了西方医学奠定以自然科学为基础的发展道路。在基础研究中,以主观推断为主的思辨方法,逐渐被以分析为主的实验研究所代替。与此同时,西方医学迅速汲取同一时期自然科学的众多成果,终于迎来了20世纪近代西方医学划时代的进步。今天,西方医学无论是在基础研究,还是临床应用方面,都已形成门类齐全、分科精细、统一完整的理论体系。

2. 中西医学发展的不同社会政治背景　中医药学源远流长,萌芽于原始社会、奴隶社会,成长、成熟于封建社会,大发展于当今社会。在漫长而曲折的发展过程中,封建社会所占时间最长。以儒家学说为上层建筑,以尊孔读经、固步自封为特点,以农耕自然经济体制为基础的封建社会在中国延续了近两千年。特定的社会制度;相对统一、稳定,但又兼封闭、保守而专制的政治制度;书同文,车同轨,货币统一,法律、度量衡统一等的社会一体化,在很大程度上禁锢了中国文化的自由发展,也导致了中医学只在整体理论框架内求同存异的趋向性。历史上,虽有众多医学流派,也曾有过学术争鸣,但在尊经崇古的思想指导下,以《内经》为圭臬的情况,始终没大的突破。众多医学家在临床实践中只能根据自身体会,不断积累经验,交流思想,"仁智"互见,虽然一定程度上促进了中医学的繁荣与发展,但总体来讲,由于长期受封建思想的影响,医学家自由探索的精神遭到了遏制,创新意识常被束缚。

在西方社会,政治结构比较松散,稳定统一只是暂时局面,政治制度不像中国封建社会那样历史悠久,那样"大一统"。这给西方医学家创造了一个宽松的环境,形成了自由探索、创新争鸣的氛围,促进了西医学的快速发展。

3. 中西医学不同的文化背景、地理环境　中医学属于东方文化,它的形成与发展与中国独特的地理环境不无关系。正是这特殊的地理环境,造成了中国文化与西方文化的诸多差异。

在古代中国,东、南两面被浩瀚的大海所包围,西、北两方为高山峻岭、荒原大漠所阻隔,地理环境复杂而特殊,使中国与世界其他文明古国无缘,与尼罗河流域的古埃及、爱琴海地区的古希腊、两河流域的古巴比伦相距遥远,山水阻隔。限于当时的交通条件,中国只能同一些邻国发生零星的、极其有限的经贸往来和文化交流。对中国曾一度有影响的印度佛教传入中国后,也很快被中国传统文化所同化,并未形成很大的冲击。因此,特殊的地理环境形成了一定的封闭,使得中国传统文化在原有自身体系、框架中持续发展与充实,未曾出现过中断或被异化的现象。作为中国传统文化巍峨高墙的一块砖石——中医学,正是在这特殊的环境中,依靠实践经验的积累,不断丰富的学术内容,整个理论体系发育日臻成熟。与中国大不相同的是,地中海周边国家,如古希腊由于海陆交错,航海条件便利,很早就与古埃及、古巴比伦等文明古国有了联系。由于各国之间战争不断、民族迁徙、经贸往来频繁等原因,各民族间文化交流、医学发展及替代经常发生,各国之间相互学习、切磋、吸收不同学科的成就。开放创新促进了西方医学的迅速发展。

另一方面,从中国传统文化起源来看,从先秦诸子百家到后世余绪,大多出自殷商巫史文化。它有以下几个特点:一是崇尚自然,强调顺应自然;二是崇尚权威,易于调和;三是崇尚祖先,"慎终追远"。重人伦、礼乐、诗书、文学,轻探索、格致、自然、事理;重思辨推理,轻逻辑论证;重实用,强调"知行合一",轻理论研究,原理探微;重抽象概括、顿悟、内省,轻形式逻辑。传统文化的这些特点在中医学中都有所体现,最终以形成封闭性、趋同性为特征的思维方式,一脉相承延续到今天,在一定程度上影响了人们创造才能的发挥。

希腊文化是西方医学之母,从泰勒斯到苏格拉底、亚里士多德、欧几里得等,都持原子论观念,注重形态结构,追求严密公理化系统,试图运用形式逻辑的推理方法来认识世界。西方文化的这种特点,导致西方医学始终把研究动物和人体形态结构作为主要任务。就思维形式而论,西方文化重视形式逻辑,从而使得西医学大部分概念遵循形式逻辑规律,追求同一、确定单一思维形式和表述。这对西医学理论的严谨性起着决定性影响。重视实验也是西方文化的另一个特征,强调运用实验手段验证某些理论,并在实验中发现新问题,从而促进了西医突破性发展。

4. 中西医学不同的自然观、生理观、病理观 自然观是人们认识自然、改造自然的指导思想。东西方不同的文化差异,也深深打上了不同自然观的烙印。

西方自然观"原子论"一直占有主导地位并得到了充分发展,在医学领域内的具体体现为"生物还原论",即整体由局部组成,局部分下去,一直到最小单位,到微观极限。例如,机体→局部→器官→组织→细胞→亚细胞→分子……以纵轴方向逐步深入探索,重视解剖、组织学中形态结构的改变。穷极生理、生化过程的各个细微环节,一切围绕着返回本原。由此,人们认识到健康生理态是指形态结构正常,新陈代谢中生化过程处于有序的动态平衡中;反之,则是病理态。修复重建形态结构,调整生化过程各反应链,依赖于具体的治疗行为,也是在诊断中尽可能做到定位、定性、定量的理由和依据。

诚然,微观细致的研究探索对生命、健康、疾病认识的逐步深化具有积极意义,然而,也使西方医学陷入了"只见树木,不见森林"的尴尬境地。过分单纯地注意细微之处,常常忽视了内在的系统性、联系性。过多地偏重于形态结构改变,则导致人们习惯以静态观念看待生命活动,容易忽略功能活动的相对性和整个生命过程的时空特性。强调生命机体在生物学上的改变,淡化了社会、心理诸多因素的作用。最终,形成了西方医学固有的思维特征,给学术发展带来不利影响。

东方先哲也致力探索万物本原,曾创立了许多学说。其中,更多的人认为"气"是万物的本原。这一观念历经诸辈前贤的充实,汲取阴阳、五行、道家等学说精华,逐步发展为中国传统文化中占主导地位的自然观,在中医学中的具体表现则是"元气论"。

中医理论认为"气"是组成万物的本原。人体、自然也源于"气"。生命有机体是由"气"聚合而成的。"气"是运行不息的极细微的物质,无时无刻不在发生变化。比如,人的一切正常生理活动是靠"气"的推动与激发,人的思维、意识、情志变化也是"气"活动的产物。人吸入"清气",呼出"浊气",消化食物,汲取"水谷精气"。这种吐故纳新就是中医学的生理观。"气生形","形化气"是中医生理观的基本内涵。

中医的病理观是以气化理论为基础,阐明疾病的本质。疾病是"正气"不足、"邪气"侵入或内生"病邪"所致。疾病的发展瞬息万变,自始至终是"邪气"与"正气"的相互斗争,是气化失常,故曰:"百病皆生于气也","气有不调之处,则病本所在之处也"。利用药物的寒、热、温、凉"四气"去调整人体机能状态,从而治疗疾病。

此外,"元气论"还认为气是自然感应的中介,各种物质形态之间都存在相互作用,这种作用被称作自然感应——遵循着"同类相召、同气相求、同声相应"的规律。中医学用以"气"为中介的理论观点来解释复杂的生命现象、生理活动,可与现代科学中的"统一场"相媲美,具有很高的科学价值。

总之,由于中西医分别是东西方文化母体孕育出的产物。文化背景差异甚大,方法论不同,因此,对医学领域中诸多问题审视角度也不同,以致产生不同结果。一个信奉阴阳、五行和"气"的变化,一个崇信原子和形态结构;一个认为人是"形神合一"的产物,一个认为"人就是一部机器";在思维逻辑上,一个孕育着辩证逻辑的胚胎,一个严守形式逻辑;在研究方法上,一个是系统论雏形,一个遵循还原论准则;一个善于活体综合观察,一个长于标本、模型、图解等静态分析;一个注重实践、强调临床验证,一个坚持先实验,再印证、模拟、移植、应用于临床;在技术上,一个限于医者自身感观感触,直观定性、笼统定位、量化模糊,一个借助仪器科学定性、准确定位、量化精确。

凡此种种,都说明中西医学理论体系上的区别,两者各有千秋,各具优势。如果深入探讨中西医理论差异,研究其本质和根源,逐步在理论上由并协—渗透—融入—结合,使其优势互补,可以预言,将导致一场医学上的革命,将有力地推动整个医学科学的高速发展。

第五节 中医学展望

中医药学是我国医学科学的特色,也是中华民族优秀传统文化的重要组成部分,为中华民族的繁衍昌盛做出了巨大的贡献。中医药学几千年的发展史就是一部不断继承前人成果,并充分吸收时代先进科学技术知识,逐步丰富和发展自身的历史;也是在不断适应社会发展,满足社会医疗需求的氛围中求发展的历史。在科学技术高度发达的今天,随着社会发展和现代医学的不断进步,中医药的发展具有良好机遇和优越条件,但也面临着前所未有的竞争压力。中医药要在激烈竞争的环境中求发展,就必须不断充实、完善自己,开拓创新,适应时代要求,跟上历史脚步。

一、中医学现代化——时代的要求

社会进步促进了历代中医药的发展,中医药在其发展历程中,是不断吸收各个时期的先进思想理论和科学技术,适应人们生活和健康的需求,逐渐丰富、完善和发展起来的。进入21世纪,科技突飞猛进,新技术日新月异,知识经济初见端倪,信息科学高速发展,生物科学、基因工程、纳米技术等新成果不断涌现,为中医药的发展提供了先进技术和科学手段,中医药学与现代科技的交融已成为历史的必然。由于现代社会人类生存环境和自然条件的变化,人类疾病谱发生了改变,慢性非感染性疾病成为影响人类健康的重要因素。受社会因素的影响,越来越多的心因性疾病和现代生活方式疾病困扰着人类。艾滋病等新的疑难病症对人类生命构成了严重的威胁。老龄化社会的来临,老年人口的增加,带来了老年健康和老年病的防治等问题。随着社会发展、人类进步和生活水平的提高,人们的健康观念和医疗需求也发生了很大的变化,人们既需要疗效显著的治疗方法,也需要安逸、舒适的治疗形式和环境,还需要治疗方便、安全的治疗手段,这些都是当今中医学所面临的重大问题。然而由于中医学是建立在古代唯物主义哲学与朴素辩证法基础之上,具有独特的东方文化背景,其思维模式、理论依据与西方科学体系截然不同,因此很难和以西方科学为主体的现代科技相融合,也不能单纯以现代科技标准对中医学进行评判。此外,其语言、名词术语亦难以为现代社会所理解,因此,如何充分吸收现代科技成果是中医药现代化的重大课题。虽然医学家探索了几十年,但迄今仍未找到实现中医药现代化的合理途径,初步的共识为:在推进中医药现代化的过程中不应片面追求"唯技术论",而应遵从把以人为本、以生命为本和以健康为本作为人类生命科学发展目标的传统中医药价值观,从现代科学信息论、系统论、控制论的高度,完整准确地理解和把握传统中医药学研究方向,实现中医药技术与文化的全面发展。近年来,中医药科研人员对中医药理论进行了系统的研究,在中医"证"的现代科学基础、针刺镇痛原理和经络的研究以及中药复方配伍理论等方面作了大量的研究工作;在心脑血管疾病、恶性肿瘤、病毒性肝炎、老年病,以及类风湿性关节炎、系统性红斑狼疮、干燥综合征、血液病、皮肤病等疑难危重病治疗方面取得了较满意的疗效,中医药治疗艾滋病、戒毒也取得了可喜的进展;基本阐明了120种中药材的化学成分,通过了代表性经典方的现代研究,初步说明了中药复方多种有效组成成分通过多种途径作用于人体多个靶点而发挥整合调节的优越性;中药生产现代化水平不断提高。这些成就都是现代科学技术渗入中医学研究发展的结果,相信经过几代人的努力,中医药将不断地吸收现代科技成果,在理论和实践上实现新的腾飞,从而形成全世界认可和理解的、具有现代特征的医学体系,为维护和增强全人类的健康做出更大的贡献。

二、中医学优势——发掘和提高

中医学的学科优势是中医学历经千年而不衰,在现代社会生存发展的基础上,中医学在医学模式、临床诊疗、养生保健等方面存在诸多优势,在未来的发展中,利用现代科技手段,进一步发掘和提高中医学优势,在理论和实践上不断突破,特别是对临床优势病种进行重点、系统的开拓研究,将使中医学重放异彩。

三、走向世界——中医学国际交流与合作

随着经济全球化和科技经济一体化进程的加快,医药国际交流与合作日益广泛和深入,国际社会对传统医药的接受程度越来越高。中医学传至海外已有上千年的历史,近几十年来,随着世界性回归自然大潮的影响及我国改革开放政策的实施,中医药国际交流与合作取得了前所未有的发展,目前,针灸、植物药的运用及中医医师在一些国家和地区已逐步取得合法地位,并纳入医疗保险体系,越来越多的国家政府机构通过立法途径管理和规范传统医药;针灸被逐步引入正规医疗之中;有些国家已将包括中医药在内的传统医学列入医学院校的必修课并设立了相关专业。全世界70多个国家制订了草药法规,120多个国家和地区已有各种类型的传统医药机构。在现代医学最发达的美国,以中医学为代表的传统医学被称为"补充和替代医学"(简称CAM)。据报道,美国人中有42%使用过CAM,其就诊数和花费甚至比自费请西医诊治还多。有关CAM的正规研究,1992年美国国立卫生研究院成立CAM办公室,目前已在著名大学成立了12个CAM研究中心,从CAM学院到CAM博士后制度的建立,足见各界的重视程度。尤其值得关注的是2000年3月17日,克林顿总统颁布第1314号总统令,成立"白宫CAM政策委员会",于2002年3月完成了最终报告,肯定了CAM在治疗慢性病、重大疾病及减低毒副作用方面的作用,强调需运用现代生物医学手段对其进行系统研究。这意味着不久的将来美国国会和政府将可能通过立法和行政手段来促进对CAM的研究和运用,这也为中医学进一步走向世界打开了一扇大门。

在需求的带动下,世界草药市场逐年扩大。据统计,世界草药市场年销售额已超过160亿美元,并以每年10%～20%的速度递增。近年来,除东南亚各国和地区的传统医药仍保

持旺盛的需求外,北美、西欧市场亦日趋活跃,非洲、阿拉伯传统医药市场也在逐渐扩大。相信不久的将来,中医药必将融入国际主流社会,成为世界各国医疗卫生事业的组成部分。中医药诊所、学校以及生产贸易机构将如雨后春笋般遍及世界各地。中药的国际贸易额将大幅度提高,成为国际医药市场的重要组成部分。中医药服务的人群将进一步扩大,为维护和增强全人类的健康做出更大的贡献。

(刘　栋　魏睦新)

第二章 中医学的哲学基础

【教学目的与要求】

阴阳五行学说是我国古代的哲学思想,是中医学认识和研究人体的基本思维方法之一。阴阳五行学说是中医的理论支柱而贯穿于中医学的生理、病理、诊断、治疗,以及中药、方剂学等各个方面。学习本章要求掌握阴阳五行学说的核心内容,了解其在中医理论和中医临床实践中的指导意义,为以后学习其他基础理论和临床各科打下坚实的基础。具体要求如下:

1. 掌握阴阳五行的概念和阴阳五行学说的基本内容。
2. 了解阴阳五行学说的形成和发展。
3. 了解阴阳学说在中医学中的应用。
4. 了解五行学说在中医学中的应用。

哲学是人们通过对各种自然和社会知识的概括和总结,而升华成为关于一般运动规律的理性认识。阴阳五行学说是我国古代哲学思想的一部分,也是对中医学影响最为深刻的唯物论和辩证法思想之一。学习中医学首先要理解和掌握这些哲学思想的基本内涵。

阴阳五行学说是阴阳学说和五行学说的合称。就其产生的年代而言,阴阳在前,五行在后。至春秋战国时期,两种理论日趋成熟并被逐渐相提并论,统称为阴阳五行学说。

我国古代医学家在长期医疗实践中,将阴阳五行学说运用于医学领域,借以阐述人体的生理功能和病理变化,并用以指导临床的诊断、治疗、养生和健体,使其成为中医学理论体系的一个重要组成部分,它对中医学理论体系的形成和发展有着深远的影响。

第一节 阴阳学说

阴阳,是中国古代哲学的基本范畴。阴阳学说认为:世界是物质的,物质世界是在阴阳二气的相互作用下滋生、发展和变化着的。《素问·阴阳应象大论》中说:"清阳为天,浊阴为地;地气上为云,天气下为雨。"宇宙间一切事物都包含着相互对立的阴和阳两个方面,而宇宙间一切事物的发生、发展和变化,都是阴与阳对立统一、矛盾运动的结果。所以,《素问·阴阳应象大论》说:"阴阳者,天地之道也,万物之纲纪,变化之父母,生杀之本始,神明之府也。"认识世界的关键在于分析既相互对立,又相互统一,相反相成的两种势力,即阴与阳之间的相互关系及其变化规律。

阴阳学说作为中国古代哲学思想,渗透到中医学的各个领域,影响着中医学的形成和发展,指导着临床医疗实践。成为中医的理论支柱而贯穿于中医学的生理、病理、诊断、治疗,以及中药、方剂学等各个方面。

一、阴阳学说的主要内容

(一)基本概念

阴阳,是对自然界相互关联的某些事物和现象对立双方的概括,它既可以代表两个相互对立的事物,也可以代表同一事物内部所存在的相互对立的两个方面。

阴阳的原始涵义是指日光的向背。向日为阳,背日为阴。由于阳为向日,即山阜朝向太阳,意味着山的南面阳光普照,温暖明亮;而由于阴为背日,即山阜背向太阳,意味着山的北面月光清澈,寒冷阴暗。阴阳的象形文字参见图2-1-1。

古人在长期生活实践中,注意到自然界存在着许多既密切相关,又属性相对的事物或现象,如寒与热、明与暗、动与静等。其中,最明显的就是由于向日与背日而使事物或现象具有性质迥异的特点,因此,萌生了"阴"与"阳"的初始概念。其中,"阳"指向日所具有的特点;"阴"则是从背日所具有的特点中抽象而出的。

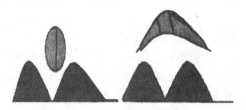

图2-1-1 阴阳的象形文字

"阴阳者,有名而无形"(《灵枢·阴阳系日月》)。可见,虽有"阴阳"这一确定的名称和涵义,但它们并不专指某些具体事物或现象,而是用来分析、认识多种事物或现象的特点及其相互关系的。因此,阴阳是既抽象又规定了具体属性的哲学范畴。

我们要用哲学的眼光,分析事物的阴阳关系(图2-1-2),注意以下三个方面的因素:① 阴阳的普遍性,自然界万事万物间都存在阴阳关系;② 阴阳的相关性,用阴阳分析事物或现象,应该是在同一范畴内来讨论;③ 阴阳的相对性,各种事物或现象的阴阳属性不是绝对的、一成不变的,在一定条件下是可以相互转化的。

(二)阴阳的属性特征

古人从"向日"、"背日"这一原始的阴阳含义展开,通过取类比象,进一步推衍、引申,把具有与"向日"特征相类似的事物或现象皆归属于"阳";而把与之相反的事物或现象都归属于"阴"。如:以天地而言,天为阳,地为阴;以水火而言,水为阴,火为阳;以动静而言,静者为阴,动者为阳;以气温而言,炎热为阳,寒冷为阴;以人体的生命状态而言,具有推动、温煦、兴奋等作用及相应特征的为阳,具有凝聚、滋润、抑制等作用及相应特征的为阴。

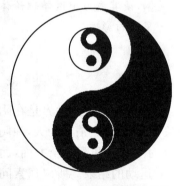

图2-1-2 阴阳的无限可分性

可见,阴阳并不局限于某一特定的事物。一般可将其概括为:凡是运动的、外在的、上升的、温热的、明亮的、无形的、兴奋的、功能亢进的属"阳";凡是相对静止的、内在的、下降的、寒冷的、晦暗的、有形的、抑制的、功能减退的属"阴"。

(三)阴阳之间的相互关系

阴阳学说的核心是阐述阴阳之间的相互关系并通过这些关系来认识自然界万物生长、发展和变化的内在机制及规律。阴阳之间的关系是错综复杂的,其主要表现在以下几个方面:

1. 阴阳的对立制约　阴阳的对立制约,古人称之为阴阳相反。具有两层含义:一方面指阴阳属性都是对立的、矛盾的,如上与下、左与右、天与地、动与静、出与入、升与降、昼与夜、明与暗、寒与热、水与火等等;另一方面则是指在相互对立的基础上,阴阳还存在着相互制约的关系,对立的阴阳双方相互抑制,相互约束,表现出阴阳平和、阴强则阳弱、阳胜则阴退等错综复杂的动态联系。以人体的生理功能而言,功能亢奋为阳,功能抑制为阴,二者相互制约,才能维持人体机能的动态平衡。在病理过程中也广泛存在着这种相互关系,致病因素和抗病因素相互制约,相互对抗,正弱则邪进,正盛则邪退,邪正之间始终体现出阴阳的对立制约关系。

2. 阴阳的互根互用　阴阳的互根互用关系,古人称为阴阳相成,也具有两层含义:一是指阴阳皆相互依存、互为根本的关系,即阴和阳的任何一方都不能脱离对方而单独存在,阴阳双方互为另一方存在的前提条件。如热为阳,寒为阴,没有热,也就无所谓寒,阳(热)依阴(寒)而存,阴(寒)依阳(热)而在。二是指在相互依存的基础上,在一定范围内,双方表现出相互间不断滋生、助长、互用的特点。如在人体中,气和血分别属于阳和阴,气能生血、行血、统血,故气的正常,有助于血的生成和正常运行;血能藏气、生气,血的充沛又可资助气充分发挥其生理功能。因此,《医贯砭·阴阳论》中说:"阴阳又各互为其根,阳根于阴,阴根于阳;无阳则阴无以生,无阴则阳无以化。"

3. 阴阳的消长平衡　消,即减少、消耗;长,即增多、增长。阴阳的消长是指在某一事物中,阴阳双方相对或绝对的增多、减少变化,并在这种"阴消阳长"或"阳消阴长"的变化中维持着相对的平衡。阴阳的消长平衡,符合运动是绝对的,静止是相对的;消长是绝对的,平衡是相对的规律。这种此消彼长的动态变化称为阴阳消长。正是由于阴阳消长使阴阳彼此之间保持着相对的动态平衡,才维持了人体的生命活动和事物的正常发展变化,即"阴平阳秘,精神乃治"(《素问·生气通天论》)。

阴阳消长的基本形式有两类:一类是阳消阴长或阴消阳长;另一类是阴阳俱长或阴阳俱消。阳消阴长或阴消阳长的形式与阴阳的对立制约关系密切。就人体的生理活动而言,各种功能活动(阳)的产生,必然要消耗一定的营养物质(阴),这就是"阳长阴消"的过程;而各种营养物质(阴)的化生,又必然要消耗一定的能量(阳),这又是"阴长阳消"的过程。阴阳之间的这种消长变化仅是量的多少变化而已,并没有质的改变,也就是说,阴阳双方在量的消长变化上没有超出一定的限度,没有突破阴阳协调的界限。否则,如果只有"阴消阳长"而没有"阴长阳消",或仅有"阳消阴长"而无"阴消阳长",就破坏了阴阳的相对平衡,形成阴阳的偏盛或偏衰,导致阴阳的消长失调,在人体即是病理状态,甚至危及生命,导致"阴阳离决,精气乃绝"(《素问·生气通天论》)的危象。所以,尽管中医治病方法很多,但总的治疗原则只有一个,即"谨察阴阳所在而调之,以平为期"(《素问·至真要大论》),目的就是恢复阴阳消长运动过程中的动态平衡。

阴阳俱长或阴阳俱消的形式与阴阳的互根互用关系密切。例如,就人体内的气、血而言,气属阳,血属阴,气血双方均可因一方的不足而引起另一方的耗损,出现气血俱虚,即阴阳俱消,如气虚至极无力生血可致血虚(气虚血亦虚,阳消阴亦消);血虚至极无力载气也可造成气虚(血虚气亦虚,阴消阳亦消)。

4. 阴阳的相互转化　阴阳的相互转化是指阴阳对立的双方在一定的条件下,可以向其各自相反的方向转化,即阴可以转化为阳,阳也可以转化为阴。阴阳不仅是对立统一的,有时也表现为由量变到质变的过程。如果说"阴阳消长"是一个量变的过程,那么"阴阳转化"就是一个质变的过程。阴阳转化是事物运动变化的基本规律。当阴阳消长过程发展到一定程度,超越了阴阳正常消长变化的限度(阈值),事物必然向其相反的方向转化。阴阳的转化,必须具备一定的条件,这种条件中医学称之为"重"或"极"。故曰:"重阴必阳,重阳必阴","寒极生热,热极生寒"。

在人体新陈代谢的生理过程中,营养物质(阴)不断地转化为功能活动(阳),而功能活动(阳)又不断地转化为营养物质(阴),这就是阴阳转化的具体表现。实际上,在人体生命活动中,物质与功能之间的演变过程是阴阳消长和转化的统一,即量变和质变的统一。而在病变的发展过程中,阴阳的转化是经常可见的,如某些急性传染病的病人,往往表现为高热、面赤、烦躁、脉数有力等一派阳热之象;若疾病进一步发展,热度极重,人体正气大量耗损,则可突然出现体温下降、面色苍白、四肢厥冷、精神萎靡、脉微欲绝等一派阴寒危象。这种病证变化就是由阳热(实)证转化为阴寒(虚)证,这是由阳转阴。如抢救及时、治疗得当,则正气来复,四肢逐渐转暖,阳气渐生,病情又可转危为安,这就是由阴转阳。

需要指出的是,阴阳的相互转化是有条件的。阴阳双方必须在一定条件的作用下,才会向着各自相反的方向转化。阴阳的消长(量变)和转化(质变)是事物发展变化过程中密不可分的两个阶段,阴阳消长是阴阳转化的前提,而阴阳转化是阴阳消长的结果。

5. 阴阳的交感相错　阴阳的交感相错本质上是对上述阴阳相互关系的综合描述。阴阳交感是万物得以产生和变化的前提条件。"阴阳者,万物之能始也"(《素问·阴阳应象大论》),"阴阳相错,而变由生"(《素问·天元纪大论》),说的就是阴阳交感是万物化生的根本条件。从现代观点看来,也就是说天地之间各种因素的相互作用产生了自然界的万物,没有这种相互作用,便不会有自然界的生长轮回。在生物界,"男女精,万物化生"(《周易·系辞》),由于雌雄间的交媾,新的个体才得以产生。在生命的整个过程中,也有赖于自身阴阳两个方面的相互作用和相互维系,一旦"阴阳离决,精气乃绝",生命活动便告中止。

二、阴阳学说在中医学中的应用

阴阳学说促进了中医学理论体系基本框架的形成,并贯穿于中医学理论的各个领域,用于说明人体的组织结构、生理功能、病理变化,指导养生健身和临床的诊断、治疗与疾病的预防。

(一)说明人体的组织结构

中医学认为人体是一个有机的整体,根据阴阳对立统一的观点,认为人体内部充满着阴阳对立统一的关系,所以《素问·宝命全形论》说:"人生有形,不离阴阳。"人体的一切组织结构都可以根据其所在部位、功能特点来划分其阴阳属性。就大体部位而言,上部为阳,下部为阴;体表为阳,体内为阴。就背腹而言,背为阳,腹为阴。就四肢内外侧而言,四肢外侧为阳,内侧为阴。就皮肤筋骨而言,皮肤在外为阳,筋骨在内为阴。就脏腑而言,六腑"传化物而不藏"为阳,五脏"藏精气而不泻"为阴。就五脏本身而言,心、肺居于胸腔,位置在上为阳,肝、脾、肾居于腹腔,位置在下为阴。具体到某一脏还可继续再划分阴阳,如心有心阴、心阳之分,肾有肾阴、肾阳不同等等。

总之,人体组织结构的上下、内外、表里、前后各部分以及内脏之间,无不包含着阴阳的对立统一(表2-1-1)。

表2-1-1　人体组织结构的阴阳属性表

属性	事	物		现		象		动		态	
阳	天	日	火	昼	春夏	温热	光亮	功能	活动	上升	向外	兴奋	亢进
阴	地	月	水	夜	秋冬	寒凉	晦暗	物质	静止	下降	向内	抑制	衰退

(二) 说明人体的生理功能

中医学认为,人体的正常生命活动是阴阳双方保持着对立统一协调关系的结果。如以功能和物质而言,功能属阳,物质属阴。人体生理活动以物质为基础,物质的运动变化产生生理功能,而生理活动又不断促进着物质的新陈代谢。物质与功能的关系,是阴阳消长平衡的关系,是阴阳对立统一的关系。从整体而言,阴阳相互调节,使机体具有内环境的相对稳定性和对外环境的适应性,从而维持着人体正常的生理功能和健康。如果阴阳不能相互为用而分离,人体就要患病,甚至死亡。所以说:"阴平阳秘,精神乃治;阴阳离决,精气乃绝"(《素问·生气通天论》)。

总之,人体的一切生理功能都可以用阴阳来概括、说明,故《素问·生气通天论》说:"人之本,本于阴阳。"

(三) 说明人体的病理变化

中医学认为:人体内阴阳之间的消长平衡是维持正常生命活动的基础;反之,阴阳失调,则是一切疾病发生、发展、变化的基本原理之一。

正是由于人体的"阴平阳秘",才维持了人体的正常生理功能,所以阴阳的相对协调是人体健康的表现。因此,中医把疾病的产生及其病理过程,看成是各种原因引起的机体内部阴阳偏盛或偏衰的过程,即阴阳失调,也就是说阴阳失调是疾病产生的基础。

疾病的发生、发展取决于正气和邪气两方面因素的相互作用。所谓正气,是指整个机体对疾病的抵抗能力;所谓邪气,泛指各种致病因素。正气和邪气均可用阴阳的属性来划分。它们彼此之间的关系,也可以用阴阳的消长失调来概括说明。正气分阴阳,包括阴液和阳气两部分;邪气也有阴邪和阳邪之分,如六淫致病因素中的寒、湿为阴邪,风、暑、热(火)、燥为阳邪。总之,疾病的过程就是正邪斗争的过程,结果是引起机体的阴阳失调,概括起来主要有以下四类:

1. 阴阳偏盛(胜) 所谓阴阳偏盛,是指阴盛或阳盛,指阴或阳任何一方高于正常水平、过于亢盛的病变。根据阴阳动态平衡的原理,一方太盛必然导致另一方的损伤。《素问·阴阳应象大论》指出:"阴盛则阳病,阳盛则阴病。阳盛则热,阴盛则寒。"

(1) 阳盛则热:"阳盛",即致病因素为阳邪亢盛。"热",指阳邪致病的病变性质。"阳盛则热",是指由阳邪亢盛所致的疾病性质是热证。由于阳邪亢盛,阳长则阴消,而阳盛必然导致体内的阴液被耗伤,所以又称"阳盛则阴病"。

(2) 阴盛则寒:"阴盛",即致病因素为阴邪亢盛。"寒",指阴邪致病的病变性质。"阴盛则寒",是指由阴邪亢盛所致的疾病性质是寒证。由于阴邪亢盛,阴长则阳消,故阴盛必然要导致人体的阳气损伤,所以又称"阴盛则阳病"。

2. 阴阳偏衰 所谓阴阳偏衰,是指阴虚或阳虚,使阴或阳某一方低于正常水平的病变。根据阴阳动态平衡的原理,一方不足必然导致另一方的相对亢盛。《素问·调经论》指出:"阳虚则外寒,阴虚则内热。"

(1) 阳虚则寒:"阳虚",指人体的阳气不足。"寒",是因为阳气不足导致的病变性质。"阳虚则寒",指因人体阳气不足所致的疾病,其性质为(虚)寒证。这是因为人体的阳气不足,阳虚不足以制阴,故阴相对偏盛而出现(虚)寒证。

(2) 阴虚则热:"阴虚",指人体的阴液不足。"热",是因为阴液不足导致的病变性质。"阴虚则热",指因人体的阴液不足所致的疾病,其性质为(虚)热证。这是因为人体的阴液不足,阴虚不足以制阳,故阳相对偏盛而出现(虚)热证。

需要说明的是,阳盛则热与阴盛则寒所形成的病证是实证;而阴虚则热与阳虚则寒所形成的病证属虚证。前者属亢奋、有余的病理状态,后者属虚弱、不足的病理状态,二者有着本质的区别。

3. 阴阳互损　即阴阳任何一方虚损到一定程度,都会导致另一方的不足,包括阴损及阳和阳损及阴两方面。阳虚至一定程度时,不能化生阴液,进一步出现阴虚的现象,称为"阳损及阴";阴虚至一定程度时,不能化生、滋养阳气,进一步出现阳虚的现象,称为"阴损及阳"。无论是"阳损及阴"或"阴损及阳",最后都可导致"阴阳两虚",形成阴阳互损的病理改变。在阴阳互损的过程中,是有先后、主次区别的。

4. 阴阳的转化　人体阴阳失调而出现的病理现象,还可在一定条件下,向着各自相反的方向转化。阴证可以转化为阳证,阳证可以转化为阴证。故《素问·阴阳应象大论》中指出:"重阴必阳,重阳必阴","重寒必热,重热必寒"。

(四)用于疾病的诊断

中医认为人体产生疾病的本质是阴阳失调。因此,阴阳学说用于疾病的诊断,就是运用阴阳来归纳疾病的各种征象,概括说明病变的部位、性质及各种症候的属性,从而作为中医辨证的总纲。故《素问·阴阳应象大论》中说:"善诊者,察色按脉,先别阴阳。"

中医对疾病的诊断包括诊法和判断两大步骤。诊法,即了解疾病的方法,通过望、闻、问、切"四诊"进行。判断,即确定疾病的性质,它是通过辨证来进行的。临床上常用的"八纲辨证"就是各种辨证的纲领,而阴阳又是"八纲辨证"中的总纲。例如,从"四诊"收集的症状、体征等临床资料来看,凡色泽鲜明者属阳,晦暗者属阴;凡声音洪亮者属阳,低微者属阴;凡发热、口渴、便秘者属阳,畏寒、口不渴、便溏者属阴。根据"四诊"收集的病史资料,通过分析、判断,可以掌握病证的阴阳属性,正确诊断疾病性质。

(五)用于疾病的治疗

由于疾病发生的根本原因在于阴阳失调,所以中医治疗的基本原则是调整阴阳,补其不足、泻其有余,恢复阴阳的相对平衡。其内容包括确定治疗原则、归纳药物性能和具体运用。

1. 确定治疗原则

(1)阴阳偏盛,损其有余:阴或阳的一方偏盛、亢奋,病理变化的关键是邪气盛,且尚未导致正气不足,此时属单纯的实证,故治疗时损其有余,也称"实者泻之"。如阳盛所致的热证,采用寒凉的药物清泻其热,称为"热者寒之";阴盛所致的寒证,采用辛热的药物温散其寒,称为"寒者热之"。

(2)阴阳偏衰,补其不足:阴或阳的一方虚损、不足,即病理变化的关键是正气虚,故治疗时补其不足,也称"虚则补之"。如阳虚不能制阴而造成阴盛者,属虚寒证,扶阳益火,采用补阳的药物以消退阴翳,谓之"阴病治阳";阴虚不能制阳而造成阳盛者,属虚热证,滋阴壮水,采用养阴的药物以抑制阳亢,谓之"阳病治阴"。

无论是阴阳偏盛,损其有余;还是阴阳偏衰,补其不足,都只是调补阴阳的大原则,具体应用还需具体情况具体对待。若阴阳两虚,则应阴阳双补;若邪盛正虚同在,则应泻补兼施。根据阴阳互根的原理,对阴阳偏衰的治疗,也有人提出阴中求阳,阳中求阴的治法。总之,治疗的基本原则是损其有余,补其不足。阳盛者泻热,阴盛者祛寒,阳虚者扶阳,阴虚者补阴,以使阴阳偏盛偏衰的异常状态恢复到平衡协调的正常状态。

2. 归纳药物性能　疾病有阴阳属性之分,药物亦有阴阳属性的区别。所以,根据不同的治疗方法,选用适当的药物治疗疾病,才能收到良好的效果。

药物的性能主要靠它的气(性)、味和升降浮沉来决定,而药物的气、味和升降浮沉,又都可用阴阳属性来归纳说明。

(1) 药性:主要指寒、热、温、凉四种药性,又称"四气"。其中寒、凉属阴,指能减轻或消除热证的药物一般属于寒性或凉性,如黄芩、栀子等;温、热属阳,指能减轻或消除寒证的药物,一般属于温性或热性,如附子、干姜之类。

(2) 五味:主要指酸、苦、甘、辛、咸五味。其中辛味发散,甘味益气,故辛、甘属阳;酸味收敛,苦味泻下,咸味润下,故酸、苦、咸属阴。

(3) 升降浮沉:升指上升,降指下降,浮为浮散,沉为重镇。一般具有升阳发散、祛风散寒、涌吐、开窍等功效的药物,多上行向外,其性升浮,故为阳;具有泻下、清热、利尿、重镇安神、潜阳息风、消积导滞、降逆、收敛等功效的药物,多下行向内,其性沉降,故为阴。

总之,治疗疾病就是根据病证的阴阳偏盛偏衰情况,确定治疗原则,再结合药物的阴阳属性,选择相应的药物,以纠正由疾病引起的阴阳失调状态,从而达到治愈疾病的目的。

(六) 用于指导预防疾病

阴阳学说认为,人体内部阴阳平衡,并能与天地间阴阳变化保持协调一致,就能够祛病延年。因此,预防疾病的基本原则就是调理阴阳。如春夏季节阳热偏盛,人体既要注意防暑降温,又要注意保护阳气,以便为秋冬阴气偏盛时所用;秋冬自然界阴寒偏盛,人体既要防寒保暖,又要注意保护阴液,以便为春夏阳气偏盛时所用。正如《素问·四气调神大论》指出:"夫四时阴阳者,万物之根本也。所以圣人春夏养阳,秋冬养阴,以从其根"。

第二节　五行学说

五行学说也属我国古代哲学的范畴。它认为宇宙间的一切事物都是由木、火、土、金、水五种物质所构成。事物的发展变化都是这五种物质不断运动和相互作用的结果。将这五种物质的属性和相互间的"生、克、乘、侮"规律,运用到中医学领域,阐述人体脏腑的生理、病理及其与外在环境的相互关系,从而指导临床诊断和治疗。

一、五行学说的主要内容

(一) 基本概念

五行学说中的"五",指自然界中木、火、土、金、水五种基本物质;"行",是运动变化、运行不息的意思。五行指木、火、土、金、水五种物质的运动变化。五行学说是指自然界的一切事物都是由木、火、土、金、水五种物质构成的,根据五行间的相互关系,并以这五种物质的特性为基础,对自然界的事物、现象加以抽象、归纳、推演,用以说明物质之间的相互滋生、相互制约,不断运动变化,从而促进事物发生、发展规律的学说。

(二) 五行的特性

五行的特性是在古人对这五种物质朴素认识的基础上,进行抽象、推演而逐渐形成的。如:水具有滋润、下行的特性,凡具有润泽、寒凉、向下特性的事物或现象归属于水;火具有炎热、向上的特性,凡具有温热、升腾特性的事物或现象归属于火;木具有伸展、能曲能伸的特性,凡具有升发、伸展、易动特性的事物或现象归属于木;金具有能柔能刚、变革、肃杀的特性,凡具有清静、沉降、变革、肃杀、收敛特性的事物或现象归属于金;土具有生长、生化的特性,凡具有长养、变化、承载特性的事物或现象归属于土。由此可见,五行的特性虽然来源于五种物质本身,但又超越了这五种物质。所以说,医学上的五行,已不是单纯指木、火、土、金、水这五种具体物质本身,而是五种物质不同属性的抽象性概括。因此,它脱离了这五种物质本身的具体性质,具有更广泛、更抽象的含义。

(三)事物的五行归类

五行学说对事物属性的归类推演,是以天人相应为指导思想,以五行为中心,将自然界的各种事物和现象以及人体的脏腑组织、生理现象、病理变化,作了广泛的联系和研究,并应用直接归类或间接推理演绎的方法,按照事物的不同性质、作用与形态,分别归属于木、火、土、金、水"五行"之中,借以阐述人体脏腑组织之间的生理、病理的复杂关系,以及人体与外界环境之间的相互关系。

1. 直接归类法 如某事物具有与木类似的特性,该事物就被归属于木行;而另一事物具有与火类似的特性,就被归属于火行。以方位为例,中国内地东面沿海,为日出之地,富有生机,与木的升发、生长特性相类似,故将东方归属于木;南方气候炎热,植物繁茂,与火的炎上特性相类似,故归属于火;西部高原为日落之处,其气肃杀,与金特性相类似,故归属于金;北方气候寒冷,无霜期短,虫类蛰伏,与水的寒凉、向下和静藏特性相类似,故归属于水;中央地带,气候适中,长养万物,统管四方,与土特性相类似,故归属于土。如以五脏为例,肝之性喜舒展而主升,故归属于木;心推动血液运行,温煦全身,故归属于火;脾主运化,为机体提供营养物质,故归属于土;肺主宣肃而喜清洁,故归属于金;肾主水而司封藏,故归属于水。

2. 间接推断演绎法 自然界还有许多事物和现象无法以直接归类的方法纳入五行之中。鉴于此,古人运用间接推断演绎的方法进行推演。例如,长夏较潮湿,长夏属土,湿与长夏密切关联,所以湿也随长夏而被纳入土;秋季气候偏干燥,秋季属金,燥与秋季密切关联,所以燥也随秋季而被纳入金等等。再以人体为例,肝属木,根据中医理论,肝与胆相表里,肝主筋,肝开窍于目,所以,胆、筋、目等便随肝属木而被纳入木;心属火行,心与小肠相表里,心主脉,心开窍于舌,故小肠、脉、舌等也被归于火等等(表2-2-1)。

表 2-2-1 自然界与人体五行归类简表

自然界					五行	人体				
五味	五色	五气	五方	五季		五脏	五腑	五官	形体	情志
酸	青	风	东	春	木	肝	胆	目	筋	怒
苦	赤	暑	南	夏	火	心	小肠	舌	脉	喜
甘	黄	湿	中	长夏	土	脾	胃	口	肉	思
辛	白	燥	西	秋	金	肺	大肠	鼻	皮毛	悲
咸	黑	寒	北	冬	水	肾	膀胱	耳	骨	恐

需要强调的是,用五行的特性对事物属性进行归类,并不是说事物属性就是木、火、土、金、水本身。如木具有升发、伸展的特性,肝归属于木,是指肝具有疏通、舒展、调达、升发的特性,而且说明了肝与其他脏腑组织器官、情志及自然界多种事物或现象在属性上的某些内

在的联系。当然，无论是直接归类还是间接推演，目的是为了说明同一行中的事物或现象之间存在着较为密切的关系。可以说事物的五行归类具有一定的合理性，但也存在着一定的局限性和机械性。

（四）五行的生克乘侮关系

五行学说不是静止地、孤立地将事物归属于木、火、土、金、水，而是以五行之间的相生和相克关系，来探讨和阐述事物之间的相互联系，即彼此间相互协调平衡的整体性和统一性。同时，还以五行之间的异常制约即相乘和相侮，来探索和阐述事物之间协调失衡时的相互影响。

1. 相生　所谓"相生"，是指五行中某一行事物对另一行事物具有促进、助长和滋生的作用。五行相生的次序是：木生火，火生土，土生金，金生水，水生木（图 2-2-1）。五行这种相生关系依次滋生，循环无端。

在相生关系中，任何一行都有"生我"、"我生"两方面的关系，《难经》将之喻为"母"与"子"的关系。生"我"者为母，"我"生者为子。所以，五行的相生关系，又叫"母子关系"。以火为例，生"我"者木，则木为火之母；"我"生者土，则土为火之子，以此类推。

2. 相克　所谓"相克"，也称"相胜"，是指五行中某一行事物对另一行事物具有抑制、约束、削弱等作用。《素问·宝命全形论》指出："木得金而伐，火得水而灭，土得木而达，金得火而缺，水得土而绝，万物尽然。"五行相克的次序是：木克土，土克水，水克火，火克金，金克木（图 2-2-1）。五行这种相克关系也是往复无穷的。

在五行相克的关系中，任何一行都有"克我"、"我克"两方面的关系，《内经》称之为"所胜"与"所不胜"的关系："克我"者为我"所不胜"，"我克"者为我"所胜"。以土为例，"克我"者木，则木为土之"所不胜"；"我克"者水，则水为土之"所胜"，以此类推。

由于五行之间存在着相生和相克的关系，所以就五行中的任何一行来说，都存在着"生我"、"我生"和"克我"、"我克"四个方面的关系。"生我"、"我生"虽是五行中的相生，但生中有制。"克我"、"我克"虽是五行中的相克，但克中有生。相生相克是事物相互关系中不可分割的两个方面。没有生，就没有事物的发生和生长；没有克，就不能维持事物在发展变化中的平衡和协调。五行之间处于相互化生、相互制约的制化调节状态，称为"五行制化"。所以，五行制化作为相关复杂事物内部的相互联系和调控机制，既推动了事物的不断运动变化和发展，又保持了事物的相对协调平衡。

3. 相乘　所谓"相乘"，即乘虚侵袭，也就是相克太过，超越了正常的制约关系。如正常情况下木克土，它们维持着相对平衡状态，当木过度亢盛，或由于土本身不足，木因土虚而乘之，木对土的克制就会超过正常水平，两者间正常的制约关系遭到破坏。相乘与相克虽在次序上相同，但相克是五行正常的制化关系，而相乘则是正常制约关系遭到破坏而出现"克制太过"的异常现象（图 2-2-2）。

4. 相侮　所谓"相侮"，即恃强凌弱之意。如正常情况下，金克木，当木过度亢盛，金不仅不能制约木，反而被木所克制；或由于金本身虚弱，木因其虚而反侮金。相侮的次序与相克相反。同样，相侮与相克虽在次序上相反，但相克是五行正常的制约关系，而相侮则是正常制约关系遭到破坏而出现"反克"的异常现象（图 2-2-2）。

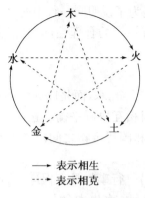
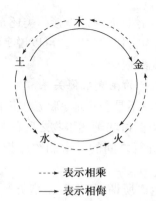

→ 表示相生
⇢ 表示相克

⇢ 表示相乘
→ 表示相侮

图 2-2-1　五行生克图示　　　　　图 2-2-2　五行乘侮图示

二、五行学说在中医学中的应用

五行学说在中医学中的应用，主要体现在三个方面：一是以五行的特性来分析研究机体的脏腑、经络等组织器官的五行属性；二是以五行之间的生克制化来分析研究机体的脏腑、经络各生理功能之间的相互关系；三是以五行之间乘侮来阐释病理情况下的相互影响。因此，五行学说在中医学中不仅用于理论上的阐释，而且也具有指导临床诊疗工作的实际意义。

（一）说明人体五脏的生理功能

五行学说，将人体的内脏分属于五行，以五行的特性来说明五脏的生理功能。木性曲直，枝叶条达，具有向上、向外、生长、舒展的特性；而肝也喜条达舒畅，恶抑郁遏制，肝主疏泄，所以肝属于木。火性温热，其势炎上，具有蒸腾、炎热的气势；而心"禀阳气"，所以心属于火。土性敦厚，具有生化万物的特性；脾运化水谷，营养机体，所以说脾是气血生化的源泉，故脾属于土。金性清肃，收敛；而肺也具有清肃之性，肺气具有肃降功能，所以肺属于金。水性润下，有寒润、下行、闭藏的特性；而肾主闭藏，有藏精、主水等功能，所以肾属于水。

五行学说不但将人体的组织结构分属于五行，而且还把自然界的五气、五味、五色、五方、五季等与人体的生理系统联系起来，认为同一行的事物之间有着"同气相求"的关系，体现了人与自然的相关性和统一性。

（二）说明人体脏腑间的相互关系

五脏的功能不是孤立的，而是互相联系的。中医学不仅用五脏与五行的分属阐明了五脏的功能特性，而且还运用五行生克制化的理论说明了脏腑生理功能的内在联系。五脏之间既有相互滋生的关系，又有相互制约的关系。

五脏相互滋生：肝藏血以济心之阴血，故肝生心（木生火）；心阳温煦有助脾之运化，故心生脾（火生土）；脾运化精微上输于肺，故脾生肺（土生金）；肺金清肃下行以助肾纳气、主水，故肺生肾（金生水）；肾藏精以滋养肝之阴血，故肾生肝（水生木）等。

五脏相互制约：肝之疏泄可以疏达脾气，令其不致壅塞，以助脾之运化，故肝制约脾（木克土）；脾之健运可以防止肾水泛滥，故脾制约肾（土克水）；肾水滋润上乘可防心火之亢烈，故肾制约心（水克火）；心阳温煦可防止肺金清肃太过，故心制约肺（火克金）；肺的肃降可防止肝之升发太过,故肺制约肝(金克木)等。

(三)说明人体脏腑间的病理影响

五行学说也用以说明在病理情况下脏腑间的相互影响。如本脏之病可以传至他脏,他脏之病也可传至本脏。中医学把这种脏腑间病理上的影响称为传变。以五行学说来说明五脏疾病的传变,可以分为母子(亦称相生)关系的传变和乘侮(亦称相克)关系的传变。

1. 相生(母子)关系的传变　包括"母病及子"和"子病犯母"两个方面。

(1)母病及子:是指疾病的传变从母脏传及子脏。如肾属水,肝属木,水能生木,故肾为母脏,肝为子脏,若肾病及肝,即是母病及子,临床上常见的"水不涵木",就属母病及子的范围。这是由于机体肾水不足,不能滋养肝木,从而形成肝肾阴虚,肝阳上亢所致。

(2)子病犯母:又称"子盗母气",是指疾病的传变从子脏传及母脏。如肝属木,心属火,木能生火,故肝为母脏,心为子脏。心病及肝,即是子病犯母。临床上常见的心肝火旺,就属于子病犯母的范围。这是由于心火旺,累及肝脏,引动肝火,从而形成心肝火旺。

2. 乘侮(相克)关系的传变　包括相乘和相侮(即反侮)两个方面。

(1)相乘:是相克太过为病。相克太过有两种情况:一种是由于一方的力量过强,而致被克的一方受到过分克伐;另一种是由于被克的一方本身虚弱,不能承受对方的克伐,从而出现克伐太过的病理现象。如以木和土的相克关系而言,前者称为"木乘土",后者称为"土虚木乘"。这两类相克太过的原因虽然不同,但其结果均可导致一方太过和一方不及。临床上常见的肝气横逆犯胃、犯脾,均属于相乘致病的范围。

(2)相侮:即反克而致病。相侮致病也有两种情况:一种是由于一方太盛,不仅不受克己的一方所克制,而且对克己的一方进行反克;另一种是由于一方的虚弱,丧失克制对方的能力,反而受到被克一方的克制,从而也导致反克的病理现象。这两种相侮的原因虽然各不相同,但其结果都是一方不足和一方太过。临床上常见的"木火刑金"肝火犯肺,就属于反克的病理变化。

(四)指导疾病的诊断和治疗

当内脏病变导致功能紊乱和相互关系失调时,可以反映到体表相应的组织器官,出现色泽、声音、形态、脉象等多方面的异常变化。正如《灵枢·本脏》篇所说:"有诸内者必形诸外"。因此,临床上可以在望、闻、问、切四诊收集资料的基础上,根据五行归属及生克乘侮变化规律对病情作出判断。如病人面色青灰,两胁疼痛,脉弦,提示可能与肝病有关;若病人面见赤色,口干口苦,或口舌糜烂,脉象洪数,多是心火亢盛所致;本是脾虚之人,面色萎黄,四肢倦怠,腹胀便溏,又兼见面色带青,脉弦,多是由于肝木乘土所致;而心病病人,若面见黑色,多是水乘火所致等。

正是由于疾病的发生与脏腑功能失常有关,并使脏腑间生克制化关系异常导致疾病的传变,所以根据五行的生克制化乘侮规律,可以指导临床治疗,通过调整脏腑间的相互关系达到控制疾病传变的目的。具体运用有以下两个方面:

1. 控制疾病的传变　在病变的过程中,一脏之病常可波及他脏而使疾病发生传变。因此,治疗时除需要对病变的脏腑进行治疗、处理外,还应在五行生克制化理论指导下,调整各脏腑之间的相互关系,防止疾病的进一步传变,并促使已病的脏腑尽快恢复。例如,肝气太盛,常常乘犯脾土。所以,在治疗肝病的同时,应注意健脾益胃,防止肝病传脾,从而利于肝病的治疗。故《难经·七十七难》中说:"见肝之病,则知肝当传之与脾,故先实其脾气。"

2. 确定治则和治法　根据五行生克制化理论制定的治疗原则和治法,通常有两大类:

(1) 根据五行相生规律确定的治疗原则和具体治法,有"虚则补其母"和"实则泻其子"两类。

① 运用"虚则补其母"治则的常见治法

滋水涵木法:又称滋肾养肝法或滋补肝肾法,即通过滋肾阴以养肝阴的方法。适用于肾阴亏损而肝阴不足以及肝阳偏亢之证。

培土生金法:又称补脾养肺法,即通过培补脾气以益肺气的方法。适用于脾胃虚弱,不能滋养肺脏而肺虚脾弱之证。

金水相生法:又称补肺滋肾法或滋养肺肾法,即通过肺肾同治以纠正肺肾阴虚状态的治法。适用于肺虚不能输布津液以滋肾;或肾阴不足,精气不能上滋于肺,而致肺肾阴虚者。

益火补土法:又称温阳健脾法,即通过温阳以补助脾胃的方法。适用于肾阳不足,无力温煦脾阳而致脾失运化者。

② 运用"实则泻其子"治则的常见治法

肝旺泻心法:即通过清心火来泻肝火的方法,适用于肝火旺盛且心火上炎的心肝火旺证。

肾实泻肝法:即通过清肝火来泻相火的方法,适用于相火妄动,肝火亢盛之证。

(2) 根据五行相克规律确定的治疗原则和具体治法,由于引起相乘相侮的原因,不外乎一脏过强,机能亢进;或另一脏偏弱,机能不足。因此,据此制定的治疗原则就是"抑强"和"扶弱"。所谓"抑强",指抑制机能过亢之脏;所谓"扶弱",即扶助虚弱之脏。无论是"抑强"还是"扶弱",都是为了纠其偏颇,使彼此间重新恢复相对的平衡状态。

① 运用"抑强"治则的常见治法

抑木扶土法:又称疏肝健脾法、平肝和胃法或调理肝脾法,指通过疏肝健脾治疗肝旺脾虚的一种方法。适用于木旺乘土,木不疏土之证。

佐金平木法:又称泻肝清肺法,指通过清肃肺气以抑制肝木的一种治疗方法。适用于肝火偏盛,影响肺气清肃之证。

泻南补北法:又称泻火补水法或泻火滋阴法,指通过泻心火以滋肾水的治疗方法。适用于肾阴不足,心火亢盛之证。

② 运用"扶弱"治则的治法

培土制水法:又称温肾健脾法,指通过温运脾阳或温肾健脾以治疗水湿停聚为病的一种方法。适用于脾虚不运,水湿泛滥或肾阳虚衰,不能温煦脾阳,脾不制水,水湿不化而致的水肿胀满之证。临证以健脾为主、温肾为辅,或是温肾为主、健脾为辅,应视病情而定。

五行学说不仅可以指导临床诊疗活动中的药物治疗,也同样可以指导针灸疗法和其他治疗方法。由于五行学说存在一定的机械性,不能完全阐述清楚五脏、六腑间复杂的生理和病理关系,因此,临床应当从实际情况出发,把握疾病传变的规律,具体情况,具体分析、对待,不可机械套用。

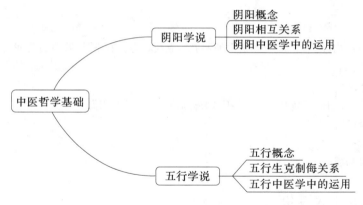

图 2-2-3 中医哲学基础

本章小结

  阴阳五行学说是我国古代的哲学思想，中医学运用这一哲学概念来认识和研究人体生理、病理机制，指导临床诊断和治疗。

  学习阴阳学说最重要的是把握阴阳的基本概念和阴阳之间的四点联系以及阴阳学说在中医学中的应用。阴阳之间的四点联系是：阴阳对立、阴阳互根、阴阳消长和阴阳转化。至于阴阳的交感相错，本质上是对上述阴阳相互关系的综合描述。阴阳学说在中医学中的应用可以概括为以下几点：说明人体组织结构，说明人体生理功能和病理变化，用于指导疾病的诊断和治疗。

  学习五行学说要把握五行的特性及事物属性的五行分类，并且对五行的生克乘侮有全面的了解。相生相克是事物间相互关系的正常现象，要把握其含义及次序。相乘相侮是事物间相互关系的异常现象，要掌握其含义和次序。五行学说在中医学中的应用主要有以下三个方面：说明五脏的生理功能与相互关系，说明五脏病变的相互影响，用于指导诊断和治疗。

典型习题解析指导

（一）A型选择题

1. 能够说明阴阳之间协调平衡关系的是　　　　　　　　　　　　　　　　　　　　　　（　　）
A. 阴消阳长　　B. 阴长阳消　　C. 阳损及阴　　D. 阴损及阳　　E. 阴平阳秘
答案：E
试题点评
该题的重点在"平衡关系"上，而 A、B、C、D 项中的阴阳都处在消、长、损的不平衡状态，因此，应选择 E。

2. 五行中木的"所不胜"是指　　　　　　　　　　　　　　　　　　　　　　　　　　（　　）
A. 水　　　　　B. 火　　　　　C. 土　　　　　D. 金　　　　　E. 气

答案:D

试题点评

五行相克关系在《内经》中又称为"所胜""所不胜",克我者为我所不胜,我克者为我所胜,金克木,金为木所不胜,故应选 D。

(二) B型选择题

　　A. 相乘　　B. 母病及子　　C. 子病犯母　　D. 相侮　　E. 相克

3. 脾病影响及肝属于　　　　　　　　　　　　　　　　　　　　　　(　)
4. 脾病及肾属于　　　　　　　　　　　　　　　　　　　　　　　　(　)
5. 心病影响及肺属于　　　　　　　　　　　　　　　　　　　　　　(　)
6. 肾病及肺属于　　　　　　　　　　　　　　　　　　　　　　　　(　)

答案:3. D　4. A　5. A　6. C

试题点评

解本题首先应弄清楚五脏与五行的所属,其次要分清两脏的关系和相生、相克的次序,这样选择时就比较容易了。如果答题时没有充分把握,不妨把五行相生、相克的次序图画出。第 3 题中,脾属土,肝属木,肝与脾是相克的关系(肝克脾),脾病影响及肝属于反克,五行中反克为侮,故属于相侮,应选 D。其他各题也依此类推。

(三) C型选择题

　　A. 实寒证　　B. 虚寒证　　C. 两者都是　　D. 两者都不是

7. "阳虚则寒"的"寒"指的是　　　　　　　　　　　　　　　　　　(　)
8. "阴胜则寒"的"寒"指的是　　　　　　　　　　　　　　　　　　(　)

答案:7. B　8. A

试题点评

本题是比较选择题,"阳虚则寒"是因阳气虚不能制阴而致的寒证,故属虚寒,应选 B;"阴胜则寒"是因阴偏盛而阳伤的寒证,故属实寒证,应选 A。

(四) X型选择题

9. 具有"母子关系"的是　　　　　　　　　　　　　　　　　　　　(　)
　　A. 木和火　　B. 土和水　　C. 水和木　　D. 金和木　　E. 水和金

答案:A、C、E

试题点评

本题主要是应明白"母子关系"的概念和次序。相生关系在《难经》中又称为"母子关系",其次序为:木→火→土→金→水→木。题中土和水、金和木是相克关系,故正确的是 A、C、E。

10. 下列属阴的特性有　　　　　　　　　　　　　　　　　　　　　(　)
　　A. 发散　　B. 抑制　　C. 减退　　D. 晦暗　　E. 温煦

答案:B、C、D

试题点评

本题主要是应分清阴阳的特征,凡是下降的、向内的、晦暗的、衰退的、抑制的都属于阴;而发散、温煦是阳的特征,故正确的选择是 B、C、D。

(五) 判断题

11. 五行即木火土金水五种物质。　　　　　　　　　　　　　　　　(　)

答案:×

试题点评

五行的正确定义是指金、木、水、火、土五种物质的属性,及与之相关的不同事物之间的联系和变化,而不能认为金木水火土就是五行,本题的提法不全面,故应判错。

12. 阳盛则阴病,又称阳损及阴。　　　　　　　　　　　　　　　　　　　　　　(　　)
答案:×
试题点评
本题分析的重点应在"阳盛"和"阳损"上。阳盛是指阳邪亢盛;阳损是指阳气虚弱,尽管都会引起阴的不足,但有本质上的区别,治疗原则亦大相径庭,故应判错。

(六) 填空题

13. 以人体的脏腑分阴阳,则五脏属_____、六腑属_____。
答案:阴　阳
试题点评
人体的五脏是储藏精气而不泻,以藏为主,是相对静止的,故以阴阳特征来划分属阴的范畴;而六腑是传化物而不藏,以通为用,是相对运动的,故以阴阳特征来划分属阳的范畴。

14. 阴阳之间的相互关系包括_____、_____、_____、_____和_____。
答案:阴阳的交感相错　阴阳的对立制约　阴阳的互根互用　阴阳的消长平衡　阴阳的相互转化
试题点评
本题的回答应建立在对阴阳之间的相互关系的准确理解和记忆的基础上。阴阳之间的交感相错、对立制约、互根互用、消长平衡以及相互转化的关系,构成了阴阳学说的重要内容。

(七) 名词解释

15. 阴阳的相互转化
答案:阴阳转化是指在一定条件下阴阳可各自向其对立面转化,它主要是指事物的总的阴阳属性的改变。
试题点评
本题重点在转化。事物的发展变化是由量变到质变,转化就是质变,含"物极必反"之意。

16. 滋水涵木法
答案:又称滋肾养肝法或滋补肝肾法,指通过滋肾阴以养肝阴的方法。
试题点评
解释该类名词时,主要应分清五行与五脏的所属,在这里,金木水火土是五脏的代名词。

(八) 问答题

17. 阳盛则热与阴虚则热的"热"有何本质差异?
答案:阳胜则热的"热"与阴虚则热的"热",虽同为"热"象,却有着"实"和"虚"的本质差异。前者多指阳邪致病或机体功能亢奋、有余的病理状态,后者属于阴虚,无力制约阳热,而表现出虚弱不足的病理状态。
试题点评
本题主要应从"阳盛"和"阴虚"上进行分析,因为阴和阳的特征不同,盛和虚的概念有别,因此,二者形成的"热"就有本质上的差异。

18. 五行的相克与相乘有何异同?
答案:相克和相乘的共同点:两者都是制约关系,且次序相同。不同点:前者是正常情况下的制约关系;后者是正常制约关系遭到破坏的异常制约现象,即相克太过。中医学用前者说明生理现象,用后者表示病理关系。
试题点评
本题着眼点在"异"上。即相克是正常情况下的制约关系,在人体为生理现象;相乘是正常制约关系遭到破坏的异常相克现象,在人体为病理表现。

(杜立阳)

第三章 中医学的生理观

【教学目的与要求】

中医学的生理观是中医基础理论的核心。内容包括脏腑、气血津液、经络和体质学说等。通过本课程的教学,使学生系统地掌握中医对人体正常生理的认识,为学习中医诊断、中药、方剂打下必要的基础。本章要求学生能运用阴阳五行学说,掌握和了解人体脏腑、气血津液、经络的生理功能及其相互关系等。了解中医体质学说。具体要求如下:

1. 脏腑

掌握脏腑学说的特点。

了解脏象的含义和内容(脏、腑、奇恒之腑的含义及其区别)。

掌握各脏腑的生理功能及其系统连属。

了解脏腑之间的关系。

了解脏腑的主要病理表现,以佐证其生理功能。

2. 气血津液

掌握气的生成、分布与功能。

掌握血的生成、功能与循行。

掌握津液的生成、输布与排泄。

了解气血津液的基本概念及气血津液与脏腑经络之间的关系。

了解气血津液之间的关系。

了解气血津液主要的病理表现。

3. 经络

掌握经络的基本概念、组成和生理。

了解十二经脉的定向和交接规律、分布与表里关系、流注次序。

掌握十二经脉的体表循行部位。

了解奇经八脉的含义和督、任、冲、带的循行概况及其主要病证。

了解经络学说在病理、诊断、治疗上的应用。

4. 体质

掌握体质的含义。

了解体质与人类健康的关系。

第一节 脏 腑

脏腑是内脏的总称。中医把人体的内脏、组织、器官都归于脏腑范畴。它包括五脏、六腑、奇恒之腑三类。五脏是指心、肝、脾、肺、肾;六腑是指胆、胃、大肠、小肠、膀胱、三焦。奇恒之腑是指脑、髓、骨、脉、胆、女子胞。此外,人体生理功能的运作,还需要更小的组织器官的协调和谐,一般归纳为形体、官窍等。中医脏腑理论还包含了脏腑与形体官窍的联系探讨。

脏腑学说(或称脏腑理论),是研究人体脏腑组织器官的形态结构、生理功能及其相互关系的学说。古人称之为藏象理论。藏,指藏于内的内脏;象,是征象,指脏腑功能活动的外在表现。藏象,即人体内脏的生理活动及病理变化表现在外的现象。脏腑理论是中医长期临床实践的经验总结。人们通过反复观察生理病理情况下的外在现象,推测总结出了内在脏腑的功能,形成了脏腑学说。脏腑学说不仅可以用来描述大体解剖和生理功能,而且贯穿于中医病理、诊断和指导临床诊治的全过程。所以脏腑学说是祖国医学重要的理论核心。中医脏腑学说的特点是以五脏为中心的整体观,认为人体是以心为主宰,五脏为中心,结合六腑、奇恒之腑,以气血津液为物质基础,通过经络联系形体官窍,而组成的一个有机整体(表3-1-1)。从而体现了人体的结构与功能、物质与代谢、局部与整体、人体与自然环境的统一。

表3-1-1 脏腑分类与组织器官的联系表

五脏	六腑	五体	五官九窍
心	小肠	脉	舌
肝	胆	筋	目
脾	胃	肌肉	口
肺	大肠	皮毛	鼻
肾	膀胱(三焦)	骨	耳、前后阴

1. 脏、腑的特点 由于脏腑在人体内的部位不同,形状各异,它们的生理功能也不相同,脏与腑都有着各自的功能特点。

一般来说,五脏多为实质性脏器,它们的共同生理功能主要是化生、贮藏精气,以藏为主。而六腑则多为中空的管腔性脏器,它们共同的生理功能主要是受纳和传化水谷,并且有排泄糟粕的功能,以泻为主。《素问·五脏别论》说:"五脏者,藏精气而不泻……六腑者,传化物而不藏。"这说明了五脏与六腑各自的生理功能和基本区别。

奇恒之腑是特殊的腑,是指脑、髓、骨、脉、胆、女子胞六种组织器官。从外形看,它们多似"腑",但其生理功能却类似"脏","藏精气而不泻"。有些奇恒之腑还有着双重属性,例如,胆既是腑,又是奇恒之腑。胆既有储藏胆汁的功能,又可排泄胆汁,有着藏和泻的双重作用。但是,胆排泄的是精汁,并非糟粕,所以又将其归纳到奇恒之腑的范畴(见表3-1-2)。

表3-1-2 脏腑特点分类表

脏腑分类	组成	结构和功能特点
五脏	心、肝、脾、肺、肾	多为实质性脏器,其共同生理功能主要是化生和储藏精气
六腑	胆、胃、大肠、小肠、三焦和膀胱	多为中空管腔性脏器,其共同生理功能主要是受盛和传化水谷
奇恒之腑	脑、髓、骨、脉、胆和女子胞	外形似"腑",但生理功能却是"藏而不泻",类似于脏,故称为奇恒之腑(其中胆的属性有交叉重复)

2. 中医脏腑与西医脏器的区别

(1) 从上面的介绍可以发现,中医有许多脏腑与西医的脏器名称相同,但由于理论体系不同。两者的概念及其各自所包含的内容及生理特点也有很大的差别,临床上不可以将两者混淆。

(2) 一般而言,西医脏器是一个解剖学的实体概念,而中医的脏腑虽然也有一定的解剖学内涵,但更主要的是对其生理病理学概念的综合描述。如西医的"脾"是指解剖学中的脾脏及其功能,而中医的"脾"却代表了人体大部分的消化器官,除了具有消化系统的大部分功能外,还兼有造血、管理血液运行、免疫等多方面的生理功能。因此,中医的脾与西医的脾在概念和生理病理等方面又有很大差别。

(3) 中医的某一个脏腑功能常代表西医多个脏器的功能。如中医的"心"除具有西医解剖学中心脏的泵血功能外,还兼有西医神经系统大脑的部分功能,并与小肠、舌的生理功能有着密切的关系。所以中医的脏腑与西医的脏器在功能上是不同的。

一、五脏的主要功能与系统连属

(一) 心

心位于胸中,有心包围护于外,其经脉下络小肠,与小肠相表里。就解剖部位的认识,与现代医学是一致的。古代中医把心比作"君主之官",强调了心是脏腑中最重要的器官,认为它统领全身脏腑的功能活动,使全身脏腑能协调工作,是人体生命活动的中心。其自身的主要生理功能有:主血脉和主神明两点。

1. 心的主要生理功能

(1) 心主血脉:心主血脉有心主血和心主脉两方面的含义:一方面,心气有推动血液在脉管中运行以营养全身的功能,是人体血液运行的动力和主导器官;另一方面,脉管是血液运行的通路,心脉直接相连,互相沟通,血液在心和脉中不停地流动,周而复始,循环往复。心、脉、血三者共同组成全身循环系统,在这个系统中心起主导作用。心气使血液运行,脉管搏动,全身五脏六腑、形体官窍才能得到血液的濡养以维持人体的生命活动,所以心气的盛衰和血脉的充盈变化可以从脉搏的变化上反映出来。若心气旺盛、血脉充盈,则脉搏和缓有力、节律均匀;心气不足、血脉空虚,可出现脉细弱或节律不整。故在心、脉、血三者中,心居重要的主导地位(图 3-1-1)。

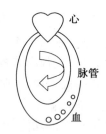

图 3-1-1
心主血脉示意图

(2) 心主神明(或称心藏神):神明即神志,是指人的精神、意识、思维活动及其外在表现。从现代医学的观点来看,主要指人的大脑功能,是大脑对客观外界事物的反映。中医在长期的临床实践和对正常人体的观察中,发现神志活动与心的功能密切相关,从而认为主管神志是心的主要生理功能。这一点,人们早在 2000 年前就已经认识到了,《灵枢·大惑论》说:"心者,神之舍也"。究其原因,一般解释为:血液是神志活动的物质基础,心主血,故心又能主神志。《灵枢·营卫生会篇》说:"血者,神气也。"这点,也可以在临床上得到证实:当一个人心血充盈时,则神志清楚、思维敏捷;若心血不足,则会因心神失养而出现头昏、失眠、健忘、心慌等症;若病邪犯心,可因心主神志的功能失常而出现昏迷、谵妄等症状。

2. 心的系统连属　参见表 3-1-3。

(1) 心开窍于舌:心与舌有经络相通,心的气血上通于舌,故心与舌的关系密切。若心的功能正常,则舌体柔软红润,活动自如,并可辨知五味。反之,心的病变就可从舌象上反映出来,并依此指导诊断,如常见的舌体颜色改变,或者出现瘀斑、瘀点,舌体糜烂,运动失灵等等。由于心的生理功能和病理变化能影响到舌,故称:"心开窍于舌"。正因为心与舌有以上密切的联系,所以舌的病变,我们通常也是通过调整心的功能来治疗。如清心火可以治疗舌体溃烂,化痰开窍可以治疗舌强语謇等。

学习五脏与官窍的关系,要注意以下几个基本要点:经络相连,功能相关,病理反映,诊断联系和治疗一体。

(2)心在体合脉,其华在面:脉是指血脉。心合脉,是指全身的血脉都属于心。华,是光彩之意。其华在面,是指心的生理功能是否正常,可以从面部的色泽变化显露出来。由于头部血脉极其丰富,所以心气旺盛,血脉充盈,面部红润有光泽,若心气血不足,则可见面色淡白、晦滞;心血瘀阻则面色青紫。

(3)心在志为喜:是指心的生理功能与情志的"喜"有关。喜,是人对外界信息引起的良性反映,喜有益于心主血脉等生理功能。但是喜乐过度,则又可使心神受伤。故《素问·阴阳应象大论》中有"喜伤心"之说。

前面已经介绍了心主神明。应该说人体的七情变化,属于"神明"的一部分,总体上与心都有关系。但是人们在实践中发现,七情还分别与其他脏腑有密切联系,如喜归属于心,通过调整相应脏腑的功能,可以改善七情失调的病理状况,同时也加深了对情志与脏腑关系的理解,建立了五志与五脏对应的联系认识。

(4)心在液为汗:由于汗为津液所化生,血与津液又同出一源,《伤寒论》中就有"汗血同源"之说,而血又为心所主,这样就有了"汗为心之液"之称。心主神明,人在精神紧张或受惊时也会出汗,所以《素问·经脉别论》说:"惊而夺精,汗出于心"。心在液为汗的说法,其最大的意义在于,血虚证在临床运用发汗法(中医治法的一种)要慎重。《伤寒论》中就曾告诫说:"夺血者无汗"。

根据以上理论可以发现:中医心的生理功能,与现代医学的循环系统、中枢神经系统的大脑皮层功能以及舌的功能有密切的关系。

表3-1-3 心的系统连属表

系统连属	生理意义	病理影响及诊断意义
心在志为喜	心的生理功能与情志的"喜"有关	喜乐过度,则又可使心神受伤
心在液为汗	血又为心所主,汗血同源	汗出过多,易伤心之阴血
心在体合脉	全身的血脉都属于心	诊脉可以了解心病
其华在面	面部由心血荣养	面部的色泽可以反映心血状况
心开窍为舌	心经通于舌,舌由心血所养	对舌的观察,可以了解心主血脉和主神志的生理功能状态

附:心包

心包又称心包络,是心脏外面的包膜,为心脏的外围组织,有保护心脏的作用。从解剖学角度而言,与现代医学的心包一致。由于心包具有保护心脏的作用,故当邪气侵犯到心时,则心包当先受病,其临床表现主要是"心主神明"的功能异常;如高热引起的神昏谵语等症,称为"热入心包"。实际上,心包受邪所表现的病症与心是一致的,实质上是以主神明功能失常的表现,故在辨证和治疗上也大体相同。

(二) 肺

肺位于胸中,上连气管、咽喉,开窍于鼻。从解剖学角度来看,与现代医学的肺基本一致。肺的经脉下络大肠,与大肠相表里。中医学说认为肺是主持周身之气的重要器官,古人称肺为相府之官,以此来比喻肺在五脏系统中的作用和地位。

1. 肺的主要生理功能

(1) 肺主气、司呼吸:肺主气包括两方面:一是指肺主呼吸之气,即由肺吸入自然界的清气,呼出体内的浊气,进行气体交换,故肺是体内外气体交换的场所;二是指肺主一身之气,这是因为肺不仅参与了人体宗气的生成,而且能调节人体全身之气。宗气是水谷精气与肺所吸入的清气结合而成,有营养和温煦人体,促进呼吸的作用,因此肺气充足与否不但对呼吸功能,而且对全身组织器官的功能活动都有着重要影响。

表 3-1-4　肺主气归纳表

肺主气	主一身之气	宗气出于肺,参与全身生命活动的调节
		肺对呼吸运动的调节
	主呼吸之气(司呼吸)	吸入清气,呼出浊气

(2) 肺朝百脉:肺朝百脉中的"百脉"指周身众多的血脉,"朝"是朝向、聚会的意思。肺朝百脉之意即全身的血脉会聚于肺,肺与百脉的这种紧密的联系实现了两个功能:

通过肺呼吸过程实现了清浊之气的气体交换。现代医学也认为:肺通过动、静脉与全身循环系统相连,空气进入肺后,在肺泡毛细血管的血液中进行气体交换,氧气从肺泡进入血液,二氧化碳从血液进入肺泡,肺的这种"吐故纳新"的过程也就是中医理论中肺朝百脉、肺司呼吸的过程。

肺具有协助心主持血液循环的功能。血液运行的基本动力在于心气的推动,但同时还依赖于肺气的推动和调节。肺朝百脉的功能,正是强调了肺气对血液运行的促进作用。如果肺气壅塞或虚弱,不能助心行血,就会累及心主血脉的生理功能,导致血脉运行不畅,甚至血脉瘀阻,出现心悸、胸闷、唇舌青紫等症。

表 3-1-5　肺主治节归纳表

肺主治节	呼吸运动——肺司呼吸
	气机血液运行——肺主气
	津液的输布、运行和排泄——主宣发肃降

(3) 肺主宣发、肃降:宣发,是指肺气向上升腾和向外周布散的作用。肃降,是指肺气向下通降和使呼吸道保持洁净的作用。

肺主宣发的生理作用主要有三个方面:一是通过肺的气化作用,将体内的浊气排出体外;二是通过肺气的扩散运动,将脾转输而来的水谷精微布散至全身,外达皮毛;三是通过卫气的宣发、皮毛的开合作用,将汗液排出体外。若肺气的宣发功能异常,则可出现呼气不利、胸闷、鼻塞、喷嚏、咳嗽、无汗等症。

肺主肃降的生理作用也有三个方面:一是使肺能充分吸入自然界清气;二是将吸入的清气和脾转输的津液和水谷精微向下布散全身,将代谢产物和多余的水液下输肾和膀胱,变为尿液排出;三是肃清肺和呼吸道内的异物,以保持呼吸道通畅和洁净。如果肺的肃降功能失常,就会出现咳喘、咯痰、呼吸不畅,甚见咯血等症。

肺的宣发和肃降作用相辅相成、相互配合、相互影响,只有肺的宣发、肃降功能正常,气道才能通畅,呼吸才能平和,肺才能正常进行气体交换(图3-1-2)。

肺主宣发的生理作用 {
- 通过肺的气化作用,将体内的浊气排出体外
- 将脾转输至肺的水谷精微布散于全身,外达皮毛
- 宣发卫气,调节汗液的排泄
}

肺主肃降的生理作用 {
- 使肺能充分吸入自然界之清气
- 将吸入的清气和脾转输的津液和水谷精微向下布散全身及将代谢产物和多余的水液下输于肾和膀胱,变为尿液排出
- 肃清肺和呼吸道内的异物,以保持呼吸道的洁净
}

图3-1-2 肺主宣发肃降

(4)肺主通调水道:肺主通调水道是指肺的宣发和肃降运动中对体内水液输布、运行和排泄起着疏通和调节作用。人体内水液的运行主要靠肺、脾、肾三脏来完成,通过肺的宣发将津液布散全身,并调节皮毛的开合,使代谢后的水液以汗的形式排出;通过肺的肃降又将水液向下输送,在肾和膀胱的作用下,变成尿液而排出体外。

肺位于上焦,清代唐容川《血证论》说:"肺为水之上源,肺气行则水行。"如肺气不能宣降,水道失于通调,便可导致水液潴留,发生水肿。

2. 系统连属 参见表3-1-6。

表3-1-6 肺的系统连属表

系统连属	生理意义	病理影响及诊断意义
肺在志为悲忧	悲忧类情志活动与肺的功能相关	肺病容易产生悲忧的情绪变化,悲忧也易伤肺
肺在液为涕	润泽鼻窍	肺病可见涕的异常
肺在体合皮毛	肺所宣发的卫气和津液的温养和润泽	皮毛受邪也可影响肺
其华在毛	肺所宣发的卫气和津液的温养和润泽	毛的色泽可以反映肺的状况
肺在窍为鼻	鼻的嗅觉与喉部的发音都是肺气的作用	肺病可致鼻的异常,鼻的观察,可以了解肺的生理功能状态

(1)肺主皮毛:皮毛包括皮肤、汗腺、毫毛等组织,为一身之体表,依赖于肺所宣发的卫气和津液的温养和润泽,是机体抵抗外邪的第一道屏障。《素问·五脏生成》篇说:"肺之合皮也,其荣毛也。"肺的功能正常,则皮肤有光泽,毛发致密,抗病能力强。反之,肺气虚,则抗病能力弱,多汗,易感冒,皮毛枯槁等。

(2)肺开窍于鼻:鼻是人气体出入的通道,与喉相通,与肺关联,故称"鼻为肺窍"。鼻的通气、嗅觉功能,喉的发音等都受肺气的影响,若肺的功能正常则鼻的通气功能好,嗅觉灵敏,喉的发音响亮而清晰。《灵枢·脉度》说:"肺气通于鼻,肺和则鼻能知臭香矣。"

由于肺开窍于鼻,肺与鼻、喉的关系如此密切,故外邪入侵多从鼻、咽喉、呼吸道侵犯人体,肺有病变时常见有鼻塞流涕、嗅觉失灵、咽喉不利、声音嘶哑,甚至喘促、鼻翼煽动等症状。鼻部疾病,中医亦常从肺治疗。

(3) 肺在志为悲忧:悲忧类情志活动与肺的功能相关,属于非良性刺激的情绪反映。它对人体的主要影响是耗伤肺气,若悲忧过度,可出现呼吸气短等肺气不足的现象。反之,肺的功能不足,机体对外界非良性刺激的耐受力下降,容易出现悲忧的情绪表现。

(4) 肺在液为涕:涕是鼻内的分泌物,有润泽鼻窍的作用,鼻为肺窍,故其分泌物也属肺。肺的功能正常,鼻涕润泽鼻窍而不外流,若肺寒则鼻流清涕,肺热则鼻流黄涕,肺燥则鼻干。

根据以上理论,中医肺的生理功能基本概括了现代医学呼吸系统的功能,并与人体水液代谢平衡和循环系统有着密切的关系。

(三) 脾

脾是五脏中解剖定位最模糊的脏器,根据古代文献的描述,与西医的脾及胰腺比较接近。但是中医脾的功能,远远超过了西医的脾和胰腺。中医认为:脾是消化、吸收与输送营养、水液供人体生理需求的主要器官。脾与胃共为"后天之本"。脾位于中焦,其经脉络于胃,与胃相表里。

1. 脾的主要生理功能

(1) 脾主升清、主运化:运化是消化、吸收、转输的意思。脾主运化,包括运化水谷精微和运化水液两方面(表3-1-7)。一方面,饮食物经胃初步消化,由脾再进一步消化并吸收其营养物质,转输到心、肺,通过经脉运送至全身,供人体生理活动的需要。另一方面,水液部分亦由脾吸收、转输,在肺、肾、膀胱等脏器的共同协作下,保持人体水液代谢平衡。因此脾对水液的吸收、转输和排泄是人体水液代谢的重要环节。脾的运化功能正常,则人体营养充足,反之,若脾的运化功能异常,可因营养缺乏导致面色萎黄、消瘦乏力、腹泻、消化不良等,或因水湿滞留,导致泄泻、水肿等。

表3-1-7 运化的含义

运——转运输送	脾主运化	运化水谷
化——消化吸收		运化水液

升清是脾运化功能的气机方向特点,脾主升清指水谷精微借脾气上升而到达心、肺、头目,经心、肺的气血运行营养全身(图3-1-3)。脾的升清功能正常,水谷精微、营养物质才能正常吸收和输布,同时由于脾气的升清才能使机体内脏不致下垂,若脾气虚,失去升清功能,则可见头晕、神疲乏力、腹胀腹泻,若脾气下陷,可见久泻脱肛、各种内脏下垂。

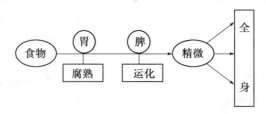

图3-1-3 食物在体内的转化

(2) 脾主统血:统,有统摄、控制、管辖的意思。脾主统血是指脾有统摄、控制血液在脉管中运行,使其不致溢出脉外的作用。这种功能主要是由脾气来完成。脾气充足则血液运行正常。若脾气虚弱，血失统摄，则血流脉外，可见各种慢性出血的病症。如皮下出血、女子月经延期、淋漓不尽、便血、尿血等，称为"脾不统血"或"气不摄血"。

2. 系统连属　参见表 3-1-8。

表 3-1-8　脾的系统连属表

系统连属	生理意义	病理影响及诊断意义
脾在志为思	正常的思考与脾的功能相关	脾的运化升清功能失常，可出现眩晕健忘等症。思虑过度，就会影响脾气的升降出入
脾在液为涎	润泽口腔，助于食物的吞咽和消化	脾胃不和，则往往导致涎液分泌剧增，而发生口涎自出等现象
脾在体合肌肉、主四肢	全身的肌肉及四肢都需要依靠脾所运化的水谷精微来营养	若脾虚气弱，则四肢疲乏无力，甚或肌肉萎弱不用
脾其华在唇	口唇的色泽，与脾的运化功能有关	诊察唇的色泽可以反映脾的状况
开窍于口	饮食口味与脾运化功能有密切关系	询问口味，可以了解脾的生理功能状态

(1) 脾主肌肉、四肢：全身的肌肉、四肢都依靠脾所运化的水谷精微来营养，若脾气虚弱，运化失常，则四肢无力，甚至肌肉萎缩。

(2) 脾其华在唇，开窍于口：口腔是消化道的起始部分，其功能也由脾所司。脾的运化功能好，则食欲旺、口味香，营养好，口唇红润。反之则食欲差、口淡无味，饮食不香，唇淡少华。若脾有湿热，可出现口甜、苔腻，或口唇红肿，甚至口疮糜烂等。所以说："脾开窍于口"，"其华在唇"。

(3) 脾在志为思：思，即思考、思虑，是人体精神、意识、思维的一种状态。人们认识客观事物，处理问题就必须思考，因此思是一种正常的生理活动。正常情况下，人的思考活动对机体的正常生理无不良影响，但思虑过度、所思不遂，就会影响气的升降出入，导致气机郁结，脾运不健，脾失升清，出现不思饮食，脘腹胀闷，眩晕、健忘等症。

(4) 脾在液为涎：涎为清稀的唾液，具有保护、润泽口腔的功能。进食时分泌多，有助于食物的吞咽和消化。《素问·宣明五气》篇说："脾为涎。"故脾的功能正常与否，直接影响涎的分泌。

根据以上理论，中医脾的生理功能，相当于现代医学消化系统的大部分功能，并与人体水液代谢、造血系统以及口腔的功能有着密切的关系。

(四) 肝

肝位于右胁，其经脉络于胆，与胆相表里。巅(头)顶、两胁(不只是右胁)、少腹和外生殖器等部位均属肝经分布之处。肝是疏畅气机、调节气血、协助消化的重要器官。从解剖形态认识来看，与现代医学是一致的。但是功能上的区别还是很大的。

1. 肝的主要生理功能

(1) 肝藏血：肝藏血是指肝具有贮藏血液和调节血量及防止出血的功能。人体各部分的血液常随着不同的生理状况而调节以适应人体生命活动的需要。当人在休息或睡眠时，机体的血液需求量减少，多余的血液回流并藏于肝脏；当劳动或工作时，机体的血液需求量增加，肝脏就调动贮藏的血液，供机体活动的需要。唐代王冰就已认识到："肝藏血，心行之，人动则血运于诸经，人静则血归于肝脏，肝主血海故也"。这充分说明了肝脏对人体血液有着重要的储藏和调节功能,特别是对外周的循环血量的调节起着重要作用。由于肝脏对人体血流量有调节作用,所以人体的各种活动、脏腑组织的各种生理功能,都与肝藏血有密切的关系。

中医肝藏血的观点也可以得到现代医学的证实。实验研究表明:卧位时,人体肝内血流量增加25%,整个肝脏系统可存全身血量的55%,在紧急时,肝脏至少可提供1 000～2 000 ml血液,以保证足够的心排出量。

肝藏血的另一个含义是肝可以维持血液的正常流动,不使其溢出脉外,即有防止出血的功能。若肝有病,藏血功能失常,不仅会引起血虚或出血,而且也能引起机体许多脏腑组织的血液濡养不足,发生病变。若肝血不足,不能濡养于目,则两目干涩昏花,甚至夜盲;若不能濡养于筋,则筋脉拘急,肢体麻木,屈伸不利等。

(2)肝主疏泄:疏泄即疏通畅达的意思,是指肝具有保持全身气机疏通畅达,通而不滞,散而不郁的作用。肝主疏泄的功能具体表现如表3-1-9所示:

表3-1-9 肝主疏泄的功能

肝主疏泄	对气机的影响	肝的疏泄功能正常,则气机调畅,气血和调,经络通利,脏腑器官的活动正常
	对脾胃运化功能和胆的功能的影响	对脾的升清和胃的降浊功能的调节
		对胆汁分泌的调节
	对情志的影响	具有调畅情志的作用
	对男子排精、女子月经的影响	与男子的排精,女子的排卵和月经来潮,密切相关

① 调节精神情志:肝有疏畅气机、调节情志的作用。人的情志活动是大脑对客观事物的反映。情志活动除了与心的功能有关外,还主要与肝的疏泄功能密切相关。

肝通过对气机的调节使人的心情舒畅,气血调和,全身各脏腑的功能正常。如果肝的疏泄功能异常,常表现为情志抑郁和亢奋两方面的病理变化。若肝气失于疏泄、气机不畅,则情志抑郁,常见有"梅核气",胸闷叹息,沉闷不乐,多愁善虑,胸胁、乳房、少腹等部位胀痛不适等症。若肝郁化火,可出现面红目赤、性急易怒、头部胀痛,甚至晕厥等症。

② 协调消化吸收:中医脏腑理论认为,消化功能主要归脾胃管辖,而脾胃的运化功能与肝的疏泄有密切联系。首先脾胃的功能需要脾的升清与胃的降浊功能的协调统一,完成水谷精微的运输、消化、吸收。而脾胃气机与肝的疏泄功能密切相关,肝的疏泄功能正常,全身气机疏通畅达,脾胃之气升降才能正常。因此,肝的疏泄功能是保持脾胃消化吸收功能正常与否的重要条件。若肝气失于疏泄,影响脾胃的消化功能,常会出现嗳气、胁胀、腹胀、消化不良等多种症状。

消化还有赖于肝脏分泌的胆汁的帮助,肝气的疏泄功能正常,有利于胆汁的排泄和饮食物的消化;现代研究也表明:肝脏在24小时内可以制造胆汁1 000 ml,供人体消化方面的需要。在这一方面,中医和西医的认识是一致的。

③ 维持气血运行:人体血的运行有赖于气的推动,气机调畅血才能正常运行。肝对气血运行的调节失常,可造成气血逆乱之吐血、咯血、呕血、崩漏,甚至晕厥等症。

④ 调节水液代谢:人体的水液代谢主要靠肺脾肾三脏和三焦通道气化,但是肝的疏泄

功能关系到全身气机的畅通。因此,如果肝的疏泄功能正常,则水液代谢也易畅通;如果疏泄失调,则易因气滞而湿阻水停。临床治疗各种原因引起的水肿时,加用疏肝理气药物,可以提高疗效。

⑤ 调节生殖功能:肝的疏泄功能常影响人的性功能和生育功能。男子的排精、女子的排卵和月经来潮,都与肝的疏泄功能密切相关。疏泄功能正常则冲任二脉通利、气血调和、月经应时、孕育正常;若肝失疏泄,则气机不畅、气血不和、冲任失调,多见男子排精不畅,女子月经紊乱,排卵受阻,表现为痛经、闭经、不孕症、不育症。长期的精神压力,中医称为肝气不舒,还可以导致男性阳痿、女性性欲低下等性功能障碍。

2. 系统连属 参见表3-1-10。

表3-1-10 肝的系统连属表

系统连属	生理意义	病理影响及诊断意义
肝在志为怒	怒的情志活动由肝调控	肝病则易怒,怒又容易伤肝
在液为泪	泪有濡养、滋润、保护眼睛的功能	在病理情况下,则可见泪液的分泌异常
肝在体合筋	全身筋膜有赖于肝血的滋养	肝血不足则筋力不健,肝风则肢体麻木,抽搐
其华在爪	肝血充盛,则爪甲红润,坚韧明亮	肝血不足,则爪甲软薄,色泽枯槁,甚则变形、脆裂
肝开窍于目	目所以能视物,有赖于肝气之疏泄和肝血的濡养	肝的功能正常与否,常常反映于目系及其视物功能

(1) 肝主筋,其华在爪:筋即筋膜(相当于现代医学的肌腱、韧带、神经等联络关节肌肉主运动的组织),有连接和约束骨节、肌肉,主持运动等功能。在五脏中肝与筋的关系最为密切。《素问·痿论》说:"肝主身之筋膜",是指筋膜有赖于肝血的滋养,只有肝血充足,才能使筋膜得到充分的濡养,使其维持正常的运动功能。若年老体衰,肝血不足,筋失所养,易导致筋膜不健、肢体麻木、痉挛、萎缩、动作迟缓等症。爪,即爪甲,包括指甲和趾甲,又称"爪为筋之余"。肝血充盛,则爪甲红润,坚韧明亮;肝血亏虚,爪甲失去肝血的滋养,出现爪甲软薄、枯萎、无光泽,甚至变形、脆裂,故称"其华在爪"。

(2) 肝开窍于目,在液为泪:目又称"精明",为视觉器官。人体五脏六腑的精气,通过全身血运,上注于目,由于肝藏血,肝血可以养目,所以肝与目的关系最为密切。《素问·五脏生成篇》说:"肝受血而能视",《灵枢·脉度篇》说:"肝气通于目,肝和则目能辨五色矣"。肝开窍于目,泪从目出,故泪为肝之液。泪有濡润、保护眼睛的作用。在正常情况下,泪液的分泌只起濡润的作用而不外溢,而当异物侵入时,泪液即大量分泌,起到清洁眼球和排除异物的作用。当肝脏有病理改变时,则可见泪液的分泌异常。如肝之阴血亏损,则两目干涩;肝经风热,则迎风流泪;肝经湿热,则目眵增多。

现代医学研究表明:肝脏能将胡萝卜素转化为维生素A,肝内储存的维生素A约占人体所含总量的95%。若人体缺乏维生素A,可致夜盲症。由此可见,在对视力的影响上,中西医学中的"肝"是相通的。

(3) 肝在志为怒:可以从两方面来理解肝与怒的关系。首先怒是人在情绪激动时的一种情志活动的反应形式。怒对人体的主要影响是造成气机逆乱。而肝主疏泄,其性主升主动,若突然大怒,或经常发怒,势必造成肝气升发太过而伤肝。反之,若肝气上逆或肝火上炎时,往往使人性情急躁,稍受刺激,就会发怒。

根据以上理论,中医肝的生理功能,与现代医学循环系统、神经系统、消化系统、内分泌系统以及眼的功能有密切的关系。

(五) 肾

肾位于腰部,脊柱两旁,左右各一。《素问·脉要精微论》说:"腰者,肾之府。"其经脉下络膀胱,故肾与膀胱相表里。从解剖角度来看,这与现代医学的"肾"基本是一致的。而从生理功能的方面认识,中西医的差别还是很大的:中医理论认为,肾是促进人体生长发育、生殖以及维持人体水液代谢平衡的重要脏器。

1. 肾的主要生理功能

(1) 肾藏精,主人体的生长发育与生殖:精是构成人体和维持机体生命活动的基本物质。《灵枢·经脉》篇说:"人始生,先成精。"

肾藏精,指肾对精气的闭藏,其作用是将精气藏于肾,促进肾中精气的不断充盈,防止精气从体内无故流失,为精气能在体内充分发挥其生理效应创造必要的条件。

肾藏精包括肾主人体的生长发育和生殖,以及调节机体代谢和生理功能活动两方面。

肾中所藏之精,来源于先天之精,并得到了后天之精的不断充养。先天之精,即禀受于父母的生殖之精。后天之精,是机体从饮食中摄取的营养成分和脏腑生理活动过程中化生的精微物质。二者在肾中紧密结合而构成肾精(图3-1-4)。先天之精和后天之精之间相互依存、相互为用。后天之精赖先天之精的资助才能源源不断地摄取和化生,而先天之精又需后天之精不断地培育滋养才能发挥其正常的生理效应。

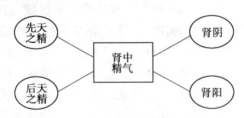

图3-1-4 肾中精气的来源与转化

肾中精气的主要生理功能是促进机体的生长发育,并逐步具备生殖能力,以及调节机体的代谢和生理功能活动。

① 促进机体的生长发育和生殖:肾中精气的盛衰决定着人体生长壮老已的自然规律。人从幼年开始,随着肾中精气的逐渐充盛,而出现"齿更"、"发长"等迅速生长现象。以后又随着肾中精气的不断充盛而产生了"天癸"。天癸是人体肾中精气充盈到一定程度时产生的一种精微物质,这种物质具有促进人体生殖器官发育成熟和维持人体生殖功能的作用。天癸的产生,标志着机体的性腺发育,进入青春期后,在女子表现为按期排卵、"月事以时下",男子则出现"精气溢泻"的泄精现象,说明性功能逐渐成熟而具备了生殖能力。人到中年后,随着肾中精气的逐渐衰少,天癸也随之减少而渐渐耗竭,出现生殖功能逐渐衰退以至丧失生殖能力而进入老年期。

肾中精气的盛衰可通过观察人体齿、骨、发的生长状态来判断。当肾中精气不足时,就会出现种种相应的病理变化。如婴幼儿期可表现为生长发育不良,出现"五迟"(立迟、行迟、齿迟、发迟、语迟),"五软"(头颈软、口软、手软、足软、肌肉软)以及"解颅"等病症;在青壮年阶段,可出现早衰的征象,如发鬓斑白、发落齿摇、神疲健忘、智力减退、动作迟缓、反应迟钝以及生殖机能低下或性功能障碍等；老年人则衰老得特别快。这些病理变化临床上称为"肾精亏虚"。

② 调节机体的代谢和生理功能活动：肾中精气之所以能够调节机体的代谢和生理功能活动，是由于肾中精气本身功能活动的两类生理效应，即肾阳和肾阴来实现的。

肾阳，具有激发、推动、温煦人体各脏腑组织器官的作用。在肾阳的作用下，人体的各种生理活动的进程加快，表现为全身阳气旺盛。所以说，肾阳旺则全身之阳皆旺，肾阳衰则全身之阳皆衰，肾阳亡则全身之阳皆亡，人亦死矣。所以肾阳对人体的生命活动至关重要。肾阴，对人体各脏腑组织器官具有滋养、濡润的作用。在肾阴的作用下，人体的各种生理活动的进程减慢，表现为全身阴凝静谧。所以说，肾阴足则全身之阴皆足，肾阴亏则全身之阴皆亏，肾阴亡则全身之阴皆亡，人亦死矣。所以肾阴对人体的生命活动也是至关重要的。

肾阴和肾阳的作用相反，它们既相互对立、相互制约，又相互依存，在机体内维持着相对平衡协调的状态，以调节人体的代谢和生理功能活动。若肾阴肾阳之间丧失了相对的动态平衡，导致任何一方的偏盛或偏衰，都会造成肾中精气不足的病理变化。如肾阳不足，肾阴则相对偏盛，可出现精神疲惫、畏寒肢冷、面色苍白、腰膝酸软、小便频数或失禁、生殖功能减退等肾阳虚所特有的表现。肾阴不足，肾阳则相对偏盛，可出现五心烦热、烦躁不安、头晕耳鸣、腰酸腿软、男子遗精早泄、女子梦交等肾阴虚所特有的表现。

由于肾中精气是人体生命活动的原动力，各脏阴阳之根本，所以当肾阴肾阳失调，出现偏盛偏衰时，就会导致其他各脏的阴阳失调。如肾阴虚不能濡养肝阴，则导致肝肾阴虚而肝阳上亢；肾阴虚不能上济于心，可导致心肾阴虚而心火上炎；肾阴虚不能濡养肺阴，则导致肺肾阴虚而燥热内生；肾阳虚不能温煦脾阳，可导致脾肾阳虚而内生寒湿或水湿泛溢；肾阳虚不能温煦心阳，可导致心肾阳虚而胸阳不振等等。反之，其他脏腑的阴阳亏损，日久也必累及肾脏，耗损肾中精气，导致肾阴或肾阳的不足，故有"久病及肾"之说（表 3-1-11）。

表 3-1-11 与肾相关的有关术语含义简介

术语	生理	病理
天癸	随着肾中精气不断充盛，发展到一定阶段产生的一种促进性腺发育成熟的物质	发育异常
肾中精气	维持机体的生命活动和生殖能力 调节机体的代谢和生理功能活动	影响生殖能力 影响其他脏腑
肾阳	主要有促进机体的温煦、运动、兴奋和化气的功能	肾阳衰，则全身之阳皆衰； 肾阳亡，则全身之阳皆灭
肾阴	主要有促进机体的滋养、濡润、成形和制约阳热等功能	肾阴衰，则全身之阴皆衰； 肾阴亡，则全身之阴皆亡

（2）主水：肾主水，是指肾具有主持和调节人体水液代谢的作用。肾的这一功能，主要是靠肾的气化作用来实现的，具体体现在以下两个方面：一是肾中精气对参与整个津液代谢过程的各个脏腑都具有调节作用。津液的生成、输布和排泄过程涉及多个脏腑，是在多个脏腑综合协调作用下完成的。其中每一个过程都是以肾中精气为原动力，在肾阴肾阳的调节下进行的。二是肾本身就直接参与津液的输布排泄过程。特别是尿液的生成和排泄，更直接与肾的气化功能相关，肾的气化功能正常，则开合有度，能分清泌浊，调节水液的排出量。开则尿液生成而得以排出，合则机体需要的水液得以保留而被重吸收。若肾中精气不足，气

化功能失常,开合失调,造成全身水液代谢的异常,可出现尿少、尿闭、水肿或见小便清长、尿量明显增多等。医疗实践中,经常可以看到有些病人目眶黧黑,或颜面浮肿,这往往与肾主水的功能失调有关。

（3）主纳气：纳,有受纳、摄纳之意。肾主纳气是指肾具有摄纳肺所吸入之清气,防止呼吸表浅的作用。肾的这一功能实际上是其封藏作用在呼吸运动中的具体体现。呼吸运动主要由肺来完成,其中浊气的呼出主要靠肺的宣发作用,清气的吸入靠肺的肃降作用。但是,肺吸入之清气必须在肾的摄纳作用下归于肾中,才能发挥其生理效应。只有肾的纳气功能正常,吸入之清气,才能下达,呼吸才能均匀协调。如果肾的纳气功能减退,摄纳无权,吸入之清气不能下达于肾,就会出现呼吸表浅,气浮于上而出现气喘,呼多吸少,张口抬肩,动则尤甚等肾不纳气的症状。

2. 肾的脏腑系统连属　参见表 3-1-12。

表 3-1-12　肾的系统连属表

系统连属	生理意义	病理影响及诊断意义
肾在志为恐	恐,是一种恐惧、害怕的情志活动。与肾的关系密切	恐易伤肾
肾在液为唾	唾液中较稠厚的称唾。为口腔所分泌,能润泽口腔	多唾或久唾可耗伤肾精
肾主骨生髓	肾精具有促进骨骼生长发育和滋生骨髓、脑髓和脊髓的作用	肾中精气不足,则髓海失养
其华在发	肾藏精,精又能化血,血以养发	发的生长与脱落、润泽与枯槁常是肾中精气是否充盈的表现
肾开窍于耳和二阴	肾开窍于耳,是指耳的听觉功能依赖肾中精气的充养,尿液的储存和排泄需肾的气化才能完成,而人的生殖功能亦由肾所主	肾虚则听力下降 排尿异常,大便溏泄 生殖功能低下

（1）肾在体合骨,主骨生髓,其华在发：肾主骨生髓,是指肾中精气具有促进骨骼生长发育和滋生充养骨髓、脊髓和脑髓的作用。肾中精气充盈,精生髓以养骨,则能促进骨的生长发育,保持骨的坚韧性,并有利于骨骼的修复。脊髓上通于脑,脑为髓汇聚而成,故称"脑为髓海"。肾中精气充足,则髓得其滋生充养,脑髓充盈,发育健全,才能发挥其"精明之府"的生理功能,使人精力充沛,轻劲有力,耳聪目明,思维聪颖。若肾中精气不足,不能主骨生髓,可出现骨骼脆弱无力,甚或发育不全,造成小儿发育迟缓,骨痿软无力,不耐久立、劳作,或容易骨折等,肾精不能充养脑髓,髓海不足则神疲倦怠、耳鸣目眩、思维迟钝。

"齿为骨之余",齿与骨同出一源,牙齿的生长更换和坚韧有力也依赖于肾中精气的充养。肾中精气充盛,则牙齿坚固洁白而不易摇动、脱落。肾中精气不足,则小儿齿迟,牙齿发黑,松动而不坚,甚或早期脱落。

发的生长,依赖于精气的滋养。肾藏精,精化血,精血充足,则发黑而润泽。由于发的生长和色泽反映了肾中精气的盛衰,故称发为肾之外候,又称肾"其华在发"。若肾中精气不足,则头发早白,或枯萎、易脱落。

（2）肾开窍于耳及二阴：耳为听觉器官,耳的听觉功能依赖于肾中精气的充养。肾中精气充盛,髓海满盈,则听觉灵敏,故称肾开窍于耳。若肾中精气不足,髓海空虚,耳失所养,则可出现耳鸣、听力减退,甚至耳聋等症。

二阴,指前后阴。前阴有排尿和生殖的功能,后阴有排泄粪便的作用。尿液的储存和排泄虽由膀胱所司,但必须依赖肾的气化才能完成,而人的生殖功能亦由肾所主。若肾中精气不足,开合失常,可出现遗精、早泄、遗尿、小便清长,或尿少、尿闭等症。大便的排泄亦与肾的气化作用有关。肾阳温煦脾阳,肾阴濡润肠道,则排便按时而润爽。若脾肾阳衰,可致泄泻、五更泄、冷秘或久泻滑脱诸症;肾阴虚则肠道失润,又可致大便秘结难解。由此可见,前阴的排尿、后阴的排便功能皆与肾有关。

(3) 肾在志为恐:恐为肾之志。恐动于心而应于肾。恐是机体对外界刺激所产生的畏惧情绪反应。若长怀恐惧,或卒恐、大恐,可损伤肾,造成肾气不固,出现二便失禁、滑精等症。若当肾中精气亏损时,亦可出现时时恐惧的情志病变。

(4) 肾在液为唾:唾为口津,是唾液中较为稠厚的部分。唾出于舌下,乃肾精所化,能滋润口腔,湿润水谷以利吞咽并助消化。由于唾为肾精所化,故在中医导引吐纳功法中,常主张舌抵上腭,待唾津盈满,然后徐徐咽下,有滋养肾中精气的作用。若肾中精气不足,肾阴亏虚,则口干咽燥,若久唾、多唾,则可耗损肾中精气。

二、六腑

(一) 胆

胆为六腑之一,又属奇恒之腑。胆呈囊形,附于肝之短叶间,与肝相连。肝和胆有经脉相互络属而为表里。从解剖角度看,中医所认识的胆与现代医学的胆是同一器官。胆的主要生理功能是:

1. 储存和排泄胆汁 胆汁味苦,色黄绿,由肝之余气所化生,汇集于胆,在消化过程中向小肠排泄,以助脾胃运化,是脾胃运化功能得以正常进行的重要条件。由于胆汁来自肝脏,为清净之液,故称胆为"中精之府"。

胆汁依赖于肝的疏泄,注入小肠,以助饮食物的消化。所以,胆汁的分泌、排泄与肝的疏泄功能密切相关。肝的疏泄功能正常,胆汁排泄畅达,脾胃运化健旺。肝的疏泄功能失常,胆汁排泄不利,影响脾胃运化,可见胁下胀痛,厌食油腻,腹胀便溏;胆汁外溢,可出现黄疸;胆汁上逆,可见口苦,呕吐黄绿苦水。

2. 主决断 胆主决断,是指胆在人的意识、思维活动中具有正确地判断事物和作出决定的能力。胆附于肝,肝为将军之官而主谋虑,但要作出决断,还取决于胆。若胆气虚弱则见胆怯怕事、心悸不宁、失眠多梦、数谋虑而不能决等症。胆主决断是中医学的抽象认识,在治疗学上有一定的指导意义。

胆囊形态中空,不仅具有腑的生理功能,可以排泄胆汁,而且具有脏的功能特点,能够储藏精汁,一种器官具有两种属性,故又称胆为"奇恒之腑"。

(二) 胃

胃位于膈下,上口为贲门接食道,下口为幽门通小肠。胃分为上、中、下三部,分别称为上脘、中脘、下脘,统称胃脘。脾与胃通过经脉相互络属而互为表里。胃的主要生理功能是:

1. 胃主受纳和腐熟水谷 受纳,即接受、容纳之意;腐熟,即食物经过胃的初步消化,形成食糜之意。饮食经口、食道,容纳于胃,故称胃为"水谷之海"。胃将食物进行初步消化,即受纳和腐熟水谷的功能,胃的受纳和腐熟水谷依靠的是"胃气"作用,胃气和降,才能消化食物,食物经小肠"分清泌浊",清者被进一步消化吸收,浊者下移大肠,变为粪便排出体外。吸收的精微物质由脾运化以营养全身,因此,人体后天营养的充足与否取决于脾胃的共同作用,故称脾胃为"后天之本"。如果胃的受纳和腐熟水谷的功能失常,可出现胃脘胀痛、纳呆厌食、嗳腐吞酸或多食善饥等症。

古代文献中也经常把脾胃的生化气血、营养机体的功能用"胃气"来指代,如《中藏经》说:"胃气壮,五脏六腑皆壮也"。中医在观察病情时,非常重视胃的功能状况,认为"有胃气则生,无胃气则死",以胃气盛衰作为判断疾病预后的一个重要标准。显然这里的胃气与胃主受纳和腐熟水谷的胃气不是同一概念。一个名词,不同的场合其内涵不同,是中医学的特点和难点,学习时要加以注意。

2. 胃主通降　胃以降为和,饮食物入胃,经胃的腐熟后,必须下行入小肠,进一步消化吸收,所以说胃主通降,以降为和。可见胃主通降描述的不是胃的其他生理功能,而是胃的生理特性。正是胃气以通为用,以降为和的生理特性,保证了水谷的不断下输和消化吸收。胃的通降作用,还包括小肠将食物残渣下输大肠,传化糟粕的功能,故也称为胃的降浊。若胃失通降,浊气不降,不仅影响食欲,还可出现口臭、脘腹胀闷、便秘等症;若胃气上逆,则可见恶心、呕吐、呃逆、嗳气等症。故胃气以降为顺,以降为和。

(三) 小肠

小肠位于腹中,上端接幽门与胃脘相连,下端接阑门与大肠相通,是一个回环叠积管状器官。心与小肠有经脉相互络属而互为表里。小肠的主要生理功能是:

1. 小肠主受盛和化物　受盛,即接受;化物,即进一步消化和化生精微之意。小肠接受经胃初步消化的食物,将其进一步消化,转化为精微物质。若小肠的受盛化物功能失调,可出现腹胀、腹痛、腹泻等症。

2. 泌别清浊　小肠主泌别清浊,是指小肠在受盛、化物的同时,对消化后的饮食物进行分清别浊的生理功能。分清,主要是将水谷精微吸收;别浊,主要是将食物残渣输送到大肠。由于小肠在吸收水谷精微的同时,也吸收了大量水液,故又称"小肠主液"。小肠泌别清浊的功能,还与尿量有关。若小肠泌别清浊的功能失调,水走大肠,可致小便短少、大便稀溏或泄泻等症。

(四) 大肠

大肠亦位居于腹中,其上口在阑门处与小肠相连,其下端即肛门。大肠亦为回环叠积的管状器官。肺与大肠有经脉相互络属而互为表里。大肠的主要生理功能是:传化糟粕,排泄粪便。大肠接受经过小肠消化的食物残渣,再吸收其中的水液,使之形成粪便,经肛门排出体外,所以大肠是传导糟粕的通路。大肠功能失调,主要表现为传导失常和粪便的改变,如大肠湿热,气机阻滞,可见腹痛下痢、里急后重;大肠实热,热伤津液,可见便结;大肠虚寒,水谷杂下,可见腹痛、肠鸣、泄泻。

(五) 膀胱

膀胱位于小腹中央,与肾互为表里。膀胱的主要生理功能是:储尿和排尿。尿是人体水液代谢的产物,为津液所化,在肾的气化作用下生成尿液,下输膀胱,而排出体外。因此,尿液的形成和排泄需经过肾和膀胱共同的"气化"作用而完成。若肾或膀胱发生病变,气化不利,储尿、排尿功能障碍,可见尿频、尿急、尿痛,或小便不利、尿少、尿闭,或尿失禁、遗尿等症。

(六) 三焦

三焦是上焦、中焦、下焦的合称,为六腑之一,是脏腑之外、躯体之内的整个体腔,其中运行着元气和津液。在人体五脏六腑中,唯有三焦最大,可包容其他脏腑,无脏与之相匹配,故又有"孤府"之称。三焦的主要生理功能是:

1. **通行元气** 元气根源于肾,为人体生命活动的原动力。元气以三焦为通道而输布于五脏六腑,充沛于全身,以激发、推动人体各脏腑组织的生理功能。由于元气是脏腑气化功能的动力,因此,三焦通行元气的功能,关系到全身的气化活动,所以说三焦主持诸气,总司人体的气化。

2. **运行水液** 三焦具有疏通水道、运行水液的功能。人体的水液代谢是由肺、脾、肾以及胃、小肠、膀胱等脏腑共同协作完成的,但必须以三焦为通道,水液才能正常地升降出入。三焦运行水液的功能与三焦通行元气的功能密切相关,水液的运行全赖气的升降出入,气行则水行。如果三焦水道不够通利,则可造成水液输布代谢紊乱,而出现病理改变。

在中医学中,三焦的内涵比较多,除了这里介绍的六腑概念以外,还有作为辨证分型的三焦,以及作为部位概念的三焦,如对上焦心肺、中焦脾胃、下焦肝肾的部位划分及其描述,与六腑概念中的三焦就不同。学习时应加以鉴别。六腑中,上中下三焦的内涵为:

(1) 上焦:指横膈以上部位,包括心、肺二脏。上焦的主要生理功能是宣发卫气、布散水谷精微与津液,以营养肌肤、毛发及全身脏腑组织,如雾露之溉,故称"上焦如雾"。

(2) 中焦:中焦指横膈以下、脐以上的上腹部,包括脾、胃、肝、胆。中焦的主要生理功能是消化、吸收、输布水谷精微和化生气血,如酿酒时谷物的发酵腐熟,故称"中焦如沤"。

(3) 下焦:下焦指脐以下的部位,包括肾、膀胱、小肠、大肠等脏腑。下焦的主要生理功能是调节水液运行、排泄尿液和糟粕,有如水浊不断向下疏通、向外排泄一样,故称"下焦如渎"。

三、奇恒之腑

奇恒之腑包括脑、髓、骨、脉、胆、女子胞。其共同的生理功能是储藏精气。它们在形态上多与腑相似属中空的管腔性器官,但又并非饮食物的消化通道;在功能上则"藏精气而不泻",与脏相似。它们既不同于脏,又区别于腑,故被称为奇恒之腑。髓、骨、脉、胆前已论述,此处仅介绍脑与女子胞。

(一) 脑

脑居颅内,由髓聚集而成,故称"脑为髓之海"。脑的主要生理功能是:

1. **脑主精神活动** 人的精神活动包括思维意识和情志活动等,都与脑密切相关。脑的功能正常,精神意识、思维活动正常,表现为精神饱满,意识清楚,思维敏捷,记忆力强,语言清晰,情志正常。若脑有病变,脑主精神活动异常,可见记忆力差,意识不清,思维迟钝,精神情志异常。

2. **脑主感觉功能** 脑主感觉的功能正常,则视物精明,听力聪颖,嗅觉灵敏,感觉正常。若脑病,感觉功能失常,则可出现视物不清,听觉失聪,嗅觉不灵,感觉迟钝。如髓海不足,可见头晕、目眩、耳鸣,甚至痴呆。

中医对脑的上述功能的认识比较迟,理论也不完善。因此,在临床运用时,精神活动、感觉功能障碍还应从心以及其他相关四脏来论治。

(二) 女子胞

女子胞又称胞宫、子宫,位于小腹,是女子发生月经和孕育胎儿的重要器官。女子胞的主要生理功能是:

1. **主月经** 女子胞是女性生殖功能发育成熟后产生月经的主要器官。月经来潮是一个复杂的生理活动过程,与肾中精气、冲任二脉及心、肝、脾三脏密切相关。幼年期,肾精未盛,天癸未至,子宫未发育成熟,冲任二脉未通,所以没有月经;到了青春期,天癸至,任脉通,太冲脉盛,子宫发育完全,月经按期来潮,并具有生殖能力;到50岁左右,肾中精气渐衰,天癸渐竭,冲、任二脉气血渐少,进入绝经期。从这些生理现象可见女子胞主月经的功能,受天癸及冲任二脉的直接影响,此外,心主血,肝藏血、主疏泄,脾为气血生化之源而统血,心、肝、脾对全身血液的化生和运行有调节作用。因此,月经周期的变化,与心、肝、脾三脏的生理功能亦密切相关。

2. **主孕育胎儿** 月经正常来潮后,女子胞就具有生殖和养育胎儿的能力,受孕以后,胎儿在母体子宫中发育,女子胞就聚集气血以养胎,成为保护和孕育胎儿的主要器官,直至十月期满分娩。

此外,女子胞还主生理性带下,分泌阴液,以润泽阴部。所以女子胞是妇女经、带、胎、产的重要器官。

第二节 气、血、津液(精)

人体的生命活动,主要依靠脏腑的功能活动,而脏腑的功能活动又必须以气、血、津液为物质基础。它们是相互依存、相互为用的。在人体的各种活动中,这些物质被不断地消耗,同时又靠脏腑的活动而不断地得到化生和补充。

一、气

(一) 气的基本概念

1. 气是人体内不断运动着的具有很强活力的精微物质,是构成人体和维持人体生命活动最基本的物质,如水谷之气、呼吸之气等。
2. 气是指脏腑的各种功能活动,如心气、肺气、脏腑之气、经络之气等。

(二) 气的生成

气的来源有三个方面:一是来自父母的先天之精气,二是脾胃吸收的水谷精微,三是肺吸入的自然界清气,三者结合而成气。

(三) 气的功能

气的生理功能,主要有五个方面:

1. **推动作用** 气是活力很强的精微物质,对人体的生长发育、各脏腑经络的生理活动、血的生成和运行、津液的生成与输布及排泄等,均起着推动和激发其运动的作用。若气的推动作用减弱,便可见生长发育迟缓或早衰、脏腑经络等组织器官功能减退、血行瘀滞、水液停聚等病变。

2. **温煦作用** 气是人体热量的来源。人体正常体温的维持、脏腑经络等组织器官的生理活动、血的运行、津液的输布和排泄等,都要依赖气的温煦作用。若气的温煦作用失常,可出现体温低下,畏寒肢冷,血和津液运行迟缓等寒象,还可因气郁化火、气火偏旺,出现面红目赤、发热、烦躁易怒等热象。

3. **防御作用** 人体内的气有防御功能,可保护机体,抵抗外邪。《素问·刺法论》说:

"正气存内,邪不可干,邪之所凑,其气必虚。"若气虚,则抵抗力下降,防御功能减弱,则易于感冒,易患各类疾病,且不易痊愈。

4. 固摄作用　气有控制血、津液、精等液态物质正常运行的功能。如统摄血在血管中运行,固摄汗液、尿液、精液及各种消化液等,防止精、血、津液的无故流失,还可固护内脏。若气的固摄功能减弱,可出现各类慢性出血、自汗、尿失禁、泄泻、滑精、早泄、带下及各种内脏下垂等。

气的固摄与推动作用,两者相反相成,相互协调,并按需要调控体内液态物质的正常运行、分泌和排泄。

5. 气化作用　气化是指在气的作用下所产生的各种生理变化。常表现为两个方面:一是指脏腑的某些功能活动,如脾的气化功能可将饮食物转换成水谷精微,肾的气化功能可主持调节水液,膀胱的气化功能表现在对尿液的储存和排泄等等;二是指精、气、血、津液之间的相互化生,如水谷精微变成气、血,精和血之间的相互化生,津液转换成汗液、尿液等都是气化作用的具体体现。

(四) 气的运动形式

气是人体内不断运动的、活力很强的物质。气运行于全身,可推动、激发人体各种生理活动。气在体内的运动形式被称为"气机"。气的运动形式多种多样,主要有升、降、出、入四种最基本的形式(图3-2-1)。

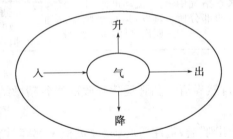

图3-2-1　气的运动形式

气的升、降、出、入是通过脏腑的生理活动和脏腑间的相互协调关系来体现的。如肺的呼吸功能,肺气的宣发肃降功能,脾气的升清,胃气的降浊功能等。

气的升、降、出、入运动协调、畅通,称为"气机调畅"。气机调畅,人体各脏腑的功能正常,才能维持人的正常生理功能。任何原因引起的气的升、降、出、入异常,称为"气机失调"。如肺气失于宣发肃降之咳嗽、气喘,胃气失降之嗳气、呃逆、呕吐等,脾气下陷之胃下垂、脱肛等,肝气郁结之胁胀、叹息、梅核气等都是气机失调的病理表现。

(五) 气的分类

运行于全身的气,根据其来源、分布及功能的不同分为以下四种(表3-2-1):

1. 元气(又称"原气"、"真气")

来源:元气来源于父母先天之精的化生,又依赖于后天精气的不断滋养。元气的盛衰与先天之精、后天的营养,即肾与脾胃的功能有密切关系。

分布:元气藏于肾,通过三焦而流于全身,内至脏腑,外达肌表,无处不到。

主要功能:元气是人体生命活动的原动力,全身各脏腑之气的产生要依赖元气的资助,它除具有激发和推动人体各脏腑组织功能活动的作用外,还有维持人体正常生长发育的功能。元气充沛,则身体健壮,各脏腑功能旺盛,抗病能力强;若先天不足,元气不充,则体弱,各脏腑功能低下,抗病力差。

表3-2-1　气的分布与分类

名称	别名	组成	分布	功能特点
元气	原气 真气	肾精所化生,以禀受于父母的先天之精为基础,又依赖后天水谷精气的培育	发于肾,通过三焦而流行于全身,内至脏腑,外达肌肤腠理,无处不到	推动人体的生长和发育,温煦和激发脏腑、经络等组织器官的生理活动,人体生命活动的原动力,是维持生命活动的最基本物质
宗气		由肺从自然界吸入的清气和脾对饮食物运化而生成的水谷精气相结合而成	聚集于胸之"膻中"穴,上出咽喉,贯注心肺之脉	一是走息道以行呼吸,二是贯心脉以行气血
营气	营阴	营气主要来自脾胃运化的水谷精气,即最富有营养的部分所化生	营气分布于血脉之中,成为血液的组成部分,循脉上下,营运全身	营气为脏腑、经络等组织器官的生理活动提供营养,并可化生血液,是血液的组成部分
卫气	卫阳	卫气主要来自脾胃运化的水谷精气,由水谷精气中性猛、最富活力的部分所化生	卫气的特性是活动力特别强,流动迅速,卫气经肺的宣发,运行于脉外、皮肤、肌肉之间,遍及周身	一是护卫肌表,防御外邪入侵;二是温煦脏腑、肌肉、皮毛等;三是调节控制腠理的开合、汗液的排泄,以维持体温的相对恒定等

2. 宗气

来源:宗气由肺吸入的自然界清气和脾运化吸收的水谷精微结合而成,宗气的盛衰与肺及脾胃的功能有密切的关系。

分布:宗气聚于胸中,上出咽喉,贯注于心肺。《灵枢·邪客》篇说:"故宗气积于胸中,出于喉咙,以贯心肺,而行呼吸焉。"

主要功能:宗气有帮助肺司呼吸的和协助心主血脉的功能。若宗气不足,一方面影响肺的呼吸功能,可见呼吸功能低下,影响喉的发音,则说话声音低微;另一方面,宗气不足则心主血脉的功能受影响,心血运行不畅导致胸闷、心慌、心前区疼痛以及心脏搏动减弱和节律不整。

3. 营气

来源:营气是由脾胃运化的水谷精气转化而来,营气的盛衰与脾胃功能有密切关系。

分布:营气分布于血脉之中,是血液的组成部分,随血液循环流动至全身。

主要功能:营气有营养全身各脏腑组织的功能,可保证全身脏腑组织正常生理活动的需要,并可化生血液。

4. 卫气

来源:卫气来源于脾胃运化的水谷精气,是人体阳气的一部分,故又有"卫阳"之称。

分布:卫气行于脉外,内走胸、腹、脏腑,外走皮肤、肌肉,遍及全身。

主要功能:卫气的功能有三个方面:一是护卫肌表,防御外邪入侵。卫气旺盛,抗病能力强,抵抗力强,不易生病。二是温煦脏腑、肌肉、皮毛等。卫阳旺盛,脏腑、肌肉、皮毛均可得到卫阳的温养。三是调节维持体温,控制毛孔的开合、汗液的排泄等。若卫气虚弱,体温调节失常,毛孔开合不利,可见易于出汗,又称"表虚自汗"。

二、血

(一)血的基本概念

血是循行于脉中的富有营养和滋润作用的红色液态物质,是构成人体和维持人体生命活动的基本物质。血在脉管(血管)中靠心气的推动,循环运行于全身,濡养人体各脏腑、组织、器官,以维持人体正常的生理功能。若血在脉中循行受阻,或溢出脉外成为"离经之血",则不仅丧失其生理功能,而且可成为致病因素。

(二)血的生成

血的生成来自三个方面:

1. 人体的血液由脾胃运化的水谷精微而化生,所以说脾胃是气血生化之源。饮食物经过脾胃的消化,其营养成分被吸收,向上传输到心肺,通过心肺等脏器的气化作用,将水谷精微转化为血注于脉中,这就是血液生成的过程。故《灵枢·决气》说:"中焦受气取汁变化而赤,是谓血。"

2. 精可以生血,精和血可以互相化生,又称为"精血同源"。因此肾精充盛,则血的生成充足,心血、肝血均旺盛。

3. 津液也是血液的组成部分,津亏则血少,血少则津亏,两者相辅相成。

(三)血的功能

血,具有营养和滋润全身各脏腑、组织、器官、经络的重要功能,血通过血液循环内至脏腑,外达皮毛、筋骨,营养作用无处不到。《素问·五脏生成篇》就有"肝受血而能视,足受血而能步,掌受血而能握,指受血而能摄"的记载。血的营养和滋润作用具体表现在:心血旺盛则面色红润,精神好,记忆力强,运动灵活自如等;肝血旺盛则视物清晰,爪甲荣而有光泽;肾精血旺盛则筋骨坚实有力,脑、耳聪明等;若血虚则临床多见面色无华、头昏眼花、毛发干枯、肌肤干燥、肢体麻木、心悸、月经量少等病症。

血又是神的物质基础,血气充盛,血循环流畅,则神志清晰、精力充沛、思维敏捷;若气血亏少或血的运行失常,甚至血热,可见健忘、失眠、多梦、烦躁、神志恍惚、惊悸不宁,甚至昏迷等多种临床表现。

(四)血的运行

血在脉管中循环运行,心、肺、脉构成了血液的循环系统。血液的正常运行,主要以气的推动、固摄及脉道的完整与通利为主要条件。

中医要比西方早近两千年提出了循环学说。《素问·举痛论》说:"经脉流行不止,环周不休"。血液的正常运行是脏腑共同作用的结果。它依赖心气的推动、肝气的储藏和调节、脾气的统摄和肺朝百脉等功能的相互配合,使血液周而复始地运行于全身。若其中任何一脏功能失调都可以导致血液的运行失常,出现血不循经溢于脉外的各种急慢性出血,如呕血、咯血、黑便、紫癜、月经过多、月经淋漓不尽等。此外,血液的流畅、脉道的通利、或寒或热等因素都可直接影响血液的运行,如血流不畅,可导致血运迟缓,出现瘀血。脉道不利可影响血运,而致气滞血瘀。热邪可致血流加速,甚至血溢脉外;寒邪可致血流缓慢,导致寒凝血瘀、疼痛不已。

三、津液

(一)津液的基本概念

津液是体内正常水液的总称,是维持生命活动的重要物质。包括各脏腑、组织、器官内的液体和正常的分泌物,如各种消化液、涕、泪、汗液、关节腔内的液体及细胞内液等。津和液同属于水液,均来自于脾胃运化的水谷精微,比较而言:津,质地清稀,流动性大,主要分布在皮肤、孔窍,并能渗透于血脉中,起滋润作用;液,质地稍稠厚,流动性小,多灌注于关节、脏腑、脑、髓等组织,起濡养作用。津和液可互相转化,故两者合称津液。

(二)津液的生成、输布和排泄

津液的生成、输布和排泄是一个复杂的生理过程,是在脏腑的相互协调和密切配合下完成的。津液的生成主要是通过胃的初步消化,并经脾的进一步运化,将水谷精微通过脾的散精和升清作用,向上至心肺,通过心肺的血液循环,将津液输送到全身,同时,经肺的通调水道和脾的运化作用,在肾主水的作用下,将部分津液变成尿液,通过膀胱的作用排出体外。《素问·经脉别论》说:"饮入于胃,游溢精气,上输于脾,脾气散精,上归于肺,通调水道,下输膀胱,水精四布,五经并行。"这就是津液生成、输布和排泄的全过程(图3-2-2,图3-2-3)。

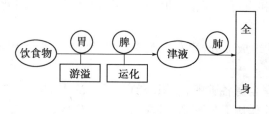

图3-2-2 津液的生成

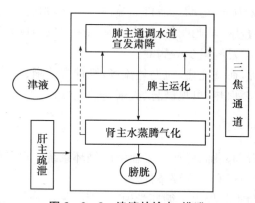

图3-2-3 津液的输布、排泄

可见,津液的代谢,依靠多脏腑、组织、器官的协作,尤以肺、脾、肾三脏最为重要。若出现功能失调,可影响津液的生成、输布和排泄,破坏津液代谢的平衡,出现伤津或水液代谢障碍,如水肿、胸水、腹水、痰饮等病症。

(三)津液的功能

津液有滋润、濡养体内各脏腑、组织、器官,润泽皮毛、肌肉的功能,并能润滑关节,补益脑髓。津液是血液的重要组成部分,可调节血液的相对恒定(表3-2-2)。

表 3-2-2 津液的功能

	生成来源	性状	分布	功能
津液	脾胃运化饮食水谷	清稀,流动性大 稠厚,流动性小	体表皮肤、肌肉和孔窍,渗注于血脉 灌注于骨节、脏腑、脑、髓等	滋润 濡养

四、精

略。

(胡曼菁　王长松)

第三节　经　络

经络是运行气血、联络脏腑肢节、沟通人体内外、贯穿全身上下的通路。经络是经脉和络脉的总称。经者,径也,有路径的意思,是经络系统中直行的主干,分布在较深部位。络者,网络也,是经脉别出的横行分支,分布在较浅部位。络脉犹如网络,纵横交错,网络全身,无处不到。经络内属于脏腑,外络于肢节,把人体的五脏六腑、四肢百骸、五官九窍、皮肉筋脉等组织器官连接成一个统一的有机整体,使人体各部的功能活动保持相对的协调和平衡。

经络学说是研究人体经络的生理功能、病理变化以及与脏腑之间相互关系的学说。它是中医学理论体系的重要组成部分,是针灸学的理论基础和精髓。经络学说在中医和针灸临床的诊断治疗、辨证归经、循经取穴、针刺补泻中有着重要作用。

现代实验研究认为:经络与人体的神经、血管、淋巴管、生物电、声信息传导、神经介质以及细胞间质系统等有着一定的相关性。

经络的功能

1. 沟通表里上下,联系脏腑器官　五脏六腑、四肢百骸、五官九窍、皮肉筋骨等组织器官在经络功能的沟通联系下,使人体成为一个有机的整体。

2. 通行气血、濡养脏腑组织　气血通过经络的运行,通达全身,营养脏腑组织器官,抗御外邪、保卫机体,这些都有赖于经络的传输。

3. 调节功能平衡　运行气血、调和阴阳,维持体内外环境相对平衡。

4. 感应传导作用　疾病疼痛的传导以及针刺治疗感应的传导都有赖于经络的作用。

5. 阐释病理变化　在生理上运行气血,感应传导。在病理上传递病邪,反映病变。

6. 指导疾病诊断　经络有一定的循行部位和络属脏腑,根据病变的部位,结合经络循行及所连脏腑,即可作出诊断。

7. 指导疾病的治疗　主要是指导针灸、按摩、火罐的循经取穴和中药的归经选择。

8. 用于疾病的预防　调理经络可以预防疾病,如常灸足三里、风门穴可以强身健体、预防感冒。

(董文毅　刘　悦)

第四节 生命活动的整体联系

一、脏腑之间的相互关系

人是一个有机的整体,各脏腑有着不同的生理功能,但它们彼此之间密切联系,既相互依赖,又相互制约,共同协作,形成了一个统一的整体。因此,当发生病理变化时,脏腑之间常互相影响。

（一）五脏之间的相互联系

1. 心与肺　心与肺同居上焦,心主血脉,肺主气,司呼吸,朝百脉,心与肺的相互关系主要表现在气和血的运行两方面。血的运行有赖于气的推动,肺气充盛,宗气的来源充足,则有益于心气推动血液循环的功能;若心气旺盛,肺朝百脉的功能明显增强,肺气充足,则心气也旺盛。两脏的相互配合,保证了气血的正常运行,维持了人体的正常新陈代谢。若心气虚,心阳不振,心气无力推动,心血运行不畅,肺朝百脉的功能明显减弱,则出现胸闷、气短、咳喘、心动过缓等症状。

2. 心与脾　心与脾的相互联系主要表现在血液的生成和运行两方面。脾主运化,为后天之本,气血生化之源。心的气血来源于脾所运化的水谷精微,若脾气虚,气血来源不足,则心气、心血均不足,心主血脉的功能减弱,可见心慌、胸闷、头昏、失眠等症。

3. 心与肝　心主血,肝藏血,心主神志,肝主疏泄,心与肝的关系主要表现在血液与情志两方面。肝藏血,心行之,肝血充盈,则心血充足。人的精神情志不仅与心有关,还与肝的疏泄、调节功能有关。肝的疏泄功能正常,气血调和,有助于心主神志功能的正常发挥。

4. 心与肾　心在五行属火,肾在五行属水,心为火脏,肾为水脏,一阴一阳,心肾阴阳,必须保持动态平衡,使心肾功能协调,称为"心肾相交"。这种平衡遭到破坏时,常出现平衡失调,称为心肾不交,可见心烦、失眠、心悸、健忘、头晕、耳鸣、腰膝酸软、梦遗等症。

5. 肺与脾　肺和脾的关系主要表现在气的生成和津液的代谢方面。人体宗气的来源,主要靠肺吸入的清气和脾运化的水谷精微聚于胸中。肺气不足或脾气虚,均可导致宗气的来源减少,出现气短、呼吸功能减弱、运化功能减弱等症。人体的水液代谢除与肾有关外,还与脾运化水液、肺通调水道的作用密切相关。若脾虚不能运化水液,或肺气虚不能通调水道,均可见便溏、水肿、痰饮等症。

6. 肺与肝　肺与肝的关系主要表现在气机调节方面,肺主降而肝主升,二者相互协调,对调畅气机起着重要作用。若肺气不降,或肝气火太盛,可出现咳逆,甚至咯血等症。肺内有热,肺失清肃,可影响肝之疏泄,出现咳嗽,胸胁疼痛、胀满,头晕,头痛,面红目赤等表现。

7. 肺与肾　肺与肾的关系主要表现在水液代谢和呼吸两方面。肺为水之上源,肾主水,肺的宣降、呼吸作用有赖于肾的纳气和气化功能。若肺失宣降,通调失司,可影响肾的气化、主水的功能,出现咳喘、水肿、尿少。若肺气久虚,久病伤肾,常导致肾不纳气而出现气短、喘促、动则加剧等症。

8. 肝与脾　肝与脾的关系主要表现在对血液的调节和消化吸收功能的协调方面。脾主运化,肝主疏泄,脾的运化功能有赖于肝疏泄功能的协助,肝的疏泄功能正常,则胆汁的排泄正常,脾的运化功能健旺。血液的调节有赖于肝的疏泄功能和脾的统血功能,肝的疏泄功能正常,储藏、调节血液的功能也正常,血液能在血管中正常运行。若脾气虚,不能统摄血液,可影响肝对血液的调节功能,可表现为各种出血、胁胀、腹胀、纳差等。

9. 脾与肾　脾为后天之本,肾为先天之本,后天与先天相互滋生,相互促进,相互为用。先天之精是后天之精的保证,后天之精要不断充养先天之精,才能保持生命活力。若肾虚,可导致脾虚,形成脾肾两虚,见下利清谷或五更泻、水肿等症,脾虚日久也可导致肾虚。

10. 肝与肾　肝与肾的关系主要表现在精与血方面。肝藏血,肾藏精,精和血之间存在着相互转换的关系。血的化生有赖于肾精的气化,肾精的充盛有赖于肝血的滋养,精能生血,血能养精,精血可相互滋生,相互转化,称为"精血同源",亦称"肝肾同源"。同样,精血在病理上可相互影响,若肾精亏损,可导致肝血不足,肝血不足也可导致肾精亏损。

另外,肝的疏泄功能与肾藏精之间也有相互关系,主要表现在男女生殖系统方面,若肝的疏泄功能异常,影响肾的藏精,可出现女子月经周期紊乱、经量过多或闭经,男子遗精、滑泄等症。

肝肾之阴相互滋生,病理上相互影响。肾阴不足可致肝阴亏虚,肝阳上亢,称为"水不涵木";肝阴不足也可致肾阴亏损,相火偏旺。

(二)腑与腑之间的相互关系

六腑是传导化物的器官,它们既分工又协作,共同完成饮食物的消化、吸收和排泄过程。水谷的传化需要受纳、消化、传导、排泄各个过程不间断进行,故六腑以通畅为顺,不通就会发生病变。故称"六腑以通为用","腑病以通为补"。在生理上,胃主受纳,胃气主降,小肠泌别清浊,大肠传导糟粕,胆储存、排泄胆汁,膀胱储存、排泄尿液。在病理上,胃失和降,可见嗳气、恶心、呕吐苦水;大肠传导不利,可见大便燥结、腹满胀痛;胆失疏泄,可见胁痛、黄疸等症。

(三)脏与腑之间相互的关系

脏与腑之间的关系实际上就是脏腑阴阳表里之间的关系。脏属阴,腑属阳,脏为里,腑为表,表里阴阳之间有经络相通,相互配合,脏藏而不泻,腑泻而不藏,脏腑间的关系密切。

1. 脾与胃　脾主运化,胃主受纳,脾主升清,胃主降浊,一脏一腑,共同协作,完成饮食物的消化、吸收以及水谷精微的输布、滋养全身的作用。故称脾胃为"后天之本"。脾气升则健,胃气降则和,升降协调是水谷精微输布和食物残渣下行的动力,而且是人体气机上下升降的枢纽。脾性喜燥恶湿,胃性喜润恶燥。在病理上,若脾为湿困,运化失职,清气不升,可影响胃的受纳与降浊功能,出现腹胀、纳差、恶心、舌苔腻等症。若胃气不降,食滞胃脘,可影响脾的运化与升清功能,出现腹胀、泄泻。

2. 肝与胆　胆附于肝,胆汁来源于肝,肝、胆一脏一腑,互为表里。胆汁的贮藏和排泄有赖于肝的疏泄功能,胆汁的排泄通畅,又利于肝疏泄功能的正常发挥,因此肝、胆在生理上关系密切,在病理上相互影响,肝的病变常影响于胆,胆的病变也可影响肝,肝胆症状常同时并见,如肝胆湿热,肝胆火旺,常可见全身黄疸、胁痛、口苦、目赤、眩晕等肝胆同病的症状。

3. 肾与膀胱　肾为水脏,膀胱为水腑。膀胱的贮尿和排尿功能有赖于肾的气化和固摄作用,肾气充足,膀胱的气化功能正常,开合有度,尿液的储存和排泄正常。肾气不足,膀胱的气化功能失常,开合无度,则可出现尿闭或尿失禁、遗尿、多尿、小便不畅等症。

4. 心与小肠　心与小肠经脉相通,互为表里。在病理方面,心有实火,可移热于小肠,出现尿少、尿赤、尿痛,小肠实热,亦可循经上炎于心,出现心烦、口舌生疮、舌尖红等。

5. 肺与大肠　肺与大肠有经脉相通，互为表里。肺气肃降有利于大肠的传导功能；而大肠的传导功能正常，又有助于肺气的肃降。在病理方面，若大肠实热，腑气不通，可致肺失肃降，见胸满、咳喘等症；若肺气虚弱，肺失肃降，津液不能下达，大肠传导乏力，可出现便秘、大便难解等症状。

二、气、血、津液之间的相互关系

（一）气与血之间的相互关系

气属阳，血属阴，气和血之间存在相互依存、相互滋生、相互制约的密切关系。这种关系可概括为以下几个方面：

1. 气为血之帅

（1）气能生血：在血的生成过程中，气化作用十分重要。脾气把饮食物转化成水谷精微，继而变成血液，这个过程离不开气化作用。脾气旺，则化生血的功能也强；脾气虚，血液的正常化生将受影响。气旺则血生，气虚则血少。故临床治疗血虚证时，在补血的同时，常配以补气药，其目的在于补气生血。

（2）气能行血：血在血管中正常运行，全靠气的推动。如心气的推动，肺气的宣发肃降，肝气的疏泄条达，脾气的统摄血液，所以说，气行则血行，气滞则血瘀。在病理上，若气虚推动无力，可见心动过缓、胸闷、头昏、乏力等症；若气滞血瘀，可见腹胀、腹痛、痛经、发绀等症；若气机逆乱，血行失序，血随气逆，可见面红目赤、吐血、衄血、月经过多、下血等。

（3）气能摄血：是指气对血液的控制、固摄作用。可使血在血管中正常运行，不外溢，气的这种功能主要是通过脾的统血作用来完成。若气虚，不能统摄血液，可导致各种慢性出血的病症。

2. 血为气之母

（1）血能载气：血是气的载体，气存于血中，靠血的运行到达全身。若血不能载气，可发生气脱。如大出血时，因流血过多而造成气随血脱。

（2）血能养气：血为气的功能活动提供营养，使气始终保持旺盛的功能。若血虚不能提供所需营养，气也随之而虚衰。

（二）气与津液之间的相互关系

气属阳，津液属阴，气与津液的关系和气与血的关系相似。津液的生成、输布和排泄，全靠气的升、降、出、入运动和脏腑之气的气化、温煦、推动、固摄作用，气在体内的存在及其运动变化，既依附于血，也依附于津液，两者生理上关系密切，病理上相互影响。

1. 气能生津　津液的生成有赖于气的作用，如脾气旺盛，脾运化水液的功能增强，人体的津液来源就充足；脾气虚，运化水液功能减弱，表现为津液不足，可见口干咽燥、皮肤干燥、大便干结等症。

2. 气能行津　是指津液的代谢靠气的推动和气化作用，由于肺、脾、肾三脏的共同协作，才使津液能生成、输布和排泄正常，人体的水液代谢全过程都靠气的气化作用来完成。所以说，气能行水，若气的推动和气化作用失常，水液代谢出现障碍，可见各种水液停聚在体内，病理上称为"气不行水"，故临床上在对水液代谢疾病的治疗上常在利水的同时配以行气、健脾的药物。

3. 津能载气　津液是气的载体，无形之气必须依附于有形之津液才能存在于体内，当津液大量流失时，气亦随之而受损，临床称为"气随液脱"。

三、体质与健康

体质学说是研究人体中不同个体的身心特点，以及这些特性对于生命延续和疾病发生发展影响的基本理论。它成熟于明清时期，是中医认识人体的重要部分，在养生保健和防治疾病等方面均有一定价值。

人是生理与心理的统一体。古代医家认识到了个体特殊性，也从生理和心理两方面综合考虑，前者常简称"体质"，后者常简称"气质"，两者相互影响，但体质更具有基础性意义。

（一）体质的概念

体质是指人群中的个体，在其生长发育过程中所形成的生理差异，这种差异可表现在形态、结构、功能、代谢以及对外界刺激的反应性等方面。中医古籍中所说的"禀质"、"赋禀"、"禀赋"、"气禀"、"形质"等，与"体质"的内涵较为相似。

体质的病理表现主要是个体对某些病因的易感性和某些疾病的易患性，以及疾病传变、转归的某些倾向性。每个人都有自己的体质特点，这一特点不同程度地体现在健康和疾病过程中。因此，体质实际上是在人群生理共性基础上，不同个体所具有的生理特殊性。

体质是普遍存在的，每个人都有着自己特定的体质类型。同时，人在成年后，其个体生理特征相对稳定，一般不会骤然变化。但体质并非绝对一成不变的，年龄的递增、慢性疾病的损害消耗，以及自身持之以恒的调养锻炼等，都可使体质发生变化。

（二）体质的构成

体质由体型、脏腑、精气血津液、生理功能等诸多要素构成。

体型：指个体的外形特征。它以外在的躯体形态为基础，与内部脏腑的结构功能和气血的盛衰有一定关系。例如，形体肥胖、肌肉柔软、肤白无华者，其形盛气虚，多湿多痰；形瘦色苍、肌肉瘦弱、胸廓狭窄、皮肤干燥者，常阴血不足、内有虚火。不同人的体型差异最为直观，故备受重视。《内经》论及体质，多重视体型特点。

脏腑：人体的生理功能皆由脏腑完成，因此，脏腑的形态和功能特点，是构成个体体质的重要因素。

精气血津液：皆是维持生命活动、并决定生理特点的重要物质，故可影响体质。如津液亏虚者，易表现为"瘦削燥红质"；津液代谢迟缓者，多表现为"形胖痴呆质"；精亏则是老年体质的共性。

生理功能：机体的防病抗病能力、新陈代谢、自我协调，以及阴阳偏盛偏衰的基本状态等，都是生理功能的表现和结果，是构成体质的要素。

（三）影响体质形成的因素

先天因素：在体质形成过程中，先天因素起着关键的基础性作用，是人体体质强弱的前提条件。父母生殖之精的盈亏盛衰，决定着子代禀赋的厚薄强弱，对子代体质具有重大的影响。

年龄因素：随着年龄的增加，不同的体质逐渐成熟而定型。在不同的年龄阶段，其体质的特点、强弱也不相同。

性别差异：男女在体型、脏器结构、生理功能诸方面都有不同，因而体质上也有差异。除躯体形态和生理方面存在显而易见的不同之外，中医还认为"男子以肾为先天"，"以精为本";而"女子以肝为先天","以血为本"。在病理上,对于病邪男子比女性更为敏感,易患疾病,且病变多较严重。

地理气候因素:长期生活在特定的地理环境中,可因水土性质、气候特点、生活习俗等影响体质。一般而言,北方人多形体壮实,腠理致密,多见阳虚脏寒;东南之人多形体瘦弱,腠理疏松,多阴虚湿热;滨海临湖之人,则多湿多痰。

此外,膳食结构和营养状况对体质的影响也是明显的,生病之后体质也会发生改变,长期劳作或锻炼也可能削弱或增强体质。但饮食和自身摄养行为对体质的影响是一个缓慢而持续的渐进过程,且因人而异,有明显的个体化倾向。

总之,先天因素是体质形成的基础,而各种后天因素影响着体质的变化。良好的生活环境、合理的饮食起居、稳定的心理情绪,可以增强体质,促进身心健康;反之则使体质衰弱,甚至导致疾病。改善后天体质形成的条件,可以弥补先天禀赋之不足,从而达到以后天养先天,使弱者变强而强者更强的目的。

(四)体质学说的应用

指导养生健体:历代医家主张,无论食疗调理,还是形体锻炼,都应结合不同的体质类型选择相应的方法,以达到理想的养生效果。临床上,不同体质的个体,常对不同的病因或疾病具有易感易患性。某些体质,特别容易感受某邪,罹患某病,或形成某种证候类型。如阳虚体质者,阳气易被湿邪遏制;阴虚体质者,阴血易被瘀热所伤。陆平一在《浮溪医论选》中明确指出:"人之生也,体质各有所偏。偏于阴虚,脏腑燥热,易感温病,易受燥气;偏于阳虚,脏腑寒湿,易感寒邪,易患湿症。"因此,应根据不同的体质类型,采取相应的措施,以改善体质,做好防范,减少易患性。如形胖湿腻体质者,易发胸痹,宜及早化湿减肥,防止胸痹的发生。

指导诊治疾病:首先,体质是辨证的基础。同种疾病、不同的患者由于体质的差异可表现为不同的证型;不同疾病、不同的患者由于体质的相似也可表现为相同的证型。体质是形成证的生理基础。因此,中医辨证时,既要考虑所患疾病的性质,更应注意患者的体质特点,以便掌握病因病机的总体特征。其次,体质是治疗的依据。体质特征与病和证的发生形成密切相关,注重体质是论治的重要环节。临床上需区别不同的体质特征加以施治,并讲究不同的方药宜忌。选择善后调理的具体措施时,也应兼顾对象的体质特征。

总之,在疾病的防治过程中,按体质论治既是因人制宜的重要内容,也是中医治疗学的特色。在临床治疗中,对于同一种疾病,同一治法对此人有效,对他人则未必有效,有时反而有害,其原因就在于病同而人不同,体质不同,故疗效不一。体质与治疗有着密切的关系,体质决定着临床疗效。

本章小结

中医学的生理观是中医基础理论的核心内容,主要研究的是人体各组织器官的生理、病理及其相互间关系。本章着重介绍了五脏六腑、气血津液、经络和体质学说等内容。

脏腑,是内脏的总称,按照其生理功能的特点可分为三类:五脏,即心、肝、脾、肺、肾;六腑,即胆、胃、小肠、大肠、膀胱、三焦;奇恒之腑,即脑、髓、骨、脉、胆、女子胞。五脏的主要生理功能是生化和贮藏精、气、血、津液;六腑的主要生理功能是受纳、腐熟水谷和传化、排泄糟粕。此外，脏腑与皮、肉、脉、筋、骨以及鼻、口、舌、目、耳、前后阴等各组织器官也有着不可分割的联系。

气、血、津液，是构成人体和维持人体生命活动不可缺少的物质基础。气是人体内不断运动着的具有很强活力的精微物质；血是循行于脉管中富有营养和滋润作用的赤色液体；津液是人体内一切正常水液的总称。气血津液是人体脏腑生理活动的产物，又为脏腑经络进行生理活动提供所必须的物质和能量，所以说气血津液对于人体的生长、发育、衰老、死亡和疾病的发生、发展，都有着重要的影响。

经络，是人体组织结构的重要组成部分。人体组织器官的功能活动、气血津液的运行分布以及相互之间的联系和协调，都是通过经络系统的运输传导、联络调节的功能得以实现，并使之成为一个有机的整体。

体质学说，是研究人群中不同个体的身心特性，以及这些特性对生命延续和疾病发生、发展的影响等重要内容的理论知识。重视对于体质问题的认识和研究，有助于把握人体的生命规律，有助于认识疾病的发生、发展规律，有助于提高疾病的预防和诊治水平。

中西医是两种完全不同的理论体系，中医理论是通过长期的医疗实践的反复验证，才上升为科学的理论。同时，中医学中的组织器官，如心、肝、脾、肺、肾等，不单纯是解剖学概念，更是一个生理、病理学概念。学好本章的要点是：①中西医认识相同之处，可以互相联系，有助理解；不同之处，不能勉强对照，而是应该按中医的生理、病理学概念去理解。②鉴于中医理论的实践性，学习时，要前后贯通，联系实际，整体思考。

典型习题解析指导

（一）A型选择题

1. 血液运行于经脉之中不致溢于脉外，是由何脏所主 （ ）
A. 心　　　　B. 肝　　　　C. 脾　　　　D. 肺　　　　E. 肾
答案：C
试题点评
本题的要点是"不致溢于脉外"。因为血液运行于经脉之中，与心、肝、脾三脏都有关系，但三者的功能有所区别：心推动血液的运行；肝贮藏调节血量；脾有统摄血液使其运行于脉中不致溢于脉外的作用。故应选择C。

2. 能主二便的脏腑是 （ ）
A. 大肠　　　B. 小肠　　　C. 脾　　　　D. 肾　　　　E. 膀胱
答案：D
试题点评
本题的着眼点在"主二便"。二便指大便和小便，中医认为，小便的排泄虽在膀胱，但必须依赖肾的气化；大便的排出虽在大肠，但也要靠肾阳的温煦，因而有"肾司二便"之说，本题应选择D。

3. 十二经脉中每一经脉的名称，包括哪些内容？ （ ）
A. 五行、阴阳、脏腑　　　B. 阴阳、五行、手足　　　C. 脏腑、五行、手足
D. 手足、阴阳、脏腑　　　E. 以上都不正确
答案：D
试题点评
本题的关键是熟悉每条经脉的名称，如足太阴脾经、手阳明大肠经，十二经脉中每一经脉的名称，包括

手足、阴阳、脏腑,故应选择 D。

(二) B 型选择题
  A. 心   B. 肝   C. 脾   D. 肺   E. 肾
  4. 被称为"水之上源"的脏腑是。   ( )
  5. "气之主"是指。   ( )
  6. "气之根"是指。   ( )
  7. "气血生化之源"指。   ( )
  答案:4. D 5. D 6. E 7. C

试题点评
  本题应从各脏的生理功能来分析其所指。肺位居上焦,主通调水道,故有"肺为水之上源"之说;人的呼吸虽由肺所主,但吸入之气,必须下归于肾,呼吸才能调和均匀,故曰"肺为气之主,肾为气之根";脾有消化、吸收、转输水谷精微的功能,对人体气血的生成和营养起着重要的作用,故脾又被称为"气血生化之源"。

  A. 气能行血   B. 气能行津   C. 气能摄津
  D. 气能生血   E. 以上均不是
  8. 临床上行气与利水法常常并用的理论依据为   ( )
  9. 在治疗血瘀时可根据情况配用益气或理气药物,其机理是   ( )
  10. 在治疗血虚时可加入补气之品,其机理是   ( )
  答案:8. B 9. A 10. D

试题点评
  本题的关键是从气和血、气和津液之间的相互联系去分析,由于气能行津,气行则水行,因此,行气药与利水药常并用;气为血帅,气能生血、行血,因此,治疗血瘀或血虚病证时配用理气或补气的药常可收到事半功倍的效果。

(三) C 型选择题
  A. 肺、心   B. 肺、脾   C. 两者都是   D. 两者都不是
  11. 与宗气运行、分布密切相关的脏是   ( )
  12. 与宗气生成有关的脏是   ( )
  答案:11. A 12. B

试题点评
  两题的不同点在运行和生成上,宗气的运行和分布与心、肺有关,而生成与脾、肺有关。

(四) X 型选择题
  13. 肝主疏泄的生理作用是   ( )
  A. 调畅气机   B. 调节精神情志   C. 促进消化吸收
  D. 维持气血运行   E. 调节血量
  答案:A、B、C、D

试题点评
  本题要求的是肝主疏泄的生理功能,而不是肝的生理功能,肝的疏泄功能主要表现在 ABCD 四个方面,而调节血量是肝的另一功能(肝藏血),故不能选。

  14. 肾的气化功能失常可见   ( )
  A. 尿少   B. 水肿   C. 尿频   D. 小便失禁   E. 尿血
  答案:A、B、C、D

试题点评
  本题应从肾的气化功能去分析,肾的气化功能主要表现在肾主水这一作用上,肾的气化功能正常,就

能维持人体水液代谢平衡,当肾的气化功能失常时,就会引起水液代谢障碍,出现水液潴留的尿少、水肿,或水液外泄的尿频、小便失禁。

15. 关于十二经脉走向正确的是   （ ）
A. 手三阴经从胸走手   B. 手三阳经从头走手   C. 足三阴经从足走头
D. 足三阳经从头走足   E. 手三阳经从手走头
答案:A、D、E

试题点评

本题主要是弄清十二经脉的走向和交接,其规律是:手之三阴胸内手,手之三阳手外头,足之三阳头外足,足之三阴足内腹。B和C项的走向显然不符合这个规律,因此不能选。

(五) 判断题

16. 脾为阴,故喜湿而恶燥;胃为阳,故喜燥而恶湿。   （ ）
答案:×

试题点评

本题主要从脾胃的特性去判断。脾为脏属阴,特性是喜燥而恶湿;胃为腑属阳,特性是喜润而恶燥,该题正好相反,故应判错。

17. 经络是血管和神经的总和。   （ ）
答案:×

试题点评

本题是道概念题,经络是经脉和络脉的总称,而血管和神经不是中医的术语,不能混淆。

(六) 填空题

18. 血液来源于_____,生化于_____而藏于_____。
答案:水谷精微 脾 肝

试题点评

本题主要从血液的来源、生成和贮藏三方面去思考。血液主要来源于饮食中的水谷精微,经过脾的消化、吸收、转输而成,其贮藏和调节依赖肝的作用。

19. 夺汗者无_____,夺血者无_____。
答案:血 汗

试题点评

本题应从血和津液的关系上去分析。血和津液都来源于水谷精微,为有形之物,二者常相互补充为用,有"津血同源"之称。由于汗为津液外泄的一种表现,故当大量出汗时耗伤津液就会造成血脉的空虚,而失血过多同样会引起津液的不足、汗液缺如、皮肤干燥。

(七) 名词解释

20. 奇恒之腑
答案:脑、髓、骨、脉、胆、女子胞六者合称"奇恒之腑"。奇者异也,恒者常也。奇恒之腑,形多中空,与腑相近,内藏精气,又类于脏,似脏非脏,似腑非腑,故称"奇恒之腑"。

试题点评

解释的重点在奇恒,即这类腑不同于一般的腑,它们名称为腑,但功能却与五脏的"藏而不泻"相似,同时要写出具体的腑名。

(八) 问答题

21. 为何说六腑以通为用?
答案:腑的生理功能是受盛和传化水谷,具有通降下行的特性。饮食物虽不断充实六腑,但传导运行不可久留,每一腑都必须适时排空其内容,才能保持六腑通畅功能协调。故曰:六腑以通为用。

试题点评

本题主要从腑的生理功能和特性去回答。腑的功能是接受和消化饮食物并排泄其糟粕,以通降下行为顺,处于"泻而不藏"的状态,才能完成其传化的任务,所以腑以通为用。

22. 简述肺的生理功能。

答案:肺的生理功能是:①肺主气,既主呼吸之气,亦主一身之气;②肺朝百脉,协助心脏推动血液在脉管内运行;③肺主行水,通过肺的宣发和肃降,对体内水液输布、运行和排泄起着疏通和调节作用;④肺主治节,辅助心脏治理调节全身气、血、津液及脏腑生理功能;⑤肺主宣肃,指肺气的向上升宣、向外布散和清肃、下降的功能,为肺气机升降出入运动的具体表现形式。

试题点评

这类题目应回答其主要的生理功能。

(九)论述题

23. 如何理解脾主统血?

答案:脾主统血是指脾具有统摄血液使之在经脉中运行而不溢于脉外的功能。脾统血的作用是通过气能摄血作用来实现的。脾为气血生化之源,气为血帅,血随气行。脾的运化功能健旺,则气血充盈,气能摄血。气旺则固摄作用亦强,血液也不会溢出脉外而发生出血现象。反之,脾的运化功能减退,化源不足,则气血虚亏,气虚则统摄无权,血离脉道而导致出血。另外,脾之统血与脾阳也有密切关系。因脾失健运,阳气虚衰,不能统摄血液而导致出血者称为脾不统血,临床表现为皮下出血、便血、尿血、崩漏等,尤以下部出血多见。

试题点评

这类题是对一个论点从多方面进行论证。比如生理功能、病理变化、临床表现等,在回答时不能三言二语,庞而统之。

24. 为何说"肾主生殖"?

答案:男女生殖器官的发育成熟及其生殖能力,均有赖肾精的充盛,而精气的生成、贮藏和排泄均由肾所主。肾藏先天之精,先天之精促进胚胎的形成,并维系着胚胎的正常发育。人出生后,由于先天之精和后天之精的相互滋养,肾的精气逐渐充盛,至青年时期,随着肾精的不断充盛,便产生了一种促进生殖功能成熟的物质即天癸,此时男子能产生精液,女子则月经来潮,具备了生殖能力。随着从中年进入老年,肾精也由充盛而逐渐趋向亏虚,天癸的生成亦随之减少,甚至耗竭,生殖能力亦随之而下降,以至消失。这充分说明肾精对生殖功能起着决定性的作用,为生殖繁衍之本,因此说"肾主生殖"。

试题点评

本题应从肾精对人的生殖功能所起的作用方面去分析回答。中医认为:人的生殖功能与肾精的盛衰有着密切的关系。人到青春期,肾的精气充盈,于是男女性功能成熟而有了生殖能力;待到老年,肾的精气渐衰,人的性机能和生殖能力也随之减退而消失。因此,肾有主生殖的功能。

(胡曼菁 王长松)

第四章 中医学的病理观

【教学目的与要求】

通过学习从病因、病机两方面了解中医的病理观。理解中医致病因素及病因分类方法，六淫致病的性质和特点，七情与脏腑气血的关系，以及痰饮、瘀血、结石的概念和致病特点。掌握疾病发生的主要基本病机。

1. 了解病因的概念，了解中医病因分类方法及认识病因的方法。
2. 了解六淫的含义及其与六气的区别，掌握六淫各病邪的概念、性质和致病特点。
3. 了解疠气的概念和致病特点。
4. 掌握七情内伤的概念及七情的致病特点，了解七情和脏腑气血的关系。
5. 了解饮食致病的原因、病理，了解劳逸失常的病理。
6. 掌握痰饮的基本概念，熟悉痰饮的形成原因，了解其致病特征。
7. 掌握瘀血的基本概念、症候特征，了解其形成的原因。
8. 自学结石及其他相关致病因素和致病特点。
9. 掌握邪正概念和发病机理，掌握邪正相争病机规律及其内容。
10. 掌握阴阳失调病机规律及其内容。
11. 掌握气机失调病机规律及其内容。

中医学认为，人体是一个有机的整体，同时人体与外界环境之间又有着密切的联系。人体自身与外界环境之间，维持着既对立又统一的相对动态平衡，从而保持着人体正常的生理活动。一旦这种动态平衡因某种致病因素而遭到破坏，人体不能自行调节得以恢复时，就会发生疾病。破坏人体相对平衡状态而引起疾病的原因就是病因。由各种致病因素作用于人体，引发疾病的发生、发展、变化的机理就是病机。

第一节 病 因

疾病发生的原因是多种多样的，主要有六淫、疠气、七情、饮食、劳逸、外伤及虫兽伤等，这些因素在一定的条件下都可能使人体发生疾病。另外，在疾病过程中所产生的某些病理产物如痰饮、瘀血、结石又可以反过来成为某些疾病的致病因素。中医病因的分类，见图4-1-1：

```
        ┌ 外感致病因素 ┬ 六淫：风、暑、湿、燥、寒、火
        │              └ 疫疠
        │              ┌ 七情：喜、怒、忧、思、悲、恐、惊
病因 ─┤ 内伤致病因素 ┼ 饮食：饮食不节、饮食不洁、饮食偏嗜
        │              └ 劳逸：过劳和过逸
        │ 其他致病因素：外伤、烧烫伤、冻伤、虫兽伤
        └ 病理产物致病因素：痰饮、瘀血、结石
```

图4-1-1 中医病因的分类

中医病因理论认为病因具有相对性的特点：一是认为致病因素作用于人体，或发病、或不发病。例如风、寒、暑、湿、燥、火六气，喜、怒、忧、思、悲、恐、惊七情及饮食，均是人们对赖以生存的自然界气候变化及对外界环境情志活动的反映，正常情况下并不能引起人体发病。只有在气候异常或情志改变，超过了人体的适应能力，才会引发疾病。二是病理产物与病因只具有相对性。疾病过程中产生的病理产物，又会重新作用于某些脏腑，成为新的致病因素而引发疾病。

中医学认为，临床上没有无原因的证候，任何证候都是在某种原因的影响和作用下，患病机体所产生的一种病态反映。中医对病因的认识，主要是以病证的临床表现为依据，通过分析疾病的症状、体征来推求病因，为治疗用药提供依据，这种方法称为"审证求因"。因此，中医病因学，不仅研究病因的性质和致病特点，而且同时也探讨各种致病因素所致病证的临床表现，以便更好地指导临床诊断和治疗。

一、六淫

六淫，即风、寒、暑、湿、燥、火六种外感病邪的总称。风、寒、暑、湿、燥、火在正常情况下称为"六气"。"六气"是自然界六种不同的气候变化，是万物生长的条件，对人体是无害的。人体具有适应外界气候变化的调节机能，所以，六气在正常情况下并不能引起人体发病。当气候变化异常，六气太过、六气不及、非其时而有其气（如春天应暖而反冷，秋天应凉而反热等），以及气候变化过于急骤（如骤冷、骤热等），一旦人体抵抗力处于低下状态，六气就能成为致病因素侵犯人体而引发疾病。这种情况下的"六气"便称为"六淫"。淫，有太过和浸淫之意。此外，有些素来体质较弱、适应能力差者即便是在正常的四季气候变化条件下，也会患病。此时，对患者机体来说正常的天气亦属于"六淫"的范畴。由于六淫是不正之气，所以又称其为"六邪"，是属于外感病一类的致病因素。

六淫致病一般有下列几个特点：

1. **季节性**　六淫致病有明显的季节性。如春季多风病，夏季多暑病，长夏多湿病，秋季多燥病，冬季多寒病等。

2. **外感性**　六淫为病，多侵犯人体肌表或从口鼻而入，或同时从两个途径侵犯人体而发病，故又有"外感病"之称。

3. **地区性**　六淫致病多与人体所处地域和环境有关。如西北地区气候寒冷、干燥少雨，多寒病、燥病；东南地区滨海傍水，湿热多雨，多湿病、温病。久居潮湿环境或高温作业，多湿病或热病。

4. **相兼性**　六淫致病可单独侵袭人体，也可两种以上病邪同时侵袭人体而致病。如风热感冒、湿热泄泻、风寒湿痹等。

六淫致病从现代医学观点来看，除了气候因素外，还包括了生物（细菌、病毒等）、物理、化学等多种致病因素作用于机体所引起的病理反映变化。此外，临床上还有由于脏腑功能失调进而化风、化寒、化湿、化热、化燥、化火等病理反映变化，其临床表现虽与风、寒、湿、燥、火等致病特点和体征相类似，但这不是外来之邪，而是"内生之邪"，故称为"内生五邪"，不属于外感六淫范围。

六淫的性质和致病特点见表4-1-1。

表 4-1-1 六淫性质和致病特点简表

六淫	性质		致病特点
风邪		轻扬开泄	具有向上向外和疏通透泄的特征
		善行数变	行无定处,善行走窜,变化快
		主动	动摇不定
		为百病之长	易与他邪结合,为外邪致病的先导
暑邪	阳邪	炎热	暑为阳邪,其性炎热
		升散	上升发散
		多夹湿	暑热夹有湿邪
热(火)邪		为阳邪	阳胜则热
		燔灼炎上	上犯头面
		生风动血	热极生风,血热妄行
		易致肿疡	血热肉腐
		易扰心神	心神失守
燥邪		干涩伤津	干燥涩滞,机体失于濡润
		易伤肺	清肃失司
寒邪	阴邪	伤阳	为阴邪,易伤阳气
		凝滞	凝结阻滞
		收引	收敛挛急
湿邪		为阴邪、阻遏气机、损伤阳气	
		重浊	沉重、秽浊垢腻
		黏滞	黏腻性、停滞性
		趋下	趋下性

(一)风邪

风为春季的主气,但终岁常在,四时皆有。故风邪致病虽以春季为多,但不限于春季,其他季节亦可发生。风邪外袭多从皮毛肌腠而入,从而产生外风病证。风邪是外感发病的一种极为重要的致病因素。

风邪的性质和致病特点:

1. 风为阳邪,其性开泄,易袭阳位　风邪善动而不居,具有升发、向上、向外的特性,故属于阳邪。其性开泄,是指风邪侵袭人体易使皮毛腠理疏泄而舒张。因其能升发,并善于向上、向外,所以风邪伤人,容易侵犯人体的头面、肌表、肩背等属于阳的部位,并使皮毛腠理开泄,出现头痛、汗出、恶风等症状。

2. 风性善行而数变　"善行"是指风邪致病具有游走不定,行无定处的特性。如风、寒、湿三气杂至而引起的"痹证",若经络关节疼痛游走,痛无定处,便属于风邪偏盛的表现,故又称为"行痹"或"风痹"。"数变"是指风邪致病具有起病急、变化快的特点。如风疹块就有突然起病,迅即波及他处,发无定处,此起彼伏的特点。同时由风邪为先导的外感疾病,一般都有发病急、传变迅速的特点,如小儿惊风,短时间内就会发生全身或局部肌肉强直性、阵发性抽搐。

3. 风为百病之长　"长"为首领之意。风为百病之长是指风邪为外感六淫病邪的首要致病因素,其余寒、湿、燥、热诸邪多依附于风而侵犯人体,如:外感风寒、风热、风湿、风燥等。所以风邪是外邪致病的先导。正如《素问·骨空论》所说:"风者,百病之始也。"《素问·风论》也说:"风者,百病之长也。"

(二)寒邪

寒为冬季的主气。在气温较低或气温骤降情况下,人体多容易感受寒邪。此外,冒雨、淋水,或汗出当风,或贪凉露宿,常为感受寒邪的重要原因,而形成外寒病证。外寒指寒邪外袭,由于侵袭部位不同,其致病又有伤寒、中寒之别。寒邪伤于肌表,郁遏卫阳,称为"伤寒"。寒邪直中于里,伤及脏腑阳气的则为"中寒"。

寒邪的性质和致病特点:

1. 寒为阴邪,易伤阳气　寒为阴气盛的表现,其性属阴,故寒邪属于阴邪。人体阳气本可以制约阴寒,如阴寒之邪偏盛,则阳气不仅不足以驱除阴寒之邪反为阴寒所袭,从而感受寒邪。阴寒之邪,最易损伤人体阳气。阳气受损,失去正常的温煦气化功能,则可出现阳气衰退的寒证。如外寒侵袭肌表,卫阳被遏,就会出现恶寒;寒邪直中脾胃,脾阳受损,便可出现脘腹冷痛、呕吐、腹泻等症;若寒邪直中少阴,心肾阳虚,则可出现恶寒踡卧、手足厥冷、下利清谷、小便清长、精神萎靡、脉微细等症。

2. 寒性凝滞,主痛　"凝滞"即凝结、阻滞不通之意。人身气血津液之所以能运行不息,通畅无阻,全赖一身阳气的温煦推动。一旦阴寒之邪侵犯人体,阳气受损,则经脉气血为寒邪所凝闭阻滞,不通则痛,从而出现各种疼痛症状。正如《素问·痹论》所云:"痛者,寒气多也,有寒故痛也"。因此,又说寒性凝滞而主痛。

3. 寒性收引　"收引"即收缩牵引之意。寒邪侵袭人体具有使气机收敛,腠理、经络、筋脉收缩而挛急的特点。如寒邪侵袭肌表,可使腠理闭塞,卫阳不能宣发而见恶寒,发热,无汗;寒邪侵犯血脉,则血脉挛缩,气血凝滞不通,而见头身疼痛,脉紧;寒邪侵犯经络关节,则经脉收缩拘挛,可见肢体屈伸不利等。

(三)暑邪

暑为夏季的主气,乃火热所化。暑邪致病有明显的季节性,主要发生在夏至以后、立秋之前。所以《素问·热论》又说:"先夏至日者为病温,后夏至日者为病暑。"所以夏季的热病多称暑病。暑邪纯属外邪,而无内生。这与六淫中的其余五邪又有所不同。

暑邪的性质和特点:

1. 暑为阳邪,其性炎热　暑为夏季火热之气所化,火热属阳,故暑属阳邪。原本夏季气候炎热,暑邪为病,其火热之邪表现更为炽盛。若暑邪伤人,多出现一些热势弛张上炎的症状,如壮热、面赤、心烦,脉象洪数等。

2. 暑性升散,易耗气伤津　暑为阳邪,阳性升发,而暑为阳热之甚,故暑邪侵犯人体,易致腠理开泄而汗出津津。汗出过多,则耗伤津液,即可出现口渴喜饮、尿赤短少等症。暑热之邪,扰动心神,则心烦闷乱而不宁。在大量出汗的同时,往往气随津出而致气虚,出现气短、懒言、乏力,甚则突然昏倒、不省人事等耗气或气脱症状。

3. 暑多夹湿　夏季除气候炎热外,且常多雨而潮湿,热蒸湿动,暑热湿气弥漫,故暑邪为病,常兼夹湿邪侵犯人体。其临床特征,除发热、烦渴等暑热症状外,常兼见四肢困倦、胸闷呕吐、大便溏泄而不爽等湿阻症状。

(四)湿邪

湿为长夏之主气。长夏乃夏秋之交,此时阳热下降,水气上腾,交互熏蒸弥漫,潮湿充斥,是一年中湿气最盛的季节,故长夏多湿病。此外,久居潮湿之地或涉水、淋雨等也易被湿邪侵袭而发病。

湿邪的性质和特点:

1. 湿为阴邪,易阻遏气机,损伤阳气　湿性重浊,其性似水,故为阴邪。湿邪侵入人体,留滞于脏腑经络,最易阻遏气机,使气机升降失常,而出现胸闷脘痞、小便短涩、大便不爽等症。由于湿为阴邪,阴胜则阳病,故湿邪入侵最易损伤人体阳气。脾为阴土,乃运化水湿的重要脏器,性喜燥而恶湿,故湿邪外感,留滞体内,常先困脾,使脾阳不振,运化无权,水湿停聚,而为腹泻、水肿、腹水等病症。

2. 湿性重浊　"重",即沉重或重着之意。是指感受湿邪,常见头重如裹,周身困重,四肢酸懒、沉重。湿邪留滞经络关节,则关节疼痛重着,又称为"湿痹"或"着痹"。"浊",即秽浊或混浊之意。是指湿邪致病,常出现分泌物或排出物秽浊不清。如面垢眵多、大便溏泄、下利黏液脓血、小便浑浊、妇女白带过多,湿疹浸淫流水等,都是湿性秽浊的病理反映。

3. 湿性黏滞　"黏"即黏腻,"滞"即停滞。湿邪的性质,黏腻停滞,主要表现在两方面:一是指湿病症状多黏滞而不爽,如排出物及分泌物多滞涩而不畅;二是指湿邪为病多缠绵难愈,病程较长,且易反复发作,如湿痹、湿疹、湿温等病。

4. 湿性趋下,易袭阴位　湿性属水,水性下行,故湿邪有趋下的特性。湿邪为病多见下部的症状,如水肿多以下肢较为明显。此外,淋浊、带下、泄泻、痢疾等病症,多由湿邪下注所致。故《素问·太阴阳明论》说:"伤于湿者,下先受之"。

(五)燥邪

燥为秋季的主气。秋季天气不断敛肃,空气中缺少水分的濡润,因而出现秋凉而劲急干燥的气候。燥邪多从口鼻而入,侵犯肺卫而产生外燥病证。燥邪为病又有温燥、凉燥之分。初秋有夏热之余气,燥与温热结合而侵犯人体,则发为温燥病证;深秋又有近冬之寒气,燥与寒邪结合,侵犯人体,则发为凉燥病证。

燥邪的性质和致病特点:

1. 燥性干涩,易伤津液　燥邪为干涩之病邪,燥邪为病最易耗伤人体的津液,造成各种津液亏虚、干燥、涩滞的病症。如口鼻干燥、咽干唇裂、皮肤干涩甚则皲裂、毛发不荣、小便短少,大便干结等症。故《素问·阴阳应象大论》说:"燥胜则干。"

2. 燥易伤肺　肺为娇脏,喜润而恶燥。肺主气司呼吸,与自然界之气相通,肺又外合皮毛,开窍于鼻,燥邪伤人,多从口鼻而入,故最易损伤肺津,使肺的宣发肃降功能失司,从而出现干咳少痰,或痰黏难咯,或痰中带血,喘息胸痛等症。

(六)热(火)邪

热旺于夏季,在气温较高的夏季或其他季节由于气温骤升,人体未能适时调理,常易感受热邪而致外感热病证。

温、热、火三者属于同一性质的病邪,均为阳盛所化,故常混称为温热之邪、火热之邪。一般认为:热为温之渐,火为热之极,三者主要是程度上的差异。热多指外感六淫之一,如风热、温热、暑热之病邪,而火邪则常由内生,如心火上炎、肝火亢盛、痰火内扰之类病变。

热邪的性质及致病特点:

1. **热为阳邪,其性炎上** 热性燔灼,升腾上炎,故属阳邪。热邪伤人多见壮热、烦渴、出汗、脉洪数等阳热症状。因其炎上,故热邪常可侵犯人体的上部,出现头痛、咽喉肿痛,或上扰神明,出现心烦失眠、狂躁妄动、神昏谵语等症。

2. **热易耗气伤津** 热盛燔灼,热邪侵犯人体,最易迫津外泄、消灼阴液,使人体的阴津耗伤,故在临床中除表现热象外,往往可见渴喜凉饮、咽干舌燥、小便短赤、大便秘结等津液耗伤的症状。同时阳热亢盛的火热邪气,更易损耗人体的元气,加之阴液的耗伤,往往气随津泄,使气更伤,出现气虚的表现,如体倦乏力、少气懒言等症,甚者出现气脱亡阳危象。

3. **热易生风动血** 热邪易生风、动血,是指热邪侵犯人体,易引起肝风内动及迫血妄行的病证。热邪伤人,往往燔灼肝经,耗劫阴液,使筋脉失去滋养濡润,而致肝风内动,因其由热甚引起,故又称为"热极生风"。临床表现为高热、神昏谵语、四肢抽搐、目睛上视、颈项强直、角弓反张等症状。另外,热邪侵犯人体,可使血管扩张,加速血行,灼伤脉络,甚则迫血妄行,而致各种出血,如吐血、衄血、便血、皮肤发斑及妇女月经过多、崩漏等病症。

4. **热易扰动心神** 热在五行中属火,五脏中心脏亦属火,火热与心相应,心主血脉而藏神,故热邪入于营血,尤易扰动心神。轻者出现心神不宁而心烦躁动,惊悸失眠;重者则神不守舍而狂躁不安,神志昏迷。

5. **热易致肿疡** 热邪入于人体血分,可聚于局部,腐蚀血肉发为痈肿疮疡。故《灵枢·痈疽》说:"大热不止,热胜则肉腐,肉腐则为脓……故命曰痈。"临床辨证,即以疮疡局部红肿、灼热、疼痛、溃破流脓血者,为属阳属热。

二、疠气

疠气,是一种具有强烈传染性的病邪。中医文献记载中又有"异气"、"毒气"、"乖戾之气"、"瘟疫"、"疫毒"等名称。《温疫论》指出:"夫温疫之为病,非风、非寒、非暑、非湿,乃天地间别有一种异气所感。"可见疠气与六淫不同,是一种传染性极强的外感之邪。

疠气的传播途经,主要是通过空气,经人的口鼻侵入人体致病。发病时临床症状大体相似,可引起广泛的流行。疠气也可随饮食、接触、蚊虫叮咬及其他途径传播。

疠气的致病特点:

(1) 传染性强,易于流行:疠气通过空气、食物、接触等途径在人群中广泛传播,易引起大范围的流行。如 SARS 就是一种疠气的流行。

(2) 发病急骤,病情危重:疠气致病,发病急骤,来势凶猛,病情危笃。如小儿疫毒痢,严重时若抢救不及时,可于发病后一天内死亡。

(3) 一气一病,症状相似:疠气致病专一,一种疠气只导致一种传染性疾病的发生。且感染一种疠气,所表现的临床症状基本一致。如 SARS 感染者大多表现为发热、咳嗽少痰、呼吸急促窘迫等。

疠气的发生与流行多与下列因素有关：

（1）气候因素：自然气候的严重或持久的反常变化，如久旱、酷热、洪水、湿雾瘴气等。

（2）环境和饮食因素：环境卫生条件极差，如空气、水源或食物受到污染。

（3）预防措施因素：发现疫气未及时做好预防隔离工作。

（4）社会因素：社会因素对疫气的发生与流行有着决定性的作用。若战乱不停，社会动荡不安，国家贫穷落后，人们居住和工作环境恶劣，生活极度贫困，人体抗御外邪的能力下降均可导致疫气的发生与流行。

三、七情

七情，即喜、怒、忧、思、悲、恐、惊七种情志变化，是机体的精神状态。七情是人体对客观事物及现象的不同反映。在正常情况下，"七情"一般不会使人致病，只有受到突然、强烈或长期持久的情志刺激，超过了人体本身的正常生理活动范围及耐受能力，使人体气机紊乱，脏腑阴阳气血失调，才会导致疾病的发生。由于七情是造成脏腑气血阴阳失调的主要致病因素之一，病由内生，故又称"内伤七情"。

1. 七情与脏腑气血的关系　人体的情志活动与脏腑有着密切的关系，而脏腑功能活动又要依靠气的温煦、推动和濡养。《素问·阴阳应象大论》说："人有五脏化五气，以生喜、怒、悲、忧、恐"，可见情志活动必须以五脏精气作为物质基础。心"在志为喜"，肝"在志为怒"，脾"在志为思"，肺"在志为忧"，肾"在志为恐"。喜、怒、思、忧、恐，简称为"五志"。不同的情志变化对各脏腑有不同的影响，而脏腑气血的变化也会影响情志的变化，如《素问·调经论》说："心有余则怒，不足则恐"。《灵枢·本神》又说："肝气虚则恐，实则怒；心气虚则悲，实则笑不休"。可见七情与内脏气血有着密切的关系。

2. 七情的致病特点　七情致病不同于六淫。六淫之邪多从皮肤或口、鼻侵袭人体，发病之初均可见到表证；而内伤七情，则直接影响相应的脏腑，使脏腑气机逆乱，气血失调，导致多种疾病的发生。概括起来，七情具有以下特点：

（1）直接伤及脏腑：由于五脏与情志活动有相对应的密切关系，不同的情志刺激，可影响不同的脏腑功能，如《素问·阴阳应象大论》说"怒伤肝"、"喜伤心"、"思伤脾"、"忧伤肺"、"恐伤肾"。但并非绝对如此，因为人体是一个以五脏为中心的有机整体，心又是五脏六腑之大主，各种情志刺激都会影响到心脏，导致心神受损并可波及其他脏腑，引起疾病。所以在七情致病中，心起着主导作用。

情志活动以脏腑气血为物质基础。心主血藏神；肝藏血主疏泄；脾主运化，为气血生化之源。故情志所伤的病证，以心、肝、脾三脏和气血失调为多见。如思虑劳神过度，常可损伤心脾，导致心脾气血两虚证，出现心悸、健忘、失眠、体倦、食少等症；郁怒伤肝，肝气郁结则可见两胁胀痛、善叹息等症，或气滞血瘀，出现胁痛、妇女痛经或癥瘕等症状。

（2）影响脏腑气机：七情对内脏的直接损伤，主要是通过影响脏腑气机，导致气血运行紊乱所致。《素问·举痛论》说："怒则气上，喜则气缓，悲则气消，恐则气下，惊则气乱，思则气结。"（见表4-1-2）。

（3）影响病情变化：情志异常波动，往往可使病情加重，或急剧恶化。如有高血压病史的患者，若遇事恼怒，肝阳上亢，血压可迅速升高，发生眩晕，甚至造成脑血管破裂或半身不遂;又如心脏病患者,也常因情志波动,使病情加重或迅速恶化,发生心肌梗死等的危重病证。

表 4-1-2 七情与脏腑气机的关系

	与脏腑关系	对脏腑的影响	对气机的影响
喜	心在志为喜	喜伤心	喜则气缓
怒	肝在志为怒	怒伤肝	怒则气上
忧	肺在志为忧	忧伤肺	忧则气郁
思	脾在志为思	思伤脾	思则气结
悲	肺在志为悲	悲伤肺	悲则气消
恐	肾在志为恐	恐(惊)伤肾	恐则气下
惊	肾在志为惊	惊伤肾	惊则气乱

四、饮食

饮食是人类摄取食物,使之化生水谷精微,以维护生命活动的最基本条件。但饮食要有一定的节制,否则饮食失宜,又常成为导致疾病发生的原因。饮食物靠脾胃进行消化,故饮食失宜,主要是损伤脾胃,导致脾胃升降失常,又可聚湿、生痰、化热或变生他病。饮食失宜包括饮食不节、饮食不洁和饮食偏嗜三个方面。

1. **饮食不节** 饮食应以适量为宜,饥饱失常均可发生疾病。过饥,则摄食不足,气血生化乏源,气血得不到足够的补充,久之则气血虚少而为病。过饱,则饮食摄入过量,超过脾胃的消化、吸收和运化能力,可导致饮食停滞,脾胃损伤,出现脘腹胀满、厌食、呕吐、腹泻等食伤脾胃病证。

2. **饮食不洁** 饮食不洁可引起多种胃肠道疾病,出现腹痛、呕吐、痢疾,或引起寄生虫病。若进食腐败变质或有毒食物,常出现剧烈腹痛、吐泻等中毒症状,重者可出现昏迷或死亡。

3. **饮食偏嗜** 饮食要适当调节,才能使人体获得各种必需的营养。若饮食过寒、过热,或偏嗜五味,则可导致阴阳失调,或某些营养物质缺乏而发生疾病。如过食生冷寒凉之品,可损伤脾胃阳气,导致寒湿内生,而出现脘腹冷痛、泄泻清稀等症状。若偏食辛温燥热之品,则可使胃肠积热,出现口渴、口臭、便秘等症状。人体的精神气血都由五味所滋生,五味与五脏,各有其亲和性。如果长期嗜好某种食物,就会使该脏功能偏盛,久之可损伤内脏,发生多种病变。

五、劳逸

劳逸包括过度劳累和过度安逸两个方面。正常的劳动和体育锻炼有助于气血流畅,增强体质。必要的休息,可以消除疲劳,恢复体力和脑力。二者有利于维持人体的正常生理活动,而且还有保健防病的作用。但较长时间的过度劳累或过度安逸可成为致病因素而使人发病。

1. **过劳** 指过度劳累。包括劳力过度、劳神过度和房劳过度三个方面。

(1)劳力过度:指较长时期的过度用力而积劳成疾。劳力过度则伤人体元气,久之则出现少气懒言、神疲倦怠、形体消瘦等症状。

(2) 劳神过度：指思虑过度，劳伤心脾。心主血藏神，脾在志为思，所以思虑劳神过度，则耗伤心血，损伤脾气，出现心神失养的心悸、健忘、失眠、多梦及脾不健运的纳呆、腹胀、便溏等症。

(3) 房劳过度：指性生活不节，房事过度而言。肾藏精，主封藏，肾精不易过度耗泄，若房事过频无制，则可使肾精耗伤，而出现腰膝酸软，眩晕耳鸣，性功能减退，或遗精、早泄、阳痿等症。

2. 过逸　指过度安逸，不参加劳动和运动，使人体气血运行不畅，脾胃功能减弱，可出现食少乏力，精神不振，肢体软弱，动则心悸、气喘及汗出等症。

六、继发病因

疾病过程中形成的病理产物又能成为引起其他疾病的致病因素，可称为继发病因，包括痰饮、瘀血、结石等。

(一) 痰饮

痰和饮都是水液代谢障碍所形成的病理产物。其中较稠浊的称为痰，较清稀的称为饮。痰除了有形可见的、咯吐的痰外，还包括瘰疬、痰核和停滞在脏腑经络等组织中未被排出的痰，临床上可通过其所表现的证候来确定，这种痰称为"无形之痰"（图4-1-2）。

$$\begin{cases} 湿 \begin{cases} 外湿——属外感，六淫侵袭而致 \\ 内湿——属内邪，脾运失调而致 \end{cases} \\ 水——湿聚而成，为有形之邪 \\ 饮——积水成饮，清者为饮 \\ 痰——饮汇成痰 \end{cases}$$

图4-1-2　痰、饮、水、湿的比较

饮即水液停留于人体局部者，因其所停留的部位及症状不同而有不同的名称。如《金匮要略》中就有"痰饮"、"悬饮"、"溢饮"、"支饮"之分。

1. 痰饮的形成　痰饮多由外感六淫，内伤饮食及七情等，使肺、脾、肾及三焦等脏腑气化功能失常，水液代谢障碍，以致水津停滞而成。

2. 痰饮的病证特点

(1) 阻滞气机、气血：痰饮既可阻滞气机，影响脏腑气机升降又可流注经络，阻碍气血的运行。如痰饮停留于肺，使肺失宣肃，可见胸闷、咳嗽、喘促等症；痰饮若流注经络，易使经络阻滞，气血运行不畅，出现肢体麻木屈伸不利，甚至半身不遂等症，日久还可导致瘀血形成，故有"痰瘀相关"之说。

(2) 致病广泛多端：痰饮可随气而行，全身内外上下无处不至，由于痰饮停滞部位不同，其临床表现也不一样。如痰饮阻肺，则见咳嗽、喘促；痰阻心脉，则见心悸、胸闷疼痛，神昏癫狂；痰停于胃，则见恶心，呕吐，胃脘痞满；痰在胸胁则见胸满而喘，咳引胁背作痛；痰在经脉筋骨，可生瘰疬、痰核，或阴疽流注，或肢体麻木、半身不遂；上逆头部，则致眩晕；痰气凝结咽喉，可致咽中梗阻，似有异物等。饮亦根据其停留部位不同，而表现不同：如饮泛肌肤则成水肿；饮在胸胁，则见胸胁胀痛，或咳嗽引痛；饮在膈上，则咳喘气逆不得平卧；饮在肠间可致肠鸣沥沥有声等。

(3) 重浊黏滞缠绵：痰饮由水湿停滞积聚而成，同样具有湿邪重浊黏滞的特性，所致病证，大多具有沉重、秽浊或黏滞不爽的症状；都具有秽浊黏腻的舌苔征象，或为腐浊苔，或为粘腻苔。同时，痰饮致病均表现为病势黏滞缠绵，病程较长。临床上常见疾痰饮所致的眩晕、哮病、中风、痰核、瘰疬、流痰等，多反复发作，缠绵难愈。

(二) 瘀血

瘀血，指体内有血液停滞。包括离经之血积于体内，或血运不畅，阻滞于经脉及脏腑内的血液，均称为瘀血。

1. 瘀血的形成　瘀血的形成，主要有两方面原因（图4-1-3）。一是气虚、气滞、血寒、血热等导致血行不畅而凝滞。气为血帅，气行则血行，气虚或气滞不能推动血液正常运行，寒邪客于血脉，使经脉蜷缩拘急，血液凝滞不爽，或热邪壅迫，血液受热煎熬而浓稠，均可形成瘀血。二是由于外伤，气虚失摄或血热妄行等造成血离经脉，积存于体内而形成瘀血。

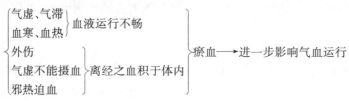

图4-1-3　瘀血形成的主要原因

2. 瘀血病证特点

(1) 病位不一，病证各异：瘀血所致的病证特点（图4-1-4）：因瘀阻于心，可见胸闷心痛，口唇青紫；瘀阻于肺，可见胸痛，咳血；瘀阻肠胃，可见呕血，便血；瘀阻于肝，可见胁痛痞块；瘀热蓄结下焦，可见小腹硬痛，其人如狂；瘀阻胞宫，可见小腹疼痛，月经不调，痛经，经闭，经色紫黑有块，或见崩漏；瘀阻肢体局部，可见局部肿痛或青紫。

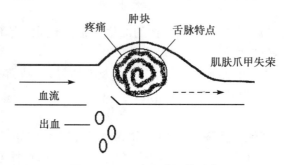

图4-1-4　瘀血病证的特点

(2) 病证虽多，特点共同：瘀血病证虽然繁多，但归纳起来有以下几个共同特点。

疼痛：多为刺痛，痛处固定不移，拒按，夜间痛甚。

肿块：肿块固定不移，外伤肌肤局部可见青紫、肿胀，瘀积于体内可形成癥积，按之有痞块，固定不移。

出血：血色多呈紫暗色，并伴有血块。

肌肤爪甲失荣：面色黧黑，肌肤甲错，唇甲青紫。

舌象：舌质暗紫，或有瘀点、瘀斑、舌下静脉曲张。

脉象:多见细涩、沉弦或结代。

（三）结石

凡体内湿热浊邪,久经煎熬,形成砂石样病理产物,称为结石。常见的有胆结石、肾结石、膀胱结石等。

1. 结石的形成　结石的形成主要是由于脏腑本虚,湿热浊邪乘虚而入蕴结不散,或湿热煎熬日久而成。

2. 结石的致病特点

（1）病位不同,病证不一:结石由于病位的不同,阻滞不同脏腑气机,所以病证亦各不相同。如结石阻于胆腑,临床可见胁痛、黄疸等病症;阻于肾与膀胱,可见腰痛、尿血,甚至导致尿毒攻心等症。

（2）易致疼痛,易惹湿热:结石为有形病理产物,停留脏腑内易阻滞气机,使气血运行不畅,阻闭不通,不通则痛。故结石所致病证,一般可见局部胀痛、掣痛、按压痛、叩击痛等。一旦结石引起脏腑气机阻闭不通,则可发生剧烈的绞痛。

结石多由湿热蕴结引起、易发为湿热浊邪。如胆结石患者,常反复发生肝胆湿热,而见寒热往来、胁痛、恶心呕吐等。

（3）病程较长,时起时伏:结石形成后,如得不到及时恰当的治疗,便会长期滞留体内,缓慢地增大或增多,故结石所致病症,病程较长。由于病程较长,结石停留在体内日久,若邪正相持,脏腑气机尚且通畅,则病情轻微,甚至可无任何症状;若因外感、情志、饮食、劳累等因素的影响结石扰动,阻滞气机,引发湿热,则可使病症加剧,且病情有时起时伏,休作无定时的特点。

七、其他病因

其他致病因素包括外伤、烧烫伤、冻伤、虫兽伤。

（一）外伤

外伤包括枪弹伤、金刃伤、跌打损伤、闪挫伤等,轻则可致皮肤肌肉瘀血肿痛、出血、骨折、脱臼,重则损伤内脏或出血过多,导致昏迷、抽搐,甚至引起死亡。

（二）烧烫伤

烧烫伤多由高温物品或气体、烈火等烧烫后引起,或电击灼伤所致。轻者损伤肌肤,局部可见红、肿、热、痛或起水泡;重者可损伤肌肉筋骨,可见创面焦黄或炭化;甚者,创面过大,津液大伤,火毒内攻脏腑,可出现发热、口渴、尿少、尿闭等危重证候,更有甚者,可导致死亡。

（三）冻伤

冻伤是指在极其寒冷的环境中,人体遭到局部或全身性损伤,属寒毒为患。局部冻伤一般都发生在易暴露的部位,如鼻尖、面颊部、耳廓、手足。受冻伤部位因受寒性凝滞而致气滞血瘀,而成冻疮。全身性冻伤是因寒毒过盛,耗损人体阳气,失去温煦和推动血行的作用,而见全身寒战、蜷缩、唇甲青紫、感觉麻木、渐至昏迷,若不及时抢救,易致死亡。

（四）虫兽伤

虫兽伤包括毒虫叮螫,毒蛇、猛兽咬伤等。轻则局部损伤,出现肿痛、溃破、出血等,重则因毒素损伤内脏,或出血过多而死亡。

第二节 病 机

病机,即疾病发生、发展与变化的机理。病邪作用于人体,机体的正气必然奋起抗邪,而形成邪正相争,使人体阴阳失去相对平衡,脏腑、经络的功能失调,或使气血功能紊乱,从而产生全身或局部多种多样的病理变化。因此,尽管疾病的种类繁多,病理错综复杂,各个疾病都有其各自的病机,但总的来说,离不开正邪相争、阴阳失调、气机失常等一般规律。

一、正邪相争

正邪相争是指在疾病过程中,机体正气与致病邪气之间的相互斗争。它关系着疾病的发生、发展和转归。所以,许多疾病的过程,也就是正邪斗争及其盛衰变化的过程。

(一)正邪相争与发病

疾病的发生是一个复杂的病理过程,概括起来,有正气和邪气两个方面。正气是指人体防御、抗病和康复的能力;邪气则泛指各种致病因素。疾病发生是在一定条件下,正邪斗争的结果(图4-2-1)。

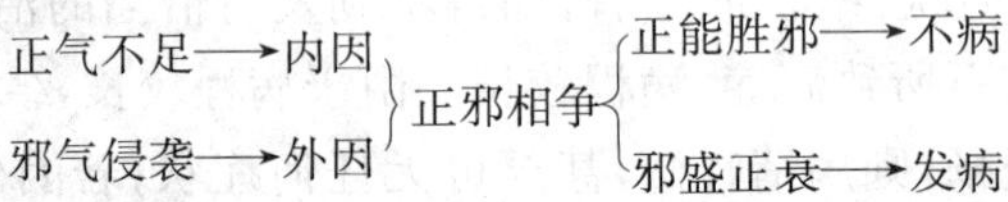

```
正气不足──→内因  ┐         ┌─ 正能胜邪──→不病
                     ├ 正邪相争 ┤
邪气侵袭──→外因  ┘         └─ 邪盛正衰──→发病
```

图4-2-1 正邪相争与发病的关系

1. 正气不足是发病的内在根据　人体正气充盛,抗御能力较强,病邪难以入侵,疾病无从发生,即"正气存内,邪不可干"。只有当人体正气相对虚弱,防御能力低下时,邪气才乘虚而入,破坏人体阴阳的相对平衡,从而发生疾病,即所谓"邪之所凑,其气必虚"。

2. 邪气侵袭是发病的重要条件　正气虽然在发病过程中起占主导地位,但亦不能排除邪气的重要作用。邪气是发病的条件,在某种情况下,邪气甚至能起主导作用。如烧烫伤、冻伤、枪弹伤、虫兽咬伤等,即使正气再强盛,也难免遭到伤害。正如《温疫论》所说,疫疠大流行的时候,"此气之来,无论老少强弱,触之即病"。也说明了遇到烈性传染病流行时,邪气也是重要的条件而起主导作用。

3. 正邪相争的胜负决定发病与否

(1)正能胜邪则不发病:邪气侵犯人体,若正气旺盛,奋力抗邪,则病邪难以入侵,即使入侵,正气亦能将其消灭于内,不致产生病理影响,疾病则无以发生。

(2)邪胜正负则发病:正邪相争过程中,若正气不足,抗邪无力,则邪气乘虚而入,引发疾病;若感邪毒烈,正气显得相对不足,也可导致疾病发生。

(二)正邪盛衰与病邪出入

疾病发生以后,在其发展变化过程中,正邪双方发生着力量对比上的消长盛衰变化,必然导致疾病发展趋势上的表邪入里,或里邪出表的病理变化,亦即病邪出入。正邪斗争中,若邪气强盛,正气虚衰,抗病无力,则病邪由表入里。反之,若正气旺盛,邪气衰败,则病邪可由里出表。

1. 表邪入里　指外邪侵袭人体,首先入侵机体卫表,引发表证,而后则内传入里,转化为里证的病理传变过程。是疾病进一步向纵深发展的反映,多为正气不足,抗病能力低下,正气不能抵御外邪的结果,使病邪得以向里发展,或也可因邪气过盛,或因失治、误治等,使表邪不解,内传入里而成。

2. 里邪出表　指病邪由里透达于表的传变过程,是邪有出路,病情有好转和渐愈的反映,多因正气渐复,邪气日退,正气驱邪外出的表现。

（三）正邪盛衰与虚实变化

正邪相争始终贯穿于疾病的全过程。机体内邪正力量对比上的盛衰变化,不仅直接影响着疾病的发展与转归,而且对虚实证候的形成起着关键作用(图4-2-2)。

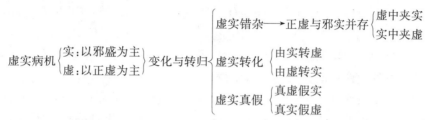

图4-2-2　虚实病机及其转化

1. 虚实病机　邪正双方力量对比的盛衰,决定着患病机体表现为或虚或实两种不同的病理状态。《素问·通评虚实论》指出:"邪气盛则实,精气夺则虚。"

实是指邪气亢盛,是以邪气盛为矛盾主要方面的病理反映。也就是说,致病邪气和机体抗病能力都比较强盛,或是邪气虽盛而机体的正气未衰,能积极与邪抗争,故正邪相搏,斗争剧烈。临床上出现一系列病理反映比较剧烈的有余证候,即谓之实证。实证常见于外感六淫致病的初期和中期,或由于痰、食、水、血等滞留于体内而引起的病证。

虚是指正气不足,以正气虚损为矛盾主要方面的病理反映。也就是说,机体的气、血、津液和经络、脏腑等生理功能较弱,抗病能力低下,因而机体的正气对于致病邪气的斗争,难以出现较剧烈的病理反映,从而出现一系列虚弱、衰退和不足的证候,即谓之虚证。虚证多见于素体虚弱或疾病的后期,以及各种慢性病证。

2. 虚实变化　邪正的消长盛衰,所致疾病不仅有单纯的虚证或实证,而且在某些长期复杂的疾病过程中,往往又多见虚实错杂的病理反映。这是由于疾病的失治或误治,致病邪久留,损伤人体正气;或因正气不足,无力驱邪外出,或正虚又兼内生水湿、痰饮、瘀血等病理产物的凝结阻滞。以上种种因素,都可以导致病的由实转虚或由虚转实的虚实变化。这常常是疾病发展过程中的必然趋势。因此,临床上不能以静止的、绝对的观点来对待虚和实的病机变化,而应以动态的、相对的观点来分析虚和实的病机。

一般情况下,疾病的现象与本质是一致的,可以反映病机的虚或实;在特殊情况下,即疾病的现象与本质不完全一致的情况下,临床上往往会出现与疾病本质不符的许多假象,这些假象是不能反映病机的虚和实的,因而有"至虚有盛候"的真虚假实和"大实有羸状"的真实假虚。真实假虚中假象的出现,常常是由于实邪结聚,阻滞经络,气血不能外达所致;真虚假实中假象的出现,常常是由于脏腑的气血不足,运化无力所致。因此,分析病机的虚实,必须透过现象看本质,才能不被假象所迷惑,真正把握住疾病的虚实变化。

（四）邪正盛衰与疾病转归

邪正相争,其消长盛衰变化,不仅对疾病的发展与虚实变化起一定作用,而且对疾病的转归起着决定性作用(图4-2-3)。

1. 正胜邪退,则病势向愈　正胜邪退,是邪正消长盛衰发展过程中,疾病向好转和痊愈方面转归的一种结局,也是许多疾病中最常见的一种转归。这是由于患者的正气比较充盛,抗御病邪的能力较强,或因及时得到正确的治疗,则邪气难以进一步发展,进而促使病邪对机体的损害消失或终止,机体的脏腑、经络等组织的病理性损害逐渐得到修复,精、气、血、津液等的耗伤也逐渐得到恢复,机体的阴阳两个方面在新的基础上又获得了新的相对平衡,疾病即告痊愈。

2. 邪胜正衰,则病势恶化　邪胜正衰,是指在邪正消长盛衰发展过程中,疾病向恶化甚至死亡方面转归的一种结局。这是由于机体的正气虚弱,或由于邪气的炽盛,机体抗御病邪的能力日趋低下,不能制止邪气的致病作用及其进一步的发展,机体受到的病理损害日趋严重,则病情因而趋向恶化或加剧。若正气衰竭,邪气独盛,气血、脏腑、经络等生理功能衰惫,阴阳离决,则机体的生命活动亦告终止而死亡。

此外,在邪正消长盛衰的过程中,若邪正双方的力量对比呈邪正相持,或正虚邪恋或邪去而正气不复等情况,则常常是许多疾病由急性转为慢性,或慢性病持久不愈的主要原因之一。

$$\text{正邪斗争}\begin{cases}\text{正胜邪衰}\longrightarrow\text{向愈}\\\text{邪盛正衰}\longrightarrow\text{恶化}\\\text{正气衰竭,邪气独盛}\longrightarrow\text{死亡}\end{cases}$$

图4-2-3　邪正斗争与疾病的转归

二、阴阳失调

阴阳失调,是阴阳消长失去平衡协调的简称。是指机体在疾病过程中,由于各种致病因素的影响,导致机体的阴阳消长失去相对的平衡,因而形成阴阳偏胜、偏衰,或阴不制阳、阳不制阴的病理状态。同时,阴阳失调又是脏腑、经络、气血、营卫等相互关系失调,以及表里出入、上下升降等气机失常的概括。由于各种致病因素作用于人体,必须通过机体内部的阴阳失调才能形成疾病,所以阴阳失调又是疾病发生、发展与变化的内在根据。

(一)阴阳失调与发病

正常情况下,人体阴阳维持着相对的动态平衡。这也是人体进行正常生命活动的基本条件。当人体在某些致病因素的作用下,脏腑、经络、气血津液等生理活动发生异常改变,导致人体整体或局部的阴阳平衡失调,就会发生疾病,出现各种临床症状。

(二)阴阳盛衰与寒热病机

寒热是辨别疾病性质的标志之一,是阴阳偏盛偏衰的具体表现。在疾病发生、发展的变化过程中,寒热证候的形成,主要是阴阳双方消长盛衰的结果。其病机可以概括为"阳胜则热"、"阴虚则热"、"阴胜则寒"、"阳虚则寒"等几个方面(表4-2-1)。

1. 阳胜则热　阳胜也称阳盛,是指机体在疾病过程中,所出现的一种阳气偏盛,机能亢奋,代谢活动亢进,热量过剩的病理状态。其病机特点多表现为阳盛而阴未虚的实热证。其形成的主要原因,多由于感受温热阳邪,或虽感受阴寒之邪,但从阳化热,或五志过极而化火,或因气滞、血瘀、食积等郁而化热所致。"阳胜则热"就是说阳盛即出现热象,形成实性、热性病证。临床可见壮热、烦渴、面红、目赤、尿赤、便干、舌红苔黄、脉数等症状。"阳胜则阴病",疾病过程中,由于阳热亢盛,势必耗伤人体的阴液。病程日久,人体津液大伤,阴液由相对的不足,转而成为严重的亏虚。这就是从实热证转为虚热证或实热兼阴虚证。

表 4-2-1 阴阳盛衰的病机

病机	虚实	病理分析	病理发展
阳盛则热	实证	阳气偏盛,功能亢奋,代谢活动亢进,机体反应性增强,阳热过剩	阳盛则阴病:实热在出现热象的同时,会出现口渴、小便少、大便干燥等阴津不足症状
阴盛则寒		阴气偏盛,功能障碍或减退,产热不足,以及病理性代谢产物积聚	由于阴长则阳消的机理,阴寒内盛,势必损伤阳气
阳虚则寒	虚证	阳气虚损,功能减退或衰弱,代谢活动减退,机体反应性低下,阳热不足的虚寒病理状态	阳气不足,阳不制阴,阴相对亢盛,临床上则会导致虚寒证
阴虚则热		精、血、津液等阴液亏耗,导致的虚热	阴不制阳,阳相对偏亢的病理状态

2. **阴虚则热** 阴虚是指机体精、血、津液等物质亏耗,以及阴不制阳,导致阳相对亢盛,功能虚性亢奋的病理状态。其病机特点多表现为阴液不足、阳气相对偏亢的虚热证。阴虚多由阳邪伤阴,或五志过极化火伤阴,或久病耗伤阴液所致。阴液不足,一般以肝肾之阴为主,其中尤以肾阴为诸阴之本,所以肾阴不足在阴虚的病机中占有极其重要的地位。临床上,可见五心烦热、骨蒸潮热、颧红、消瘦、盗汗、咽干口燥、舌红少苔、脉细数无力等症状。阴虚则热与阳胜则热的病机不同,其临床表现也有所区别。前者是虚而有热,后者是以热为主,虚象并不明显。

3. **阴胜则寒** 阴胜即是阴盛,是指机体在疾病过程中所出现的一种阴气偏盛,功能障碍或减退,产热不足,以及病理性代谢产物积聚的病理状态。其病机特点多表现为阴盛而阳未虚的实寒证。其形成的主要原因,多由于感受寒湿阴邪,或过食生冷,寒湿中阻,阳不制阴,而致阴寒内盛。"阴胜则寒"就是说阴盛即出现寒象,形成实性、寒性病证。临床可见恶寒、肢冷、腹冷痛拒按、泄泻、水肿、痰白稀、舌淡苔白、脉迟等症状。"阴胜则阳病",疾病过程中,由于阴寒内盛势必损伤人体的阳气。病程日久,阳气从相对不足转成严重虚损,这就从实寒证转化为虚寒证或实寒兼阳虚证。

4. **阳虚则寒** 阳虚是指机体阳气虚损、机能减退或衰弱、热量不足的病理状态。其病机特点多表现为机体阳气不足,阳不制阴,阴相对亢盛的虚寒证。形成阳虚的主要原因,多由于先天禀赋不足,或后天饮食失养和劳倦内伤,或久病损伤阳气所致。

阳气不足,一般以脾肾之阳虚为主,其中尤以肾阳为诸阳之本,所以,肾阳虚衰在阳偏衰的病机中占有极其重要的地位。临床上,可见面色㿠白、畏寒肢冷、舌淡、脉迟等寒象,但还有喜静蜷卧、精神萎靡、少气懒言、小便清长、下利清谷、腹隐痛喜按,脉兼虚弱无力等虚象。所以阳虚则寒与阴胜则寒,不仅在病机上有区别,而且其临床表现也有所区别。前者是虚而有寒,后者是以寒为主,虚象不明显。

(三) 阴阳盛衰与疾病转归

阴阳盛衰消长变化,不仅是疾病发生、发展与变化的重要依据,也是疾病好转或恶化、痊愈或死亡的病机。

1. 阴阳平衡恢复则疾病向愈　在疾病过程中,由于机体正气比较充盛,或得到及时正确的治疗和调护,病邪逐步消退,人体的元气及精、血、津液等阴精不断化生充盈,阴阳两个方面又重新恢复到相对的动态平衡,则疾病向愈。

2. 阴阳亡失则病趋恶化　阴阳亡失,包括亡阴和亡阳。是指机体的阴液或阳气突然大量的亡失,导致生命垂危的一种病理状态(表4-2-2)。

表4-2-2　亡阴、亡阳鉴别表

阴阳	寒热	汗	口渴	呼吸	舌象	脉象	病理
亡阴	身畏热手足温	汗热味咸	渴喜冷饮	气粗	红、干	细数无力	阴气将绝
亡阳	身畏寒手足冷	汗冷微黏	口不渴喜热饮	气微	白、润	脉微欲绝	阳气将绝

亡阳:是指机体阳气突然大量脱失,全身突然严重衰竭的一种病理状态。导致亡阳的原因多由于邪气太盛,正不敌邪,或素体阳虚、劳累过度;或过用汗、吐、下法致津液大伤,阳随阴泄,阳气外脱;或慢性疾病,阳气在严重耗散的基础上突然外越所致。临床上多见大汗淋漓,面色苍白,肌肤手足湿冷,畏寒蜷卧,脉微欲绝等危重证候。

亡阴:是指机体阴液突然大量消耗或丢失,全身严重衰竭的一种病理状态。导致亡阴的原因,多由于热邪炽盛或邪热久留,大量煎灼阴液所致;也有因其他因素大量耗损阴液而致亡阴。临床多见烦躁不安,口渴欲饮,呼吸急促,汗多而黏等危重证候。

亡阴和亡阳,在病机和临床表现等方面,虽然有所不同,但由于阴阳互根互用,阴亡则阳无所依而散越,阳亡则阴无以化生而耗竭。故亡阴可迅速导致亡阳,亡阳也可继而出现亡阴,最终导致"阴阳离决、精气乃绝",生命活动终止而死亡。

三、气机失常

气机失常又称气机失调,是指疾病过程中,脏腑的升降出入遭到破坏,而引起的气滞、气逆、气陷、气闭、气脱的病理变化。

1. 气滞　即气机郁滞不畅。主要由于情志内郁,或痰、湿、食积、瘀血等阻滞,导致气的流通障碍,形成局部或全身的气机阻滞不畅,从而导致某些脏腑、经络的功能障碍。气滞于某一局部,可以出现胀满、疼痛,甚则引起血瘀、水停,形成瘀血、痰饮等病理产物。气滞常可见肝郁气滞、脾胃气滞、肺气壅滞等。

2. 气逆　为气机升降失常,脏腑之气逆上的病理状态,多由情志所伤,或因饮食寒温不适,或因痰浊壅阻等所致。气逆最常见于肺、胃、肝等脏腑。在肺,则肺失肃降,肺气逆上,发为咳逆上气。在胃,则胃失和降,胃气上逆,发为恶心、呕吐、呃逆。在肝,则肝气上逆,发为头胀而痛,面红目赤而易怒,甚则血随气逆而咯血、吐血,更甚者壅遏清窍,还会导致昏厥。

一般气逆于上,多以实为主。但也有因虚而气逆者,如肺虚而失肃降或肾不纳气,都可导致肺气上逆;胃虚失降也能导致胃气上逆。这都是因虚而气逆的病机。

3. 气陷　是以气的升举无力为主要特征的一种病理状态。多由于素体虚弱,或思虑劳倦损伤所致。气陷的产生常与脾脏有关,故又称"中气下陷"。因脾主升清,将水谷精微上荣头目清窍,并维持机体内脏位置的相对恒定。故气陷常可见头昏眼花或内脏下垂等证候。

4. 气闭　是指气的外出受阻,不能外达,闭郁结聚于内,从而出现突然闭厥的病理状态,多因情志刺激,或痰浊之气阻闭气机所致。临床可见突然昏厥、不省人事、牙关紧闭、四肢拘挛等症。

5. 气脱　指气不内守,大量外脱,导致全身严重气虚,出现全身突然衰竭的病理状态。多由于正不敌邪,或正气的持续衰弱以致气不内守而外脱;或因大出血、大汗等气随血脱或气随津脱所致。临床可见面色苍白、目闭口开、手撒肢冷、脉微欲绝等危重证候。

四、体质与疾病的易感性

中医学认为,致病因素是发病的重要条件,人体体质的强弱是发病的内在根据。由于各个人体体质的不同,故对外邪也有不同的易感性。

1. 体质的特殊性　个体体质的特殊性,往往导致对某种致病因素或疾病的易感性。《灵枢·五变》说:"肉不坚,腠理疏,则善病风……五脏皆柔弱者,善病消瘅","小骨弱肉者,善病寒热"。这里所说的脏腑组织的坚脆刚柔,即指个体体质对疾病的易感性。由于脏腑组织有"坚脆刚柔"的不同,构成了个体体质的特殊性,导致发病情况就有差别。在临床上常可见肥人多痰湿,善病胸痹、中风;瘦人多火热,易患痨嗽、便秘;年迈肾衰之人,易患腰痛、耳鸣、咳喘等,这些都是体质的特殊性导致对某种致病因素或疾病的易感性。

2. 体质的差异性　个体体质的差异性,往往导致对某种疾病发展变化的多变性,从而影响疾病发展变化的趋势。清代医家章虚谷指出:"病之阴阳,因人而变","邪气因人而化"。揭示了疾病发展变化的差异与个体体质的关系。临床常见有同一种致病因素作用于不同的体质,其发病各有所不同。又如正气较强的人感受寒邪,可出现发热、头痛、恶寒等御邪于肌表的太阳证;而阳气素虚之人感受寒邪,则出现不发热但恶寒、四肢逆冷,下利清谷的邪陷三阴证。同样,感受同一种温邪之后,若其人阳热素盛,邪热极易化燥伤阴,内传营血,很快出现高热、神昏、抽搐、发斑、舌绛等证候。

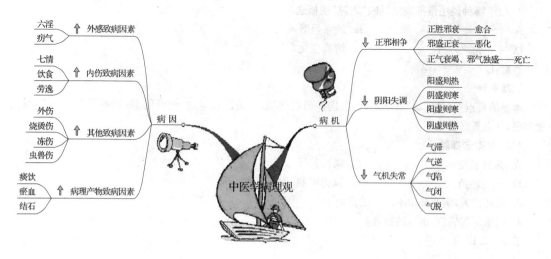

图 4-2-4　中医的病理观

本章小结

本章内容与现代医学的病原学、病理生理学相当。但是由于中医理论的特点,中医的病因病理许多概念是抽象的、哲学成分较多。中医的病因不是通过实验室检查得来的,而是通过对临床症状、体征的观察分析、推论而来。因此是实践经验的总结,对诊断有直接指导作用。中医的病因大体可以分为外因、内因和继发致病因素三大类。外因指外界环境因素为主的病因,包括六淫、疠气;内因包括七情和饮食劳倦,二者都可以直接导致疾病的产生;第三类被称为继发致病因素,包括痰饮、瘀血和结石等,这些病因都来源于原发疾病,形成后又导致新的病症,所以称为继发致病因素。

病机研究的是疾病发生、发展与变化的机理。病邪作用于人体,机体的正气必然奋起抗邪,邪正相争,使人体阴阳失去相对平衡,脏腑、经络的功能失调,气血功能紊乱,从而产生全身或局部的多种多样的病理变化。因此,尽管疾病的种类繁多,病理错综复杂,各个疾病都有其各自的病机,但总的来说,离不开正邪相争、阴阳失调、气机失常等一般规律。

学习本章的要点在于联系生理,联系临床病例,加深对中医病因病机的理解。

典型习题解析指导

(一) A 型选择题

1. 湿邪致病,病程长,缠绵难愈,这是由于 ( )
   A. 湿邪伤阳　　　　　B. 湿性黏滞　　　　　C. 湿性重浊
   D. 湿性趋下　　　　　E. 湿性凝滞

答案:B

试题点评

本题的要求是根据表现找出湿邪致病的一个特点,而五个选项大都是湿邪致病的性质和特点,故在审题时要分辨清楚。

2. 以下哪种说法最准确地反映"六淫"的概念 ( )
   A. 六气　　　　　　　B. 风寒暑湿燥火　　　C. 六元
   D. 不正常之六气　　　E. 情志变化

答案:D

试题点评

本题的要点在"最准确"三字上,答案选择的正确与否,关键在审题,明确题意,切不可望文生义,凭感觉答题,这点务必要牢记。

(二) B 型选择题

　　A. 风性数变　　　　　B. 风性善行　　　　　C. 风性主动
　　D. 风性轻扬　　　　　E. 风为阳邪

3. 风邪伤人,病变部位不固定的是由于 ( )
4. 风疹块起病急,迅速波及他处,是因为 ( )

答案:3. B　4. A

试题点评

本题主要是应掌握风邪致病的性质、特点和表现。由于风邪具有善行数变的特性,因此风邪侵犯人体致病时,其病位常多变而不定且发病急、变化快。

  A. 风邪湿邪   B. 寒邪湿邪   C. 暑邪燥邪

  D. 风邪暑邪   E. 风邪热邪

  5. 易伤津液的邪气是   (   )

  6. 易伤阳气的邪气是   (   )

  答案:5. C   6. B

试题点评

在分析本题要注意的问题是,五个选项中有两种邪气,因此要找出它们的共同点,才能做出正确的判断。

  A. 痰饮六淫   B. 六淫七情   C. 七情饮食

  D. 痰饮结石   E. 六淫疠气

  7. 同是病理产物的是   (   )

  8. 同是内因致病的是   (   )

  答案:7. D   8. C

试题点评

本题主要是抓住"同是"二字,在答案中,A、B、E 都不是同一种致病因素,或是外感与病理产物,或是外感与内伤,故都不能选择。

(三) C 型选择题

  A. 高热   B. 汗出   C. 两者都是

  D. 两者都不是

  9. 热邪伤人可见   (   )

  10. 燥邪伤人可见   (   )

  答案:9. C   10. D

试题点评

本题主要从热邪和燥邪的性质和致病特点去分析。热为阳邪,其性炎热,热邪伤人多见高热、烦渴、汗出等阳热症状,故应选择 C;燥性干燥,易伤津液,特别是肺脏津液,燥邪伤人多见津液不足、一派干燥的症状,故应选择 D。

  A. 疼痛   B. 肿块   C. 两者都是

  D. 两者都不是

  11. 瘀血病证的共同特点   (   )

  12. 结石的致病特点是   (   )

  答案:11. C   12. A

试题点评

瘀血和结石都是病理产物和有形之邪,瘀血的致病特点表现为疼痛、出血、肿块,所以正确选择为 C;而结石的致病特点是疼痛,故应选择 A。

(四) X 型选择题

  13. 痰饮和瘀血属于   (   )

  A. 病理性产物   B. 致病因素   C. 内伤病因

  D. 外感病因   E. 精神状态

  答案:A、B

试题点评

本题主要从痰饮和瘀血在致病因素中的归类来分析。中医把致病因素分为外感、内伤和其他致病因素三类,痰饮和瘀血是病理性产物,属于其他致病因素的范畴,因此 A 和 B 的答案符合题目要求。

14. 过劳包括 （ ）
A. 劳力过度　　　　B. 劳神过度　　　　C. 安逸过度
D. 饮酒过度　　　　E. 房劳过度
答案：A、B、E
试题点评
本题的关键词是"劳"。过劳指过度劳累,主要是劳力过度、劳神过度、房劳过度,所以正确的答案是A、B、E。

(五) 判断题

15. 根据三因学说,七情属于内因。 （ ）
答案：√
试题点评
三因学说是指外因(外感致病因素)、内因(内伤致病因素)和不内外因(其他致病因素)。内因(内伤致病因素)又称情志致病因素,是指喜怒郁思悲恐惊七种能造成人体气机紊乱,脏腑阴阳气血失调,产生疾病的情志。所以本题是正确的。

16. 饮食不节包括饮食偏寒偏热和五味偏嗜两方面。 （ ）
答案：×
试题点评
本题的分析点是"不节"。不节为饮食的量和次数的不规律,比如过饥或过饱,进食间隔的时间过长或过短。而饮食偏寒偏热和五味偏嗜不属于饮食不节的内容,因此应判错。

(六) 填空题

17. 在六淫中,_____邪致病有明显的季节性。
答案：暑
试题点评
六淫之邪致病常与季节有关,如春天多风病、秋季多燥病,但其他季节也可发生,在风寒暑湿燥火中,只有暑邪有明显的季节性,而其他季节不可能受暑为患。

18. 病理产物形成的病因包括有_____、_____、_____等。
答案：痰饮　瘀血　结石
试题点评
本题应该理解为:有哪些病理产物可导致人体产生疾病。痰饮、瘀血、结石是在疾病过程中形成的病理产物,这些病理产物停留在人体内又成为引发新的病症的原因,因此,中医把它们称为"继发致病因素"。

(七) 名词解释

19. 五志化火
答案：五志化火是指情志刺激,在一定条件下可形成火热证候。
试题点评
本题主要是指情志变化对脏腑功能的影响。长期的情志失调,会使人体气机紊乱,脏腑功能发生障碍而出现烦躁、易怒、失眠、口苦等火热证候。

(八) 问答题

20. 七情内伤与六淫致病有何不同?
答案：六淫是外感致病因素,多从肌表口鼻侵入人体,七情内伤则直接影响相应的内脏,使脏腑气机逆乱、气血失调而致病。
试题点评
本题主要从两者入侵的途径、致病特点去分析。六淫侵犯人体多从口鼻皮毛而入,具有从外感受、明显的季节性、地区性、相兼性的特点;七情是直接作用有关内脏而发病,具有影响气机、损伤五脏、关系疾病变化的特点。

21. 六气与六淫有何不同？

答案：风寒暑湿燥火在正常情况下，称为"六气"，是自然界六种正常的气候变化，当气候变化，超过了一定的限度，如六气的太过和不及，而出现非其时有其气，以及气候变化过于急骤，使机体不能与之相适应，导致疾病的发生，这种情况下的六气，便称为"六淫"。

试题点评

本题的关键词是"气"和"淫"。两者的含义不同，六气是自然界六种正常的气候变化，六淫是指风寒暑湿燥火六种足以使人产生疾病的异常气候。即尽管内容一样，但一个是正常的含义，一个是异常的表示。

（吴干银）

第五章 中医学的诊法

【教学目的与要求】

诊法是中医诊断学的重要组成部分。中医诊法包括望诊、闻诊、问诊和切诊，简称四诊，是中医获取病人信息，提供诊断依据的核心渠道。通过中医诊断学的教学，要求掌握望、闻、问、切诸诊法的基本技能及各种病理征象的意义，熟悉中医诊法的基本原理、诊法运用原则等主要内容。具体教学要求如下：

1. 掌握望神技巧及得神、失神、少神和假神的鉴别要点。常色和各种病色所主病证的特征及临床意义。

2. 了解常见异常形体、姿态的表现。了解望形体、望姿态、望头面五官、望肢体皮肤、望二阴、望小儿指纹和望排出物的基本内容。

3. 了解舌诊原理，掌握舌诊的方法，能够识别临床常见舌象。了解正常舌象、异常舌象的表现及其一般临床意义。

4. 掌握呼吸、语言、呕吐等声音的高低、强弱、清浊等变化的一般临床意义，了解各种病室、病体气味的变化及其临床意义。

5. 掌握咳嗽、哮喘、呃逆、嗳气、喷嚏、谵语等的变化及其临床意义。

6. 了解问诊的意义，掌握问诊的内容。了解问诊的方法及注意事项。

7. 了解脉诊的原理及诊脉意义、脉象的生理变异。掌握寸口脉诊的方法。

8. 掌握正常脉象的特征及常见病态脉象（浮、沉、迟、数、实、洪、细、弦、紧、滑、涩、濡、不规则脉）的特征与临床意义，并能够基本上辨识。了解相兼脉的结合与主病规律。

9. 了解按诊的方法，按脘腹的内容及意义。

10. 了解按诊的意义，按胸胁、按肌肤、按手足、按腧穴的内容与意义。

诊法，是指中医诊疗和收集疾病相关资料的基本方法。它包括望、闻、问、切四个方面的内容，简称"四诊"。通过四诊对病人的症状和体征进行全面的了解和检查，收集与病人健康有关的资料，为判断病情，辨别证候提供依据。中医临床诊察疾病的过程，是医者借助感觉器官从患者身上获取有关病证感性材料的一项工作。

第一节 诊法概述

一、基本原理

中医诊法的基本原理建立在整体观念的认识之上。中医学认为人体是一个有机的整体，人体皮、肉、脉、筋、骨、经络与脏腑息息相关，人体是以脏腑为中心，以经络通内外的，机体的外部征象与内在脏腑功能关系密切，因此疾病的本质虽藏于内，但必有一定的症状、体征反映于外，因而通过审察其外在的征象，便可以探求其内在疾病及本质。这就是中医诊察疾病的奥秘。具体包括以下几个方面：

(一) 司外揣内

内是指机体在里的脏腑和疾病的本质，外是指疾病的外在表现，通过观察外表的现象，推测内脏的变化，认识病理本质，并解释外在的证候，即司外揣内。这一认识与近代控制论的"黑箱"理论有着惊人的相似之处。通过充分运用四诊所收集的全部资料，进行科学的整理和归纳，在医学理论指导下进行综合分析、推理判断，即可以抓住疾病的本质。所以《丹溪心法》说："欲知其内者，当以观乎外；诊于外者，斯以知其内。盖有诸内者形诸外"。掌握这一基本原则就能够正确处理表与里、现象与本质、局部与整体的辩证关系，从而作出正确诊断。

(二) 见微知著

见微知著是指通过微小的或局部的变化，可以测知整体。构成人体的各个组成部分之间，在结构上是紧密相关，不可分割的；在生理功能上是相互协调，相互为用；在病理上是相互影响。局部的病变可以产生全身性的病理反应，全身的病理变化亦可反映于局部。由于机体的局部变化，蕴含着整体的生理、病理信息，从而对诊断全身疾病具有重要的意义。自古以来，祖国医学通过观察面部可测知全身脏腑的病变；通过舌的变化反映脏腑气血的盛衰及邪气的性质；在寸口处诊脉推断全身疾病的方法等，一直沿用至今，有效地指导着临床实践。

(三) 知常达变

知常达变是指诊病时熟知正常，通过比较发现异常，以了解疾病的本质及其变化情况。我们在诊断疾病时，一定要注意从正常中发现异常，在对比中找出差别，进而认识疾病的本质。中医望色、闻声、切脉以诊病，即属此理，这也是所谓以我知彼，以观太过、不及的诊断原理。

二、运用原则

(一) 内外详察

内外详察是中医整体观念的具体体现。人体是一个有机的整体，人体又与自然界息息相关，当人体一旦患病，局部的病变即可影响全身，精神刺激可导致气机及形体的变化，脏腑的病变可造成气血阴阳的失常和精神活动的改变，因而任何疾病都会具有整体性的变化。我们通过诊法收集病人临床资料时，就必须从整体上进行多方面的考察，进行详细的询问和检查，内外环境都要考虑到，而不能只看到局部的某一点，防止一叶障目。只有通过广泛而详细的占有临床资料，才能为正确地诊断打好基础。其次，还必须对临床资料作全面剖析和综合判断，避免挂一漏万，贻误病机。

(二) 四诊合参

望、闻、问、切四诊之法，各有所长和特点，又各有其局限性和不足，它们是从不同的角度收集病人的生理和病理信息，既不可相互取代，又不可截然分开。临床诊病必须全面收集临床资料，四诊综合起来研究分析，才能对病证作出准确地判断。

第二节 望 诊

望诊，是医生运用视觉观察病人的神色形态、局部表现、舌象、排出物色质量的异常变化来诊察病情的方法。望诊在中医诊断学中占有重要地位，被列为四诊之首。

由于人体内在的脏腑、气血、经络等的变化，都可以反映于体表的相关部位，或出现一些特殊表现，因此通过观察病人外在异常表现，可以测知内在的病变，认识和推断病情。

望诊应尽量在充足的自然光线下进行。望诊须根据病情，有步骤、有重点地仔细观察。一般先进行神色形态的整体望诊，再局部望诊、舌诊，最后望排出物。

一、望神色形态

望神色形态是医生在诊察病人时，首先对病人的神情、面色、形体、姿态等整体表现进行扼要观察，从而对病性的寒热虚实和病情的轻重缓急获得一个总体的认识，为进一步深入细致地诊察疾病打下基础。

（一）望神

望神是通过观察人体生命活动的总体表现来诊察病情的方法。神在中医领域有多种含义，狭义之神是指精神、意识、思维活动，主要依赖于心血的濡养和心脏的调节；广义之神是指人体生命活动总的外在表现，是以精、气、血、津液为物质基础的，是脏腑功能、气血的外在的征象。望神是指对病人广义之神的了解把握。观察神的变化，可知精气存亡、脏腑盛衰，推断病情的轻重和预后的善恶。望神主要望面色眼神、神志意识、呼吸语言、动作形态等，其中以望眼神为最重要。临床一般分为"得神"、"少神"、"失神"、"假神"四种（表5-2-1）。

1. 得神　又称"有神"。病人神志清楚，面色荣润，两目灵活明亮，呼吸调匀，语言清晰，反应灵敏，活动自如。提示机体精气充足，正气未伤，病情较轻，预后良好。

2. 少神　病人精神倦怠，两目无神，面色少华，少气懒言，反应迟钝，动作缓慢。提示正气不足，精气轻度损伤，机体功能较弱，多见于轻病或恢复期病人。

3. 失神　病人精神萎靡，面色晦暗，形体羸瘦，两目呆滞无光，动作艰难，反应迟钝，呼吸气微；或神昏谵语，循衣摸床，撮空理线，喘息急促。提示正气大伤，脏腑功能虚衰或严重障碍，病情严重，预后较差。

4. 假神　多见于大病、久病、重病之人，本已面色晦暗，精神萎靡，声低气弱，懒言少食，病久未见好转，突然见颧红如妆，目光转亮，精神转佳，言语转清，喋喋不休，思食索食等。提示病情恶化，脏腑精气极度衰竭，是阴阳离绝的危候，临终先兆，古称"回光返照"、"残灯复明"。

表5-2-1　望神要点及临床意义

观察要点	得　神	少　神	失　神	假　神
面色形体	形色如常，肌肉不削、面色明润、含蓄，体态自然	面色少华，动作迟缓，气短懒言	形羸、色败、大肉消削、面色晦暗、暴露	突然颧红如妆
眼神	活动灵敏，精彩内含，炯炯有神	反应迟钝	反应迟钝，目无精彩，目暗睛迷，瞳神呆滞	目光突然转亮
神志语言	神志清楚，语言清晰，动作如常，表情自然、灵敏	如常	神志不清，语言动作失常，昏迷烦躁或循衣摸床	突然转清，言语清亮、不休，想见亲人

续表 5-2-1

观察要点	得神	少神	失神	假神
呼吸	呼吸调匀	少气	气微或喘促	呼吸异常
饮食	如常	如常		突然能食
临床意义	五脏精气充足,病中则正气未伤,病轻,预后良好	正气已伤,脏腑功能不足,多见于虚证	正气大伤,脏腑功能虚衰,病情严重,预后较差	是阴阳离绝的危候,临终先兆

(二)望色

望色是通过观察病人皮肤颜色和光泽的变化以诊察病情的方法。由于面部气血充盛,为十二经脉、三百六十五络的气血上注之处,是脏腑气血之外荣。加之其皮肤薄嫩,现代医学也认为面部毛细血管网比较丰富、皮肤薄嫩,色泽变化易现于外,因而望面色可以了解脏腑功能状态、气血盛衰情况以及邪气所在。望色以望面部气色为主,兼望皮肤、目睛、爪甲等部位。在古代中医对色泽的描述有两个术语,叫常色和病色,下面分别介绍。

1. 常色　指人在正常生理状态下面部的色泽,即正常的面色与肤色,因种族不同而异。我国正常人面色为微黄略红润而有光泽。

2. 病色　指人体在疾病状态时的面部色泽。病色包括五色善恶与五色变化。五色善恶主要通过颜色光泽异常变化以及面色颜色的异常变化两方面的内容。反映出来,提示病情轻重与预后吉凶。其中如果光泽明润而含蓄,古人称之为善色,说明病情较轻,气血未衰,预后较好;如果面部没有光泽,晦暗枯槁而显露,古人用"恶色"来形容,说明病情较重,精气已伤,预后较差。古人在长期的临床实践中,还用五色变化来分析、了解病情,这是根据五行学说和藏象理论,把青、赤、黄、白、黑五色与脏腑联系,主要反映主病、病位、病邪性质和病机。现将五色主病分述于下(图 5-2-1):

五色主病 {
青色主惊风、寒、痛、瘀、气滞
赤色主热、戴阳证
黄色主湿、虚、黄疸
白色主虚、寒、脱血、夺气
黑色主肾虚、水饮、瘀血、寒证
}

图 5-2-1　五色主病

(1)青色:主寒证、痛证、气滞、瘀血、惊风。

青色五行属木,主病以肝经和厥阴经的病证为主。青色为气血不通,经脉瘀阻所致。寒则气血凝滞,气滞血瘀,经脉拘急,不通则痛。面色苍白而青,或青黑者,属寒盛、痛剧,见于阴寒腹痛等病人;慢性心、肝疾病有气血瘀滞者,常见面色、口唇青紫;面色青黑晦暗者为阳虚有寒;小儿高热,见眉间、鼻梁、口唇四周发青,常是惊风的先兆,此乃邪热亢盛,燔灼筋脉,使面部脉络血行瘀阻所致。

(2)赤色:主热证,也见于戴阳证。

赤色五行属火,为火热内盛,鼓动气血,充盈脉络所致。热证有虚实之分:实热证面赤如醉,常满面通红,多因热邪亢盛;虚热证,常见午后两颧嫩红或潮红,多因阴虚火旺;久病重病,面色苍白晦暗,时见泛红如妆,游移不定者,属戴阳证。

(3) 黄色：主湿证、虚证、黄疸。

黄色五行属土，多为脾失健运，水湿不化，或气血乏源，肌肤失养所致。面色淡黄，枯槁无华为萎黄，多为肺脾气虚，妇人为经脉不调；面黄虚浮者，为脾虚湿阻之黄胖证；身目俱黄为黄疸病，黄色鲜明如橘色为阳黄，属湿热证，黄色晦暗如烟熏为阴黄，属寒湿证；小儿出生后遍体皆黄，多为胎黄。

(4) 白色：主虚证、寒证、脱血、夺气。

白色五行属金，为阳气虚衰，行血无力，络脉空虚，气血不荣所致。㿠白而虚浮，多为阳气不足；淡白而消瘦，多为营血亏损；苍白无华为失血；面色白而发青多为阴寒内盛；急性病突然面色苍白，属阳气暴脱之危候。

(5) 黑色：主肾虚、寒证、水饮、瘀血。

黑色五行属水，为肾阳虚衰，水寒内盛，气血凝滞，肌肤失养所致。面色黧黑、唇甲紫暗可见心血瘀阻或肾阳虚证；面唇焦黑，发枯齿槁多为肾阴久耗；面色青黑多为寒证、痛证；黑色浅淡为肾病水寒；目眶周围发黑者，可见于肾虚水饮的痰饮病，或寒湿带下等。

(三) 望形体

望形体，是观察病人外形的变化及体质的情况。人体的五脏六腑、四肢、躯干等组织，在生理上都存在着内外相应的密切关系。它们之间是以五脏为根本，五脏强壮则健康，五脏衰竭则病危，当五脏功能失常时，相应的外部形体上便会出现异常的病态，因此察外即可知内。

1. 强弱　发育良好，形体壮实，皮肤润泽，是体质强壮的表现；发育不良，形体消瘦，皮肤枯槁，是体质虚弱的表现。

2. 胖瘦　主要反映阴阳气血的偏盛偏衰。形体肥胖，肌肉松软，气短乏力为形盛气虚之痰湿体质；形体瘦干，肌肉瘦削，易躁易怒为阴血内热之多火体质。故古人云：肥人多痰多气虚，瘦人多火多阴虚。

(四) 望动态

望动态，是指观察病人动作的姿态和体位的异常变化。不同的疾病会产生不同的形态，因此从体表各部所反映的动态，可以诊察其内在的脏腑病变。

1. 动静　阳证、热证、实证者多以动为主，可见坐卧不宁，烦躁不安，卧时面常向外，时时转侧，喜仰卧伸足，揭衣弃被，不欲近火；阴证、寒证、虚证病人多以静为主，可见喜卧少坐，卧时面常向里，不欲转侧，喜加衣被。

2. 仰俯　咳喘者，呼吸气粗，难以平卧，坐而仰首，多是痰涎壅盛之肺实证；坐而俯首，气短喘促，动则尤甚，是肺虚或肾不纳气。腹痛，被迫仰卧者，多为实证；被迫俯卧者，多为虚证；辗转翻动，不断变换体位者，多为气滞或虫积所引起的阵发性腹痛。

3. 抽搐　多为动风之象。项强抽搐，两目上翻，伴高热烦渴者，多为热极动风；四肢抽搐，牙关紧闭，角弓反张为破伤风；手指震颤蠕动者，多为肝肾阴虚，虚风内动；肢体麻木，筋脉拘挛多为血虚风动。

4. 偏瘫　卒然昏倒，不省人事，半身不遂，口眼歪斜为中风偏瘫。

5. 痿痹　关节肿痛，屈伸不利，甚至变形，多属痹证；四肢痿软无力，行动困难，多是痿证。

二、局部望诊

局部望诊是在全身望诊的基础上,再根据病情和诊断的需要,对病人的某些部位进行深入细致地观察,从而帮助了解整体的变化。局部望诊包括望头面、望毛发、望五官、望躯体、望皮肤、望小儿指纹。

(一) 望头面

1. 望头项 小儿头形过大或过小,伴有智力低下者,多属先天不足所致。囟门下陷或迟闭者,多为先天不足或津伤髓少之虚证;囟门高突者,多为痰火上冲之热证或脑髓有病。头颈无力抬起,多属虚证或病重;头项强直者,多由温热火邪上攻所致;头摇不能自主者,多为动风之征。颈前结喉两侧漫肿或结块,随吞咽移动为瘿瘤,乃肝气郁结,气结痰凝所致。颈侧颌下有肿块,累累如串珠为瘰疬,多因肺肾阴虚,虚火灼津,结成痰核;或因风火时毒,壅滞气血,结于颈侧所致。

2. 望面形 面部浮肿多见于水肿病者,为水湿上泛所致。头面红肿热痛者,多属风邪热毒。腮肿者,多由风温毒邪,阻滞少阳所致。口眼歪斜为风邪中络;伴半身不遂者为中风,多由肝阳上亢,风痰闭阻经络所致。

(二) 望毛发

正常人头发分布均匀,色黑润泽,是肾气充盛之象。头发稀疏脱落,干枯无泽,多为肾气亏虚或精血不荣;突发不规则片状脱发,常因血虚或血瘀、情志所伤;白发多为肝肾亏损,气血不足。小儿发结如穗,干枯不荣,多为疳积之象;新生儿少发、无发或发疏色黄,多为先天不足或体质较差。

(三) 望五官

1. 望目 眼部可反映五脏的情况。望目的重点是望眼神,还应注意色泽、形态方面的变化。目光有神采,视物清楚,转动灵活为有神,提示无病或病浅易治;白睛暗浊,黑睛晦滞,或目光呆钝,视物模糊,转动不灵,或两目上视、直视,为无神,说明病情较重难治。目赤红肿为肝经风热或肝火;白睛发黄为黄疸;眼睑红肿湿烂为脾胃湿热或肝胆湿热;眼睑淡白为气血不足;目眶色黑为脾肾虚损,水寒内盛;眼睑浮肿多为水肿;眼窝下陷多为伤津脱液;小儿睡时露睛多为脾虚或疳积;瞳孔散大,多为阴阳离绝之凶兆;两目上视、斜视、直视均属肝风内动。

2. 望鼻 主要反映肺与脾胃的情况。望鼻,应注意鼻的色形和望鼻内分泌物。鼻端色青为阴寒腹痛;色白为气血不足;色赤为肺脾热盛;色黄多为湿邪;色黑则为水气内停。鼻塞多涕为外感;清涕为风寒;浊涕为风热;久流脓涕,有臭味多为鼻渊。鼻衄多因肺胃热盛;鼻翼扇动,发病急者为肺热壅盛;鼻柱溃烂塌陷,可见于梅毒;鼻柱崩坏,眉毛脱落多见于麻风病。

3. 望耳 主要反映肾与肝胆的情况。耳轮肉厚,色红明润为肾精充足或病轻浅易愈;肉薄干枯则为肾精不足;色淡白属寒,青黑属痛,焦黑为肾精亏耗。耳旁红肿疼痛多因风热外犯或肝胆火热;耳中疼痛,耳聋流脓者为胆经有热或肝胆湿热;久病血瘀可见耳轮甲错。

4. 望口唇 主要反映脾胃的情况。望口唇应注意口唇的颜色、润燥和形态的变化等。唇色深红而干,多为热证、实证;唇色淡而晦暗,多为寒证、虚证。唇色青紫,多属寒凝、瘀滞、痛证;唇黑者脾胃将绝,久病唇黑预后不佳。唇舌糜烂,为脾胃有热或阴虚火旺;口唇燥裂,多是燥热伤津。口开不闭多为虚证;牙关紧闭多属实证;口角歪斜可见于中风。口腔黏膜近白齿处,见边有红晕的白色小点,为将出麻疹之征。睡时口角流涎,多属脾虚或脾胃有热;小儿口疮,多为脾经郁热或消化不良。

5. 望齿龈 主要反映肾与胃的情况,应注意龈、齿的色泽、润燥及形态等异常变化。齿龈色淡白为血虚;色深红或紫为热证;牙龈肿痛是胃火上炎;齿龈红肿出血为胃火伤络;不红微肿者,多属气虚或虚火伤络;牙龈腐烂或牙齿脱落多为牙疳。牙齿干燥不泽,为阴液已伤;干燥如枯骨是肾阴涸竭;睡中咬牙或龂齿,多是胃热或虫积。

6. 望咽喉 主要反映肺胃与肾的情况。咽部红肿疼痛为肺胃有热,兼见黄白脓点为肺胃热盛;咽红干痛为热伤肺津;若咽部嫩红微痛,为阴虚火旺;乳蛾红肿疼痛多是风热或痰火;咽喉有灰白色膜,迅速扩大,剥落则出血可见于白喉。

(四)望躯体

鸡胸者,多为先天不足,或后天失养;扁平胸,多属肺阴虚、气阴两虚或体弱;桶状胸,多为素有伏痰积饮,久病咳喘,肺气耗伤或肺肾两虚,肾不纳气所致。腹部膨隆,多为臌胀、水肿等病;腹部深陷,久病为脾胃虚弱,气血不足,新病为吐泻太过,津液大伤;腹壁青筋暴露者,多属肝郁血瘀。

(五)望皮肤

主要观察皮肤的外形及斑疹、痈、疽、疔、疮等情况(参见附图1-1,附图1-2)。

1. 望皮表 皮肤肿胀,按之凹陷,为水肿;皮肤干瘪枯槁者是津液耗伤,或精血亏损。皮肤粗糙如鳞,肌肤甲错者,是血虚夹瘀血所致。皮肤面目俱黄,为黄疸。

2. 望斑疹 斑疹多为温热病邪热郁于肺胃,内迫营血所致。斑与疹不同,一般斑重于疹。斑或红或紫,点大成片,平铺于肌肤,抚之不碍手,压之不褪色,消失后不蜕皮,并有阴斑、阳斑之分。疹则色红,形如米粟,稍高于皮肤,抚之碍手,压之褪色,消失后蜕皮,又有麻疹、风疹、隐疹之别。斑疹均有顺逆之分,以其色红活润泽,分布均匀,疏密适中,松浮于皮面为顺证,预后良好;其色紫红,分布稠密而紧束有根,压之不易褪色,为逆证,预后不良。

3. 望痈疽疔疖 局部红肿热痛,高出皮肤,根部紧束有根为痈,属阳证;漫肿无头,坚硬而肤色不红者为疽,属阴证。初起如粟米,根部坚硬,麻木或痒,顶白痛剧,身发寒热,多发于颜面为疔;形小如核,红肿热痛不甚,顶端有脓头者为疖。皮肤红疹,破后渗液,色红糜烂者为湿疹;皮肤色赤如涂丹,热痛并作或缠腰而发者为丹毒。

(六)望小儿指纹

望小儿指纹适用于3岁以内的小儿,将小儿食指按指节部位分为风、气、命三关,食指近端第一节为风关,第二节为气关,第三节为命关(图5-2-2)。诊察时让家长抱小儿向光,医师用左手握小儿食指末端,以右手大拇指从命关向气关、风关直推,用力适中,连推数次,络脉愈推愈显见,即可在三关的部位上观察指纹的形色变化。正常小儿指纹为红黄隐隐于食指风关之内。小儿指纹是手太阴肺经的分支,望小儿指纹与成人诊寸口脉具有相同的诊断意义。

望小儿指纹的临床意义可概括为:

纹色辨寒热:红紫多为热证;青色主惊风或疼痛;淡白多为脾虚、疳积。

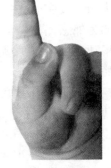

图5-2-2 望小儿指纹

淡滞定虚实：色浅淡者为虚证；色浓滞者为实证。
浮沉分表里：指纹浮显者多表证；指纹深沉者多为里证。
三关测轻重：指纹突破风关，显至气关，甚至显于命关，表明病情渐重，若直达指端称为"透关射甲"，为临床危象。

（七）望排出物

排出物包括排泄物和分泌物。观察排出物的色、质、量及其变化情况，可了解有关脏腑的虚实和邪气的情况。

一般认为，排出物清稀者，多为寒证；黄稠黏者，多属热证。因为寒凝则阳气不运，机能衰退，水湿不化，以致水液澄澈清冷，排出物质地清稀；热邪熏灼，煎熬津液，所以排出物见黄浊而黏稠。

1. 望痰、涎、涕、唾　外感病邪，痰清有泡沫为风痰；色白清稀为寒痰；痰多色白，咯之易出多为湿痰；痰黄稠黏为热痰；痰少而黏，不易咯出，或痰夹血丝者是燥痰；咳唾腥臭脓痰或脓血的是肺痈证；多涎喜唾可见于胃寒；劳瘵久咳，咯吐血痰多为虚火伤肺。

2. 望呕吐物　胃热则吐物稠浊酸臭，胃寒则吐物清稀无臭；食滞则呕吐酸腐；朝食暮吐，暮食朝吐，多为反胃；胃络伤则见呕血；呕吐黄绿苦水，多为肝胆湿热。

3. 望大便　虚寒之证大便溏薄，实热之证大便燥硬；便如羊粪为肠燥津枯；便黄如糜，溏黏恶臭多为肠胃湿热；小儿绿便有泡多为消化不良或受惊吓；大便脓血，赤白相杂是下痢；便血色鲜红者是血热；色黑如漆为瘀血内积。先便后血，其色褐黑者，病多在脾胃，又称远血。先血后便，其色鲜红或深红色，病多在大肠与肛门，又称近血。

4. 望小便　小便清澈而长为虚寒证，赤涩短少为实热证；其色黄赤为湿热下注；小儿尿如米泔，多是食滞肠胃，内生湿热，或为脾虚。黄赤混浊，夹有砂石为石淋；混浊如米泔，淋沥而痛是膏淋；尿中有血色、热涩刺痛为血淋。

三、舌诊

舌诊是望诊的重要组成部分，也是中医诊断疾病的重要特色之一。因为"心开窍于舌"，古人又有"舌为心之苗"之说。脾开窍于口，舌是口腔中的最重要的器官，所以前人认为，舌又为脾胃之外候。除了心、脾以外，舌还通过经络和全身其他脏腑联系，这是因为脏腑的精气可上荣于舌，其病变亦可从舌的变化反映出来。前人在长期临床实践中发现舌的一定部位与一定的脏腑的相对应联系，并反映相关脏腑的病理变化。舌尖反映心肺的病变；舌边反映肝胆的病变；舌中反映脾胃的病变；舌根反映肾的病变。这种观点目前在临床上仍然具有一定的诊断参考价值。

舌诊主要是观察舌质和舌苔的变化。舌质又称舌体，是舌的肌肉脉络组织，主要反映人体正气情况，脏腑虚实，气血盈亏；舌苔是舌面上附着的一层苔状物，由胃气上蒸而成，主要反映邪气情况，病邪浅深，病邪性质及胃气存亡。通过舌诊可以判断正气的盛衰，分辨病位的浅深，区别病邪的性质，推断病势的进退，测知病情的预后。

（一）正常舌

正常的舌是舌体柔软，活动自如，鲜明润泽，不胖不瘦的淡红舌；颗粒均匀，干湿适中，不黏不腻的薄白苔，概括为淡红舌，薄白苔。提示气血充盈，脏腑功能健旺，精神情志正常。

(二) 望舌质

望舌质,主要是观察舌质的神采、颜色、形体、动态。

1. 望舌神　是判断疾病预后的关键。舌质红活明润为有神,说明津液充足,气血充盈,或病情轻浅,正气未伤;舌质干瘪晦暗为无神,是津液亏乏,气血虚衰,正气已伤,病较危重的表现。

2. 望舌色　舌质的颜色,一般分为淡白、红、绛和青紫四类(参见附图2)。

(1) 淡白舌:较正常舌色浅淡为淡白舌。多为阳气衰弱或气血不足,使血不盈舌,舌失所养而致。主虚证、寒证。舌淡白而胖嫩多为阳虚寒湿;淡白而瘦薄多为气血两虚。

(2) 红舌:舌色较正常舌色为深,甚则鲜红,为红舌。血得热则行,热迫血涌,舌体脉络充盈故舌色红。主热证,有虚实之分。舌色鲜红,甚至起芒刺而有苔者,多为实热证;舌红少苔或无苔或有裂纹,则为虚热证;舌尖红起刺多为心火上炎;舌边红赤为肝胆有热,舌红而舌中干燥可为热灼胃津。

(3) 绛舌:舌色深红甚于红舌为绛舌,多因热甚津液受伤,血液浓稠致血色加深。主邪热炽盛,主瘀。外感病中,若见舌绛或有芒刺为温病热入营分、血分;内伤杂病中,若舌绛少苔或无苔,或有裂纹,则为阴虚火旺;舌绛无苔,舌面光亮无津称为镜面舌,为内热阴液亏耗。舌绛色暗或有瘀斑、瘀点,是血瘀夹热。

(4) 青紫舌:色淡紫不红者为青舌,舌深绛而暗为紫舌,两者常并见。因热甚伤津,气血壅滞或寒凝所致。主热证、寒证和瘀血。舌绛紫干枯少津,为热盛伤津、气血壅滞;舌淡紫或青紫湿润者,多为寒凝血瘀。舌面或舌边见紫色斑点、斑块,称瘀点或瘀斑,为血瘀证。

3. 望舌形　参见附图3。

(1) 老嫩:舌质粗糙,坚敛苍老为老舌,主实证、热证。舌质细腻,浮胖娇嫩,或边有齿痕为嫩舌,主虚证、寒证。

(2) 胖瘦:较正常舌体胖大肿胀为胖大舌,为水湿痰饮阻滞所致。较正常舌瘦小薄瘪为瘦薄舌,多为气血阴液不足,不能充盈舌体所致。舌淡白胖嫩,苔白水滑,多为脾肾阳虚,水湿停留。舌红绛胖大,苔黄厚腻,多是脾胃湿热,痰浊停滞。舌赤肿胀而苔黄,乃热毒壅盛,心脾有热。舌瘦瘪淡红而嫩为心脾两虚,气血不足。舌瘦薄绛干多为阴虚热盛。

(3) 裂纹:舌面上有深浅不一的裂沟,为裂纹舌,因阴血亏损,不能荣润舌面所致。舌质红绛而有裂纹,多属热盛伤津或阴虚液涸;舌质淡而有裂纹,多为血虚不润;舌面布细碎裂纹常见于年老阴虚。

(4) 芒刺:舌乳头增生、肥大,高起状如草莓星点,为芒刺舌,由热毒炽甚,深入血分所致。舌有芒刺,色红而干为热入营血;舌有芒刺,紫绛而干为热甚伤阴;舌边芒刺为肝胆火盛;舌中有芒刺为胃肠热甚;舌尖红赤起刺为心火上炎。

(5) 齿印:舌边有牙齿印痕为齿痕舌,常与胖大舌并见,由于脾虚不能运化水湿,舌体胖大而受齿缘压迫所致。淡白而湿润边有齿痕为寒湿困脾;淡红胖嫩而有齿痕,多是脾虚或气虚。

(6) 舌疮:多见于舌边或舌尖炎,形如粟粒,或为溃疡,局部疼痛,多因心经热毒壅盛而成;疮不出舌面,疼痛较轻,多是肝肾阴虚火旺所致。

4. 望舌态

(1) 痿软:舌体痿软,伸缩无力者,为痿软舌,多为气血俱虚,筋脉失养所致。久病舌体痿软,舌色淡白,属气血两虚;痿软色绛,舌光无苔为肝肾阴液枯涸;突发舌体痿软,色红少津则为热灼阴液。

(2) 强硬:舌体强硬,活动不利,言语不清为强硬舌。外感热病,多由热入心包,高热伤津,筋脉失养所致;内伤杂病,由肝风夹痰所致。舌强而干,舌色红绛多为热入心包,灼伤津液;舌强语謇,口眼歪斜,半身不遂者,多为中风;舌灰胖而硬,多因痰浊阻滞。

(3) 震颤:舌体颤动不定,不能自主,为震颤舌,多由气血两虚,亡阳伤津,使筋脉失于温养和濡润,或为热极津伤而动风所致。舌色红绛,震颤明显,常因热极生风;舌色淡白,蠕蠕微动,多为虚风内动。

(4) 歪斜:伸舌时舌体向左或向右偏斜,为歪斜舌,多为风中经络或风痰阻络而致。主中风或中风先兆,若病在左,舌体偏向右;病在右,舌体偏向左。

(5) 卷缩:舌体卷缩,不能伸出,多为危重之证。舌卷缩而赤干,属热极伤阴;舌卷缩而淡白湿润,是阳气暴脱,寒凝经脉;舌胖大,苔厚腻而短缩,多为痰浊内阻。

(6) 吐弄:舌体伸出口外,久不回缩者为吐舌;舌体反复伸出舐唇,旋即缩回为弄舌。多因心脾二经有热所致。舌红吐弄为心脾有热;舌紫绛吐弄为疫毒攻心;小儿弄舌多是惊风先兆,或久病危候;先天不足,智能低下者,也可见弄舌。

(7) 麻痹:舌体麻木而转动不灵称为麻痹舌,多因虚风入络或风痰阻络,营血不能上荣所致,见于血虚风动或肝风夹痰证。

(8) 舌纵:舌体伸出,难以收回称为舌纵,由于气血两虚,风痰或痰火扰心所致。舌纵麻木可见于气血两虚;舌纵深红,口角流涎,口眼歪斜,多为风痰或痰火扰心;舌纵不收,舌枯无苔,言语謇涩,多属危重凶兆。

(三) 望舌苔

望舌苔,主要是观察苔色、苔质和苔形。

1. 望苔色　舌苔的颜色一般有白、黄、灰和黑色等四种变化(参见附图4)。

(1) 白苔:多主表证,寒证,湿证。苔薄白为病邪在表,病情轻浅。舌苔薄白,主外感风寒;苔白而厚,主里寒证,多为湿浊内盛,或寒湿痰饮;苔白滑黏腻多主痰湿;若舌苔白如积粉,舌质红赤,则主湿遏热伏,或瘟疫初起;苔白而燥裂,主燥热伤津。

(2) 黄苔:多主里证、热证。苔淡黄为热证,深黄为热重,焦黄为热极。黄色愈深,热邪愈重。薄黄苔常为风热在表;苔黄腻为脾胃湿热或痰食化热。苔黄而干燥,主邪热伤津,燥结腑实。外感病舌苔由白转黄,为表邪入里化热之征。

(3) 灰黑苔:浅黑色的舌苔为灰苔,较灰苔色深为黑苔,主痰湿、里证,但有寒热之分,见于病情较重者。苔色深浅与病情轻重相合,苔质润燥是鉴别灰黑寒热属性的重要指征。舌苔灰黑而润滑,舌质淡白为阳虚寒湿或痰饮内停;舌苔灰黑而干燥,舌质红绛,为热极津枯或阴虚火旺。

2. 望苔质　主要观察舌苔的质地,如厚薄、润燥、腐腻、剥脱等变化(参见附图5)。

(1) 厚薄:透过舌苔能隐约见到舌体者为薄,不见舌体者为厚。质的厚薄可反映病位的浅深和病邪的轻重。因正气未伤,邪气不盛,故见薄苔,多主外感表证或内伤轻病;厚苔由胃气夹湿浊邪气熏蒸所致,主邪盛入里,或内有痰饮湿食积滞,病较深重。舌苔由薄变厚,表示病邪由表入里,病势由轻转重;由厚变薄,表示邪气渐消,正气渐复,病势由重转轻。

(2) 润燥:润燥反映津液的存亡。舌苔润泽为津液上承之征,见于正常舌象或虽病津液未伤者。若苔面水分过多，滑润欲滴者为滑苔，因三焦阳气衰少，不能运化水湿，湿聚而为痰饮，上溢于舌所致，故主寒、湿，常见于阳虚而痰饮水湿内停。燥苔为津液耗伤，津不上承所致，或热盛伤津，或燥气伤肺，或阴液亏虚，或阳虚气不化津。

（3）腐腻：腐腻主要反映中焦湿浊及胃气盛衰的情况。颗粒粗大，疏松而厚，状如豆腐渣堆积舌面，刮之易去为腐苔，多因实热蒸化脾胃湿浊所致，为阳热有余，主食积痰浊、内痈和湿热口糜。颗粒细小，致密而黏，紧盖在舌面，刮之不脱者，为腻苔，多为湿浊内蕴，阳气被遏所致，主湿浊、痰饮、食积、湿热、顽痰等证。舌苔霉腐，或糜点如渣，见于胃体腐败之危象。苔厚腻色黄，是湿热或痰热；苔滑腻而色白多为寒湿、痰浊。

3. 望苔形

（1）全苔：舌苔布满全舌者为全苔，多见于痰湿阻滞者。

（2）剥苔：舌苔部分剥脱者为剥苔，主阴虚病证。一般少苔较轻，剥苔较重，无苔更重。若舌苔不规则的大面积脱落，界限清楚，形似地图，又称地图舌，多为胃之气阴两伤；小儿见地图舌多为虫积。舌苔全部褪去，不再复生，以致舌面光洁如镜为光剥苔，又称镜面舌，表示胃阴枯竭，胃气将绝。因此，望舌苔的剥脱情况可测知胃气、胃阴的耗损程度，对推断病情的预后有诊断价值。

总之，观察舌苔的厚薄，可测知病邪的深浅；舌苔的润燥，可测知津液的盈亏；舌苔的腐腻，可测知湿浊情况；舌苔的颜色，可测知疾病的性质；舌苔的剥脱有无，可测知病情的发展趋势和预后。

第三节 闻 诊

闻诊是通过听声音和嗅气味来诊断疾病的方法。闻诊的原理是因为人体发出的声音和气味都是脏腑生理活动和病理变化的反映，故诊察其异常改变，可以推断出体内各脏腑的病证。

一、听声音

听声音是指听辨病人言语气息的高低、强弱、清浊、缓急变化以及咳嗽、呕吐等脏腑病理变化所发出的异常声响，来判断疾病寒热虚实性质的诊病方法。听声音包括听辨病人的声音、言语、呼吸、咳嗽、呕吐、呃逆、嗳气、太息、喷嚏、鼻鼾、肠鸣等。

（一）声音

一般语言高亢洪亮有力，烦躁多言属实证、热证；语声低微细弱无力，沉静懒言属虚证、寒证。语声重浊，多见于外感，或因湿浊阻滞，气道不畅而致，临床常伴有鼻塞、流涕或咳嗽、痰多等症。语声嘶哑称为音哑，声音不能发出称为失音。音哑或失音者有虚实之分，新病者多因外感风寒或风热犯肺，或痰湿壅肺，为肺气不宣，邪阻清窍所致，即"金实不鸣"；久病常因各种原因导致肺肾阴亏或虚劳，津不上承所致，即"金破不鸣"。呻吟声高亢有力，多为实证、剧烈疼痛；久病而呻吟低微无力，多为虚证。患者突然惊叫，多为剧痛或惊恐所致。小儿惊呼阵发，尖利高亢，多见惊风；小儿阵哭拒食，辗转不安，多因腹痛；小儿夜啼，可因惊恐、虫积、食积而致。神昏不醒，鼾声作响，手撒遗尿，多见于中风危候。

（二）言语

主要辨听病人言语的表达与应答能力是否异常。言为心声，言语异常多与心的病证有关。常见的病态言语有谵语、郑声、独语、狂言及语謇。

1. 谵语　神志不清，胡言乱语，语无伦次，声音高亢。多为热扰心神的实证。
2. 郑声　神志不清，语言重复，时断时续，声音低微。为心气大伤，精神散乱之虚证。
3. 独语　喃喃自语，喋喋不休，见人语止。属心气不足之虚证，或因痰气郁结，心窍阻闭所致，可见于郁证、癫证。
4. 狂言　精神错乱，语无伦次，狂躁妄言，不避亲疏。多属痰火扰乱心神所致，可见于狂证。
5. 语謇　舌强语謇，言语不清。多因风痰阻络所致，为中风之先兆或中风后遗症。

（三）呼吸

呼吸声高气粗而促，多为实证和热证；呼吸声低气微而慢，多为虚证和寒证。呼吸急促而气息微弱，为元气大伤的危重证候。呼吸异常主要与肺肾病变有关，常见有喘、哮、少气、太息等。

1. 喘　指呼吸困难，短促急迫，甚则鼻翼煽动，张口抬肩，难以平卧的症状。喘有虚实之分。实喘者发病急骤，呼吸喘促，胸满气粗声高，以呼出为快，因肺有实邪，肺失肃降所致；虚喘者病势较缓，呼吸短促，声低气怯，吸少呼多，气不得续，动则喘甚，以吸入为快，多因肺肾气虚或肾不纳气所致。
2. 哮　指呼吸急促似喘，声高断续，喉中有哮鸣声的症状。哮证有寒热之别，多因宿痰内伏，复感外邪所诱发。往往时发时止，缠绵难愈。

喘以气息急迫，呼吸困难为主；哮以喉间哮鸣音为特征。喘未必兼哮，但哮必兼喘。运用听诊器听诊，有哮鸣音者，中医属于哮，否则属于喘。

3. 少气　指呼吸微弱，气少不足以息，声低无力的症状。多因气虚所致。
4. 太息　又名叹息，指不自主地时发长吁短叹声，以呼气为主，太息后自觉宽舒，是情志不畅，肝气郁结之象。

（四）咳嗽

有声无痰谓之咳，有痰无声谓之嗽，有痰有声为咳嗽。咳嗽乃肺失宣降，肺气上逆所致。咳声重浊有力，暴咳音哑多为实证；咳声低微无力，久咳音哑多为虚证。痰白而清稀，多为外感风寒；痰黄而黏稠，多属肺热；干咳少痰或无痰，多为燥邪伤肺或阴虚肺燥。

1. 百日咳　咳声短促，呈阵发性、痉挛性，连声不绝，终止时作鹭鸶叫声，常反复发作，称为百日咳。多因风邪与痰热相搏所致，常见于小儿。
2. 白喉　咳声如犬吠，伴有语声嘶哑、吸气困难，乃肺肾阴虚，火毒攻喉所致。

（五）呕吐

呕吐指饮食物、痰涎从胃中上涌，自口中吐出的症状。有物无声为吐；有声无物为干呕；有物有声为呕吐。皆因胃气上逆所致，有寒热虚实之分。呕吐来势徐缓，呕声低微无力，多为虚证或寒证；呕吐来势较猛，呕声响亮有力，多为实证或热证。

（六）呃逆

气逆于上，自咽喉部发出的一种不由自主的冲击声，其声短频而响亮，俗称"打呃"。因胃气上逆所致，有寒热虚实、新病久病之别。呃声频作，高亢而短，其声有力者，多属实证、热证;呃声低沉,声弱无力者,多属虚证、寒证。新病呃逆,其声有力,为邪客于胃;久病、重病呃逆不止,声低气怯无力者,属胃气衰败之危候。

二、嗅气味

嗅气味,是指嗅辨与疾病有关的气味。分病体的气味和病室的气味。正常人气血通畅,脏腑功能正常,没有异常的气味。病体之气是因脏腑功能失调,气血津液受病,产生败气,从体窍或排出物发出所致。病室之气味,是由病体气味和排出物气味散发的,逐渐充斥病室,说明病情较重。

一般来说,凡气味酸腐臭秽者,多属实热证;气味腥而无臭者,多属虚寒证。具体如下:

(一)病体气味

1. 口气　指从口中散发出的异常气味。口臭多属胃热或消化不良、溃疡、消渴或口腔不洁、龋齿所致。口气酸馊,多是胃有宿食,胃肠积滞。口气腐臭,多是牙疳或内有溃腐脓疡。

2. 汗气　汗有腥膻味,是风湿热邪久蕴皮肤,津液受蒸变所致。狐臭,为腋下随汗散发的臊臭气味,是湿热内蕴所致。汗出臭秽多见于瘟疫或暑热火毒炽盛之证。

3. 痰涕气味　咳吐浊痰脓血,有腥臭味者为肺痈,是热毒炽盛所致。鼻流浊涕腥臭者为肺热鼻渊;鼻流清涕无气味者,为外感风寒。

4. 二便气味　大便臭秽难闻为热,大便腥臭为寒。大便臭如败卵,甚至夹有未消化食物,矢气酸臭者是消化不良,宿食停滞所致。小便黄浊而臊臭者,多属湿热。尿甜并散发烂苹果样气味者为消渴病。

5. 经带气味　带下色白清稀而味腥者,多属虚寒;色黄稠厚而臭秽者,多属湿热。月经臭秽者,多属热证;月经味腥者,多属寒证。

6. 呕吐物气味　呕吐物清稀无臭味者,多属胃寒;气味酸臭秽浊者,多属胃热。呕吐未消化食物,气味酸腐者为食积。

(二)病室气味

病室气味是从病体气味发展而来,临床上通过嗅病室气味,可以推断病情及诊断特殊疾病。

病室有血腥味,病者多患失血证;病室散有腐臭气,病者多患溃腐疮疡;如有尿臊气,多见于水肿病晚期;若有烂苹果气味,多为消渴病患者,属危重证候;病室尸臭,多为病者脏腑衰败,病情重笃。

第四节　问　诊

问诊是医生通过对病人或陪诊者进行有目的地询问,了解疾病的起因、发展及治疗经过、现在症状和其他与疾病有关的情况,以诊察疾病的方法。问诊在四诊中占有重要的地位。

问诊的内容主要包括:① 一般情况,如姓名、性别、年龄、婚姻、民族、职业、籍贯、工作单位、现在住址等。② 主诉。③ 现病史,如发病情况、病变过程、诊治经过、现在症状。④ 既往病史。⑤ 个人生活史,如出生地与居留地、生活习惯、饮食嗜好、劳逸起居、婚姻生育情况等。⑥ 家庭史,如病人直系亲属的健康情况。

问诊着重要抓住主诉,围绕主诉重点询问。

一、问主诉

主诉是病人就诊时最感痛苦的症状(或体征),及其性质和持续时间。主诉往往是疾病的主要矛盾所在,一般只有一两个最主要、最明显的症状,即是主症,通过主诉常可初步估计疾病的范畴和类别,导致第一诊断。因此,主诉具有重要的诊断价值,是了解、认识、分析、处理疾病的重要线索。

问诊时,医生首先要善于抓住主诉,有目的地、一步一步地深入询问,然后用最简洁的语言正确反映出病人的主要病情。如病人主诉腹痛,就应详细询问其疼痛的部位、时间、程度、性质、有无放射痛及喜按、拒按等情况。因为产生腹痛的原因很多,病机有寒、热、虚、实等不同,只有将主诉所述的症状或体征的部位、性质、程度、时间等询问清楚,然后围绕主症,进一步询问有关兼症和病史,再结合其他三诊全面诊察,才能作出正确诊断。

二、问病史

(一)问现病史

现病史是指围绕主诉从起病到就诊时疾病的发生、发展和变化,以及治疗的经过。现病史中问病人现在症状,是问诊的主要内容,是辨证的重要依据。中医学对症状的问诊极其重视,涉及内容极为详细,对各种症状所示的临床意义有深刻的认识,特别是一些名词术语具中医独有的特色。明代医家张景岳在总结前人问诊经验的基础上写成了《十问歌》,后人又将其略作修改补充成为:"一问寒热二问汗,三问头身四问便,五问饮食六胸腹,七聋八渴俱当辨,九问旧病十问因,再兼服药参机变。妇女尤必问经期,迟速闭崩皆可见,再添片语告儿科,天花麻疹全占验。"《十问歌》言简意赅,本节在《十问歌》的基础上,略作增减,分别从以下几个方面来叙述:

1. 问寒热　寒热是疾病中较为常见的症状,问寒热是询问病人有无怕冷或发热的感觉。怕冷有恶寒与畏寒之分,凡病人感觉怕冷加衣被,近火取暖,仍觉寒冷的,称为恶寒。虽怕冷,但加衣被或近火取暖而有所缓解的,称为畏寒,又称形寒(表5-4-1)。发热除指体温高于正常者外,还包括患者自觉全身或某一局部发热的主观感觉,如"五心烦热"等。

表5-4-1　恶寒与畏寒比较

	主　症	兼症	病机	证型
恶寒	寒冷感,虽多覆被加衣、近火取暖,仍不能解其寒	伴发热	阳气受遏	表寒证
畏寒	经常怕冷感,但加衣被或近火取暖,可以缓解	无发热	阳气虚衰	里虚寒证

问寒热,首先要问病人有没有恶寒发热的症状。如有寒热,就必须问清怕冷与发热是同时出现,还是单独出现,并问清寒热的轻重、出现的时间、持续的长短,以及伴随的症状等。

(1)恶寒发热:恶寒发热是指恶寒发热同时出现,多出现在外感病初起,是表证的特征。若恶寒重发热轻,为外感风寒;发热重恶寒轻,为外感风热;发热轻而恶风者,为外感风邪(图5-4-1)。

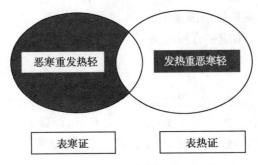

图 5-4-1 表寒证和表热证的鉴别要点

(2) 但寒不热：病人只觉畏寒而不发热，称为但寒不热，多为里寒证。新病畏寒，多为寒邪直中脏腑；久病畏寒多为阳气虚衰，不能温煦肌表所致。

(3) 但热不寒：病人发热不恶寒但恶热，称为但热不寒（图 5-4-2）。临床常见以下几种情况：

① 壮热：高热（39℃以上）不退为壮热，多因里热炽盛，蒸腾于外，故常兼有大汗、烦渴等症。

② 潮热：按时发热或按时热甚，如潮来定时，称为潮热，临床常见三种情况。

阴虚潮热：午后或入夜即发热，为"阴虚生内热"，以五心烦热为特征，兼见盗汗、颧红、口干咽燥、舌红少苔等症。

阳明潮热：日晡（下午 15:00～17:00）阳明旺时而热甚，为阳明腑实证，是由于胃肠燥热内结所致，常兼见腹满痛拒按、大便燥结、舌苔黄燥等症。

湿温潮热：以午后热甚，身热不扬为特征。见于湿温病，因湿遏热伏，热难透达，所以初扪之不觉很热，扪之稍久则觉灼手，即谓身热不扬。多伴有胸闷、呕恶、头身困重、便溏、苔腻等。

③ 低热：指轻度发热（体温不超过 38℃）或仅自觉发热，但日期较长，临床多见于阴虚潮热、气虚发热。

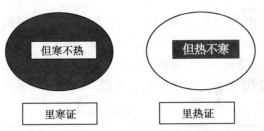

图 5-4-2 里寒证和里热证的鉴别要点

(4) 寒热往来：恶寒与发热交替而作，称为寒热往来，为正邪交争于表里之间，互为进退之象，是半表半里证的特征，可见于少阳病和疟疾（参见图 5-4-3）。

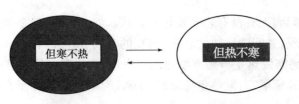

图 5-4-3 半表半里证的寒热特征

2. 问汗　汗液是阳气蒸化津液出于腠理而成。问汗可辨病邪性质及人体阴阳盛衰的情况。问汗应注意询问有无汗出、出汗时间、部位、性质、汗量及其兼证。

(1) 有无汗出：在外感病中，恶寒发热而无汗者为表寒证，因寒性凝敛使腠理闭塞而无汗。恶寒发热有汗，苔薄白脉浮缓为表虚证；伴有咽痛，舌边尖红，苔薄黄，脉浮数为表热证，因风、热阳邪，其性开泄，使腠理疏松而汗出。大汗，壮热烦渴者属里热实证，因阳热内盛，迫津外泄，故大汗出。若冷汗淋漓，伴肢冷脉微欲绝者，为阳虚气脱之重证，又称为"绝汗"。

(2) 汗出时间：汗出不已，活动后加重者为自汗，多因气虚卫阳不固所致；入睡汗出，醒后则汗止者为盗汗，多属阴虚内热，蒸发阴津而为汗。

(3) 汗出部位：头部汗出多因上焦邪热或中焦湿热郁蒸所致。若头汗见于大病之后，或老年人气喘而头额汗出，则多为虚证。半身汗出，为风痰或风湿阻滞经脉，或中风偏枯。手足心汗出者，多因脾胃湿热或阴经郁热所致。

3. 问疼痛　疼痛是临床上最常见的症状之一，可见于患者身体的各个部位。问疼痛应着重询问疼痛的部位、性质及时间等，以了解疼痛的病因、病位、病性及病机。

(1) 疼痛的性质：凡新病疼痛，痛势较剧，持续不解而拒按者为实证；久病疼痛，痛势较轻，时痛时止而喜按者为虚证。

① 胀痛：胀痛是气滞疼痛的特点，痛以胀为主，部位走窜不定，常在叹息、嗳气或矢气后减轻。多因机体某部或某脏腑气机阻滞，运行不畅所致，以胸脘腹部最常见。

② 刺痛：疼痛如针刺为刺痛，是瘀血疼痛的特点，疼痛部位固定，夜间痛增，拒按。因瘀血内阻，血运受阻，不通则痛，夜间血运缓慢，故瘀阻加重而痛增。既可见于胸胁、少腹、胃脘部刺痛，亦可见于关节、肌肉部位刺痛为痹证。

③ 隐痛：疼痛不剧，但绵绵不休，喜温喜按为隐痛。多由气血不足，阴寒内生，气血运行涩滞所致，常见于头、脘、腹、腰部的虚性痛。

此外，临床上尚有以下几种疼痛：灼痛，疼痛伴有灼热感，多因热邪亢盛或阴虚阳亢所致；冷痛，疼痛而有寒冷感，多因寒邪阻络或阳气不足，脏腑经络失却温养所致；重痛，疼痛并有沉重感，多因湿邪阻遏气血所致；酸痛，见于肢体多为湿邪痹阻，见于腰膝多属肾虚；绞痛，痛如刀绞般，或为有形实邪阻滞气机，或阴寒之邪凝滞气机。

(2) 疼痛的部位

① 头痛：头为诸阳之会，五脏六腑的气血经络上会于头部。无论外感、内伤、虚实病证均可引起头痛。因其经脉在头部的循行部位不同，根据头痛的不同部位，即可以判断其病变属于何经。一般来说，头项痛，病在太阳经；两颞侧或太阳穴处痛，病在少阳经；前额痛或连及眉棱骨，病在阳明经；头顶痛，病在厥阴经。

② 胸痛：胸居上焦，内藏心肺，故胸痛多为心肺之疾。凡热邪壅肺，痰浊阻肺，气滞血瘀均可导致胸痛。胸痛而咳吐脓血者，多为肺痈；胸痛伴潮热、颧红、盗汗多为肺痨；胸痛彻背，背痛彻心，多为心阳不振，痰浊阻滞之胸痹证。

③ 胁痛：胁为肝胆经脉循行之处，故胁痛多肝胆病。常因肝气郁滞、肝胆湿热、肝胆火盛、瘀血内阻、水饮内停或肝阴不足等致使肝胆经脉受阻或经脉失养，导致胁痛。

④ 脘腹痛：脘部指胃腔。腹部分大腹、小腹、少腹三部分，脐以上为大腹，属脾胃；脐以下至耻骨毛际以上为小腹，属肾、膀胱、大小肠及胞宫；小腹两侧为少腹，是肝经经脉所过之

处。从疼痛的不同部位，可察知所属不同脏腑之病变。其疼痛有寒热虚实之分，一般喜温为寒；喜凉为热；拒按者为实，可因寒凝、热结、气滞、血瘀、食积、虫积所致；喜按者为虚，可由气虚、血虚、阳虚、阴虚而致。

⑤腰痛：腰为肾之府，腰痛多见肾的病变。或为肾虚所致；或因风、寒、湿、热等邪阻滞经脉；或为瘀血阻络。

⑥四肢痛：多见于痹证，痛在关节、经络或肌肉，多由风寒湿或湿热侵袭，气血运行受阻所致。其中风邪偏盛，疼痛游走者，为行痹；寒邪偏盛，痛剧而喜暖者，为痛痹；湿邪偏盛，重着而痛者，为着痹；热邪偏盛，红肿而痛，为热痹；足跟或胫膝酸痛，为肾虚。

4. 问饮食口味　主要询问食欲好坏、食量多少、口渴饮水、口味偏嗜、冷热喜恶等情况，对判断脾胃功能及疾病的预后转归有重要的意义。

(1) 食欲与食量：食欲减退，又称纳呆，为脾失健运所致。若食少伴腹胀、便溏，多属脾胃虚弱；食少伴胸满闷、腹胀苔腻者，多为湿邪困脾；厌食腹胀，嗳腐吞酸，多为食滞胃脘；食后饱胀喜热食，多是脾胃虚寒；厌食油腻，胁胀呕恶，为肝胆湿热，横逆犯胃。消谷善饥，多因胃火炽盛；饥不欲食者，常为胃阴不足。小儿嗜食异物，如生米、泥土、纸张等，可见于虫积、疳积症。

疾病过程中，食量渐增，表示胃气渐复；食量渐减，常是脾胃功能衰竭的表现。

(2) 口渴与饮水：是否口渴，常反映人体津液的盛衰。若口渴，多提示津液损伤或因津液内停不能上承所致；渴喜冷饮，为热盛伤津；口不渴或喜热饮者为寒证，多为寒湿内停，气化受阻；渴不多饮或水入即吐者，可见于痰饮水湿内停；口干但欲漱而不欲咽者，多为瘀血之象；多饮多尿多食者，为消渴。

(3) 口味：指口中异常味觉与气味。口苦多见于肝胆湿热，或胃热胃火；口甜多见于脾胃湿热；口中泛酸多见于肝胃不和；口淡无味常见于脾胃虚寒或水湿内停；口臭多见于胃火炽盛，或肠胃积滞；口有尿味可见于尿毒攻心。

5. 问睡眠　睡眠的异常主要有失眠与嗜睡两种。经常不易入睡，或睡而易醒，醒后不能再睡，甚至彻夜不得眠者均为失眠。其病因有虚实之分，虚者为心血不足，心神失养，或阴虚火旺，内扰心神；实者可由气滞或痰火食积诸邪干扰，神不守舍所致。时时欲睡，不能自主，头重困倦，精神不振者为嗜睡。实证多见于痰湿内盛，困阻清阳；虚证多见于阳虚阴盛或气血不足。

6. 问二便

(1) 问小便：主要问小便的色、量异常，尿次异常及排尿感异常等情况，以辨别寒热虚实。小便色黄赤灼热而短少者，多属实热证；尿色淡白而清长者，多属虚寒证。尿频尿急尿痛，甚至血尿，多为膀胱湿热；夜间遗尿或尿失禁，多为肾气不固，膀胱失约。小便点滴而出，甚则点滴不通，为癃闭，多因肾气虚衰或血瘀湿热所致。产妇尿闭，常因血瘀或胞宫膨大压迫膀胱所致。

(2) 问大便：主要问便次、便质、便感等异常情况。

大便干结，排便次数减少或排便时间延长，称为便秘。新病见腹满疼痛拒按，舌红苔黄燥者，多属实证、热证，多由邪热炽盛，腑气不通所致。久病、年老体弱、孕妇产后排便困难，大便燥结成块，甚至硬如羊屎，多属虚证，常因气虚不足或阴血亏少所致。

大便次数增加，一日数次，便质稀溏或稀水样，称为泄泻，亦有寒热虚实之分。突发泄泻,大便黄褐臭秽,腹痛肠鸣,肛门灼热,多为湿热泄泻;泻下如稀水,色淡黄而味腥臭多为寒湿泄泻;若呕吐腹泻交作,吐物酸馊,泻下臭秽为食滞泄泻。便质稀溏,完谷不化,慢性久泻,多为脾虚泄泻。大便脓血,下利赤白,多为痢疾。先便后血,血色暗紫稀薄,脘腹疼痛,为远血,多为胃脘出血或内有瘀血;先血后便,血色鲜红者,为近血,为热伤血络所致。

排便时肛门有灼热感,多为大肠湿热;里急后重者,多为湿热痢疾,肠道气滞所致;黎明前腹痛泄泻多为肾阳虚,又称五更泻;腹痛即泻,泻后痛减者为肝郁犯脾;肛门下坠,甚则脱肛,多为中气下陷。

7. 问妇女　除常规问诊外,尤应询问月经、带下、妊娠、产育等情况,一般作为个人生活史询问。经带胎产情况对疾病的正确诊断和治疗用药有参考指导作用。

(1) 月经:主要了解末次月经,初潮,绝经年龄,月经周期,行经天数,经量,经色,经质,以及有无经闭或行经腹痛等情况。月经提前一周以上,为月经先期,若血淡质清稀为气虚不能摄血;若色鲜红质稠为血热迫血妄行。月经推迟一周以上,称为月经后期,多因血虚任脉不充或寒凝、气滞所致。若经期错乱,或前或后,称为先后不定期,多为肝气郁滞所致。凡经量多色红质稠者为实证、热证;量多色淡质稀为气虚证;量少色淡为精血亏虚证。经色紫暗或有血块者多为血瘀证。停经3个月以上(排除妊娠情况),称闭经,多是化源不足、气血亏耗或血瘀不通、血寒凝滞所致。痛经者,可因气滞、血瘀、寒凝、气血阴阳亏虚所致。

(2) 带下:主要了解色、量、质、气味等情况。带下量多、色黄、质黏稠、气味臭秽者,多属湿热下注;带下量多、色白、质稀如涕、气腥无臭者,多属脾肾阳虚,寒湿下注;带下有血,赤白夹杂,多属肝经郁热,或湿热下注。

8. 问小儿　问小儿病,应根据小儿的生理特点,注意了解其出生前后的情况,是否患过麻疹、水痘等传染病,有无传染病接触史及预防接种情况,还有喂养、发育情况以及父母兄弟姐妹健康状况,有无遗传性疾病等。小儿脏腑娇嫩,抵抗力弱,调节功能低下,常见致病因素有易感外邪、易伤饮食、易受惊吓等特点,都需围绕上述情况详细询问。

(二) 问既往史

既往史又称过去病史,主要包括病人平素身体健康状况,以及过去曾患疾病的情况。

1. 既往健康状况　病人平素健康状况、体质类型往往与现患疾病有一定关系,故可作为分析判断病情的依据。如阴虚体质者,易感温燥之邪,患病多为热证;阳虚体质者,易受寒湿之邪,患病多为寒证;素体健壮,现患疾病多为实证;素体虚弱,现患疾病多为虚证。

2. 既往患病情况　病人过去曾患过何种疾病,特别是麻疹、白喉、疟疾、痢疾、结核、肝炎等传染病。是否接受过预防接种,有无药物或其他物品的过敏史,作过何种手术治疗等,均应加以询问。病人既往患过的疾病,如哮证、痫证、痹证、中风等病,经治疗后,症状虽已缓解或消失,但尚未根除,某些诱因常可导致旧病复发,故询问既往病史,对诊断现患疾病有一定价值。

第五节　切　诊

切诊包括脉诊、腹诊和肌肤切诊,是医生用手指直接触、摸、按、压病人的一定部位,以指端的触觉去了解病情的一种方法。

一、脉诊

脉诊亦名切脉,是医生用手指切按病人的动脉,根据脉动应指的形象,以了解病情变化的一种诊察方法。

(一)脉象的形成原理与脉诊的临床意义

脉象是脉动应指的形象。脉象的产生与心、气血、脉管有密切的关系。因心主血脉,心脏的搏动将血液排入脉管,形成脉搏。血液正常运行于脉中,除依赖心气的推动和心血的充盈,还必须由各脏腑协调配合。如肺朝百脉,脾胃为气血生化之源,共同使气血运行,周流不息,所以,脉象可以反映脏腑功能及气血阴阳情况。根据脉象的变化,可以了解疾病的病因、病位、病性、邪正关系、病情轻重及预后。

(二)脉诊的部位和方法

1. 脉诊的部位　现在临床主要运用"寸口诊(脉)法"。寸口在病人桡动脉的腕后浅表部分。古人根据经络循行,认为全身脏腑气血的情况都可以从寸口反映出来。因为寸口为手太阴肺经的原穴部位,是脉之大会,肺经起于中焦,寸口可反映胃气的强弱;肺朝百脉,脏腑气血的变化都能通过肺经反映于寸口,且寸口部位固定,诊脉方便,所以诊脉独取寸口。

寸口脉分为寸、关、尺三部(图5-5-1)。以腕后高骨(桡骨茎突)处定关部,关前为寸部,关后为尺部。两手各有寸、关、尺三部,共称六脉。其分候的脏腑分别是:左手寸候心,关候肝,尺候肾;右手寸候肺,关候脾,尺候肾(命门)。其在临床上有一定的诊断参考意义。

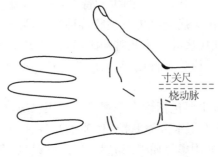

图5-5-1　寸口脉分布图

2. 切脉的方法　诊脉时应让病人休息片刻,使气血平和为佳。病人取坐位或仰卧位,手与心脏要在同一水平面上,平臂直腕仰掌,腕下垫脉枕,使气血流通。布指时,医生用中指定在关部,食指按寸部,无名指按尺部,三指呈弓形,指头齐平,以指腹接触脉体,三指布指疏密,应根据病人身材和医生手指大小适当调整。切脉时医生常用三种指力体察脉象,用较轻的指力切按在寸口脉皮肤上谓之"举",称为浮取或轻取;用较重的指力切按在寸口脉筋骨间谓之"按",称为沉取或重取;手指用力从轻到重,从重到轻,左右推寻,谓之"寻",称为中取。寸、关、尺三部,每部都有浮、中、沉三候,合称三部九候。

切脉时,应保持环境安静,医生的呼吸要自然均匀,态度认真,把注意力集中于指下,诊脉时间不应少于一分钟,着重体察脉象,包括频率、节律、充盈度、显现的部位、通畅的程度、波动的幅度等。

小儿因寸口脉狭小,可用"一指(拇指)定关法",而不分三部。3岁以下的小儿,可用望指纹代替切脉。

(三) 正常脉象

正常脉象又称"平脉"或"常脉"。其基本形象是:三部有脉,不浮不沉,不大不小,不快不慢,一息脉来四五至,(相当于60~90次/分),和缓有力,节律均匀,尺脉沉取有一定力量,并能随生理活动和气候环境的不同而有相应变化。古代文献用"有胃、有神、有根"来概括平脉的特点。脉以胃气为本,"有胃"即脉势从容、和缓、流利,表现为不浮不沉、不快不慢为主要特点;"有神"以应指柔和有力,节律整齐为主要特点;"有根"关系到肾,以尺脉应指有力,沉取不绝为特点。平脉反映了机体气血充盈,脏腑功能健旺,阴平阳和,精神安详的生理状态,是健康的标志。

脉象与人体内外环境的关系非常密切,正常脉象可由于人体内外诸多因素的影响而发生相应的生理性变化,如年龄、性别、体质、情志、饮食、季节、气候、地理、环境等均能影响脉象,但只要有胃、有神、有根,均属平脉范围。此外,有的人脉搏不在寸口处,而由尺部斜向手背,称为"斜飞脉";也有脉象出现于腕部的背侧,称为"反关脉",均是桡动脉解剖位置异常所致,不属病脉。

(四) 常见病脉及主病

疾病反应于脉象的变化,称为病脉。历代脉学文献中,脉象种类及命名很不一致。明代将病脉分为28种。现将临床常见的14种脉的脉象和主病分述如下(表5-5-1):

1. 浮脉

【脉象】轻按即得,重按稍弱。特点是脉搏显现部位表浅。

【主病】表证。浮而有力为表实,浮而无力为表虚。

【说明】浮脉脉位表浅,轻轻触及脉位的皮肤处,即感到明显的脉搏跳动,若稍加重按,脉搏应指反而减弱。浮脉主表证,反映病邪在部位表浅,外邪袭表,正邪相争,脉气鼓动于外,故脉浮有力。内伤久病体虚,亦可见浮脉,但浮大无力,多因精血亏虚,阴不敛阳或气虚不能内守,脉气浮散于外所致,内伤里虚见浮脉,说明虚象严重(图5-5-2)。

2. 沉脉

【脉象】轻取不应,重按始得。特点是脉象显现部位深。

【主病】里证。沉而有力为里实,沉而无力为里虚。

【说明】沉脉与浮脉是一对相反的脉,沉脉位居肌肉深部,近于筋骨处,轻取不应指,重按方搏动明显。沉脉主里证,若脉沉而有力,主里实证,可见于气滞血瘀、积聚等,为邪气内郁,气血困阻,阳气被遏,不能浮越于外所致;若脉沉而无力,主里虚证,多因气血不足,阳气衰微,不能运行营气于外,脉气难以推动所致,且脉愈按愈弱(图5-5-2)。

3. 迟脉

【脉象】一息脉来不足四至。特点是脉来缓慢,每分钟少于60次。

【主病】寒证。迟而有力为实寒证,迟而无力为虚寒证。

【说明】迟是以至数而言,常脉一息四至,迟脉一息不足四至,较正常脉搏次数少,每分钟在60次以下。迟脉主寒证,若脉迟而无力,多因阳气虚弱,无力推动血液正常运行而致;若迟而有力,多因寒凝血滞,气血运行缓慢所致。此外,若邪热结聚肠道,腑气不通,脉气闭阻,亦可见迟脉,但迟而有力。久经体力锻炼者,心率缓慢,脉象迟来和缓而有力,为健康之象(图 5-5-3)。

4. 数脉

【脉象】一息脉来五至以上。特点是脉来急速,每分钟脉搏 90 次以上。

【主病】热证。数而有力为实热,数而无力为虚热。

【说明】数是以至数而言,数脉搏动的次数快于正常,一息五至以上,每分钟超过 90 次。数脉主热证。若数而有力,多因邪热鼓动,气盛血涌,气血运行加速所致;数而无力,多因精血亏虚,虚阳外越,致血行加速,脉搏加快(图 5-5-3)。

5. 滑脉

【脉象】往来流利,应指圆滑,如盘走珠。

【主病】痰饮、食积、实热。

【说明】滑脉的特点是指下有如圆珠滚动,脉搏极其流利。滑脉主痰饮、食积、实热,是邪正交争,气血涌盛,脉行通畅所致。平人脉滑而和缓者,是气血充盛、身体健康的表现,可见于青壮年的常脉和妇人妊娠的孕脉(图 5-5-4)。

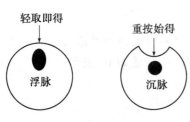

图 5-5-2 浮、沉脉的脉形特点

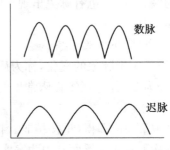

图 5-5-3 迟、数脉的脉形特点

6. 涩脉

【脉象】脉细行迟,往来艰涩不畅,有如轻刀刮竹。

【主病】气滞血瘀、精伤血少、痰食内停。

【说明】涩脉脉来艰涩,往来不流利,指下有受阻感。脉涩有力为实证,多因气滞血瘀或痰食等有形之邪闭阻气机,阻滞脉道,气血运行不畅而致;脉涩无力为虚证,多因精伤血少,脉道不充所致(图 5-5-4)。

7. 洪脉

【脉象】脉来如波涛汹涌,来盛去衰。特点是脉形宽,且波动大。

【主病】气分热盛。

【说明】洪脉的脉形宽大,按之满指,状如波涛汹涌,来盛去衰。因邪热炽盛,正气抗邪有力,气盛血涌,脉道扩张而致,为实热证(图 5-5-5)。

8. 细脉

【脉象】脉细如线,但应指明显。特点是脉形窄,且波动小。

【主病】诸虚劳损,又主湿。

【说明】细脉脉形细小如线,软弱无力,但应指明显,按之不绝。细脉主诸虚劳损,气血不足,不足以充盈脉道,故脉细如线,软弱无力。湿邪阻压脉道,亦可见细脉(图 5-5-5)。

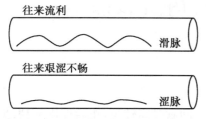

图 5-5-4 滑、涩脉的脉形特点

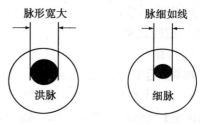

图 5-5-5 洪、细脉的脉形特点

9. 濡脉

【脉象】浮而细软。

【主病】诸虚,又主湿。

【说明】濡脉脉位表浅,轻取即得,细软无力,重按渐无。濡脉主诸虚,气虚不敛,则脉浮而软;阴血不足,脉道不充,则脉细,故虚证出现浮细而软的濡脉。又湿邪侵袭,机体抗邪,气血趋于肌表则脉浮,湿邪阻压脉道,则脉细而软,故湿证亦见濡脉(图5-5-6)。

10. 弦脉

【脉象】端直以长,如按琴弦。特点是脉体的硬度大。

【主病】肝胆病,诸痛,痰饮,疟疾。

【说明】弦脉形直体长,脉体的硬度大,切脉应指有挺直和劲急感。肝胆病时,疏泄功能障碍,肝气不柔,脉气劲急,呈现弦脉。痛证、痰饮可致气机不畅,亦可见弦脉。疟疾因邪伏于半表半里,少阳枢机不利,故脉弦(图5-5-6)。

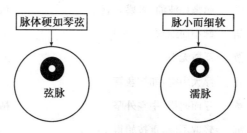

图 5-5-6 弦、濡脉的脉形特点

11. 紧脉

【脉象】脉来绷急,应指紧张有力,状如牵绳转索。特点是脉搏动的张力大。

【主病】寒证、痛证、宿食。

【说明】紧脉往来绷紧有力,状如绞转紧张的绳索,指感比弦脉更为绷急有力。紧脉主寒、痛、宿食。寒则收引,脉道拘急紧张,故见紧脉。痛则不通,气机阻滞,故脉道紧张。宿食内停,阻碍气机,亦可见紧脉。

弦脉与紧脉都有一定的紧张感,但弦脉紧中带有挺直的现象,紧脉紧如绞绳而有力。

12. 促脉

【脉象】数中一止,止无定数。

【主病】阳盛热实,气血痰食郁滞,脏气衰微。

【说明】促脉往来急促,时而出现无规律的歇止,间歇时间较短,止后复动。脉促有力主实证,多为阳热亢盛,血行急促而数,热灼津伤,血气不相接续而脉有歇止,或因气滞、血瘀、痰饮、食积等,邪实阻滞脉道,脉气不续所致。脉促无力主虚证,多为脏气衰微,阴液亏耗,元气衰惫的虚脱之象。

13. 结脉

【脉象】迟中一止,止无定数。

【主病】阴盛气结,寒痰瘀血,气血虚衰。

【说明】结脉往来缓慢,时而出现无规律的歇止,间歇时间较短,止后即恢复搏动。结脉亦有虚实之分。脉结有力,为阴盛结聚,寒痰瘀血,阻遏经脉,脉气不相接续所致;结而无力,为气血虚衰,运行无力,致脉气不相续接。

14. 代脉

【脉象】迟中一止,止有定数。

【主病】脏气衰微,风证,痛证,惊恐,跌仆损伤。

【说明】代脉迟缓力弱,搏动中出现歇止,歇止的时间较长,良久复来,其歇止有固定的规律,如搏动两次歇止一次,或搏动三次歇止一次。脉代而无力,为脏气衰微,气血运行无力,脉气不复所致的虚证。脉代而有力,多为风证、痛证、惊恐、跌仆损伤,因病导致气机郁阻,脉气不能衔接。

表 5-5-1 二十八脉分类简表

脉纲	共同特点	脉名	脉象	主病
浮脉类	轻取即得	浮	举之泛泛有余,按之相对不足	表证
		洪	脉来如波涌,来盛去衰	热盛
		濡	脉小而细软	主虚,又主湿
		散	浮散无根	元气离散,脏气将绝
		芤	浮大中空,如按葱管	失血,伤精
		革	浮而搏指,中空外坚	精亏,血虚
沉脉类	重按始得	沉	轻取不应,重按始得	里证
		伏	重按推筋着骨始得	邪闭,厥证,痛极,阳衰
		弱	柔细而沉	气血不足
		牢	沉实弦长	阴寒内实,疝气癥瘕
迟脉类	一息不足四至	迟	一息不足四至	寒证
		缓	一息四至,脉来怠缓	湿证,脾虚
		涩	往来艰涩,缓慢不畅	精伤,血少,气滞,血瘀
		结	脉缓,时有一止,止无定数	阴盛气结
数脉类	一息五至以上	数	一息五至以上	热证
		促	脉数,时有一止,止无定数	阳盛热实,气滞血瘀
		疾	脉急,一息七至八至	阳极阴竭,元气将绝
		动	脉短如豆,见于关上	痛,惊

续表 5-5-1

脉纲	共同特点	脉名	脉象	主病
虚脉类	应指无力	虚	举按无力	虚证,气血两虚
		细	脉细如线,应指明显	诸虚劳损
		微	极细软,似有似无	阴阳气血诸虚,危证
		代	脉来中止,止有定数	脏气衰微,风证,痛证
		短	首尾俱短,不及本位	有力主气郁,无力主气虚
实脉类	应指有力	实	举按有力	实证,热结
		滑	往来流利,应指圆滑	痰饮,热结,停食
		紧	脉来紧张有力,状如转索	寒,痛,宿食
		弦	端直以长,如按琴弦	肝胆病,诸痛,痰饮,疟疾
		长	首尾端直,超过本位	阳气有余,热证

（五）相兼脉及主病

临床上的病情是很复杂的,上述诸病脉往往不是单独存在的,而是数种脉象同时出现。数种脉象同见,称为相兼脉。相兼脉的主病一般而言就是各单一脉主病的相合。例如,浮脉主表证,紧脉主寒证,故浮紧脉主表寒证;因浮脉主表证,数脉主热证,故浮数脉主表热证;因沉脉主里证,迟脉主寒证,故沉迟脉主里寒证;沉脉主里证,细脉主虚证,数脉主热证,故沉细数脉主虚热证;弦脉主肝胆病证,数脉主热证,滑脉主痰湿证,故弦滑数脉主肝胆湿热证,或肝火夹痰证。余可类推(表5-5-2)。

表 5-5-2 临床常见相兼脉象与主病归纳简表

脉象	主病	脉象	主病
浮紧	表寒证	沉细数	阴虚或血虚有热
浮缓	表虚证	沉数	里热
浮数	表热证	洪数	气分热盛
浮滑	风痰或表证夹痰湿	弦数	肝热,肝火
沉迟	里寒	弦滑	肝热夹痰,食滞
沉紧	里寒,痛证	弦迟	寒滞肝脉
沉滑	痰饮,食积	弦紧	寒痛,寒滞肝脉
沉弦	肝郁气滞,痛证	弦细	肝肾阴虚,阴虚肝郁
沉涩	血瘀	滑数	痰热,痰火
沉细	里虚,气血虚	细涩	血虚夹瘀,精血不足

二、腹诊

腹诊是以触诊为主,望、闻、问、切相结合,来诊察患者胸腹一定部位病变反应的诊断方法。腹诊是切诊的重要组成部分,在辨证中起着重要作用。通过腹诊,可以了解病变局部凉热、软硬、胀满、压痛、肿块或其他异常变化,从而推断疾病部位、性质和病情轻重。其方法主要是触、摸、按、叩四法。临床上一般先触摸,后按压,由轻到重,由浅入深,先远后近,先上后下地进行诊察。

(一)按胸胁

胸胁即前胸和侧胸部的统称。主要了解心、肺、肝、胆的病变。

1. 按胸部　前胸部高起,叩之膨膨而音清,按之气喘者,为肺胀;按之胸痛,叩之音实者,为痰热壅肺或水结胸膈。

2. 按虚里　虚里位于左乳下,心尖搏动处,能反映宗气的盛衰,疾病的虚实,预后的吉凶。医生用右手平抚虚里处,若动而微弱,为宗气内虚;若动而应衣,为宗气外泄;若脉动迟弱,多为心阳不足;虚里动高,聚而不散为热甚;若洪大不止或绝而不应,多为危重之候。

3. 按胁部　胁下按之胀痛,多为气结;胁痛喜按为肝虚;胁下肿块,刺痛拒按,为气滞血瘀;右胁下肿块,按之表面凹凸不平疑为肝癌;疟疾日久,胁下痞块为疟母。

(二)按脘腹

脘腹指胃脘部及腹部。膈以下为腹部,上腹部又称胃脘部,膈下脐上部位称大腹,脐下部位至耻骨上缘称小腹,小腹的两侧称为少腹。主要了解肝、脾、胃脘、小肠、大肠、膀胱、胞宫及其附件组织的病变。

腹部按之凉而喜温为寒证;按之热而喜凉为热证。腹痛喜按,局部柔软者为虚证;腹痛拒按,局部坚硬者为实证。

腹部胀满,须分虚实。若腹部按之手指下饱满充实而有弹性、有压痛者,多为实满;若腹部虽膨满,但按之手下虚软而缺乏弹性、无压痛者,多属虚满。腹部胀大明显,其状如鼓者,称为臌胀。臌胀通过腹诊可鉴别水臌与气臌。具体方法是:医生两手分置于患者腹部两侧相对位置处,一手轻轻叩拍腹壁,另一手则有波动感,按之如囊裹水者,为水臌;一手轻轻叩拍腹壁,另一手无波动感,而有如击鼓之膨膨声,为气臌。此外,肥胖之人,亦腹大如鼓,但按之柔软,无脐突,无病症表现者,不属病态。

当发现腹部有肿块时,须注意诊察肿块的部位、大小、硬度、有无压痛、可否移动等情况。凡腹中肿块固定,按之有形,推之不移,痛有定处者,称为癥积,病在血分;若肿块柔软,聚散不定,推之可移,痛无定处者,称为瘕聚,病属气分。肿块大者多为病深,肿块形状不规则,表面不光滑者为病重;若肿块坚硬如石者多为恶候。右少腹疼痛而拒按,甚则按之有包块应手者,常见于肠痈。左少腹疼痛,按之累累有块者,多为肠中有宿粪。若脐周有包块,按之起伏聚散,往来不定,或按之指下如蚯蚓蠕动者,多为虫积。

三、按肌肤

按肌肤是指触摸某些部位的肌肤,以了解肌肤的寒热、润燥、疼痛、肿胀、疮疡等情况,来分析疾病的寒热虚实及气血阴阳盛衰的诊断方法。

(一)寒热

触摸肌肤的寒热可辨病证之阴阳,辨邪正之盛衰。凡阳证、热证多肌肤灼热;阴证、寒证多肌肤寒冷。外感病汗出热退身冷,为表邪已解;无汗而灼热者,为热甚。手足冷凉者属寒证,多为阳虚或阴盛;手足俱热者属热证,多为阴虚或阳盛;手足心热甚于手足背者,多为内伤发热。

（二）润燥滑涩

通过触摸患者皮肤的润滑和燥涩，可了解汗出与气血津液的情况。皮肤干燥者多无汗或津液已伤；皮肤湿润者多汗出或津液未伤。肌肤润滑者为气血充盛；肌肤枯涩者为气血不足；肌肤甲错者，多为瘀血所致。

（三）疼痛

触摸肌肤疼痛的程度，可以分辨疾病的虚实和病位的浅深。肌肤柔软，按之痛减者为虚证；肌肤硬痛，按之痛甚者为实证。轻摸即痛者，病在表浅；重按方痛者，病在深部。

（四）肿胀

按压肌肤肿胀程度，可以辨别水肿与气胀。按之凹陷，不能即起者为水肿；按之凹陷，应手而起者为气胀。

（五）疮疡

触摸疮疡局部的冷热、软硬，可判断证之阴阳寒热。疮疡肿硬不热者，属寒证；肿处灼手而压痛者，属热证。疮疡根盘平塌漫肿者，属虚证；根盘收束而隆起者，属实证。患处坚硬多无脓；患处边硬顶软为已化脓。

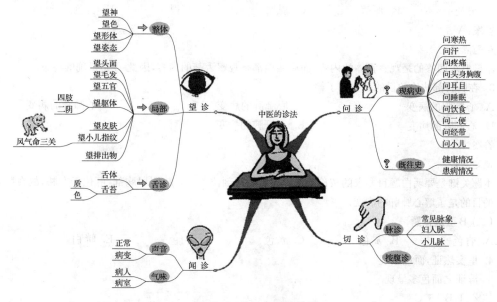

图 5-5-7 中医的诊法

本章小结

本章主要介绍了诊法即中医诊察和收集疾病有关资料的基本方法。它包括望、闻、问、切四个方面的内容，简称"四诊"。通过四诊对病人的症状和体征进行全面了解和检查，收集与病人身体状况有关的资料，为判断病情、辨别证候提供依据。不难看出，四诊实际上是一个中医收集信息的过程，而且主要收集的是病人表现裸在外的各种信息。不过这些外在的信息，是人体内在疾病病理的表现，是客观的、可信的。更为可贵的是，中医在几千年来的临床诊察疾病的过程，总结出了这些外在信息与人体内在的宏观信息、内部病理之间的直接联系,这种联系往往不被现代医学所重视。由此可见,中西医两种医学体系在诊断方面具有互补性。学好本章的要点是多联系实际,多观察临床病例或标本、图片、多媒体课件,尽量在脑子里留下"图像"信息,而不仅仅是"文字"信息。同时要注意的是四诊是从不同角度收集病人的资料,不可偏废,要注意"四诊合参",为进一步分析病情、辨析证候做好准备。

典型习题解析指导

(一) A型选择题

1. 望神重点观察的内容不包括 ( )
A. 眼神　　B. 皮肤　　C. 语言　　D. 气色　　E. 体态
答案:B
试题点评
本题在分析时要注意"不"字。望神主要是通过观察病人的精神好坏、反应是否灵敏、动作是否协调来判断病情的轻重。而精神、反应、动作常从人的眼神、气色、语言、体态上反映出来,不包括B项的内容。

2. 下列选项是观察舌体的内容的是 ( )
A. 胖瘦　　B. 厚薄　　C. 腻腐　　D. 有根　　E. 苔色
答案:A
试题点评
本题要求回答的是观察舌体的内容,而后四项都是观察舌苔的内容,因此A是正确的答案。

3. 在胸胁部按诊的目的是为了了解 ( )
A. 心肺脾的病变　　　　B. 心肺肝的病变　　　　C. 心肺肾的病变
D. 心肝肾的病变　　　　E. 心肝脾的病变
答案:B
试题点评
本题关键是要明白题目要求的按诊部位及五脏的解剖位置。心肺同居胸部,肝位于右胁,故在胸胁部按诊的目的是了解心肺肝的病变。

(二) B型选择题
A. 青色　　B. 赤色　　C. 黄色　　D. 白色　　E. 㿠白
4. 里实热证,面色呈现 ( )
5. 湿证之面色多呈现 ( )
答案:4.B　5.C
试题点评
本题关键是要熟知各种面色所代表的临床意义。里实热证,则火热内盛,鼓动气血,充盈脉络而致面赤,故赤色主热证;而面黄主湿、虚及黄疸,黄色五行属土,多为脾失健运,水湿不化,或气血乏源,肌肤失养所致。

A. 薄黄苔　　B. 淡黄苔　　C. 深黄苔　　D. 焦黄苔　　E. 舌苔由白转黄
6. 提示邪已化热入里的是 ( )
7. 提示热极的是 ( )
答案:6.E　7.D
试题点评
黄苔主热证、里证,一般说,黄色越深反映热邪越重,薄黄、淡黄苔为微热;深黄苔为热重;焦黄苔为热极。同时白苔主表证、寒证,舌苔由白转黄常提示邪由表入里,由寒化热。

(三) C 型选择题

A. 太阳经　　B. 阳明经　　C. 两者都是　　D. 两者都不是

8. 巅顶痛属于　　　　　　　　　　　　　　　　　　　　　　　　　　　　　（　）
9. 头痛连项属于　　　　　　　　　　　　　　　　　　　　　　　　　　　　（　）

答案：8. D　9. A

试题点评

本题主要从头痛的部位来确定经络的病位。比如：头痛连项病在太阳经；前额痛连及眉棱骨病在阳明经；头痛在两侧病在少阳经；巅顶痛病在厥阴经等，只有熟悉各个经络在头部的分布，才能做出正确的选择。

A. 滑脉　　B. 弦脉　　C. 两者都是　　D. 两者都不是

10. 主肝郁气滞的脉象是　　　　　　　　　　　　　　　　　　　　　　　　（　）
11. 主痰饮内停的脉象是　　　　　　　　　　　　　　　　　　　　　　　　（　）

答案：10. B　11. C

试题点评

本题主要从脉象的主病来分析。滑脉所主病证为痰饮、实热和食滞；弦脉所主病证为肝胆病、诸痛和痰饮。因此，我们不难看出，主肝郁气滞的脉象是弦脉；主痰饮内停的脉象是滑脉或弦脉。

(四) X 型选择题

12. 红舌多见于　　　　　　　　　　　　　　　　　　　　　　　　　　　　（　）

A. 阴虚证　　B. 心火上炎　　C. 肝胆有热　　D. 脾胃虚弱　　E. 阳虚证

答案：A、B、C

试题点评

本题是从红舌所主的病证来分析。舌色红于正常为红舌，主热证（包括实热和虚热），因此，阴虚证、心火上炎、肝胆有热都可出现红舌。

13. 下列何项是新病音哑或失音的病因　　　　　　　　　　　　　　　　　　（　）

A. 外感风寒　　B. 风热袭肺　　C. 肺肾阴虚　　D. 痰湿壅肺　　E. 气阴耗伤

答案：A、B

试题点评

本题的关键词是"新病"，即病程短，病位浅，是实证，大都由六淫从口鼻皮毛入侵引起，而 C 和 E 是虚证，D 是由病理产物所引起的，不属新病，因此，选择 A 和 B 较合适。

(五) 判断题

14. 当脏腑有病时，面色可显露出相应的五色异常。　　　　　　　　　　　　（　）

答案：√

试题点评

面色是指面部的颜色和光泽，正常情况下，它是脏腑气血的外荣，当脏腑发生病变时，面部的颜色就会出现异常，主要的有青、赤、黄、白、黑五色，根据事物属性归类认为，肝病多见青色，心病多见赤色，脾病多见黄色，肺病多见白色，肾病多见黑色。

15. 有痰有声为咳。　　　　　　　　　　　　　　　　　　　　　　　　　　（　）

答案：×

试题点评

本题主要从痰和声来判断咳和嗽。中医认为：有声无痰为咳，有痰无声为嗽，有痰有声为咳嗽，故应判其错。

(六) 填空题

16. 舌诊主要观察_____与_____的变化。

答案:舌质　舌苔

试题点评

舌诊主要是观察舌质与舌苔两个部分,观察舌质可了解人体正气的虚实;观察舌苔可辨别邪气的性质和病情的轻重。

17. 手足热者,属热证,多为_____或_____。

答案:阴虚　阳盛

试题点评

本题可从引起热证的原因去思考,即哪些原因会造成热证。最常见的是阳邪致病使阳偏盛产生的热证,或阴虚不能制阳出现的虚热证。

(七) 名词解释

18. 潮热

答案:潮热指按时发热或按时热重。

试题点评

本题的关键词是"潮",即热如同潮水一般,按时发生变化。中医根据不同时辰的潮热来判断其病机、病位,如日晡潮热者,多为阳明腑实证;午后潮热,入夜加重或骨蒸痨热者,多为阴虚。

19. 盗汗

答案:睡时汗出,醒则汗止为盗汗。

试题点评

本题主要从"盗"上去分析。即这种汗是在人入睡后才出汗,醒后则止的,常常是阴虚内热的表现。

(八) 问答题

20. 灰苔与黑苔各主何证?

答案:灰苔多主痰湿,里证;舌苔灰而润滑的为寒湿内阻,或痰饮内停;灰而干燥,舌质红绛,为热盛伤津,或阴虚火旺。黑苔主里证,多见于病情较重者,苔黑干焦而红,多为实热内炽;苔黑燥裂,舌绛芒刺,为热极津枯;苔薄黑滑润,多为阳虚或寒盛;苔黑生刺,望之虽燥,但渴不多饮,舌质淡白而嫩,多为假热真寒;舌中黑燥或黑刺,可见于阳明腑实证;黑苔起刺者,多为津枯液涸。

试题点评

本题主要从灰苔、黑苔所主的病证去思考,灰、黑苔主里证,多见于疾病的严重阶段,二者所主病证的性质相同,只是程度上有轻重,同时还必须结合舌质的变化来判断,如苔灰黑,舌质淡而湿润,多主寒极;苔灰黑,舌质红而干燥,多主热极。

21. 询问患者寒热应注意了解哪些情况?

答案:问寒热应注意发热的性质,恶寒和发热同时出现多为外感病的初期,是表证的特征;但热不寒,多为里热炽盛;但寒不热,为里寒证;寒热往来为正邪交争的半表半里证。

试题点评

恶寒发热常是某些疾病的主要表现,故在询问寒热时,应注意了解恶寒发热的性质,发作的特点,时间的长短和寒热之间的关系,才能正确的判断。

(朱建华)

第六章　中医学的辨证体系

【教学目的与要求】

中医学把诊断疾病的过程称为"辨证"，把确定治疗方案的过程称为"论治"，辨证论治是中医诊断疾病和治疗疾病的基本原则，也是中医学的基本特点之一。中医辨证体系主要包括八纲辨证、脏腑辨证、卫气营血辨证和六经辨证等。通过对中医辨证体系的学习，要求掌握八纲辨证、脏腑辨证各证候的临床表现、病机和鉴别要点。了解六经、卫气营血、三焦病证的基本内容。熟悉各种辨证方法的基本内容和运用范围及相互关系，初步学会运用八纲辨证、脏腑辨证的知识对临床典型病例进行辨证。

1. 掌握八纲辨证的概念。掌握八纲各纲证候的概念、一般证候的表现及临床类型。掌握表证与里证、寒证与热证的鉴别要点，虚证与实证各自包括的内容。掌握阳虚证、阴虚证的概念与证候表现。
2. 初步学会对临床病例进行八纲辨证。
3. 熟悉脏腑辨证的概念、基本方法、意义及运用范围。
4. 掌握各脏腑的病变范围和病机特点。掌握各脏腑常见证的含义、临床表现和病机、各证候的治疗代表方。
5. 初步了解运用脏腑辨证的知识对临床典型病例进行辨证。
6. 熟悉六经、卫气营血辨证的基本内容。

辨证，指分析、辨认疾病的证候，认识和诊断疾病的方法。辨证的过程即是诊断疾病的过程。具体地说就是以脏腑、经络、病因、病机等基本理论为依据，对四诊所收集的临床资料进行综合分析、归纳判断，辨清疾病的原因、性质、部位，以及邪正之间的关系，进而概括判断为何种证候，作出诊断结论的过程。正确的治疗来源于正确的诊断，而正确的诊断又源于准确的辨证。所以说，辨证论治是中医诊断疾病和治疗疾病的基本原则，是中医学对疾病特殊的研究和处理方法，是中医学的精华所在和基本特点之一。

第一节　辨证概述

辨证，具体是将望、闻、问、切"四诊"所收集的临床资料运用中医学理论，进行综合、分析、判断，作出正确诊断的过程，并为治疗用药提供依据。在介绍辨证之前，首先要对"症"、"证"、"病"这三个既相关又不同的概念有一个了解。

症，主要是指单一的症状，是疾病发展过程中出现的某一个临床表现，是病人众多主诉之一，如头痛即是症状，可出现在不同的疾病中，也可以由多种病因引起，其病机和疾病的性质可完全不同。

证，即"证候"，是指疾病发展过程中所表现出的一组综合征，是所有症状、体征的概括，也是病因、疾病性质、邪正情况等多方面病理特性的总体现。这些证候特点可反映出疾病某一阶段的病理变化本质。证比单纯的症状或病名都更全面、深刻、确切地揭示了某阶段疾病变化的本质。

病,中医学中的病是对在病史及临床表现上具有一定共同特征,不因患者个人和地域差异而改变的一组临床表现的定义。它通常是从总的方面反映人体机能、体质异常变化或病理状态的诊断学概念,是对某种疾病矛盾运动全过程的综合概括;而证则是对疾病过程某一时间段主要矛盾的概括,这就是病与证的主要联系与区别。过去由于无统一标准,故有些病以症状命名,如血证、黄疸、消渴等;有些病以病位命名,如胃痛、肝痛等;还有一些病以病因命名,如中暑、伤食等。

同一种病有时在不同人身上可以出现完全不同的临床表现,其证候不同,辨证治法也不同,称作"同病异治"。不同的疾病,在某些条件下也可以表现出类似的证候,此时病虽不同,但在某一阶段,辨证治法可以相同,称作"异病同治"(图6-1-1)。

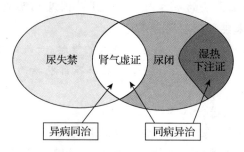

图 6-1-1 同病异治与异病同治

中医辨证的关键是"辨",即辨别、分析;"证"是各种症状、体征的综合。中医把对临床的证候进行认真分析、仔细辨别、去粗取精、去伪存真的诊断过程,称辨证。

辨证是根据疾病不同阶段所表现的不同证候,进行分析、辨认,以确定疾病的部位深浅、病邪的性质、邪正的情况、具体病变的部位所在,以及疾病发展的不同阶段,为治疗提供依据。

辨病是根据临床证候表现的分析作出的判断,具体诊断疾病,以进一步了解疾病的不同病因及治疗原则和治疗方法。

论治,是依据辨证的结果,选择和确定相应的治疗原则和治疗方法。它是论证和实施治疗的过程。辨证是确定治则、治法的前提和依据;论治则是实施辨证的结果。治疗效果又可检验辨证的正确与否。因此,辨证和论治是不可分割的两个环节,是理论与实际的有机结合,是理、法、方、药在临床上的融会运用。

中医诊断治疗疾病,是既辨病又辨证,辨病与辨证相结合。辨证就是要辨识某一疾病的具体证候,只有首先着眼于证的分辨,才能有针对性地正确施治。而辨病则更有利于把握疾病的全过程,可以更有预见性地治疗。

所以,如果把病名看成是前人用来编织疾病诊断模式的经线,证候就是罗织此模式的纬线,而两者的准确结合和纵横交织便构成一幅清晰而完整的中医疾病诊断模式图,这就是辨病与辨证之间十分自然的相互关系。这种病证结合的诊断模式,显示了中医学的一个重要特点,这在世界医学领域中也是独具一格的。

辨证论治还十分强调因人、因病、因证而异,在众多因素中人是最重要的环节,因为证候的产生是机体对各种病理因素的反映状态。"证"是因人而异的,中医辨证论治从证着手,正是强调了个体差异,因为我们面临的主要对象是患病的人,而不仅仅是所患的疾病。

中医认识疾病,虽然从症状和病着眼,注重病证的观察,但更强调对证候的辨析,而且把重点放在辨证上,辨证的关键在于抓住疾病的本质,以便更准确的治疗疾病。中医诊断治疗疾病,是既辨病又辨证,辨病与辨证相结合。辨证就是要辨识某一疾病的具体证候,只有首先重视证的分辨,才能有针对性的正确施治。而辨病则有利于把握疾病的全过程,可以更有预见性的治疗。中医的辨证方法很多,主要有八纲辨证、脏腑辨证、卫气营血辨证、六经辨证等。各种辨证方法从不同的角度和层次对疾病的本质进行剖析,不同的疾病需选用不同的辨证方法,才能得到最佳、最能指导临床治疗的诊断结论。

第二节 八纲辨证

八纲,即表、里、寒、热、虚、实、阴、阳八类证候,其中阴阳是八纲中的总纲。八纲辨证是根据四诊搜集的各种病情资料,进行综合、分析、归纳、判断,按照疾病部位的深浅、病情的性质、邪正的盛衰等方面的情况,归纳为表证、里证、寒证、热证、虚证、实证、阴证、阳证八类基本证候。八纲辨证是综合性、概括性的辨证纲领,因为任何一种疾病从部位来说,不是表证,便是里证;从性质来说,不是寒证,便是热证;从邪正盛衰来说,不是虚证,便是实证;从病证类别来说,不是阴证,便是阳证。尽管疾病的病理变化和临床表现错综复杂,但基本上都可以运用八纲辨证加以概括。八纲证候相互之间既有区别,又有联系,既可以出现兼并证候,也可以发生相互转化。故临床要掌握八纲证候的特点,注意了解它们之间的相互关系(表6-2-1)。

表6-2-1 八纲辨证简表

疾病部位	性质	邪正情况	总纲
表	热	实	阳
里	寒	虚	阴

一、表里

表里是辨别病变部位和疾病发展趋势的两个纲领(表6-2-2)。

(一)表证

表证是外邪经口鼻、皮毛侵入人体肌表所致的外感病证,具有起病急、病程短、病位浅、病情轻的特点,临床表现证候以发热、恶寒(或恶风)、舌苔薄白、脉浮为主,常兼有头痛、身痛、鼻塞、咳嗽等症状。

现代医学研究表明:中医的表证一般是指疾病的初期阶段,在病理方面的表现以体表小动脉防御性地痉挛、反射性地收缩为主,尚未造成体内重要脏器机能或代谢的严重障碍。病变部位一般局限于上呼吸道等。

(二)里证

里证是表示病变部位较深,病在脏腑、气血的一类证候,里证的产生可以由表邪入里侵犯脏腑所致;或由于病邪直接侵犯脏腑以及各种原因所导致的脏腑功能失调。里证的范围广，临床表现复杂多样，可以是热证或寒证，也可以是虚证或实证，可以是五脏气血、阴阳的亏虚，也可以有六腑的各种实证。特点是病程长、部位深、病情重。即除了表证的一切证候均属于里证，具体内容将在脏腑辨证中介绍。外感病邪由浅入深、表证转为里证标志着病情加重。

现代医学研究表明：中医的里证一般是指病情较危重的阶段或慢性阶段，此时在病理方面多表现出机体内某个或多个脏器（官）的功能、代谢发生了严重障碍。

表6-2-2 表证、里证的鉴别

证型	成因	病位	病情	病程	临床表现
表证	外邪（六淫）	浅表	轻	短	恶寒、发热、头痛鼻塞、咳嗽、苔薄、脉浮
里证	1. 表邪入里 2. 外邪直中脏腑 3. 各种原因导致脏腑功能失调	深（脏腑、气血、骨髓）	重	长	高热、神昏、口渴、苔黄、脉数（里热证） 畏寒肢冷、腹泻、苔白腻、脉迟（里寒证）

（三）半表半里证

半表半里证指既不在表又不在里，介于表里之间的一种证候，其临床表现为：寒热往来、胸胁胀满、口苦、咽干、恶心、脉弦等。宜采用和解的方法治疗。

二、寒热

寒热是辨别疾病不同性质的两个纲领，寒热的本质是体内阴阳平衡的失调（表6-2-3）。

（一）寒证

寒证是指感受寒邪，或阳气不足，阴寒内盛所表现出的一类病症。临床多因外感阴寒之邪，或久病内伤，阳气耗伤；或过食生冷，寒从内生所致。包括表寒、里寒、虚寒、实寒等类型证候。辨证要点以"寒"象为主要特点：如冷（恶寒或畏寒、肢冷、脘腹冷痛），淡（面色苍白、小便清长、舌质淡），稀（痰稀白、大便稀溏），润（口不渴、舌润），舌淡苔白、脉迟。治疗拟祛除寒邪或温补阳气。

（二）热证

热证是指感受热邪，内热炽盛或阴虚阳亢所表现出的一类证候。多因外感温热之邪；或寒邪入里化热；或七情郁而化火；或过食辛辣，饮食不节内生火热；或房劳过度，久病伤阴，阴虚阳亢所致。包括实热、虚热等证候。辨证要点以"热"象为主要特点：热（高热或低热），赤（面红目赤、尿赤、舌红），稠（痰涕黄稠、带下黄稠），燥（口干渴、咽燥、大便干结），动（心烦、躁动不安），舌红苔黄，脉数。治疗拟清除热邪或滋阴清热为宜。

寒热根据其病位的在表在里可分为表热证、里热证、表寒证和里寒证四种类型。

表6-2-3 寒证与热证的鉴别

证型	面色	四肢	寒热	口渴	大便	小便	舌苔	脉象
寒证	苍白或青	冷	怕冷喜热	口不渴或喜热饮	稀	清长	白	迟
热证	红	热	怕热喜凉	口渴喜凉饮	干结	红赤	黄燥	数

(三)常见寒热证型

1. 表寒证 指风寒之邪侵袭人体肌表、肺卫所表现的临床证候(表6-2-4)。

【临床表现】以恶寒、发热、头痛、苔薄白、脉浮为主。兼有恶寒重、无汗、身痛,鼻塞流清涕,咳嗽、气喘、脉浮紧者,为表寒实证;兼有恶风、自汗、脉浮缓者为表寒虚证。

【病机】风寒束表,肺气失宣。

本病病位在表,性质属寒,因风寒之邪侵犯了人体肌表及上呼吸道,正邪斗争,故见恶寒发热等症。

风寒之邪阻滞经络,气血运行不畅,可致头痛、身痛。邪气犯肺,肺气失于宣发,以致鼻塞、咳嗽、气喘。苔薄白、脉浮均为表寒证典型表现。中医辨证为表证、寒证。

【治法】解表散寒

【代表方剂】麻黄汤

2. 表热证 指风热之邪侵犯人体肌表、肺卫所表现的临床证候。

【临床表现】以发热、微恶风寒、口微渴、少汗、舌边尖红、苔薄黄、脉浮数为主,可兼有头痛、咽痛、咳嗽等症。

【病机】风热上受,肺失清肃。

本病病位在表,性质属热,因风热之邪侵袭卫表,卫气与邪抗争,可见发热甚,微恶风寒。

风热之邪在表,腠理开合失司可见少汗,有热可见口微渴、咽痛、肺失宣降则咳嗽、舌边尖红、苔薄黄、脉浮数均为邪热在表之象。

【治法】解表清热

【代表方剂】桑菊饮

表6-2-4 表寒证和表热证的比较

证 型	病 机	治 法	方 剂
表寒证	风寒束表,肺气失宣	解表散寒	麻黄汤
表热证	风热上受,肺失清肃	解表清热	桑菊饮

3. 里寒证 里寒证是指寒邪直中脏腑经络,阴寒内盛,或阳气虚衰所表现的证候。多因外感阴寒邪气,或内伤久病,阳气耗伤,或过服生冷寒凉,阴寒内盛所致。其病因、病机或病位不同,所致的证候类型及其临床表现也不同。

【临床表现】恶寒喜暖,面色苍白,肢冷蜷卧,口淡不渴,痰、涎、涕清稀,小便清长,大便稀溏,舌淡苔白而润滑,脉迟或紧等。

【病机分析】寒伤阳气,功能衰退。

寒邪所伤,气血凝滞,或阳气虚损,不能温煦形体,机体失养,功能衰退,故见恶寒喜暖、面色苍白、肢冷蜷卧;阴寒内盛,津液未伤,故口淡不渴;阳虚有寒,气不化津,故痰、涎、涕、尿等分泌物、排泄物澄澈清冷;寒邪伤脾,或脾阳久虚,则运化失司而大便稀溏;舌淡苔白而润滑,脉迟或紧,均为里寒之象。

【治疗法则】温里散寒。

【代表方剂】理中汤。

4. 里热证 里热证是指邪热在里所表现出的证候。常因热邪由表传里;寒、湿等阴邪化热入里；热邪直入脏腑或脏腑功能失调产生内热所致。阴液亏虚而致虚热，也属里热之证，内容详见"虚证"（表6-2-5）。

【临床表现】身热，不恶寒但恶热，口渴喜冷饮，心烦或躁扰多言，面红目赤，小便色黄，大便干结，舌质红，苔黄，甚则焦燥干黑，脉滑数或洪数。

【病机分析】邪热炽盛，热甚伤津。

热邪由表入里，邪热炽盛，故身热，不恶寒反恶热，大便干结，小便色黄；热甚伤津，故见口渴，喜冷饮；火热炎上，故面红目赤；热扰心神，则见心烦，躁动多言；脉数，舌红苔黄均系里热炽盛之象。热结于腑则脉沉实，苔黄厚，甚则焦燥干黑。

【治法】清热泻火为主，辅以燥湿、凉血、息风、解毒等法。

【代表方剂】白虎汤

表6-2-5 里寒证和里热证的比较

证型	病机	治法	方剂
里寒证	寒伤阳气，功能衰退	温里散寒	理中汤
里热证	邪热炽盛，热甚伤津	清热泻火为主，辅以燥湿、凉血、息风、解毒等法	白虎汤

三、虚实

虚实是辨别人体邪正力量对比情况，即正气强弱和病邪盛衰的两个纲领。虚，指正气虚；实，指邪气盛。所以，《素问·通评虚实论》说："邪气盛则实，精气夺则虚"。

（一）虚证

虚证是指正气虚弱所致的病证。多由久病、重病、先天不足或后天失养等因素形成，常导致气血阴阳的亏虚。虚证有气虚、血虚、阴虚、阳虚多种，临床表现也各不相同。

（二）实证

实证是指人体感受外邪或体内病理产物蓄积，正气未衰而出现的病证。实证的成因有两个方面：一是外邪侵入人体，一是脏腑功能失调，导致痰饮、水湿、瘀血等病理产物停留在体内所致。因病变范围广，临床表现各不相同。常见有形体壮实，声高气粗，精神烦躁，胸胁或脘腹胀满，疼痛拒按，大便秘结或热痢下重，小便短赤或涩痛，舌苔厚腻，脉实有力等。不同的实证之间，临床表现差异很大，具体见后文的常见证型（表6-2-6）。

（三）虚实夹杂证

在临床上单纯的虚证或单纯实证固然不少，但许多疾病往往是既有邪实的一面，又有正虚的一面，这就是虚实夹杂证。以急性病后期和慢性病为多见，此时邪气尚存，而正气已虚；或邪气虽减，而正气亦虚。如热病后期，既有发热、口渴、心烦等邪恋症状，又有精神萎靡，消瘦，盗汗或自汗，舌红少津等气阴两伤症状；又如水肿日久，既有浮肿，小便短少的水湿内停的实证症状，又有怕冷，腰酸，食少，便溏等脾肾阳虚症状。在辨证时必须分清虚实的程度，是虚多实少，还是虚少实多，注意抓住矛盾的主要方面。

表 6-2-6 虚证和实证鉴别要点

证型	病程	精神	形体	声音	疼痛	舌苔	脉
虚证	长(久病)	萎靡	虚弱	弱	喜按	舌质嫩,无苔,少苔	无力
实证	短(新病)	兴奋	壮实	强(声高、气粗)	拒按	舌质老,苔厚	有力

(四)常见虚实证型

1. 气虚证　指元气不足,气的推动、温煦、固摄、防御、气化等功能减退,或各脏腑组织机能减退所表现的证候。常因久病、重病或劳累过度耗伤元气,或因先天不足、后天失养使元气虚弱,或因年老体弱、脏腑功能衰退所致。

【临床表现】气短懒言,神疲乏力,自汗,活动后加剧,舌淡白,脉细弱。

【病机】元气亏虚,功能减退。

人体脏腑组织功能活动的强弱与气的盛衰有密切关系,气足则功能旺盛,气虚则功能活动减退。若元气亏虚,脏腑组织功能减退,可见气短懒言、神疲乏力;气虚卫表不固则自汗,劳则气耗,故活动后诸症加剧;气虚无力推动血液,可见舌淡白,脉细弱。

【治法】益气扶正。

【代表方剂】四君子汤。

2. 血虚证　指血液亏少,不能营养脏腑、器官组织和心神而表现的虚弱证候。常因脾胃虚弱,营养不良;或各种急、慢性出血致失血过多;或久病不愈;或思虑过度,暗耗阴血;或瘀血阻络,新血不生;或寄生虫病等原因所致。

【临床表现】面色苍白,唇甲淡白,头昏眼花,心悸,多梦,失眠,手足发麻,妇女月经量少色淡或闭经。舌质淡白,脉细。

【病机】血虚气少,脏腑失养。

人体脏腑组织全靠血液的营养,血虚肌肤失养,可见面、唇、爪甲、舌皆呈淡白色;血虚脑、髓、目失养,故见头昏眼花、心悸多梦、手足发麻;血海空虚,可见妇女月经量少、经色淡且经期延迟,甚至闭经,脉细无力。

【治法】养血生血。

【代表方剂】四物汤、当归补血汤。

3. 阴虚证　指体内阴液亏虚,无以制阳,不能滋润濡养机体,虚热内生的证候。常由热病伤阴;或情志不遂,气郁化火,火伤津液;或禀赋不足,房事过度等原因所致。

【临床表现】午后低热,颧红,盗汗,五心烦热,口干咽燥,消瘦,舌红少苔,脉细数。

【病机】阴液亏损,阴虚内热。

阴液耗损,则人渐消瘦;阴虚不能制阳,虚火内扰,可见低热、颧红、盗汗、五心烦热,虚火上升,则口干咽燥、舌红少苔;阴血不足,内有虚热,故脉细数。

【治法】滋阴清热。

【代表方剂】六味地黄汤。

4. 阳虚证　是指体内阳气虚衰,机体温煦、推动、蒸腾、气化等作用减退所表现的虚寒证候。常由素体阳虚,或久病体虚,或过食生冷损伤阳气,或禀赋不足,或老年脏气亏虚等原因所致。

【临床表现】面色㿠白,畏寒肢冷,神疲乏力,腰酸膝软,浮肿尿少,大便稀溏。舌质淡胖,有齿印,脉沉细无力。

【病机】阳气不足,寒从内生。

阳气虚衰则推动、气化功能不足,见面色㿠白,神疲乏力;阳虚不能温煦,阴寒内盛,则畏寒肢冷,大便稀溏,浮肿尿少。舌质淡胖,脉沉细无力皆为阳虚之象。

【治法】温阳散寒。

【代表方剂】金匮肾气丸、右归丸。

常见虚证鉴别要点见表6-2-7。

表6-2-7 常见虚证鉴别

证 型	病 机	治 法	方 剂
气虚证	元气亏虚,机能减退	益气扶正	四君子汤
血虚证	血虚气少,脏腑失养	益气生血	四物汤、当归补血汤
阴虚证	阴液亏损,阴虚内热	滋阴清热	六味地黄汤
阳虚证	阳气不足,寒从中生	温阳散寒	金匮肾气丸、右归丸

5. 气滞证 指人体某一部分或某一脏腑经络的气机阻滞、运行不畅所表现的证候。多因情志不遂,饮食失调,痰湿停聚,感受外邪,或外伤闪挫、气虚等所致。

【临床表现】胸胁脘腹胀闷疼痛,时轻时重,走窜不定,胀痛常随太息、嗳气、肠鸣、矢气后好转,或随情绪的忧思恼怒与喜悦而加重或减轻,脉象多弦,可无明显舌象变化。

【病机分析】气机受阻,功能失调。

气机受阻,不通则痛,故以胀闷疼痛为主要表现,以攻痛、窜痛为特征;气机时阻时通,故胀痛时轻时重,走窜不定;太息、嗳气、肠鸣、矢气可使气机暂通,故随之而减;情志影响肝的疏泄功能,情志不舒常可导致或加重气机阻滞,故证之轻重,每随情绪波动而改变;脉弦为气机不利、脉气不舒之象。

【治疗法则】行气导滞。

【代表方剂】柴胡疏肝散。

6. 血瘀证 指血液运行不畅,壅积于经脉或器官之内或离经之血,不能及时排出或消散,而停留于人体某处所形成的病症。多因气滞、气虚、阳气虚衰、寒凝、热结或跌仆损伤所致。

【临床表现】疼痛呈刺痛,痛处不移,拒按,夜间加剧,青紫肿块或腹内瘕块,出血呈紫暗色或夹有血块,面色黧黑,肌肤甲错,唇甲青紫。舌质暗紫,或有瘀点、瘀斑,舌下脉络曲张,脉弦涩。

【病机分析】瘀血阻滞,血行不畅。

瘀血内阻,可使血运不畅,不通则痛,故疼痛为血瘀证的特征之一;瘀血为有形之邪,阻滞气机运行,按之气阻更甚,故疼痛如刺,且固定不移。由于夜间血行缓慢,瘀阻加重,故夜间疼痛加剧;积瘀不散而凝结,以致形成肿块;瘀阻脉络,血不循经,溢于脉外,致反复出血,呈紫暗色或夹有血块,若久瘀不散,阻碍营血运行,肌肤失其濡养,则出现面色黧黑,肌肤甲错,唇甲青紫。舌质暗紫,或瘀点,或瘀斑,舌下脉络曲张,脉弦涩均为瘀血阻滞之征象。

【治疗法则】活血化瘀。

【代表方剂】血府逐瘀汤。

7. 湿阻证 指湿邪致病的临床表现,分内湿、外湿两类。多由于气候潮湿,涉水淋雨,居处潮湿或饮食不节,过食生冷肥甘,或饥饱失常损伤脾胃,脾失健运,水湿停聚而生。湿阻证可以分为寒湿证和湿热证。

【临床表现】全身困重,头重如裹,遍体不舒,胸闷,口淡不渴,或口渴不欲饮,小便清长,泄泻,关节疼痛、屈伸不利,舌苔白滑,脉濡。

【病机分析】湿邪内蕴,脾失健运。

湿为阴邪,其性重浊黏滞,易阻遏气机,故全身困重,头重如裹,遍体不舒,胸闷;口淡不渴,或口渴而不欲饮;湿邪易伤脾阳,气不化湿故小便清长或泄泻;湿邪入侵关节,气血不畅故关节疼痛,屈伸不利。舌苔白滑而腻,脉濡为湿阻之征象。

【治疗法则】化湿利湿。

【代表方剂】五苓散。

8. 痰饮证　指痰饮停阻于脏器组织之间,或见于某些局部,或流窜全身而表现的证候。其形成多由外感或内伤等诸多因素影响肺、脾、肾的气化功能,以致水液未能输布而停聚,被寒凝、火煎,凝结浓缩而流滞于经络、脏腑、肌腠之间所致。

【临床表现】咳嗽气喘,咳痰量多,胸脘痞闷,呕恶眩晕,或局部有圆滑肿块,苔腻,脉滑。

【病机分析】痰饮阻滞,升降失和。

肺为娇脏,痰浊阻肺,宣降失常,则见咳嗽气喘,咳痰量多;痰浊中阻,胃失和降,多见恶心呕吐,胸脘痞闷;痰浊上扰,蒙蔽清窍,则见眩晕;痰质黏稠,难于消散,流注经脉筋骨,故见局部圆滑肿块。苔腻,脉滑,均为痰浊内阻之象。

【治疗法则】燥湿化痰。

【代表方剂】二陈汤。

9. 食滞证　指食物停滞胃肠,传导失常而出现的证候。多因饮食不节,或脾胃腐熟运化失常所致。

【临床表现】食滞证可见脘腹痞胀疼痛,呕吐酸馊,厌食,大便不爽、臭如败卵,苔腐腻,脉弦滑。

【病机分析】食滞中焦,运化失职。

饮食不节或不洁,食滞内停,脾胃及肠腑受伤,运化传导失常,气机壅阻。故可见脘腹痞胀疼痛,大便不爽或泄泻,下痢;饮食停滞不化,郁而化热,胃气上逆,故呕吐酸馊;脾运失常,胃纳不佳,则厌食。

【治疗法则】消食导滞。

【代表方剂】保和丸。

常见实证的鉴别要点见表6-2-8。

表6-2-8　常见实证鉴别

证　型	病　机	治　法	方　剂
气滞证	气机阻滞,功能失调	行气导滞	柴胡疏肝散
血瘀证	瘀血阻滞,血行不畅	活血化瘀	血府逐瘀汤
湿阻证	湿邪内蕴,脾失健运	化湿利湿	五苓散
痰饮证	痰饮阻滞,升降失和	燥湿化痰	二陈汤
食滞证	食滞中焦,运化失职	消食导滞	保和丸

四、阴阳

阴阳学说贯穿中医学的全过程,阴阳是八纲的总纲,它概括了其他三对纲领,即表、热、实属阳,里、寒、虚属阴。一切病证,尽管千变万化,就其属性来说,不外阴证和阳证两类。此外,诊断学中的阴阳还有两种含义:其一,临床上的阴证一般指虚寒证,阳证一般指实热证;其二,人们把阴或阳将绝的危重病证分别称之为亡阴证和亡阳证,下面做简单介绍(表6-2-9):

1. 亡阴证　指阴虚证发展到危重阶段。一般在高热大汗、剧烈吐泻、失血过多等危重情况下,人的体液大量消耗,阴液衰竭的病变和证候。

【临床表现】身热汗出如油,呼吸短促,烦躁不安,渴喜冷饮,面色潮红,舌光红少津,脉细数无力。

【病机】阴液耗竭,阴不敛阳。

阴液亏虚,或壮热不退、大吐大泻、大汗不止等导致体液外泄,气随津脱,阳不敛阴,以致汗液大泄,阴液欲绝,或仍有火热阳邪内炽,表现身热汗出如油;因津液外泄,阴虚则阳亢,故表现一系列虚热之象,如烦躁、口渴欲饮、面色潮红、舌干无津等;脉细疾数为气随津脱之象。

【治法】养阴生津,敛汗固脱。

【代表方剂】生脉饮。

2. 亡阳证　是阳虚证发展到危重阶段,指体内阳气衰竭,阳气虚脱的病变和证候(表6-2-9)。

【临床表现】冷汗淋漓,面色苍白,表情淡漠,四肢厥冷,呼吸微弱,口不渴或喜热饮,舌淡白润,脉微欲绝。

【病机】阳气暴脱,阳微欲绝。

阳气欲脱,阳气衰亡,不能卫外、固摄则冷汗淋漓;不能温煦肢体故四肢厥冷;心阳衰,宗气泄,不能助肺以行呼吸,故见身倦息微;阳气欲脱,气血运行无力,血液不能外荣肌肤,所以面色苍白;舌淡苔润,脉微细欲绝均为阳气欲脱之象。

【治法】回阳救逆。

【代表方剂】四逆汤。

表6-2-9　亡阳证和亡阴证的比较

证　型	病　机	治　法	方　剂
亡阴证	阴液耗竭,阴不敛阳	养阴生津,敛汗固脱	生脉饮
亡阳证	阳气暴脱,阳微欲绝	回阳救逆	四逆汤

以上介绍了作为中医辨证总纲的八纲辨证。表里说明病变的部位和疾病的转化趋势;寒热表示病变的性质,反映了体内阴阳平衡状况;虚实是对邪正盛衰的综合概括。八纲辨证不是孤立的,而是互相关联的。就表证、里证而言,有属寒、属热的区别,也有是虚是实的不同;从寒证、热证来看,既有在表在里的区别,也有是虚是实的差异;虚证、实证同样如此,既要确定它的所在部位,也要判断它的寒热性质以及邪正力量对比情况。而阴阳,既是八纲辨

证的总纲,也与寒热虚实等有联系。总之,八纲辨证是各种辨证的总纲,运用八纲辨证在诊断疾病的过程中,可以起到执简驭繁、提纲挈领的作用。

第三节　脏腑辨证

脏腑辨证,是运用脏腑的生理病理理论,对四诊所收集的病情资料进行分析归纳,判断疾病的部位、病因病机、性质和正邪盛衰的一种辨证方法。

脏腑病证是脏腑功能失调的反映。由于各脏腑的生理功能不同,所反映的病证也不同。根据脏腑的不同生理功能及病理变化来分辨病证,是脏腑辨证的基本方法。例如肺主气、司呼吸、主宣发肃降,它的病变特点是肺失宣降、肺气上逆而为咳喘,临床见咳嗽、气喘等症状,便可初步诊断为肺的病变。

证候是以症状为基础,因同一症状,可由不同的病因所致,故其表现的证候也不相同。为了便于掌握,在分别讨论脏腑证候(以五脏为主)之前,先对五脏病的主要症状及其主要病理作一分析,然后再分列虚实、结合寒热以及阴阳气血加以叙述。

一、心与小肠的辨证

心的主要生理功能是主血脉和主神志,心开窍于舌,与小肠互为表里。心的病变多表现为血液运行障碍和神志异常等方面。心病的常见症状是心悸、心前区痛、心神不安、失眠多梦、谵语等。

心的病症有虚、实两类,虚证为心气、心血、心阴、心阳的虚衰;实证则与血瘀、痰浊、火热病邪的侵犯有关。临床上亦可见本虚标实的证候(表6-3-1)。

表6-3-1　心与小肠的辨证

证　型	病　机	治　法	方　剂
心气虚证	心气不足,血运不畅	补益心气	炙甘草汤
心血虚证	心血不足,心神失养	养血安神	天王补心丹
心火亢盛证	心火偏旺,热扰心神	清心泻火	导赤散
痰火扰心证	痰火扰心,蒙蔽心窍	清心豁痰	礞石滚痰丸
心血瘀阻证	心脉瘀阻,气滞血瘀	活血化瘀,理气通络	丹参饮

(一)心气虚证

心气虚证是指心气虚衰,无力推动血液运行为主要表现的临床证候。

【临床表现】心悸气短,活动后加重,精神疲倦,面白,或有自汗。舌淡苔白,脉虚无力。

【病机】心气不足,血运不畅。

心气虚衰,心中空虚惕惕而动,故心悸;心气不足,胸中宗气运转无力,故气短神疲;劳则耗气,动后心气益虚,故活动后加重;心气不足,血液运行无力,不能上荣于头面则面白;气虚卫外不固则自汗;舌淡苔白、脉虚无力为气虚之征。

【治法】补益心气。

【代表方剂】炙甘草汤。

（二）心血虚证

心血虚证是指心血不足，心失所养而表现的临床证候。

【临床表现】心悸怔忡，头晕，多梦，健忘，面色淡白或萎黄，唇舌色淡，脉细。

【病机】心血不足，心神失养。

心血不足，心失所养，心动不安，而见心悸怔忡；阴血不能濡养心神，致心神不宁，出现失眠多梦的症状；血虚不能濡养脑髓，而见眩晕健忘；不能上荣头面，则见面色无华或萎黄、唇舌色淡；不能充盈脉道，则脉细无力。

【治法】养血安神。

【代表方剂】天王补心丹。

（三）心火亢盛证

心火亢盛证是指心火旺盛、心神失宁所表现的实热证候。

【临床表现】心胸烦热，口渴面赤，心烦失眠，口舌生疮，甚则赤烂疼痛，舌红苔黄，脉数。

【病机】心火偏盛，热扰心神。

本证多因情志不遂，过食辛辣肥甘之品以致化热生火，火热之邪循经上冲而致。心火亢盛，扰动心神因而心烦失眠；舌为心之苗，心火循经上炎，则每致口舌生疮，甚则赤烂疼痛；心胸烦热、口渴面赤、舌红苔黄、脉数等均为心经有热之征。心与小肠相表里，若心热下移小肠者，可出现小便赤涩热痛之征。

【治法】清心泻火。

【代表方剂】导赤散。

（四）痰火扰心证

痰火扰心证是指火热、痰热邪气扰乱心神，以痰火炽盛、神志异常为主要表现的临床证候。

【临床表现】发热面赤，口渴，胸闷心悸，烦躁不寐，甚或发狂，或神昏谵语；便秘尿黄，吐痰色黄，或喉间痰鸣。舌红苔黄腻，脉滑数。

【病机】痰火扰心，蒙蔽心窍。

情志刺激，气郁化火，煎液为痰，痰火内扰。热灼津伤，则发热口渴，便秘尿黄；火热蒸腾上炎，则面赤气粗；痰火内盛，吐痰色黄，或喉间痰鸣；痰阻气机则胸闷，痰火内盛，闭扰心神，轻则心悸，烦躁不寐，重则发狂，甚或神昏谵语；舌红苔黄腻，脉滑数均为痰火内盛之象。

【治法】清心豁痰。

【代表方剂】礞石滚痰丸。

（五）心血瘀阻证

心血瘀阻证是指瘀血阻滞心脉所表现的临床证候。

【临床表现】心悸怔忡，心胸憋闷或刺痛，固定不移，入夜更甚，痛彻背脊，或见唇舌青紫，舌质紫暗或有瘀斑，脉涩或结代。

【病机】心脉瘀阻，气滞血瘀。

心主血脉，心脉瘀阻，心失所养，故心悸怔忡；血瘀气滞，心阳被遏，则心胸憋闷；瘀血内停，络脉不通，不通则痛，故见胸部刺痛，固定不移；血属阴，故入夜更甚；络脉瘀阻，故见唇甲青紫，舌质紫暗或有瘀斑。脉涩或结代，均为瘀血蕴积、心阳阻遏之征。

【治法】活血化瘀,理气通络。
【代表方剂】丹参饮。

二、肺与大肠的辨证

肺的主要功能是主气,司呼吸,主宣发肃降,通调水道。肺合皮毛,开窍于鼻,肺的病症有虚有实,虚证多见气虚、阴虚;实证多由外邪犯肺所致。肺病的主要症状有咳嗽、气喘、咯痰、胸痛等。

肺与大肠有经络相通,互为表里。大肠主传导,排泄糟粕,传导失常可见便秘或泄泻等症(表6-3-2)。

表6-3-2 肺与大肠的辨证

证 型	病 机	治 法	方 剂
肺卫不固证	肺气不足,卫表不固	益气固表	玉屏风散
风寒犯肺证	风寒犯肺,肺气失宣	宣肺解表	麻黄汤
风热犯肺证	风热犯肺,肺失宣肃	疏风清热,宣肺化痰	桑菊饮
燥热伤肺证	燥热伤肺,肺失清肃	清肺润燥	清燥救肺汤
寒饮伏肺证	寒饮伏肺,肺失肃降	温肺化饮	小青龙汤
痰热蕴肺证	痰热蕴肺,肉腐成痈	清肺化痰,凉血消痈	苇茎汤
肺阴虚证	肺阴亏耗,阴虚火旺	养阴清肺	百合固金汤
大肠湿热证	湿热蕴肠,传导失司	清肠道湿热	白头翁汤
大肠津亏证	肠道津亏,传导失司	润肠通便	麻子仁丸
大肠实热证	实热内结,腑气不通	泻下热结	大承气汤

(一)肺卫不固证

肺卫不固证是指肺气虚弱,卫表不固所表现的临床证候。

【临床表现】恶风自汗,平素易感冒,舌质淡白,脉细。

【病机】肺气不足,卫表不固。

平素体虚,或久病伤肺,肺气虚弱,卫表不固,故见恶风自汗。稍感风寒,极易感冒,舌质淡白,脉细,均为肺气不足之象。

【治法】益气固表。

【代表方剂】玉屏风散。

(二)风寒犯肺证

风寒犯肺证是指感受风寒之邪,肺气失宣所表现的临床证候。

【临床表现】恶寒甚,或有发热、无汗、头身疼痛,或鼻塞流清涕,气喘,苔薄白,脉浮紧。

【病机】风寒犯肺,肺气失宣。

风寒之邪侵袭肌表,腠理闭塞,卫气受遏,肌表不能得到正常的温煦,故恶寒;由于卫气被阻遏,宣肃失常,故无汗且郁而发热;寒邪郁滞经络,气血流通不畅,故头身疼痛;肺主皮毛,鼻为肺窍,寒邪从皮毛而入,内应于肺,肺失宣肃,出现鼻塞流涕、气喘;邪未入里,舌象尚无明显变化,为薄白苔;寒邪袭表,正气奋起抗邪,脉气鼓动于外,故脉浮。又由于寒邪阻碍阳气,腠理闭塞,令脉道紧张而拘紧,故表现为脉浮紧。临床以恶寒甚、无汗、脉浮紧为审证要点。

【治法】宣肺解表。

【代表方剂】麻黄汤。

(三) 风热犯肺证

风热犯肺证是指感受风热病邪,肺失清肃所表现的临床证候。

【临床表现】发热重,恶寒轻,咽喉肿痛,咳嗽,痰黄,舌尖变红,苔薄黄,脉浮数。

【病机】风热犯肺,肺失宣肃。

风热之邪侵袭体表,卫气奋起抗争,阳气浮于外,故发热;热邪阻遏,肌肤不得温养而恶寒;风热之邪炎上,可见咽喉肿痛;邪热伤肺,肺失清肃,故咳嗽,痰黄;舌尖变红,苔薄黄,脉浮数,均示风热在表之象。

【治法】疏风清热,宣肺化痰。

【代表方剂】桑菊饮。

(四) 燥热伤肺证

燥热伤肺证是指燥邪伤肺,津液受损所表现的临床证候。

【临床表现】干咳无痰,或痰不易咯,咽痒,口鼻咽均干燥,或胸痛咯血,初期或有恶寒,身热头痛,苔薄黄而干,脉浮数。

【病机】燥热伤肺,肺失清肃。

燥热伤肺,灼伤津液,肺失清肃,故干咳无痰,或痰少而黏,难咯;燥为阳邪,易伤肺伤津,可见鼻燥咽干,咳甚则痰中带血,胸部疼痛;苔薄黄而干;脉浮数为燥邪在表之象。

【治法】清肺润燥。

【代表方剂】清燥救肺汤。

(五) 寒饮伏肺证

寒饮伏肺证是由痰饮内蕴于肺,肺气失于肃降所出现的以肺经病变为主的临床证候。

【临床表现】咳嗽气喘,或哮鸣有声,胸闷,不能平卧,咳吐稀白痰涎,苔白滑,脉滑。

【病机】寒饮伏肺,肺失肃降。

痰饮蕴肺,宣降失常,故咳嗽气喘,痰多稀白;饮停气道,痰气交阻,故哮鸣有声;肺气不利,肃降无能,故胸闷,不能平卧;舌苔白滑或白腻,脉滑,均为寒饮伏肺之象。

【治法】温肺化饮。

【代表方剂】小青龙汤。

(六) 痰热蕴肺证

痰热蕴肺证是指邪热或痰热蕴肺所表现的肺实热证。

【临床表现】发热,咳喘,胸痛,胸闷气促,痰黄稠,咳吐腥臭脓痰,甚至血痰,心烦内热,大便秘结,舌红苔黄腻,脉滑数。

【病机】痰热蕴肺,肉腐成痈。

感受热邪,或过食辛辣肥甘厚味,聚湿生痰,日久化热,痰热壅肺,则咳嗽气喘,呼吸气粗、急促;热灼津液,故痰黄稠难咯;蕴蒸成痈,咯吐腥臭脓痰;肺络受损,则胸痛,痰中带血;舌红苔黄腻,脉滑数均为痰热内盛之象。

【治法】清肺化痰,凉血消痈。
【代表方剂】苇茎汤。

(七) 肺阴虚证

肺阴虚证是阴津不足,肺失濡润所表现的证候。多由肺病日久、耗伤肺阴所致。

【临床表现】干咳少痰,或痰黏不宜咯出,或痰中带血,口燥咽干,或音哑,潮热颧红,或有盗汗,舌红少津,脉细数。

【病机】肺阴亏耗,阴虚火旺。

肺阴不足,虚热内生,肺为热蒸,气机上逆而为咳嗽;热灼津液,炼液成痰,故咳痰量少质黏;肺络受灼,络伤血溢则痰中带血;肺阴亏虚,咽喉失润,且为虚火所蒸,则咽干口燥,声音嘶哑;阴虚阳无所制,虚热内炽则午后潮热;热扰营阴,阴虚则为盗汗;虚热上炎则颧红;舌红少津,脉细数,为阴虚内热之象。

【治法】养阴清肺。
【代表方剂】百合固金汤。

(八) 大肠湿热证

大肠湿热证是指饮食不洁或湿热内蕴大肠出现的临床证候。

【临床表现】腹痛腹泻,下利脓血,里急后重,肛门灼热,身热,舌红苔黄腻,脉滑数。

【病机】湿热蕴肠,传导失司。

多由饮食不洁,或暑湿热毒损伤肠胃,湿热内蕴,大肠传导失司,故腹泻,下利脓血;湿热阻于肠道,气机郁滞,故腹痛,里急后重;肛门灼热,身热,舌红苔黄腻,脉滑数均为大肠湿热典型表现。

【治法】清利大肠湿热。
【代表方剂】白头翁汤。

(九) 大肠津亏证

大肠津亏证是指由于老年体虚,津液亏损,或久病伤阴,不能濡润大肠所出现的以便秘为主的临床证候。

【临床表现】大便干结如栗,腹胀,按之痛,口干欲饮,内热心烦,小便短赤,舌红少苔,或苔黄而干,脉细数。

【病机】肠道津亏,传导失司。

年老体虚津亏,或久病伤阴,或阴虚内热,导致阴津亏耗,不能濡润大肠;肠道津亏可见便干难解,甚至干结如栗;腑气不通,传导失司,则腹胀痛;虚热内扰,则心烦内热;小便短赤,舌红少苔,或苔黄而干,脉细数,均为大肠津亏之象。

【治法】润肠通便。
【代表方剂】麻子仁丸。

(十) 大肠实热证

大肠实热证是因饮食不洁,过食辛辣、肥甘,热邪蕴结肠道,导致腑气不通所致的实热证。

【临床表现】发热口渴,大便秘结,腹胀痞满,疼痛拒按,舌红苔黄而干,脉沉实有力。

【病机】实热内结,腑气不通。

多由过食辛辣肥甘,生湿蕴热,或外邪入里化热,或五志化火,以致热蕴肠道与糟粕互结。肠道热盛,气机阻滞,腑气不通,故腹胀痞满,疼痛拒按,伴有发热口渴等症;舌红苔黄而干,脉象沉实有力,均为实热内结的征象。

【治法】泻下热结。

【代表方剂】大承气汤。

三、脾与胃的辨证

脾的主要生理功能是主运化,统血;胃主受纳,腐熟;脾主升清,胃主降浊;脾胃之间有经络相通,互为表里,它们共同完成饮食物的消化、吸收和输布,为气血生化之源。脾胃病证有寒热虚实不同,脾病以虚证较多,如脾阳虚,运化失调,水湿痰饮内生及中气下陷等证常见。胃病以气机障碍,胃气上逆为主要病理改变。脾病常见症状有:腹胀、便溏、浮肿、出血等;胃病多见胃脘痛、呕吐、嗳气、呃逆等(表6-3-3)。

表6-3-3 脾与胃的辨证

证 型	病 机	治 法	方 剂
脾失健运	脾气虚弱,运化失职	健脾助运	四君子汤
中气下陷	中气下陷,清气不升	补气升清	补中益气汤
脾不统血	脾气亏虚,脾不统血	补气摄血	归脾汤
脾阳虚证	脾阳不足,寒从内生	温阳健脾	理中汤
湿困脾胃证	水湿内停,脾失健运	燥湿健脾	平胃散
寒凝胃脘证	寒凝胃脘,中阳不运	温胃散寒	良附丸
胃火炽盛证	热蕴中焦,胃火上炎	清胃泻火	清胃散
胃气上逆证	肝气横逆,胃失和降	理气舒肝,和胃降逆	旋复代赭汤

(一)脾气虚证

脾气虚证是指脾气虚弱导致的各种临床证候。分为脾失健运、中气下陷(又称脾气下陷)、脾不统血三种类型。

1. 脾失健运

【临床表现】食少,食后脘腹胀满,便溏,消瘦,四肢倦怠,气短懒言,面色萎黄,舌淡苔白,脉缓弱。

【病机】脾气虚弱,运化失职。

本证多由饮食所伤,或过度劳倦,或思虑伤神,或其他疾病影响,损伤脾气,导致运化失常。脾主运化,脾气虚,运化失常,故食少,食后脘腹胀满,便溏;脾气虚则气血生化不足,故见消瘦,四肢倦怠,气短懒言,面色萎黄,舌淡,脉微弱。

【治法】健脾助运。

【代表方剂】四君子汤。

2. 中气下陷

【临床表现】脘腹坠胀感,食后更甚,或便意频数,甚则脱肛,或内脏下垂,或小便混浊如米泔。伴有头晕目眩,气短乏力,神疲倦怠,食少便溏,舌淡苔白,脉虚弱。

【病机】中气下陷,清气不升。

本证多由脾气虚发展而来,或素体虚弱,久泄久痢,过度劳倦等所致。脾气主升,脾气虚升举无力,内脏无托,故脘腹坠胀感,便意频数,或脱肛,内脏下垂,脾虚升举无力,清阳不升而下陷,固摄无权,久泄不止,小便混浊如米泔。清阳不能升于头面,故头晕目眩。脾气虚证见气短乏力,神疲倦怠,食少便溏,舌淡脉弱。

【治法】补气升清。

【代表方剂】补中益气汤。

3. 脾不统血

【临床表现】便血、尿血、肌衄、齿衄、鼻衄,或妇女月经过多、崩漏等,伴有食少便溏,神疲乏力,少气懒言,面白少华,舌淡脉细弱。

【病机】脾气亏虚,脾不统血。

多由久病,劳倦伤脾,致脾气亏虚,统摄失常。脾气虚弱,统摄失常,血不循经,则可见便血、尿血、肌衄等出血症状;脾不统血,则致冲任不固,故月经过多,或崩漏。食少便溏,少气懒言,舌淡脉细等均为脾气虚之征。

【治法】补气摄血。

【代表方剂】归脾汤。

(二)脾阳虚证

脾阳虚证指脾阳虚衰,寒从内生所表现的临床证候。

【临床表现】腹胀纳少,腹部冷痛,喜温喜按,畏寒肢冷,大便稀溏,或完谷不化,或有下肢浮肿,或妇女带下清稀量多,舌质淡胖,苔白滑,脉沉细无力。

【病机】脾阳不足,寒从内生。

脾的阳气虚衰,运化失健,则腹胀纳少;阳虚阴盛,寒从中生,寒凝气滞,故腹痛喜温喜按;脾虚不能运化水湿,寒湿之气内盛,故大便稀薄或完谷不化、浮肿、带下清稀;脾阳虚弱,不能温煦机体及四肢,故畏寒肢冷;舌淡,苔白润,脉沉迟无力,皆为阳虚、水寒之气内盛之征。

【治法】温阳健脾。

【代表方剂】理中汤。

(三)湿困脾胃证

湿困脾胃证是指湿邪内蕴,阻碍脾胃的运化功能所表现的临床证候。

【临床表现】头身困重,脘腹胀满,恶心欲吐,纳呆口黏,腹痛便溏,口淡不渴,苔白腻,脉滑。

【病机】水湿内停,脾失健运。

寒湿内盛,中阳受困,脾胃升降失常,脾的运化失司,则见脘腹痞闷或痛,纳呆,便溏;胃失和降,气机上逆,故恶心欲吐,口黏;湿性重浊,流注肢体,阻遏清阳,故头身困重;苔白腻,脉滑均为内有湿邪之象。

【治法】燥湿健脾。

【代表方剂】平胃散。

(四)寒凝胃脘证

寒凝胃脘证是指寒邪损伤胃气,胃失和降所表现的临床证候。

【临床表现】胃脘冷痛,痛势急剧,呕吐清水,形寒肢冷,喜温,喜热饮,苔白,脉弦紧。
【病机】寒凝胃脘,中阳不运。

寒性凝滞、收引,寒邪侵犯中焦,气机阻滞,不通则痛,故胃脘冷痛,痛势急剧,恶寒肢冷;喜温,喜热饮,得温而痛减;中阳不运,胃气失于和降,上逆则呕吐清水;舌苔白、脉弦紧是里有寒邪、气机阻滞之象。

【治法】温胃散寒。
【代表方剂】良附丸。

(五)胃火炽盛证

胃火炽盛证是因胃经蕴热、胃火偏盛所表现的胃实热证。

【临床表现】胃脘灼痛、喜冷饮,发热口渴,或口臭、齿龈肿痛、齿衄,便结尿黄,舌红苔黄,脉数。

【病机】热蕴中焦,胃火上炎。

本证多因平素嗜食辛辣肥甘,化热生火,火热炽盛,壅滞于胃所致。热蕴胃腑,故患者自觉胃脘灼痛而喜冷饮;热灼津伤,见发热口渴;胃热蒸腾,浊气上泛,故口气热臭;足阳明胃经循行于口、齿部位,胃火循经上炎,则牙龈肿痛;伤及血络,则齿龈出血;便结尿黄、舌红苔黄、脉数等均为胃火炽盛的表现。

【治法】清胃泻火。
【代表方剂】清胃散。

(六)胃气上逆证

胃气上逆证多由邪气犯胃,或肝胃不和,胃失和降所致的临床证候。

【临床表现】恶心呕吐,口苦,呃逆频作,嗳气频频,脘胁胀痛,多因情志不遂而加剧,舌边红,脉弦。

【病机】肝气横逆,胃失和降。

肝气犯胃,或湿热中阻,胃失和降,上逆则恶心呕吐,嗳气频频;胃气上冲扰膈,则呃逆连作,见胁脘烦闷不适;肝胆相表里,肝气失和则胆汁上溢,故见口苦;肝居两胁,胃居中脘,胃不和则气滞不畅,见脘胁胀痛;情志不遂,肝郁加重横犯胃腑,故可加重病情;舌边红,脉弦均为肝气犯胃,胃失和降之象。

【治法】理气疏肝,和胃降逆。
【代表方剂】旋复代赭汤。

四、肝与胆的辨证

肝的主要生理功能是主疏泄,藏血,主筋,开窍于目。肝与胆有经络相通,互为表里。胆储藏和排泄胆汁,以助消化。肝的病证有虚有实,虚证多见肝血、肝阴的不足,实证多见肝郁气滞,肝火、寒凝、湿热等证。肝阳上亢、肝风内动多为虚实夹杂证;胆病主要表现为为胆汁疏泄异常、虫积内扰、湿热等证(表6-3-4)。

(一)肝郁气滞

肝郁气滞又称肝气郁结证,指由于各种原因影响肝主疏泄,导致肝经气机不调,郁阻局部或全身气机运行的证候。

【临床表现】

精神抑郁或易怒,喜叹息,胸闷不舒或胸胁胀痛或窜痛,纳呆嗳气,脘腹胀满,或咽部有梗阻感,妇女月经失调,痛经或经前乳房胀痛,少腹胀痛,苔薄白,脉弦。

【病机】肝郁气滞,疏泄失司。

此证多由情志不遂或精神刺激,郁怒伤肝所致。肝主疏泄,能够疏泄肝经自身和人体全身的气机,促进气血津液的运行。舒畅情志,协调脾胃,分泌和排泄胆汁,帮助消化。肝的疏泄还能调节冲任,与女子的月经有密切关系。肝郁气滞,疏泄失司根据其影响的范围和程度可有以上不同的表现。精神抑郁和脉弦为其共同症状。胸闷胁胀也是极为常见的表现,可以作为辨证要点。

【治法】疏肝理气。

【代表方剂】四逆散或柴胡疏肝饮。

表 6-3-4 肝与胆的辨证

证 型	病 机	治 法	方 剂
肝气郁结证	肝郁气滞,疏泄失职	疏肝理气	逍遥散
肝火上炎证	肝经实火,循经上炎	清肝泻火	龙胆泻肝汤
肝阳上亢证	肝阴不足,肝阳上亢	滋养肝肾,平肝潜阳	天麻钩藤饮
肝阳化风	肝肾阴亏,阳亢化风	平肝潜阳息风	镇肝息风汤
热极生风	火热炽盛,热动肝风	清热凉肝息风	羚角钩藤汤
血虚生风	肝血不足,血虚生风	养血祛风	圣愈汤
肝胆湿热证	肝胆湿热,肝胃失和	清化湿热,利胆和胃	茵陈蒿汤
肝旺脾虚证	肝旺脾虚,肝脾不和	抑肝和脾	痛泻要方
肝血虚证	肝血不足,津亏血少	补血养肝	四物汤
肝阴虚证	肝阴不足,虚火内扰	滋养肝阴	一贯煎

(二) 肝火上炎证

肝火上炎证是指由肝火亢盛,上逆而表现的实热证候,若兼胆火盛则为肝胆火盛。

【临床表现】

头晕胀痛,面红目赤,发热口渴,烦躁易怒,失眠多梦,口苦咽干,胁肋灼痛,或耳鸣暴聋,或吐血、衄血,舌红苔黄,脉弦数。

【病机】肝经实火,循经上炎。

本证多由情志不遂、肝气郁而化火,或肝阳亢盛化火,或火热之邪内犯肝经而引起。肝经气火内炽,循经上冲,故症见头晕胀痛,面红、目赤肿痛;肝胆互为表里,足少阳胆经入于耳,肝火循胆经上炎,络脉气血壅滞,清窍受阻可突发耳鸣耳聋;肝火炽盛,则情急易怒,失眠多梦;若火邪灼伤血络,迫血妄行,则可发生吐血、衄血,色鲜红;发热口渴,舌红苔黄,脉弦数等均为肝经实火炽盛之证。

【治法】清肝泻火。

【代表方剂】龙胆泻肝汤。

（三）肝阳上亢证

肝阳上亢证是指肝失疏泄，气郁化火，或肝肾阴虚，阴不潜阳，而形成的阴虚阳亢的本虚标实证。

【临床表现】眩晕耳鸣，头目胀痛，面部烘热，急躁易怒，口苦咽干，或头重脚轻，腰膝酸软，舌红，苔少，脉细弦而数。

【病机】肝阴不足，肝阳上亢。

肝肾阴虚，阴不潜阳，肝阳偏亢，上逆，则出现眩晕耳鸣，头目胀痛，面部烘热等症；水亏于下，火炎于上，上盛下虚，则头重脚轻，急躁易怒，口苦；腰为肾府，肝肾阴虚，筋脉失养，故腰膝酸软无力；舌红，脉细弦数，为阴虚阳亢之征象。

【治法】滋养肝肾，平肝潜阳。

【代表方剂】天麻钩藤饮。

（四）肝风内动证

肝风内动证是指病变过程中出现的动摇、抽搐、眩晕等临床表现，称之为肝风内动。一般分肝阳化风、热极生风、血虚生风三类。

1. 肝阳化风　是指由肝阳亢盛而表现出眩晕、震颤、"卒中"等风证的临床证候。

【临床表现】头晕目眩，头痛耳鸣，肢体震颤，语言不利，步履不稳，甚至突然昏倒，不省人事，口眼歪斜，半身不遂，舌强失语，舌红，脉细弦。

【病机】肝肾阴亏，阳亢化风。

肝肾阴亏，肝阳偏亢，阴不制阳，肝阳化风。肝为风木之脏，阴亏于下，肝阳于上，上达巅顶，横窜脉络，可见头晕目眩，阳亢化风，风阳上扰，故头痛耳鸣，肢体震颤；肝肾阴亏，虚火上扰，气血逆乱，则出现突然昏倒，不省人事，口眼歪斜，半身不遂，舌强失语；舌红苔少，脉细弦均为阴虚阳亢之征。

【治法】平肝潜阳息风。

【代表方剂】镇肝息风汤。

2. 热极生风　是指高热引起抽搐、震颤等风证的临床证候。

【临床表现】高热，烦躁，抽搐，颈项强直，甚至角弓反张，双目上翻，神志昏迷，舌红绛，脉弦数。

【病机】火热炽盛，热动肝风。

本证多见于外感温热病，由于热盛经脉失养，引起肝风内动，故高热、烦躁、抽搐、颈项强直，甚至角弓反张，双目上翻；热闭心神则神志昏迷。高热、烦躁、舌红绛、苔黄、脉数均为热证之征象。

【治法】清热凉肝息风。

【代表方剂】羚角钩藤汤。

3. 血虚生风　是指阴血不足，肝失所养，虚风内动所表现的临床证候。

【临床表现】头晕目眩，肢体麻木，甚至手足抽搐，耳鸣，面色无华，爪甲不荣，视物模糊或夜盲，妇女月经量少或闭经；舌淡，脉细弦。

【病机】肝血不足，血虚生风。

体虚血少，久病伤肝，或失血过多所致，导致肝血不足，筋脉失养，故肢体麻木，手足抽搐，爪甲不荣；肝血不能上荣头面，故面色无华，头晕目眩；肝血虚不能上注于目，故视物模糊或夜盲;肝血亏虚,冲任血少,则月经量少或闭经;舌淡,脉细弦亦为血虚生风之征象。

【治法】养血祛风。

【代表方剂】圣愈汤。

(五)肝胆湿热证

肝胆湿热证是指湿热蕴结肝胆所表现的临床证候。

【临床表现】全身皮肤及目睛发黄,发热,口苦,胁肋胀痛,或胁下有痞块,恶心欲吐,厌食油腻,尿黄,舌红苔黄腻,脉弦滑数。

【病机】肝胆湿热,肝胃失和。

湿热蕴蒸肝胆,肝胆失于疏泄,气机不畅,故胁肋胀痛,甚至胁下有痞块;湿热熏蒸日久,胆汁不循常道而外溢肌肤,则巩膜、全身皮肤发黄;湿热内困,正邪交争,故见发热;胆气上逆,则口苦;肝木横逆乘土,脾失健运,胃失和降,则厌食油腻,恶心欲吐;湿热下注膀胱,故尿黄。舌红苔黄腻,脉弦滑数,均为湿热内蕴之象。

【治法】清化湿热,利胆和胃。

【代表方剂】茵陈蒿汤。

(六)肝旺脾虚证

肝旺脾虚证是指肝经气火偏旺,脾气虚弱,肝脾失和所表现的临床证候。

【临床表现】情绪抑郁,胁肋胀痛,腹胀食少,肠鸣便溏,或腹痛即泻,泻后痛止,脉弦缓。

【病机】肝旺脾虚,肝脾不和。

本证主要由于情志抑郁,肝经气火偏旺,加之平素体虚,脾气虚弱,肝失疏泄,肝脾不和,脾失健运,湿从内生,以致胁肋胀痛,腹胀食少,肠鸣便溏,或腹痛即泻,泻后痛止;脉弦缓乃为肝脾不和之象。

【治法】抑肝扶脾。

【代表方剂】痛泻要方。

(七)肝血虚证

肝血虚证是指肝血不足,筋失所养所表现的临床证候。

【临床表现】头昏眼花,两目干涩,视力减退,或夜盲,心悸失眠,妇女月经量少、色淡,甚至闭经。肢体麻木,面、唇、爪甲苍白,舌淡,脉细。

【病机】肝血不足,津亏血少。

本病多由久病伤肝,体虚血少,或失血过多所致。肝血不足,不能上荣于头面,故头昏、眼花、两目干涩,面色无华;肝开窍于目,血虚目失所养,所以视力减退,甚至成为夜盲;肝主筋,血虚筋脉失养,因而发生肢体麻木;妇女肝血不足,津亏血少,冲任受损,则月经量少色淡,甚至闭经;唇甲苍白、舌淡、脉细,皆为血虚常见之征。

【治法】补血养肝。

【代表方剂】四物汤。

(八)肝阴虚证

肝阴虚证是指肝阴不足,津亏血少,虚热内扰所表现的临床证候。

【临床表现】头晕眼花,两目干涩,视物模糊,耳鸣,或胁肋隐痛,心烦失眠,颧红,低热盗汗,五心烦热,口干咽燥,舌红少苔,脉细数。

【病机】肝阴不足,虚火内扰。

肝阴不足,不能上滋头目,则头晕眼花、两目干涩、视物模糊、耳鸣;阴虚火旺,热扰心神,可见心烦失眠、颧红、低热盗汗、五心烦热,胁肋隐痛;口干咽燥,舌红少苔,脉细数为阴虚火旺之象。

【治法】滋养肝阴。

【代表方剂】一贯煎。

五、肾与膀胱的辨证

肾的主要生理功能是藏精,主水,主骨生髓充脑,主纳气。肾开窍于耳及二阴,与膀胱相表里。膀胱有储尿排尿功能。肾的病变主要反映在生殖、生长发育、水液代谢异常等方面。

肾病的常见症状有:腰痛,阳痿,遗精,精少不育,女子经少、经闭、不孕,以及水肿、二便异常等。膀胱病常见尿频、尿急、尿闭、尿痛以及遗尿、尿失禁等(表6-3-5)。

表6-3-5 肾与膀胱的辨证

证型	病机	治法	方剂
肾精不足证	肾精亏耗,脏腑虚衰	补肾益精,补益脏腑	五子衍宗丸
肾气不固证	肾失封藏,精关不固	补肾固摄	肾气丸
肾阴虚证	肾阴不足,阴虚火旺	滋补肾阴	六味地黄丸
肾阳虚证	肾阳不足,脏腑虚衰	温补肾阳	右归丸
膀胱湿热证	湿热内蕴,气化失职	清利湿热	八正散

(一)肾精不足证

肾精不足证是指由于先天不足,病久伤肾,或房劳过度,导致肾精亏耗为主要临床表现的病证。

【临床表现】男子精少不育,女子经闭不孕,性功能减退。小儿发育迟缓,身材矮小,智力低下、动作迟钝,囟门迟闭,骨骼痿软。成人则见早衰,发脱齿摇,耳鸣健忘,腰酸膝软,下肢无力,舌体瘦小光红,脉细弱。

【病机】肾精亏耗,脏腑虚衰。

肾精不足多是由先天不足或后天失养,久病不愈,房事过度等所致。肾精虚,肾气不足,则性功能减退,男子精少不育,女子经闭不孕。精亏髓少不能充骨养脑,故小儿发育迟缓身材矮小,智力低下、动作迟钝、囟门迟闭,骨骼痿软。腰为肾之府,肾精亏则腰酸膝软,下肢无力,成人易出现过早衰老的现象。舌体瘦小光红,脉细弱均为肾精不足之征。

【治法】补肾益精。

【代表方剂】五子衍宗丸。

(二)肾气不固证

肾气不固证是指由于肾气虚,肾的气化、固摄功能减退所表现的临床证候。

【临床表现】腰酸腿软,小便频而余沥不尽,夜尿多,或小便失禁,滑精早泄,带下清稀,胎动易滑,舌胖大或有齿痕,脉沉细。

【病机】肾失封藏,精关不固。

本病多由老年肾虚,或久病、劳损损伤肾气,使肾的气化、固摄功能减退。肾气不固,则膀胱失控,出现尿频、尿急或余沥不尽,甚至排尿不畅,小便失禁。肾气、肾阳衰败则阴寒偏盛,故夜尿多,常有滑精、早泄。肾虚,冲任虚损,可见滑胎,带下清稀。腰酸腿软,舌胖大有齿痕,脉沉细均是肾气虚衰之症。

【治法】补肾固摄。

【代表方剂】肾气丸。

(三)肾阴虚证

肾阴虚证是指由于老年肾亏,或久病虚损导致肾阴不足,阴虚火旺的临床证候。

【临床表现】头晕耳鸣,失眠健忘,头发早白,腰膝酸软,男子遗精早泄,妇女闭经或崩漏,颧红,盗汗,五心烦热,舌红少苔,脉细数。

【病机】肾阴不足,阴虚火旺。

多因久病、房劳过度,损伤肾阴,或热病日久,肾阴亏耗所致。肾不能生髓充脑,则头晕耳鸣,失眠健忘,头发早白,腰膝酸软;肾不藏精,阴虚火旺,相火内动,则见男子遗精早泄,女子闭经、崩漏;颧红,盗汗,五心烦热,舌红少苔,脉细数为阴虚之象。

【治法】滋补肾阴。

【代表方剂】六味地黄丸。

(四)肾阳虚证

本证多由素体阳虚,老年肾阳不足,或久病、重病伤及肾阳所表现的肾阳亏虚,虚寒内盛的临床证候。

【临床表现】畏寒肢冷,腰膝酸软,不孕不育,阳痿早泄,下肢浮肿,尿闭或夜尿多,小便清长,五更泄,完谷不化,面色㿠白或黧黑,舌淡白胖大,脉沉细无力。

【病机】肾阳不足,脏腑虚衰。

本证多由素体阳虚,年高肾虚,或久病伤肾,以致肾阳虚损。肾阳虚损,温煦失职,可见畏寒肢冷,腰膝酸软;肾藏精少,则不孕不育,阳痿,性欲减退;肾的阳气不足,膀胱气化失司,故见浮肿,尿闭或夜尿多,小便清长;肾阳伤及脾阳,运化功能失常,可见五更泄,完谷不化;面色㿠白,舌淡胖,脉沉细无力,均为肾阳虚衰的典型表现。

【治法】温补肾阳。

【代表方剂】右归丸。

(五)膀胱湿热证

本证多由湿热之邪内侵,或肾阴不足,湿热内蕴下焦,膀胱气化失常所表现的临床证候。

【临床表现】尿频,尿急,尿痛,尿道灼热,排尿涩滞不畅,尿混浊,甚至血尿,有时伴有砂石,腰痛,发热口渴,舌红苔黄腻,脉滑数。

【病机】湿热内蕴,气化失职。

湿热蕴结膀胱,气化不利,下迫尿道,故尿频,尿急,尿痛,尿道灼热,排尿涩滞不畅,尿混浊;热伤血络,可见尿血;湿热久恋,煎熬津液,聚砂成石,可见尿中有砂石;腰为肾之府,下焦湿热,脉络阻滞,故见腰痛;发热,口渴,舌红苔黄腻,脉滑数均为膀胱湿热内蕴之象。

【治法】清利湿热。

【代表方剂】八正散。

第四节 体质辨证

一、体质的基本概念

体质是指人体禀赋于先天,受后天多种因素影响,在其生长发育和衰老过程中,所形成的形态上和心理,生理功能上相对稳定的特征,这种特性往往决定着机体对某些致病因素的易感性和病变过程的倾向性。现代生物学研究认为。人具有根本的区别于其他动物的共性,同时在人类群体中也普遍存在着个体差异,这种个体差异的研究完全支持了中医的体质学说。

中医的体质概念与人们常说的气质不同。所谓气质,是指人体在先后天因素影响下形成的精神面貌、性格、行为等心理功能的、即神的特征,而体质是形与神的综合反映。因此,二者有着不可分割的内在联系,但体质可以包括气质,气质不等于体质。

二、体质学说与养生的关系

人们对体质的研究由来已久。在国外,到目前为止,已有三十多种体质类型学说。古罗马医生盖伦(公元30—200年)在希波克拉底的体液学说的基础上,把气质分为四种类型,即性情急躁,动作迅猛的胆汁质;性情活跃,动作灵敏的多血质;性情沉静、动作迟缓的黏液质;性情脆弱、动作迟钝的抑郁质。在17世纪以前,盖伦的气质学说一直被西方医学界奉为信条。近代著名科学家巴甫洛夫则认为气质是高级神经活动类型特点在行为中的表现,把人分为兴奋型、活泼型、安静型、弱型等四种类型,分别相当于胆汁质、多血质、黏液质、抑郁质,在西方医学界颇有影响。但是迄今为止,国外医学对体质的各种分类学说,都无法直接指导临床治疗与养生康复实践,唯有中医体质学说与医疗实践、养生康复是密切结合的。

祖国医学一贯重视对体质的研究,早在两千多年以前成书的《内经》里,就对体质学说进行了多方面的探讨。可以说,《内经》是中医体质学说的理论渊源。《内经》不仅注意到个体的差异性,并从不同的角度对人的体质作了若干分类。如《灵枢》中的《阴阳二十五人》和《通天》,就提出了两种体质分类方法。在《素问·异法方宜论》里还指出,东南西北中五方由于地域环境气候不同,居民生活习惯不同,所以形成不同的体质,易患不同的病症,因此治法也要随之而异。后世医家在《内经》有关体质学说的基础上续有发挥,例如朱丹溪《格致余论》说:"凡人之形,长不及短,大不及小,肥不及瘦,人之色,白不及黑,嫩不及苍,薄不及厚。而况肥人多湿,瘦人多火,白者肺气虚,黑者肾不足。形色既殊,脏腑亦异,外证虽同,治法迥别也"。又如叶天士研究了体质与发病的关系,在《外感湿热篇》中说:"吾吴湿邪害人最广,如面色白者,须到顾其阳气……面色苍者,须要顾其津液……",强调了治法须顾及体质。再如吴德汉在《医理辑要·锦囊觉后篇》中说:"要知易风为病者,表气素虚;易寒为病者,阳气素弱;易热为病者,阴气素衰;易伤食者,脾胃必亏,易劳伤者,中气必损"。说明了不良体质是发病的内因,体质决定着对某些致病因素的易感性。这就为因人摄生提供了重要的理论根据。

人们在实践中认识到,体质不是固定不变的,外界环境和发育条件、生活条件的影响,都有可能使体质发生改变。因此,对于不良体质,可以通过有计划的改变周围环境,改善劳动,生活条件和饮食营养,以及加强体格锻炼等等积极的养生措施,提高其对疾病的抵抗力,纠正其体质上的偏颇,从而达到防病延年的目的。

三、体质差异形成的原因

(一)先天因素

先天因素即"禀赋"。包括遗传和胎儿在母体里的发育营养状况。父母的体质特征通过遗传,使后代具有类似父母的个体特点,是先天因素的一个方面,而胎儿的发育营养状况、对体质特点的形成也起着重要的作用。

(二)性别因素

人类由于先天遗传的作用,男女性别不仅形成各自不同的解剖结构和体质类型,而且在生理特性方面,也会显示出各自不同的特点。一般说,男子性多刚悍,女子性多柔弱,男子以气为重,女子以血为先。《灵枢·五音五味》提出:"妇人之生,有余于气,不足于血"的论点,正是对妇女的体质特点作了概括说明。

(三)年龄因素

俗话说:"一岁年纪,一岁人",说明人体的结构、功能与代谢的变化同年龄有关,从而形成体质的差异。《灵枢·营卫生会》指出:"老壮不同气",即是说年龄不同对体质有一定影响。

(四)精神因素

人的精神状态,由于能影响脏腑气血的功能活动,所以也可以改变体质。《素问·阴阳应象大论》里说:"怒伤肝"、"喜伤心"、"思伤脾"、"忧伤肺"、"恐伤肾",即指情志异常变化伤及内在脏腑。

(五)地理环境因素

人类和其他生物一样,其形态结构,气化功能在适应客观环境的过程中会逐渐发生变异。是故《素问·五常政大论》早就指出:"必明天道地理",对于了解"人之寿夭,生化之期"以及"人之形气"有着极其重要的意义。地理环境不同,则气候、物产、饮食、生活习惯等等,亦多有不同,所以《素问·异法方宜论》在论证不同区域有不同的体质,不同的多发病和不同的治疗方法的时候,特别强调了不同地区的水土、气候、以及饮食、居住等生活习惯,对体质形成的重大影响,说明地理环境对体质的变异,既是十分重要的因素,也是极其复杂的因素。

四、体质的分类方法

祖国医学对人体体质所作的分类,在《内经》时代,主要有以下几种(图6-4-1):

(一)阴阳五行分类

《灵枢·阴阳二十五人》根据人的体形、肤色、认识能力、情感反应、意志强弱、性格静躁,以及对季节气候的适应能力等方面的差异,将体质分为木、火、土、金、水五大类型。然后又根据五行的太少,以及左右手足三阳经,气血多少反映在头面四肢的生理特征,将每一类型再分为五类,共为五五二十五型,统称"阴阳二十五人",本法强调对季节的适应能力为体质的分类依据,具有实际意义。

（二）阴阳太少分类

《灵枢·通天》把人分为太阴之人，少阴之人、太阳之人、少阳之人、阴阳和平之人五种类型，这是根据人体先天禀赋的阴阳之气的多少，来说明人的心理和行为特征，即气质方面的差别的分类方法。

（三）禀性勇怯分类

《灵枢·论勇》根据人体脏气有强弱之分，禀性有勇怯之异，再结合体态、生理特征，把体质分为二类。其中，心、肝、胆功能旺盛，形体健壮者，为勇敢之人；而心、肝、胆功能衰减，体质孱弱者，多系怯弱之人。

（四）体型肥瘦分类

《灵枢·逆顺肥瘦》将人分为肥人、瘦人、肥瘦适中人三类。《灵枢·卫气失常》又将肥人分为膏型、脂型、肉型三种，并对每一类型人生理上的差别，气血多少、体质强弱皆作了比较细致的描述。由于人到老年形体肥胖者较多，所以本法可以说是最早的关于老年人体质的分型方法。

（五）实用体质分类法

随着中医临床医学的发展，为了更好地与临床辨证用药相结合，现代中医常用的体质分类法着眼于阴阳气血津液的虚实盛衰，把人体分为正常体质和不良体质两大类。凡体力强壮、面色润泽、眠食均佳、二便调通，脉象正常、无明显阴阳气血偏盛偏衰倾向者，为正常体质。反之，有明显的阴虚、阳虚、气虚、血虚、痰湿、阳盛、血瘀等倾向（倾向与证候有微甚轻重之别）的属于不良体质，这种分类方法，可称为实用体质分类法。

五、常见体质分类类型

本章着重介绍阴虚、阳虚、气虚、血虚、阳盛、痰湿、气郁、血瘀等不良体质。

（一）阴虚体质特点

形体消瘦，面色潮红，口燥咽干，心中时烦，手足心热，少眠，便干、尿黄，不耐春夏，多喜冷饮，脉细数，舌红少苔。

（二）阳虚体质特点

形体白胖，或面色淡白，平素怕寒喜暖，手足欠温，小便清长，大便时稀，唇淡口和，常自汗出，脉沉乏力，舌淡胖。

（三）气虚体质特点

形体消瘦或偏胖，面色㿠白，语声低怯，常自汗出，动则尤甚，体倦健忘，舌淡苔白，脉虚弱。

（四）血虚体质特点

面色苍白无华或萎黄，唇色淡白，头晕眼花，心悸失眠，手足发麻，舌质淡，脉细无力。

（五）阳盛体质特点

形体壮实，面赤，声高气粗，喜凉怕热，喜冷饮，小便热赤，大便熏臭为其特点。

（六）血瘀体质特点

面色晦滞，口唇色暗，眼眶暗黑，肌肤干燥，舌紫暗或有瘀点，脉细涩。

（七）痰湿体质特点

形体肥胖，肌肉松弛，嗜食肥甘，神倦身重，懒动，嗜睡，口中黏腻，或便溏，脉濡而滑，舌体胖,苔滑腻。

（八）气郁体质特点

形体消瘦或偏胖,面色苍暗或萎黄,时或性情急躁易怒,易于激动,时或忧郁寡欢,胸闷不舒,时欲太息,舌淡红、苔白、脉弦。

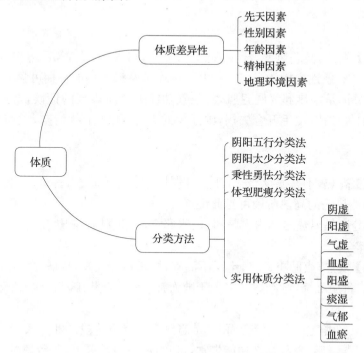

图 6-4-1 体质分类示意图

第五节 其他辨证

一、卫气营血辨证

卫、气、营、血辨证是对外感温热病(现代医学的发热性传染病)的一种辨证方法。简单地说,就是把外感温热病在其发生、发展过程中所表现的不同证候进行分析、归纳、概括为卫、气、营、血四个不同阶段,以此来说明病位深浅、病情轻重、各阶段的病理变化和疾病的传变规律。

卫、气、营、血辨证是对外感温热病辨证的一种方法。温热病的特点是发病急速,病情多变。在病理方面,易于化燥伤阴,甚至耗血动血;在证候方面,初起即见热象偏盛而多有口渴;在病变过程中,易于出现神昏谵语、斑疹、吐衄;在病的后期,易动风惊厥。

温热病多起于卫分,渐传入气分、营分、血分,这是病情发展的一般规律,但是由于病邪类型及轻重的差异,以及患者体质强弱不同,这种传变规律并不是一成不变的。例如,在临床上有起病即从气分或营分开始,以里热偏盛为特点,而无卫分证表现的;也有病虽已入气分,而卫分之邪仍未消除的;或可见热势弥漫,不仅气分有热,而且营分、血分也受热灼,形成气营两燔或气血两燔;或卫分病不经过气分阶段,直接传入营血,即所谓"逆传心包"等。所以,在临床辨证时,还应根据疾病的不同情况,具体分析,灵活应用。

温热病的治疗原则是:在卫分,宜辛凉解表;在气分,宜清热生津;入营分,宜清营透热;入血分,宜凉血散血。故叶天士在《外感温热篇》中指出:"在卫汗之可也,到气才可清气,入营犹可透热转气……入血就恐耗血动血,直须凉血散血。"这是温热病在四个不同阶段治疗原则的经验总结。

(一)卫分证

【临床表现】发热,微恶风寒,汗少或无汗,咽痛,口微渴,头痛,舌边尖红,苔薄白,脉浮数。上呼吸道感染、急性扁桃体炎、急性咽炎、肺炎及麻疹等病的初期可见此证。

【病机】卫分证是温热邪气侵犯肌表,卫气功能失常所表现的证候,常见于温热病的早期,邪在肌表,卫气被郁,皮毛开合失司,则汗少或无汗,阳热上扰清空,灼伤津液清窍,则口渴、咽痛、头痛。

(二)气分证

【临床表现】高热,不恶寒反恶热,汗多,口渴喜冷饮,舌质红,苔黄,脉数。如肺炎、乙型脑炎、伤寒等急性热病的高热阶段可见此证。

【病机】气分证是温热之邪内入脏腑,正盛邪实,正邪剧争,阳热亢盛,津液耗伤的证候。

(三)营分证

【临床表现】发热,夜间更甚,口干反不渴甚,烦扰不能安睡,皮肤斑疹隐隐,甚则神昏谵语或惊厥抽搐。舌质红绛,脉细数。多见于败血症、各型脑炎、脑膜炎等急性热病伴有高热毒血症状者。

【病机】本证多由气分病证传变而来,是温热病的严重阶段。邪热入于营分,营阴耗伤,心神被扰。若邪毒炽盛,心藏神之功能失常,可致昏迷;热动肝风,可致惊厥。

(四)血分证

【临床表现】发热,夜间更甚,吐血、衄血、便血、斑疹明显,甚至躁狂、昏迷。舌质深绛,脉细数。多见于流脑、败血症、流行性出血热等急性热病极期出现出血现象及神经症状者。

【病机】本证是温热病的危重阶段,因邪热深入血分,血热炽盛,迫血妄行,以致血液溢于脉络之外,出现各种出血症状。如邪热同时犯心,心神扰乱,便发生躁狂、昏迷现象。

二、六经辨证

六经辨证是《伤寒论》对外感热病在发生发展过程中所反映的证候进行分类归纳的一种方法。

六经辨证把外感热病的各种临床表现,结合八纲、联系经络、脏腑、气血进行分类归纳,概括为太阳病、少阳病、阳明病、太阴病、少阴病、厥阴病六类病证,用以说明病变部位、性质、邪正盛衰、病势趋向和六类病证之间的传变关系。

六经病证可以概括为三阳病和三阴病两类。太阳病、阳明病、少阳病合称三阳病,太阴病、少阴病、厥阴病合称三阴病。三阳病以六腑病变为基础,三阴病以五脏病变为基础。

六经病证从病变部位分,太阳病主表,阳明病主里,少阳病主半表半里,而三阴病统属于里;从病变的性质分,三阳病多热,三阴病多寒;从邪正关系分,三阳病多实,三阴病多虚;从治疗原则上分,三阳病重在祛邪,三阴病重在扶正。

六经病证既可以单独出现,也可以两经或三经的病证合并出现,还可以由一经病证传变为另一经病证。若两经或三经的病证同时出现的叫"合病";一经之病证未罢,另一经证病又见,两经合并为病,有先后次序之不同的叫"并病";由一经病证传变为另一经病证的叫"传经";病邪不经三阳经而直接侵犯三阴经,即发病就见三阴病证的称为"直中"。

(一)太阳病

【临床表现】恶寒,发热,头项痛,苔薄白,脉浮。上呼吸道感染、急性支气管炎初期均可见此证。

【病机】太阳经脉循行于头项和肩等部位,主一身之表,具有抵御外邪侵袭的作用,因此,太阳病证是外邪初客体表,外感病的初期阶段。邪正相争于表,太阳经脉之气运行不利,因而出现上述诸症。

(二)少阳病

【临床表现】往来寒热,胸胁苦满,默默不欲饮食,心烦喜呕,口苦,咽干,目眩,脉弦。上呼吸道感染、疟疾、胆道感染等可见此证。

【病机】少阳病是外邪侵犯人体,由表及里,由浅入深的过程中,出现正邪相持,病邪既不能完全入里,正气又不能完全驱邪出表,而介于表里之间的病变和证候。足少阳胆经之气不舒,胆热犯胃,产生诸症。

(三)阳明病

【临床表现】身大热,汗大出,口大渴,不恶寒,反恶热,面赤心烦,舌苔黄燥,脉洪大;或午后潮热,汗出绵绵,便秘,腹满,疼痛拒按,舌苔黄燥或焦黄起刺,脉沉实。肺炎、败血症等急性热病的高热阶段,以及急性胰腺炎等可见此证。

【病机】阳明病是邪正斗争的极期阶段。多由太阳病失治或误治,邪热内传入里,侵犯阳明而成。其中表现为胃经热盛、津液受伤的为阳明经证;表现为热结肠腑、便秘不通的为阳明腑证。

(四)太阴病

【临床表现】腹满呕吐,食欲不振,腹泻,喜温喜按,口不渴,舌淡,苔白,脉迟或滑。

【病机】太阴病证,为脾阳虚弱、寒湿内阻的虚寒病变。多因三阳病治疗失当而引起。脾阳不足,寒湿内停,运化功能减退,脾胃升降失常,以致吐、泻,不能食。

(五)少阴病

【临床表现】恶寒蜷卧,手足逆冷,但欲寐,下利清谷,舌淡,苔白,脉微。某些传染病、感染性疾病的衰竭阶段可见此证。

【病机】本证是心肾阳气虚衰的病证,常因素体阳虚,或外感病程中误用寒凉过度,或受邪过重,正气骤虚引起。此外,少阴病有肾阴虚而心火亢盛的,为少阴热化证,可见心烦失眠、咽干、尿黄、舌红脉细数等症。

(六)厥阴病

【临床表现】消渴,气逆上冲,心中疼热,饥而不欲食,食则吐蛔,肢冷。胆道蛔虫病等可见此证。

【病机】本证是以寒热错杂为主要临床表现的疾病。

本章小结

辨证是中医认识和诊断疾病的基本方法,也是中医诊断学的特点和精华。中医的辨证体系有多种内容,临床上常用的有八纲辨证、脏腑辨证、六经辨证、卫气营血辨证、体质辨证等。这些辨证方法各有特点,对不同的疾病诊断各有侧重,但它们之间有着内在联系。就其内容来说,八纲辨证是从各种辨证方法中概括出来的共性,是各种辨证的总纲,在诊断疾病过程中,能起到执简驭繁、提纲挈领的作用;脏腑辨证是以脏腑学说为依据,根据脏腑的不同生理功能来推断脏腑病变的一种辨证方法,是各种辨证的基础,主要适用于内伤杂病;六经辨证、卫气营血辨证是根据外感病在发展变化中总结出来的辨证方法,主要适用于外感热病;体质辨证是通过改变周围环境、改善劳动、生活条件和饮食营养等方法纠正体质偏颇,达到防病延年目的的辨证,通过对体质的辨识有助于对证的判断。学好本章的要点是掌握八纲证候的各自特点和各脏腑的生理功能,分清中医证、症、病的异同,多分析典型病例以加深对辨证方法的理解和运用。

典型习题解析指导

(一) A 型选择题

1. 关于寒证辨证要点的说法错误的是　　　　　　　　　　　　　　　　　　　　　　(　)
A. 恶寒畏寒　　　B. 溲清便溏　　　C. 舌淡苔白　　　D. 脉迟或紧　　　E. 面红耳赤

答案:E

试题点评

本题要求回答的是"错误说法",而前四项都是寒证的辨证要点,只有 E 项不符合寒证的特点,是热证的表现,所以应选 E。

2. 关于热证的辨证要点的说法错误的是　　　　　　　　　　　　　　　　　　　　　　(　)
A. 身热烦躁　　　B. 口渴咽痛　　　C. 小便黄赤、大便秘结
D. 舌红苔黄　　　E. 脉沉迟

答案:E

试题点评

本题的要点是找出"错误"。热为阳邪,其所致病证以活动、向外、亢进、兴奋等表现为特征,而题中 E 项为寒证的表现,故是热证辨证要点的错误说法。

3. 病人纳少、腹胀、便溏、乏力,舌淡苔白,脉缓弱。证属　　　　　　　　　　　　(　)
A. 肺气虚证　　　B. 脾阳虚证　　　C. 脾气下陷证
D. 心脾两虚证　　E. 脾气虚证

答案:E

试题点评

这类题主要是根据病情表现来选择相应的证型。脾主运化,表现在运化水谷和水液两方面,当脾气不足时,就会运化失常,出现纳少、腹胀、便溏、乏力,舌淡苔白,脉缓弱等症;而肺气虚时表现为呼吸不利等;脾阳虚时有形寒肢冷等表现;脾气下陷时以内脏下垂、脱肛久泻为主;心脾两虚要有心悸失眠等症状。故应选择 E。

4. 下列各项中不是实证的是　　　　　　　　　　　　　　　　　　　　　　　　　　(　)
A. 气滞　　　B. 血瘀　　　C. 湿阻　　　D. 痰饮　　　E. 盗汗

答案:E

试题点评

实证是因邪气亢盛而引起的证候,题中盗汗为阴虚而致的症状,故不是实证。

5. 下列各项中很少造成瘀血的是 ( )
   A. 气滞　　　B. 气虚　　　C. 寒凝　　　D. 阳虚　　　E. 阴虚
   答案:E

试题点评

本题主要从瘀血形成的原因上去分析。气为血之帅,气行则血行,气滞、气虚则血瘀;寒为阴邪,其性凝滞收引,血遇寒则凝;阳虚则温煦、推动无力,血行不畅亦为瘀,只有阴虚很少造成瘀血。

6. 属于阳气虚的辨证要点是 ( )
   A. 心烦心悸　　B. 面色萎黄　　C. 面色潮红　　D. 形寒肢冷　　E. 舌红少苔
   答案:D

试题点评

阳气虚主要是因体内阳气虚衰,热量不足而引起的一类证候,故表现出畏寒肢冷、神疲乏力、口淡不渴、尿清便溏等症,在选择中,A是热证的表现,B是血虚的表现,C、E是阴虚的表现,故应选择D。

(二) B型选择题

A. 心气虚证　　B. 肺气虚证　　C. 肾气虚证　　D. 脾气虚证　　E. 脾气下陷证

7. 少便溏,腹胀神疲,舌淡苔白,脉缓弱,证属 ( )
8. 心悸气短,动则尤甚,或有自汗面白,舌淡苔白,脉虚无力,证属 ( )
9. 耳鸣腰酸,性欲减退,头晕健忘,舌淡苔白,脉沉弱,证属 ( )

答案:7. D　8. A　9. C

试题点评

该类题主要根据症状来选择证型。心气虚时是以气虚加心不藏神为主证;肺气虚时是以气虚加呼吸不利为主证;肾气虚时是以气虚加生殖、生长不利为主证;脾气虚时是以气虚加运化失常为主证;脾气下陷时是以气虚加内脏下垂为主证。

A. 辨病治疗　　B. 辨证施治　　C. 八纲辨证和脏腑辨证　　D. 中西医结合治疗

10. 中医理论体系的基本特点之一是 ( )
11. 中医诊断疾病采用的是 ( )

答案:10. B　11. C

试题点评

本题主要是分清其要求,一是要回答中医理论体系的基本特点,二是要回答中医诊断疾病采用的方法。

(三) C型选择题

A. 同病异治与异病同治　　B. 强调个体特异性和恒动变化的观点
C. 两者都是　　D. 两者都不是

12. 辨证论治的特点可归纳为 ( )
13. 中医学的特点可归纳为 ( )

答案:12. C　13. D

试题点评

本题主要是分清两个不同的概念,一个是要归纳辨证论治的特点,一个是要归纳中医学的特点。由于A、B的内容是辨证论治的特点,不是中医学的特点,因此,12题应选C,13题应选D。

A. 腹胀疼痛　　B. 脉细无力　　C. 两者都是　　D. 两者都不是

14. 实证的临床表现为 ( )
15. 气滞的临床表现为 ( )

答案:14. A 15. A

试题点评

该类题主要是找出各证的临床表现。实证和气滞都可以出现腹胀疼痛,而脉细无力是虚证的表现,故两题都应选 A。

  A. 虚者补之 B. 损者益之 C. 两者都是 D. 两者都不是

16. 实证的治疗方法是   ( )
17. 虚证的治疗方法是   ( )

答案:16. D 17. C

试题点评

本题主要是根据证型来选择治疗方法。实证是邪气实,治疗方法应损其有余;虚证是正气虚,治疗方法应补其不足。而虚者补之和损者益之都是补其不足的治法,故是虚证的治疗方法,不是实证的治疗方法。

  A. 下肢浮肿 B. 畏寒肢冷 C. 两者都是 D. 两者都不是

18. 肾阳虚证可见   ( )
19. 脾阳虚证可见   ( )

答案:18. C 19. C

试题点评

人体的水液代谢主要和脾肾的功能有关,当脾失健运或肾的气化失常时,就会引起水液代谢障碍,出现浮肿、尿少等症,同时阳气虚弱时,阳气的温煦功能不足,就会出现畏寒肢冷、尿清便溏等症,故肾阳虚证和脾阳虚证都可见下肢浮肿和畏寒肢冷。

  A. 热邪由表传里   B. 热邪直中脏腑
  C. 两者都是   D. 两者都不是

20. 里热证的病因是   ( )
21. 表热证的病因是   ( )

答案:20. C 21. D

试题点评

本题主要是从表热、里热的形成上去分析选择。表热证的形成是由风热之邪侵犯肌表所致;里热证的形成是因热邪由表入里或热邪直中脏腑或阴液亏虚而致。

(四) X 型选择题

22. 水湿内停证的表现有   ( )
  A. 咳嗽气喘 B. 肢体浮肿 C. 小便不利 D. 身体困重 E. 大便燥结

答案:B、C、D

试题点评

该类题是找出证型的临床表现。水湿停留在人体内不能排出,则小便不利,水湿渗入到皮肤肌肉之间则肢体浮肿,身体困重,故应选 B、C、D。

23. 虚证形成的常见原因是   ( )
  A. 疾病耗损 B. 后天失调 C. 跌打损伤 D. 先天不足 E. 冒雨涉水

答案:A、B、D

试题点评

虚证是指正气虚弱所表现的证候,其形成有先天和后天两方面的原因,同时多病久病最易耗伤正气,而跌打损伤和冒雨涉水不是形成虚证的常见原因,故应选择 A、B、D。

24. 风寒表证与风热表证的主要鉴别点是   ( )
  A. 恶寒发热的轻重   B. 口渴与不渴   C. 脉象数与不数
  D. 头痛的轻重程度   E. 以上都是

答案:A、B、C

试题点评

本题主要是找出两者的不同点。风寒表证与风热表证的主要区别是寒和热,寒和热在恶寒发热的轻重、口渴与否、脉的迟数等方面有明显的差别,故 A、B、C 是其主要鉴别点。

25. 寒证包括(　　)。
   A. 表寒　　　　B. 里寒　　　　C. 虚寒　　　　D. 实寒　　　　E. 恶寒

答案:A、B、C、D

试题点评

本题主要是明确寒证的内容。寒证从病位上讲有表寒和里寒,从性质上讲有虚寒和实寒,而恶寒是一种表现不能选择。

(五) 判断题

26. 肺热炽盛证的辨证要点是肺系症状加表实热证的症状。　　　　　　　　　　　　　　(　　)

答案:×

试题点评

肺热炽盛证是里实热证,其辨证要点应是肺系症状加里实热证的症状,故应判其错。

27. 湿阻证的治疗法则是清热利湿。　　　　　　　　　　　　　　　　　　　　　　　(　　)

答案:×

试题点评

本题主要应从湿阻证的概念去判断。湿阻证是指湿邪致病所表现的一类证候,故治疗法则是祛除湿邪,而清热利湿是具体的治疗方法,故应判错。

28. 肺、脾、肾的气化功能失常是导致痰证的根本原因。　　　　　　　　　　　　　　(　　)

答案:√

试题点评

本题主要从痰证的形成去判断。痰证的形成多因某种致病因素影响到肺、脾、肾的气化功能,以致水液停聚凝结而致。故应判对。

29. 不同虚证的临床表现却大致相同。　　　　　　　　　　　　　　　　　　　　　　(　　)

答案:×

试题点评

本题的注意点是"不同"。由于人体正气分气血阴阳,因此,正气虚的表现就有气血阴阳的不同,本题应判错。

30. 辨证论治是中医诊断疾病和治疗疾病的基本原则。　　　　　　　　　　　　　　　(　　)

答案:√

试题点评

辨证论治是中医学的一大特点,也是中医诊断疾病和治疗疾病的基本方法和基本原则。它包含着相互联系的两个内容,即"辨证"和"论治"。辨证是决定治疗的前提和依据,论治是解决疾病的手段和方法。

(六) 填空题

31. 东汉末年医学家_____所著的《_____》创立了中医学的辨证论治体系。

答案:张仲景　伤寒杂病论

试题点评

《伤寒杂病论》是中医四大经典著作之一,它为东汉末年医学家张仲景所著,其特点是:书中分若干条目,每条先介绍临床表现,然后按病理分析认定为某种证,最后根据证提出治法和处方用药,为中医辨证论治建立了较为系统的理论体系。

32. 气滞证是指人体脏腑经络的气机_____、运行_____所表现的证候。

答案:阻滞　不畅

试题点评

本题主要是分析气滞证的概念。

33. 膀胱湿热证的治疗方法是_____。

答案：清利膀胱湿热

试题点评

本题主要是明确膀胱湿热证的治疗方法。膀胱湿热证是由于湿热之邪蕴结膀胱，故治疗方法是清利膀胱湿热。

34. 肺主皮毛，开窍于鼻，风寒之邪从皮毛及口鼻而入，内应于肺，肺失宣肃，表现为_____。

答案：鼻塞流涕

试题点评

本题主要是根据肺和鼻窍的生理联系来分析其病理变化。

(七) 名词解释

35. 血虚证

答案：血虚证是指血液亏少，不能濡养脏腑、经络、组织而表现的虚弱证候。

试题点评

本题是概念题，主要解释血虚证的含义。

36. 里热证

答案：里热证是指邪热在里所表现出的证候。

试题点评

本题主要从两个方面来解释：一是指病变的部位，邪在里，不在表；一是指邪气的性质，是热不是寒。因此，里热证应解释为热邪在里所表现出的证候。

37. 寒证

答案：寒证是指感受寒邪，或阴寒内盛，或阳气虚损所表现出的一类证候。

试题点评

本题主要是从寒证的概念去解释，它是辨别疾病的性质和治疗用药的依据。

38. 证

答案：证即证候，是在中医理论指导下，对四诊收集来的症状资料进行全面综合而得出来的诊断性结论。

试题点评

中医治疗疾病最大的特点是辨证论治，这里的证是对疾病处于某个阶段的病因、病位、疾病的性质和正邪斗争等方面情况的病理概括，更能反映疾病的实质。

(八) 问答题

39. 中医的"症"和"证"的主要区别什么？

答案：症状是疾病的外在表现，是辨证的主要依据；证候是疾病的本质反映，是机体在疾病过程中的某一阶段出现的各种症状所反映的病理机制的概括，是辨证所得出的结论。证比症更深刻、更全面、更正确地反映着疾病的本质。

试题点评

本题主要从症和证的内涵去分析。症是症状，是疾病的具体表现，如头痛、发热、咳嗽等；证是证候，是疾病的本质反映，二者有着严格的区别，不可混淆。

40. 表寒证中的有汗与无汗有何意义？

答案：表实寒者正气旺盛，寒邪外束，腠理闭塞，故无汗；表虚寒者卫阳不固，营卫失和，腠理不固，故汗出。其意义在于辨别表寒证的虚实。

试题点评

本题的关键词是"有何意义"。在外感风寒证中，有汗无汗常是辨别虚实的要点，也是决定治疗用药的依据。

41. 如何区别肝脾不调和肝胃不和证?

答案:两者均是由于肝气不舒横逆犯脾或胃所致。肝脾不调主要表现是胁胀作痛,腹胀食少,情绪抑郁,便溏不爽,腹痛欲泻,泻后痛减;肝胃不和证是胃脘、胁肋胀满疼痛,嗳气、呃逆,吞酸,情绪抑郁,不欲食等。

试题点评

该类题主要是对相近的两个证型的比较。肝脾不调和肝胃不和的共同点是都有肝的参与,都有肝气郁结的症状,不同点是一与脾,一与胃。由于脾胃的功能不同,因此。主要区别在于一是伴有脾主运化功能的失调,一是伴有胃主受纳功能的障碍。

42. 如何区别气滞血瘀证和气虚血瘀证?

答案:气滞血瘀证表现为胸胁脘腹胀满窜痛,偶有刺痛,或有痞块,时聚时散,脉弦涩。而气虚血瘀证表现为面色淡而晦暗,身倦乏力,少气懒言,疼痛如刺,痛处不移,拒按,或肢体麻木,甚则半身不遂,脉沉涩。前者以气滞的表现为主,后者以气虚的表现为主。

试题点评

本题的关键词是"气虚"和"气滞"。都是瘀血证,但因其成因不同,因此,症状表现有所区别,治疗方法亦不相同。气滞血瘀证是因气机郁滞使血液运行不畅停聚而成,症状表现常伴有胀痛,时聚时散,嗳气矢气则舒等,治疗上以理气化瘀为主;气虚血瘀证是因气机功能减退,无力推动血液运行使血液停聚而成,症状表现常伴有神疲乏力、气短懒言等,治疗上以补气化瘀为法。二者是完全不同的证型。

43. 脾气虚证与脾不统血证、脾气下陷证如何区别?

答案:三者在临床上均有脾气虚证的表现,即脾失健运及气虚证的表现,如食少腹胀、纳呆便溏、神疲乏力、少气懒言、舌淡苔白、脉弱。

脾不统血证是指脾气亏虚不能统摄血液,致使血溢脉外所表现的证候,除脾气虚证的表现外,还应有气不摄血导致的各种出血症状,如:便血、尿血、崩漏下血、月经量多等。

脾虚气陷证是因脾气虚弱,升举功能减弱,脾气不升反降所致,因此除脾气虚证的表现外,还应有脘腹重坠作胀,肛门重坠,甚或脱肛、子宫脱垂等脏器下垂的表现。

试题点评

本题主要是区别三者的不同点,三者都有脾气虚的症状,在脾气虚的症状基础上如伴有不同部位的出血则为脾不统血;如伴有内脏下垂则为脾气下陷,如不伴随其他症状则是脾气虚。

(九) 病案分析

44. 宋某,男,36岁。病人平素经常胃部不适。2天前因吃雪糕后出现胃脘部剧烈疼痛,呕吐清水,恶寒肢冷,疼痛得温则减。查体:舌质暗,苔白,脉弦紧。请说明中医证型、病机分析、治疗方法、代表方剂。

答案:

中医证型:寒滞胃脘

病机分析:寒邪侵袭胃脘,气机阻滞,阳气不通,故胃脘部冷痛,痛势急剧,恶寒肢冷,得温则寒散而痛减;中阳不运,胃失和降,气机上逆而见呕吐清水;舌质暗,苔白,脉弦紧,均是寒邪阻滞气机之象。

治疗方法:温胃散寒。

代表方剂:良附丸。

药物剂量:高良姜9g,香附9g。

试题点评

在分析病案时,对初学者来说,首先应用八纲来分辨其属表、属里;属寒、属热;属虚、属实,然后用脏腑辨证来分析其病在何脏,大的框架形成,其病机分析、治疗方法、代表方剂都可迎刃而解。

(胡曼菁 王长松)

第七章　中医学的治疗概要

【教学目的与要求】

中医历经数千年而不衰的一个重要原因是其显著的临床疗效,因此,了解和学习中医学的治疗思想和治疗手段,无论对于继承和发扬中医理论,还是解决临床实际问题,都是非常必要的。中医治疗学可以归纳为三个层次:治则、治法和治疗手段。治则是预防和治疗疾病的法则,是用于指导预防和治疗疾病方法的总则。它是在中医理论的指导下,对预防、控制疾病的发生与发展,以及临床治疗、立法、处方、用药具有普遍意义的指导思想。治法与治则不同,是在治则理论指导下对治则的具体化,是针对疾病本质所采取的、正确的治疗方法。任何具体的治法,总是从属于一定的治则。治疗手段是在治法的指导下,最终施加于病人的治疗措施。同样的治法根据需要可以选择不同的治疗手段。学习本章应对治则、治法和治疗手段有一个完整的了解。

1. 了解中医预防医学的指导思想和基本措施。掌握中医"治未病"思想的含义及内容。
2. 掌握治病求本、调整阴阳、扶正祛邪和三因制宜几大治则的含义和内容。
3. 掌握汗、吐、下、和、温、清、补、消等"八法"的定义和各自的适应证。

第一节　治　则

治则是预防和治疗疾病的法则,是用于指导预防和治疗疾病方法的总则。它是在中医理论的指导下,对预防、控制疾病的发生与发展,以及临床治疗、立法、处方、用药具有普遍意义的指导思想。治则与治法不同,治则是治疗疾病的总原则,治法是治则的具体化,是针对疾病本质所采取的正确的治疗方法,任何具体的治法,总是从属于一定的治则。

一、治未病

祖国医学对疾病的预防非常重视,并在朴素唯物主义辩证法的基础之上,从整体观念出发,建立了从理论到实践的一套完整的预防医学。早在《素问·四气调神大论》就有"圣人不治已病治未病,不治已乱治未乱,此之谓也。夫病已成而后药之,乱以成而后治之,譬犹渴而穿井,斗而铸锥,不亦晚乎"的说法,这不但明确地反映出"治未病"的预防思想,同时也强调了"治未病"的重要性。这种"不治已病治未病"的防重于治的思想,对后世医学的发展作出了宝贵的贡献,至今仍有重要的现实意义。

治未病,包括未病先防与既病防变两方面内容:

(一) 未病先防

未病先防,是指在发病之前,做好各种预防工作,以防止疾病的发生。

1. 调养精神情志　祖国医学认为,精神情志活动是人体脏腑功能活动的体现,与人体生理、病理密切相关,突然强烈或反复持久的精神刺激,可使脏腑等气机逆乱、阴阳失调、气血不和而发病,且在疾病的发展过程中,不良的精神刺激又可加重病情。因此,保持精神舒畅，情志平和，对预防疾病的发生、发展以及康复都非常重要，调养精神也就成为防病的重要任务之一。正如《素问·上古天真论》中指出："恬憺虚无，真气从之，精神内守，病安从来"，提倡"志闲而少欲"。

2. 适应自然环境　人类生活在自然界中，与自然界变化息息相关，而自然界是人类赖以生存的重要条件，"人以天地之气出，四时之法成"（《素问·六节藏象论》）。因此，自然界的运动变化，也必然影响人体的生理病理，故曰"夫百病之生也，皆生于风寒暑湿燥火，以之化之变也"（《素问·至真要大论》）。只有掌握自然规律，适应自然界的变化，才能避免外邪的侵袭，保持健康；反之，则会引发疾病，甚至危及生命。正如《素问·四气调神大论》中所说："阴阳四时者，万物之终始也，死生之本也，逆之则灾害生，从之则苛疾不起，是谓得道。道者，圣人行之，愚从佩之。"因此，古人提出"知其道者，法于阴阳，和于术数"（《素问·上古天真论》），"春夏养阳，秋冬养阴，以从其根……"（《素问·四气调神大论》）的养生原则，即根据自然界阴阳消长的规律，选择适当的养生方法，保持健康状态。

3. 调摄饮食起居　《素问·上古天真论》中指出"食饮有节，起居有常，不妄作劳"，才能"形与神俱，而尽终其天年，度百岁乃去"，如果"以酒为浆，以妄为常，醉以入房，以欲竭其精，以耗散其真，不知持满，不知御神，务快其心，逆于生乐，起居无节"，必然"半百而衰也"，强调饮食、起居、劳逸等对健康的重要性。或饮食失节，损伤脾胃，酿生水、湿、痰、饮等；或起居失常，遭受外邪侵袭；或劳逸失度，使气血耗伤或阻滞，均可导致人体发病。只有饮食有节，起居有常，劳逸结合，才能预防疾病，保持健康。

4. 加强身体锻炼　生命在于运动，适当的体育锻炼也是古代预防疾病的一种有效手段。祖国医学的医疗体育已有两千多年的历史，远在春秋战国时期，已应用"导引术"（即保健操）和"吐纳术"（即呼吸体操）来预防疾病，后来又有"五禽戏"（模仿虎、鹿、猿、熊、鸟五种禽兽动作的体操）、"太极拳"、"八段锦"（有八种动作的保健体操）等。作为预防疾病的有效手段，这些方法可通过协调气机、通畅气血、疏利关节，增强人体正气，提高抗病能力，预防疾病的发生。

5. 药物预防和人工免疫　早在《素问遗篇·刺法论》中就有服用"小金丹"等方法预防传染病的记载。我国早在16世纪中叶就发明了"人痘接种法"，用来预防天花，成为世界医学"人工免疫法"的先驱。此外还有用苍术、雄黄等烟熏以消毒，用核桃树叶投厕杀灭蚊蝇等。解放后，运用中草药防治疾病有了很大发展。

（二）既病防变

在预防疾病的发展方面，要做到对疾病的早发现、早治疗，以控制疾病的发展、变化和流行。疾病的发生、发展和传变是有一定规律的，如《素问·阴阳应象大论》中说："邪风之至，疾如风雨。故善治者治皮毛，其次治肌肤，其次治筋脉，其次治六腑，其次治五脏。治五脏者，半死半生也。"说明病邪侵入机体，不及时治疗，病邪就可能由表及里，步步深入，以至侵犯内脏，使病情深重，治疗也就愈加困难。另一方面按照阴阳五行生克乘侮的规律，掌握疾病的传变规律和途径，做到早期诊断，早期治疗，以防传变。如"上工治未病，见肝之病，知肝传脾，当先实脾"，即在治肝病的同时，配合健脾和胃的方法，预防木气（肝）有余，乘克脾土，控制疾病的进一步传变。

二、治病求本

《素问·阴阳应象大论》说:"治病必求于本"。所谓"本"就是疾病的本质、根本。治病求本,就是通过辨证过程综合分析,找出疾病发生的根本原因,认清疾病的本质,并针对其根本原因进行治疗。它是辨证论治的一个根本原则,对于疾病的治疗具有重要的指导意义。

那么,如何治本呢?这就要求我们将四诊收集到的有关疾病的资料,加以总结、归纳和分析,透过现象抓住疾病的本质,针对其根本原因进行治疗,不要被假象所迷惑,故《景岳全书》云:"见痰休治痰,见血休治血,无汗不发汗,有热莫攻热,喘重休耗气,精遗不涩泄,明得个中趣,方是医中杰"。如头痛有外感、内伤之不同;外感头痛有风寒、风热、风湿之不同;内伤头痛,又有气虚、血虚、血瘀、痰湿、肝阳之不同。治疗时不能见痛止痛,而要根据头痛的具体临床表现,辨证求因,找出疾病的本质,采取解表、益气、养血、活血化瘀、燥湿化痰、平肝潜阳等不同方法,针对疾病的根本原因进行治疗,这就是"治病必求于本"的意义所在,只有治病求本,才能获得最佳疗效。

从"治病必求于本"这一根本原则出发,必须正确掌握"正治与反治"、"治标与治本"两种情况。

(一) 正治与反治

1. 正治　是当疾病的临床表现和其本质相一致时,逆其病势进行治疗的一种治则,又称"逆治法"。常用的正治法有:

(1) 寒者热之:是指寒性疾病在出现寒象时,采用温热的药物进行治疗,即以热治寒。

(2) 热者寒之:是指热性疾病在出现热象时,采用寒凉的药物进行治疗,即以寒治热。

(3) 虚者补之:是指虚弱性疾病在出现虚象时,采用相应的补益药物进行治疗,即气虚补气,血虚补血,阴虚补阴,阳虚补阳。

(4) 实者泻之:是指邪气实的疾病在出现实象时,采用泻法,泻其实邪。如消导法、逐水法、活血化瘀法、驱虫法等。

2. 反治　是当疾病的临床表现和其本质不一致,表现出一些假象时,采用顺从其假象进行治疗的一种治则,又称"从治法"。常用的反治法有:

(1) 寒因寒用:是指用寒性的药物治疗具有假寒症状的病证。适用于真热假寒证,因内热炽盛格阴于外,反见四肢厥冷的假寒象,此时必须用大量清热解毒药针对疾病本质进行治疗,对于其假寒的现象来说,是以寒治寒的反治法。

(2) 热因热用:是指用温热性的药物治疗具有假热症状的病证。适用于真寒假热证,因阴寒盛于内,格阳气于外,在出现四肢厥冷、脉微欲绝等真寒症状的同时,又见烦躁、面赤、身热等假热症状,此时当须回阳救逆,用热性药顺从其假热之现象,治疗其真寒的本质,这对于其假热的现象来说,是以热治热的反治法。

上述假寒证用寒药,假热证用热药,其实质是丢开假象,针对本质进行治疗,仍是正治而非反治,是治病求本的具体体现。

(3) 塞因塞用:是指用补益的药物来治疗具有闭塞不通症状之病证,即"以补开塞"。适用于"真虚假实"证,亦适用于脾虚便秘、血枯闭经证等。塞是闭塞不通之意,一般对塞证,当以通利的方法治疗,但是如脾虚而致腹胀、无痰、无湿、无食滞之瘀血等实邪致塞,若用通利之法,则脾气更虚,胀满益甚,必须用补脾益气的方药治疗虚胀虚满,脾气一健,运化正常,则胀满自消。"塞因塞用"是针对虚证虚损不足的本质进行治疗。

（4）通因通用：指采用具有通利作用的药物，治疗具有实性通泄症状之病证。对一般通利的症状，当以固塞的方法治疗，但对于实热停滞（热结旁流）或食积引起的腹泻，下焦湿热所致的尿频、尿急、尿痛、带下，瘀血所致的崩漏等，在治疗上不可用塞止之法，而应分别采取攻下、消导、清利湿热、活血化瘀等方法治疗。"通因通用"是针对实证邪实有余的本质进行治疗。

反治法是正治法在特殊情况下的一种变法，其实质仍是针对疾病本质进行治疗的方法，是治病求本的具体体现。

（二）治标与治本

本与标是一个相对的概念，具有多种含义。以正邪而言，正气为本，邪气为标；以本质和现象而言，本质为本，现象为标；以病因和症状而言，病因为本，症状为标；以疾病新旧而言，旧病、原发病为本，新病、继发病为标。

分析标本，就是分清疾病的本末主次、病情的轻重缓急，从而决定治疗原则和步骤。标与本是一对矛盾，在一般情况下，本是主要矛盾或矛盾的主要方面，而标是次要矛盾或矛盾的次要方面。治本是疾病治疗的根本原则，因此，一般情况下要先治本，即"缓则治其本"，只要治好了本，标也就迎刃而解了。如感受风寒而发热者，风寒为本，发热为标，治疗当以疏风散寒而退标热。

同时，主次矛盾不是一成不变的，在一定条件下可以相互转化。在某些疾病的发展过程或某一阶段中，标病甚急，不及时解决就会影响治疗，甚至危急生命，于是标转化为主要矛盾，此时就应"急则治其标"。如大出血病人，出血是标，引起出血的原因是本，首先应该止血以治其标，血止之后，再针对出血原因进行治疗以求其本。治标是在应急情况下的权宜之计，而治本才是治病的根本目的，治标是为治本创造条件，以便更好的治本。

还必须指出，绝不能把"急则治其标，缓则治其本"这一原则绝对化，急时也未尝不可治本，如亡阳虚脱时，急用回阳救逆的方法，就是治本；大失血后，气随血脱，急用独参汤益气固脱也是治本。同样，缓时也未尝不可治标，如脾虚气滞病人，在用人参、茯苓、白术、甘草治本的同时，兼用木香、砂仁、陈皮等理气治标，更有利于补脾。总之，治标与治本，既有原则性，又有灵活性，临床应用时须根据具体情况，具体分析，或先治本，或先治标，或标本兼治。

三、调整阴阳

疾病的发生，究其本质是机体阴阳相对平衡遭到破坏，出现阴阳偏盛偏衰，即阴阳失调的结果。对于其治疗，《素问·至真要大论》中说："谨察阴阳所在而调之，以平为期"，因此调整阴阳，补偏救弊，恢复阴阳的相对平衡，是治疗疾病的根本原则之一。从广义来说，适用于一切疾病。在具体应用上，有"损其有余"，"补其不足"两个原则。

1. 损其有余　主要适用于因病邪侵入人体而引起阴阳偏盛的实寒证和实热证。如阴邪（主要指寒邪）偏盛，出现"阴盛则寒"的实寒证时，应用阳药（温热药）纠正其阴偏盛，即以"治寒以热"、"寒者热之"的方法，损其寒邪之有余；阳邪（主要指热邪）偏盛，出现"阳盛则热"的实热证时，应用阴药（寒凉药）纠正其阳偏盛，即以"治热以寒"、"热者寒之"的方法，来损其热邪之有余。

2. 补其不足　主要适用于因人体脏腑、组织等功能失调而引起阴阳偏衰的虚证，即阴虚者补阴，阳虚者补阳，纠正阴阳之偏衰，以平为期。对阴虚而热者，一般不用寒凉药物直折其热，须以补阴药"壮水之主，以制阳光"，补阴即所以制阳；对阳虚而寒者，不宜用辛温发散药以散寒，须用补阳药"益火之源，以消阴翳"，补阳即所以制阴；若阴阳两虚，又当阴阳双补。根据阴阳互根的理论，在以滋阴药治疗阴虚证时，应适当配伍补阳药，以求"阳中求阴"，因"无阳则阴无以生"；同样，在以补阳药治疗阳虚证时，应适当配伍养阴药，以求"阴中求阳"，因"无阴则阳无以化"。所以，"善补阳者，必于阴中求阳，则阳得阴助而生化无穷；善补阴者，必于阳中求阴，则阴得阳升而源泉不竭"。但必须指出的是，无论"阴中求阳"，还是"阳中求阴"，都必须分清主次，抓住主要矛盾，绝不能将两者等同起来。此外，由于阴阳概念的广泛性，诸如解表攻里、补虚泻实、升清降浊、调和营卫等治疗方法，都属于调整阴阳的范畴。

四、扶正祛邪

正与邪是一对矛盾，是一切疾病过程中自始至终存在着的一对基本矛盾，疾病的发生发展及其表现形式，是由邪正矛盾双方斗争力量的消长所决定的，因此，祛邪和扶正，是解决正邪矛盾的基本方法。

祛邪，就是用各种方法，祛除病邪，消除致病因素及其作用，达到邪祛扶正、恢复健康的目的。祛邪用攻法，适用于实证。临床常用的发表、清热、利尿、行气、活血、消导、汗法、吐法、下法等治法均属祛邪范畴。祛邪在于抑制或消除病因，抑制或消除致病因素对机体的损害，减轻或消除各种损伤及障碍现象，加速毒物的排泄。

扶正，就是用扶助正气的药物，或针灸、营养、锻炼等其他方法，以增强体质，提高机体的抗病能力和自然修复能力，从而达到祛除邪气，恢复健康的目的。扶正用补法，适用于虚证。临床常用的益气、养血、滋阴、补阳等方法均属扶正范畴。扶正在于改善和恢复机体的正气，支持提高机体的抗病能力和对疾病创伤的修复能力。

扶正与祛邪的基本原则是"扶正不留邪，祛邪不伤正"。临床上应根据正与邪的辨证关系和具体情况，分别采用"扶正"、"祛邪"或"正邪兼顾"的方法。

1. 祛邪　适用于邪气亢盛，正气未衰的实证，新病者多属此类情况。治疗时应以祛邪为主，邪气退则病自愈，即所谓"邪去正自安"，如果先扶正，反而会助长邪气，加重病情。

2. 扶正　适用于正气已虚，邪气不实，正不胜邪的虚证，久病者多属此类情况。这时应以扶正为主，正气旺盛，邪气自除，即所谓"扶正以除邪"。如不扶正，妄施攻药，则会更伤正气，加重病情。

3. 攻补兼施　适用于正气已虚，邪气亢盛的病证。如单纯去邪，则更伤正，单纯扶正，又会助邪，故应根据病情先攻后补、先补后攻或攻补兼施。

五、三因制宜

三因制宜，是指治疗疾病要根据季节、地域以及个体差异（年龄、体质、嗜好、性别）的不同而制定适宜的治疗方法，即因时、因地、因人制宜。

（一）因时制宜

根据不同季节的气候特点，来制定治疗用药的原则，就是"因时制宜"。中医学认为："人与天地相参也，与日月相应也"（《灵枢·岁露论》），即人与自然界密切相关，自然界气候的变化必然影响到人体的生理及病理，因此在治疗疾病时，以人和自然界的密切联系为基本出发点,以四时大气为中心,把气候、天气对人类健康的关系,具体贯穿到人的生理、病理、诊断、预防、治疗等各方面,形成一整套较为完整的医学气象理论。一般而言,春夏季节,气候温热,阳气升发,人体腠理开泄,即使患了外感风寒,也不宜过用辛温发散的药物,以免开泄太过,耗伤阴液;而秋冬季节,气候寒冷,阴盛阳衰,人体腠理固密,阳气积藏于内,此时如非大热,应慎用寒凉之药,以防苦寒伤阳。故《素问·六元正纪大论》曰:"用温远温,用热远热,用凉远凉,用寒远寒。"但又不能墨守成规,对于夏季应热而反凉,冬季应寒而反温等气候的反常变化,治疗时应根据具体情况,灵活掌握用药原则。

(二) 因地制宜

根据不同的地域环境特点,来制定治疗用药的原则,就是"因地制宜"。我国地域辽阔,不同的地域环境,由于气候特点及生活习惯的差异,人们的生理活动和病理特点也不尽相同,而且还会出现某些地方病。祖国医学中关于地理、气候特点及生活习惯与好发疾病关系的论述,与现代气候区划理论颇为相似,这正是医学地理学观点的体现。如我国西北地区地势高而寒冷少雨,故其病多燥寒,治宜辛润;东南地区地势低而温热多雨,故其病多湿热,治宜清化。又如辛温解表药治疗风寒表证,在东北严寒地区药量可稍重,常选用麻黄、桂枝;而在南方温热地区则药量宜轻,且常选用荆芥、防风等。可见相同的病证,由于地理条件不同,用药也应有差别。

(三) 因人制宜

根据病人年龄、性别、职业、体质、生活习惯等不同特点,来制定治疗用药的原则,就是"因人制宜"。在性别方面:女性有经、带、胎、产等生理特点,与男性不同,治疗用药时应有所区别,如妊娠期应慎用或禁用破血、峻下、滑利、有毒或走窜伤胎等药物。在年龄方面:小儿生理功能旺盛,但气血未充,脏腑稚嫩,易于寒温失调,饥饱不均,故治小儿病忌用峻剂,又当慎用补药;老年人生理功能衰退,多患虚证或正虚邪实之病证,治疗时虚证宜补,对邪实应攻者亦应慎重,免伤正气。在体质方面:体质与治疗的关系尤为密切,治疗用药必须根据体质状态而定,这是中医治疗学的特色之一,强调治病"必先别其形,血之多少,气之清浊"(《灵枢·卫气失常篇》),即治疗前,必须先审知病人的体质属何类型,然后投以适合的药物。此外,对"肥人多痰"、"瘦人多火"或素有慢性病、职业病等不同情况,治疗时均应加以考虑。

第二节 治 法

治法包括治疗大法和具体治法。治疗大法也叫基本治法,它概括了许多具体治法的共性,在临床上具有普遍意义,包括汗、吐、下、和、温、清、补、消等"八法"。具体治法是针对具体病证而拟定的治法,如辛温解表法、清胃泄热法、滋补肝肾法、温阳利水法等。因临床具体证型很多,其具体治法也不胜枚举。本节主要介绍属于共性的治疗大法,即"八法"。

一、汗法

汗法,也叫解表法,是运用具有发汗作用的药物来开泄腠理,调和营卫,以驱邪外出,解除在表之邪的一种治疗大法。

汗法适用于一切外感疾病初起,病邪在表,症见恶寒发热,头身疼痛,有汗或无汗,口渴或不渴,苔白,脉浮等。此外,也适用于阳水证(腰以上浮肿)、疮疡初起、麻疹未透等具有表证者。

根据表证的性质和病人个体差异的不同,临床分为辛温发汗(或辛温解表)和辛凉发汗(或辛凉解表)法。辛温发汗适用于外感风寒表证,恶寒发热,无汗,脉浮紧之表实证,选用麻黄汤治疗;恶寒发热,有汗,脉浮缓之表虚证,选用桂枝汤治疗。辛凉发汗适用于外感风热或温燥证,症见发热重,恶寒轻,有汗,口渴,咽红咽痛,舌红苔薄黄而干,脉浮数等,常选用银翘散、桑菊饮等治疗。如果患者素虚,又应根据体质,适当配伍滋阴、助阳、益气、养血等药物,以达扶正祛邪的目的,即所谓滋阴发汗(加减葳蕤汤)、助阳发汗(麻黄附子细辛汤)、益气发汗(再造散)等。

汗法应以汗出邪去为度,发汗太过会耗散津液,损伤正气。而对于表邪已解,疮疡已溃,麻疹已透,以及自汗、盗汗、失血、吐、泻、热病后期津亏血少者,均不宜应用。

二、吐法

吐法,又叫催吐法,是利用药物涌吐的性能(如藜芦、苦丁香、瓜蒂等)引导病邪或有毒物质从口中吐出的一种治疗大法。

吐法适应食积停滞胃脘、顽痰阻滞胸膈、痰涎阻塞咽喉而病邪有上涌之势者,或误食毒物尚留在胃中等病证。

吐法是一种急救的方法,若用之得当,则收效迅速,反之,则易伤正气,故必须慎用(可运用现代医学的洗胃法、吸痰法)。对病势危笃、年老体弱、孕妇产后及气血虚弱者,均不得使用吐法。

三、下法

下法,又叫泻下法,是通过荡涤肠胃,泻下大便和积水,攻逐停留于肠胃的宿食、实热、燥屎、瘀血、冷积、结痰、停水等从下窍而出,以祛除病邪的一种治疗大法。

下法适用于寒、热、燥、湿等邪气内结肠道,以及宿食、水结、积痰、瘀血等里实证,目前下法广泛应用于各种急腹症。

根据病情有缓急,性质有寒热,病邪有兼杂等不同,下法又分为:寒下(大、小承气汤),适用于里实热证;温下(大黄附子汤),适用于寒冷凝滞、胃肠积冷证;润下(麻子仁丸),适用于肠道津亏血少的大便秘结证;逐水(十枣汤、控涎丹),适用于阳水实证;攻瘀(逐瘀汤类),适用于瘀热内结、体质尚实者。

下法,特别是峻下逐水法,易伤人体正气,应用时必须注意辨证——实证。要根据病情和患者体质,掌握适当剂量,以邪去为度,不宜过量或久服。对于正气不足,或邪不在里者,如妇女经期、妊娠期、脾胃虚弱及年老阳虚体弱者,均应慎用或禁用。

四、和法

和法,又叫和解法,是用和解疏泄,调整脏腑、经络、营卫、气血等方面的药物,以驱除病邪,协调人体机能的一种治疗大法。

和法主要适用于邪在半表半里的少阳证,脏腑失调的肝脾不和、肝胃不和证,以及疟疾等。常用的和法有:和解少阳法(小柴胡汤),适用于邪在半表半里的少阳证,症见往来寒热,胸胁苦满,默默不欲饮食,呕恶,口苦咽干,目眩,脉弦等。疏肝和胃法(疏肝和胃丸),适用于肝胃不和证,症见胸胁胀满,纳少呕恶,嗳气反酸,胃脘疼痛等。疏肝理脾法(逍遥丸、痛泻要方),适用于肝脾不和证,症见神志抑郁,腹胀腹痛,肠鸣泄泻;或每因恼怒或情绪紧张,即腹痛泄泻等(痛泻要方);或月经不调,经前期少腹、乳房胀痛等(逍遥散)。

凡邪在表,或表邪已解而入里,以及脏腑极虚、气血不足之寒热均不宜用,以免贻误病情。

五、温法

温法,又叫祛寒法,是运用温热性的方药祛除寒邪,补益阳气,治疗里寒证的一种治疗大法。

温法适用于里寒证,包括寒邪入侵、阴寒内盛的实寒证,以及阳气虚弱、寒自内生的虚寒证。根据寒邪所在部位及正气强弱之不同,温法分为:温中散寒法(附子理中汤),适用于寒邪直中中焦,或阳虚中焦的虚寒证,如脘腹冷痛,呕吐,腹泻,舌淡胖苔白,脉沉迟等;温经散寒法(乌头汤),适用于寒邪凝滞经脉,血脉不畅之四肢冷痛,肢端青紫或关节肌肉冷痛,得热痛减的冷痹证;回阳救逆法(四逆汤),适用于阴寒内盛,阳气衰微之亡阳虚脱证,症见恶寒蜷卧,四肢厥冷,吐利腹痛,面色苍白,冷汗淋漓(血压下降、体温降低),脉微欲绝等(多用于虚脱或休克的抢救)。其他,如温化寒痰、温肺化饮、温阳补肾、温肾利水、温经暖肝等,都属温法范畴。

温法所用药物性多燥热,易耗血伤阴,临床应用时,对血虚、阴虚、血热妄行之出血者,均应慎用或禁用。

六、清法

清法,又叫清热法,是运用性质寒凉的方药,通过清热、泻火、凉血等作用,清除热邪的一种治疗大法。

清法适用于里热证,凡外感热病,无论热在气分、营分或者血分,属表邪已解,里热炽盛者,如湿热、毒热、脏腑热等均可应用。根据热病发展阶段及火热所伤脏腑的不同,清法分为:清热泻火法(白虎汤),适用于气分热证,症见大热,大渴,大汗,脉洪大等;清热解毒法(黄连解毒汤),适用于热毒所致各种毒热证,症见焮红,发热,肿胀,疼痛,化脓,斑疹,腐烂等;清营凉血法(清营汤、犀角地黄汤),适用于热入营血证,症见发热夜甚,心烦不寐,或神昏谵语,斑疹,出血,舌绛,脉细数;清心降火法(导赤散),适用于心烦口渴,口舌生疮,小便短赤而涩痛的心经实热证;清肝泻火法(龙胆泻肝丸),适用于胁痛,口苦,目赤肿痛,淋浊,阴部生疮,阴囊红肿的肝经湿热证或肝经实热证。此外,清肺泻热法、清胃泻火法等都属于清法的范畴。

清法多用寒凉药物,易损伤脾胃阳气,一般不宜久服。

七、补法

补法,也叫补益法,是运用具有补益作用的方药,以消除虚弱证候的一种治疗大法。

补法适用于先天不足,或后天失调引起的阴、阳、气、血、津液等不足的虚证。补法分为:补气法(四君子汤、补中益气汤),适于脾肺气虚的病证,症见体倦乏力,气短懒言,语声低微,动则气喘,纳少便溏,内脏下垂等;补血法(四物汤、归脾汤),适用于血虚证,症见面色苍白或萎黄,唇甲色淡,头晕眼花,心悸失眠,月经量少,手足麻木,舌淡脉细等;补阴法(百合固金汤、六味地黄丸),适用于阴虚证,症见潮热盗汗,五心烦热,两颧发红,舌红少苔,脉细数等;补阳法(金匮肾气丸、右归丸),适用于阳虚证,主要是肾阳虚证,症见畏寒肢冷,腰膝冷痛等。

补益药大多滋腻,易于壅中滞气,临床应用时,可适当配伍理气醒脾之药(白蔻、砂仁、木香、枳壳等)使补而不滞。另外,还应考虑气与血,阴与阳的关系,根据气血同源,阴阳互根的理论,分清主次,相互配合应用。切记不宜滥用补法,以免造成"误补益疾"、"闭门留寇"等的不良后果。

八、消法

消法也叫消散法或消导法,是用具有消食导滞、软坚散结、行气、化痰、化积等功效的药物,使留滞体内的实邪得以消导或消散的一种治疗大法。

消法适用于气、血、食、痰、湿、火等邪气郁滞所形成的癥积、瘕聚、痞块等病证。消法分为:消食导滞法(保和丸),适用于食滞不化所致的脘腹胀满、嗳腐吞酸等症;软坚散结法(消瘰丸),适用于瘰疬、痰核、结石等;消痈排脓法(阳和汤),适用于痈、疔、疖等(外科感染);其他如消痰化饮法、散水消肿法、消痞化积法等也属消法范畴。

消法乃专为祛邪而设,凡属正虚邪实者,祛邪同时还当兼以扶正,即攻补兼施。

以上治疗八法是针对八纲辨证以及方药的主要作用而归纳的一种基本治疗大法,随着医学理论的发展和医疗实践的需求,还有理气法、理血法、祛湿法、润燥法、固涩法、安神法、祛风法、开窍法等,可供临床选用。

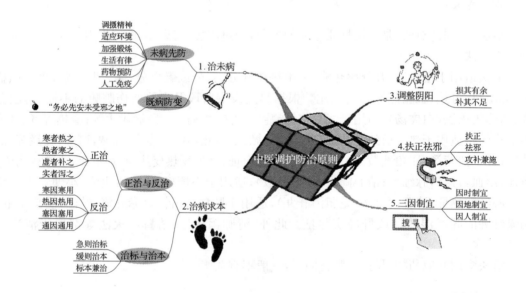

图7-2-1 中医调护防治原则简图

(吴秀清 王桂敏 杜立阳)

本章小结

本章对中医学辨证论的"论治"也即中医治疗学部分分别从治则、治法和治疗手段三个层次作了介绍。治则是预防和治疗疾病的法则,是用于指导预防和治疗疾病方法的总则。治未病的思想。中医预防医学思想主要包括未病先防和既病防变的观点。中医治则除预防医学思想外,核心内容有:治病求本(正治与反治治标与治本);扶正祛邪(先攻后补、先补后攻、攻补兼施);调整阴阳(损其阴阳偏盛,补其阴阳偏衰)和因时、因地、因人制宜。

治疗八法是前人总结出的治法分类,虽然随着医学的发展,治法分类已经远远突破这八类,但是,作为经典治法,掌握汗、吐、下、和、温、清、补、消等"八法"的定义和各自的适应证候,对以后学习临床还是有重要指导意义。

典型习题解析指导

(一) B型选择题

1. 以正气虚为主要矛盾适用于 ( )
2. 以邪实而正气未衰的实性病证适用于 ( )
3. 正虚邪实病证适用于 ( )
4. 正虚邪实,以正虚为主的病人适用于 ( )

答案:1. A 2. B 3. C 4. D

试题点评

在分析本题时主要是应明白"正虚""邪实""扶正""祛邪"几个概念,正虚、邪实是病证,扶正、祛邪是治疗原则,根据正虚、邪实所表现的主次,而分别采取扶正或祛邪的治疗。

(二) C型选择题

A. 风热外感　　　B. 风寒外感　　　C. 两者都是　　　D. 两者都不是

5. 汗法可用于治疗 ( )
6. 散法可用于治疗 ( )

答案:5. C 6. D

试题点评

本题是指推拿治疗疾病的方法。推拿的基本治法有温、补、通、泻、汗、和、散、清八法,不同的治法有不同的手法性质、作用量和治疗部位,汗法适用于风热外感和风寒外感两类病证,散法适用于脏腑结聚、气滞血瘀诸证。

(三) X型选择题

7. 中医的主要治疗手段包括( )。

A. 麻醉　　　B. 气功　　　C. 中药　　　D. 针灸　　　E. 推拿

答案:B、C、D、E

试题点评

本题着重从"主要"这个词上去思考。尽管五项都是中医的治疗手段,特别是药物麻醉技术首创于我国,但常用的主要是气功、中药、针灸和推拿,故应选B、C、D、E。

8. 损其偏盛的方法是( )。

A. 寒者热之　　　B. 寒因寒用　　　C. 培土生金　　　D. 泻南补北　　　E. 滋水涵木

答案:A、B

试题点评

本题应从"损其偏盛"上去分析。盛为邪气盛,故要损其偏盛,比如阴邪偏盛引起的寒证要用"寒者热之"的方法;热邪盛极而出现的真热假寒证要用"寒因寒用"的方法。它们都是损邪偏盛的具体方法,而C、D、E却是补其不足的方法,故不应选择。

(四)填空题

9. 治病求本,就是要寻找出疾病的_____,并针对_____进行治疗。

答案:根本原因　根本原因

试题点评

本题主要从"求本"上去思考,所谓"本"就是根本,发病的原因,治病求本就是研究和找出疾病的本质进行治疗。

(五)名词解释

10. 未病先防

答案:未病先防是指在疾病未发生之前,做好预防工作,以防止疾病的发生。

试题点评

本题的着眼点在"未"和"防",未病先防是中医防治疾病的内容之一,早在2000多年前,中医就指出了"治未病"的重要性,它包括未病先防和既病防变两个内容。

11. 消法

答案:消法用具有消食导滞、软坚散结、行气、化痰、化积等功效的药物,使留滞体内的实邪得以消导或消散的一种治疗大法。

试题点评

消法适用于气、血、食、痰、湿、火等邪气郁滞所形成的癥积、瘕聚、痞块等病证。消法专为祛邪而设,凡属正虚邪实者,祛邪同时还当兼以扶正,即攻补兼施。

(六)问答题

12. 试述正治和反治的区别与联系。

答案:正治,是当疾病的临床表现和其本质相一致时,采取逆其病势进行治疗的一种法则,又称"逆治法"。常用的正治法有:寒者热之、热者寒之、虚者补之、实者泻之。反治,是当疾病的临床表现和其本质不一致,表现出一些假象时,采用顺从其假象进行治疗的一种法则,又称"从治法"。常用的反治法有:寒因寒用、热因热用、塞因塞用、通因通用。反治法是正治法在特殊情况下的一种变法,其实质仍是针对疾病本质进行治疗的方法,是治病求本的具体体现。

试题点评

本题应从正治和反治的含义及其适用条件去分析,从"治病必求于本"这一根本原则出发,认识正治法和反治法的实质,即反治法是正治法在特殊情况下的一种变法,其实质仍是针对疾病本质进行治疗的方法,是治病求本的具体体现。

(宗士群　杜立阳　刘　悦)

第八章 中药学概述

【教学目的与要求】

中药学是研究中药的基本理论和临床应用的学科。通过本章的教学,要求掌握中药的基本理论和常用中药的性能、应用理论知识,为学习方剂学以及今后学习中医各专业课奠定基础,本章的学习要求如下:

1. 了解中药的产地与药效的关系。了解植物药采集季节与药效的关系,以及不同药用部位的一般采收原则。自学中药炮制的目的、常用或特殊的炮制方法。
2. 掌握中药药性理论的概念及中药治病的基本原理。
3. 掌握四气的概念、所表示药物的作用,以及其对临床的指导意义。
4. 掌握五味的概念、所表示药物的作用,以及气与味综合的效应。
5. 了解升降浮沉的概念、升浮与沉降的不同作用、升降浮沉与药物性味的关系。
6. 了解归经的概念,归经理论对临床用药的指导意义。
7. 了解掌握毒性的概念及应用有毒药物的注意事项。
8. 掌握中药配伍的目的,药物"七情"及各种配伍关系的含义,配伍用药原则。了解配伍禁忌、妊娠用药禁忌。熟悉用药剂量与药效的关系及确定用药剂量大小的依据。了解中药的煎煮时间与方法(包括先煎、后下、包煎、烊化、另煎等不同要求)。
9. 掌握60种常用中药的分类、药性特点、功效、主治,了解其配伍(指基本配伍规律和特殊意义者)及某些特殊使用方法。了解40种常用药物的分类及功效。余药作为自学参考。

第一节 中药导论

中药是我国传统药物的总称。它是祖国医学的重要组成部分,是几千年来我国人民在与疾病斗争中积累起来的宝贵财富。凡是运用中国传统医学理论说明其作用机理,指导临床应用的药物,统称为中药。它以天然药物为主要来源,包括植物药、动物药、矿物药及部分化学、生物制品类药物。古代本草书籍所载中药至今已达8 000余种,目前已经整理的各种中药有3 000多种。

一、中药的产地、采集、炮制与储藏

1. 中药的产地和采集 中药绝大部分属天然药材,其自然生长环境具有一定的地域性。故唐《新修本草》中说:"离其本土,则质同而效异;乖于采摘,乃物是实非"。可见,同一植物,由于产地不同,质量会有较大的差异。因此,习惯上将某一地区所生产的质量高、疗效好、素有盛名的某种药材,称为"道地药材"。这些中药带有明显的地域特点,如:东北的人参、云南的三七、内蒙古的甘草、山西的黄芪、甘肃的当归、四川的黄连等。

古代医学家对中药采收的季节十分重视。《千金翼方》中说:"夫药采取,不知时节……虽有药名,终无药实,故不依时采取与朽木不殊……"。民间亦有"当季是药,过季是草"之说。可

见中药适时采收的重要性。采收时节与药效及毒副作用关系密切,是否适宜,通常以药用部位的成熟程度(有效成分含量)为依据。一般采集原则是:植物的根部应在秋末或初春采集;茎、叶应在生长最茂盛时采集;花应在含苞待放或初放时采摘;果实宜在初熟时采集;种子宜在老熟后采集;动物类药材以保证药效及容易获得为原则;矿物类药材大多随时可以采收。

2. 中药的炮制和储藏　炮制是中药在应用前或制成各种剂型之前必要的加工过程,炮制的目的是为了能充分发挥药效,改变药物的某些性能,增强疗效,或降低药物的不良反应,或除去不良气味和杂质,纯净用量标准,便于制剂和储藏。

炮制前要做好准备工作,通过挑选、筛簸、刮刷、粉碎、切制、捣烂等方法,使药物纯净,变成小片、薄片,以便于炮制。常用的炮制方法主要有以下几种:

(1) 洗:用清水洗去药材上的泥沙和杂质。除花类等不易干燥的药物及有效成分易溶于水的药物外,均可水洗。

(2) 漂:将药物置于清水中浸漂,反复换水,漂去药物中的盐分、腥味和毒性,如将盐附子漂去盐分。

(3) 炒:将药物放在锅内加热炒。根据病情需要,有不同的炒法。清炒有炒黄、炒焦、炒炭,如炒麦芽、焦山栀、地榆炭等;固体辅料拌炒,如土炒白术。

(4) 煅:把药物直接或间接放在火上烧红,使其松脆,易于粉碎,如煅龙骨。

(5) 炮:火力猛烈,用锅炒黑,操作要快,使药物通过高热达到体积膨胀,如炮姜。

(6) 炙:将药物加液体辅料拌炒,使辅料逐渐渗入药材内部的炮制方法,如蜜炙甘草、酒炙川芎、盐水炙杜仲等。

(7) 煮:将药物用清水、醋或其他辅助药料同煮,以减低毒性或烈性,如乌头用豆腐煮。

(8) 煨:将药物用湿草纸或面粉包裹,放在炉中烘烤,使其外表焦黑,待冷却后剥去包裹物即成,如煨木香。

(9) 蒸:将药物放入蒸笼或桶内,利用蒸汽加热,以增强疗效,减少不良反应,如熟地、熟大黄。

(10) 水飞:是研粉方法之一,将药物加水同研,再加入多量的水搅拌,较粗的粉粒下沉,极细的粉末混悬于水中,倾出有极细粉末的混悬液,经沉淀后,干燥即成,如水飞朱砂。

干燥是保存药物的基本条件,药物采收后应迅速加工,及时干燥,以防霉烂变质。常用的方法有晒干、阴干、烘干,肉质、多汁的药物可用沸水烫过后再晒干。不同的储藏时间、温度、湿度,对药物的作用有着明显的影响,一般加工后的药物应存放在阴凉、低温、干燥、通风处,果实和种子宜放在缸罐中储存,动物药宜放在石灰缸内储存。一般药物与剧毒药物必须分别储存保管,防止发生意外。

二、中药的性能

中药的性能是对中药各种性质和功能的一种概括,它是对中药作用的基本性质和特征的归纳。药性理论是以阴阳、脏腑、经络学说为基础,根据药物的各种性质及所表现出来的治疗作用总结出来的用药规律,它是中药学理论的核心,主要包括四气、五味、归经、升降浮沉、毒性等。

(一) 四气五味

四气五味是中药药性基本理论之一。气与味是中药的基本性质和特征,它对于认识中药的共性和个性,以及指导临床运用都有实际意义。《神农本草经》中说:"药有酸咸甘苦辛五味,又有寒热温凉四气。"

1. 四气 亦称四性,即寒、热、温、凉四种药性。其中寒凉与温热是两类截然不同的药物属性,寒凉属阴,温热属阳,其中寒与凉、温与热只是程度上的不同,并无本质上的区别。寒凉药多具有清热、泻火、解毒的作用,主要适用于热性病证;温热药多具有温里、散寒、助阳等作用,主要适用于寒性病证。药性的寒热温凉属性是根据药物作用于人体所产生的不同反应和不同疗效而归纳、总结出来的。

此外,尚有一些药物寒热之性不太明显,其药性平和,介于温凉之间,称为平性。但实际上仍有偏温、偏凉的区别,所以习惯上仍称为"四气"。

2. 五味 是指药物具有的酸、苦、甘、辛、咸五种不同的味道。五味是通过长期的临床实践观察,从不同味的药物作用于人体所产生的不同反应归纳、总结出来的。因此,五味不仅是药物味道的反映,更重要的是对药物作用的概括。临床实践证明,药物的味与功效有着一定的内在联系,味同的药物,其作用也有相近或相同之处。一般来说,五味的作用如下。

(1)酸味:具有收敛、固涩的作用。凡止汗、止泻、止带药多具有酸味,如山茱萸、五味子能涩精敛汗;五倍子能涩肠止泻等。

(2)苦味:具有燥湿和清泻的作用。凡祛湿、清热、泻火药多具有苦味,如黄连、黄柏能燥湿而泻火;大黄能泻下通便等。

(3)甘味:具有补益、和中、缓急的作用。凡补虚药多具有甘味,如人参、黄芪能补虚;饴糖、甘草能和中、缓急等。

(4)辛味:具有发散、行气、行血的作用。凡解表、活血、理气等类药物多具有辛味,如生姜、薄荷能发散表邪;橘皮、木香能行气健脾;当归、川芎能行血祛瘀等。

(5)咸味:具有软坚、润下的作用。如昆布、海藻能软坚化痰,治疗痰核、瘰疬;芒硝可润燥软坚泻下等。

(二)归经

归经是指药物对机体某部位的选择性作用,即对某些脏腑、经络的病变发生明显作用,而对其他脏腑、经络的病变作用较小或没有作用。归经是对药效作用部位的说明,药物归经不同,治疗作用也就不同。掌握药物的归经,使临床用药更具有针对性。如对咳嗽、胸痛、咽喉肿痛等肺经病变可选择桔梗、杏仁等归肺经的药物;对胁肋胀痛、乳房胀痛、疝痛等肝经病变,又可选择柴胡、青皮等归肝经的药物。

(三)升降沉浮

升降浮沉,是指药物在体内不同的作用趋向,它是与疾病所表现出的趋势相对而言的。升有上升、升提之意;降有下降、降逆之意;浮有轻浮、发散之意;沉有沉降、下行之意。

凡升浮的药物,都能上行、向外,具有发汗、祛风、透疹、催吐、升阳、止泻等作用,多用于治疗病势下陷或病位在表之证;沉降的药物,都能下行、向里,具有清热、泻下、利水、收敛、平喘、止呕、重镇、消导等作用,多用于治疗病势上逆或病位在里之证。

一般而言,升降浮沉与药物的气味厚薄、质地轻重有关。凡味属辛、甘、淡,气属温、热,质地为花、叶、皮、枝的药物,大多具升浮之性;凡味属苦、酸、咸,气属寒、凉,质地为种子、果实、矿物、贝壳的药物,多具沉降之性。炮制与配伍也可以改变药物的升降浮沉,如酒炒则升、姜炒则散、醋炒则收敛、盐炒则下行等。

四气五味说明了药物的寒热属性和治疗作用,升降浮沉则体现了药物的作用趋向,而归经理论反映的是药物作用部位与病变所在脏腑、经络之间的联系。总之,四气、五味、归经与升降浮沉同属中药的药性,它们是相互联系的,必须有机地结合起来,全面掌握药物的性能,才能准确、熟练地运用中药,不断提高临床疗效。

(四) 毒性

1. 古人对"毒药"的认识　古人认为药物都具有一定的毒性,因此,把毒药作为一切药物的总称。《周礼》中说:"医师掌医之政令,聚毒药以供医事。"《类经》中也有"药以治病,因毒为能,所谓毒者,以气味之有偏也","大凡可辟邪安正者,均可称为毒药,故曰毒药攻邪也"的记载。由此可见,毒反映了中药的偏性和治病功能,因此,古人把中药的毒作为药物的一种基本性能来认识,同时也说明了毒性就是药物的偏性。

中药之所以能治病,就是利用药物的偏性(毒性),来调整人体阴阳的偏性(阴阳盛衰),从而使阴阳恢复相对的平衡,使疾病痊愈。合理利用药物的偏性,可发挥其治疗作用,使用不当则对机体产生某种损害,即现代医学的"不良反应"。后世本草书籍对药物"有毒"、"大毒"、"小毒"的记载,多指该药具有一定毒性,应用不当会导致中毒。可见,古人还把毒性作为药物毒副作用大小的标志。

2. 中药毒理的现代研究　中药的不良反应,一般是指用药后机体所出现的各种不良现象。不良反应的分类包括药物的副作用、毒性反应、过敏反应,以及致畸、致癌、致突变作用等。

(1) 副作用:指在治疗剂量下所出现的与治疗目的无关的作用,对机体危害性不大的不良反应。如麻黄有发汗、平喘、利水、升高血压、中枢兴奋等作用,对于支气管哮喘患者,平喘是其治疗作用,其他功效便成了副作用;相反,对低血压患者,升高血压是其治疗作用,其他功效又成了副作用。

中药的副作用可表现在多个方面,这是由于其成分的复杂性和药理作用的多样性所决定的,由于中药存在副作用,尤其是单味药的副作用更为突出,因此,可以通过复方用药,减少药物副作用的发生。

(2) 毒性反应:指剂量过大或用药时间过长所引起的机体生理、生化功能和结构的病理变化。其中包括中药的急性毒性和慢性(长期)毒性反应。

中药的急性毒性:因剂量过大而立即发生的不良反应称为急性毒性反应。根据现代临床的长期观察,因各种原因引起中药急性中毒的发生率日益增多,致死病例也屡见不鲜。如:中药川乌、草乌、附子、乌头、夹竹桃、北五加皮、罗布麻叶、洋金花、莨菪、山豆根、蟾酥、麻黄等,可引起心血管系统的急性毒性反应,临床主要表现为心悸、胸闷、发绀、心律失常、传导阻滞、血压升高或下降、循环衰竭甚至死亡等;中药苦杏仁、桃仁、白果、草乌、商陆、雄黄、全蝎等,可引起呼吸系统的急性毒性反应,临床主要表现为气急、咳嗽、咯血、哮喘、呼吸困难、急性肺水肿、呼吸肌麻痹或呼吸衰竭等;中药马钱子、乌头、川乌、草乌、附子、蟾酥、雷公藤、苦参、麻黄、细辛、朱砂、天南星等,可引起神经系统的急性毒性反应,临床主要表现为唇舌和肢体发麻、眩晕、头痛、烦躁不安、牙关紧闭、抽搐、惊厥、意识模糊、昏迷、瞳孔缩小或散大,甚至死亡等;中药瓜蒂、苦杏仁、川乌、草乌、附子、蜈蚣、雷公藤、斑蝥、木通、山慈菇等,可引起消化系统的急性毒性反应,临床主要表现为恶心、呕吐、食欲不振、腹胀、腹痛、腹泻、便秘、消化道出血、黄疸、肝肿大、肝功能损害、中毒性肝炎,甚至死亡;中药斑蝥、木通、雷公藤、蜈蚣、千年健、苦楝皮等可引起泌尿系统的急性毒性反应,临床主要表现为腰痛、浮肿、尿频、尿少,甚至尿闭、尿毒症、急性肾衰竭乃至死亡;中药洋金花、芫花、斑蝥、狼毒等,可引起造血系统的急性毒性反应,临床主要表现为白细胞减少、粒细胞缺乏、溶血性贫血、再生障碍性贫血、紫癜,甚至死亡等。

近年来,随着中药生产、提纯工艺的不断改进和提高,从中药中提取的有效成分越来越多,由其所引起的毒性反应也随之增加,且较严重。如从延胡中提取的延胡索乙素经灌胃给药可引起肾脏的损害;青蒿中所含的青蒿素灌胃给药,可引起动物的肝、脑损害;蓖麻中所含的蓖麻毒蛋白经腹腔注射可引起卵巢和睾丸出血坏死,并可引起下丘脑、垂体、肾上腺、胰腺等出血坏死和退行性变;棉籽及棉酚可致生精上皮变性、坏死和精子变异等等。

中药的长期(慢性)毒性:某些中药因长期服用或重复多次用药,造成体内药物蓄积过多而逐渐发生的不良反应。临床研究发现:长时间服用雷公藤、昆明山海棠等,除对肝、肾功能有损害外,对生殖系统也有明显的损伤作用;黄药子长期服用可致肝损害,且有死亡病例报告;黄花夹竹桃等含有强心苷类中药,长期应用可导致洋地黄样心脏中毒。动物长期毒性试验组织病理学检查结果提示:毒性反应以肝、肾、胃肠的发生率最高,其次是心、骨髓、肺、中枢神经、内分泌腺体。

(3) 中药的过敏反应:是指由于受到某些中药成分刺激后,体内产生了抗体,当该药物再次进入机体时,发生抗原抗体的结合反应,造成组织损伤或生理功能紊乱。能够引起过敏反应的中药、中成药已达210种以上,其表现为皮疹、荨麻疹、斑丘疹、红斑等,重者可出现剥脱性皮炎、过敏性休克甚至死亡。如:天花粉、冬虫夏草、水蛭、蜈蚣、全蝎、洋金花、雷公藤、昆明山海棠、羚羊角粉、马兜铃、马钱子、何首乌、莨菪子、朱砂等。

一般认为:凡结构中具有生化活性基团的化学物质都可以成为半抗原。中药品种繁多,所含成分复杂,其中不少具有抗原性,如动物药中的蛋白质、植物药中的多糖以及小分子物质、黄柏等药中的小檗碱、金银花中的绿原酸、茶叶中的茶碱、颠茄中的莨菪碱等,均可诱发不同类型的过敏反应。中药中只要含有生物活性基团的化学成分,就有致敏的可能性。

(4) 致畸、致癌、致突变:某些中药长期应用可产生致畸、致癌、致突变的作用。如:长期接触雷公藤,可使人体外周淋巴细胞染色体畸变,动物试验证实,雷公藤的剂量超过25 mg/kg,可使小鼠染色体发生畸变;半夏、板蓝根、喜树、花椒等均可引起染色体畸变;在动物饲料或饮水中混入不同剂量的中药,如槟榔、款冬花、紫草、藿香、诃子、细辛、石菖蒲等,经长期喂饲,可引起不同肿瘤的生长,如肝血管内皮肉瘤、肝癌、恶性纤维间质肿瘤等;细辛挥发油有致突变作用。

(5) 中药毒性反应和中毒机理:毒性反应是指药物引起机体生理、生化功能和结构的病理变化。中药之所以能产生效应或毒性与其物质基础即化学成分有关,不同的化学成分可在不同的组织或器官上表现出不同的反应。中药毒理学研究表明:川乌、草乌、附子、毛茛、雪上一枝蒿等所含的乌头碱对迷走神经有强烈的兴奋作用,中毒时可致心律失常,对中枢神经和末梢神经均有先兴奋后抑制的作用,死亡的直接原因是呼吸及循环功能衰竭(心肌麻痹);番木鳖、马钱子等所含的马钱子碱和士的宁,对脊髓、延脑、大脑均有兴奋作用,尤其脊髓兴奋最突出,中毒时表现为阵发性强直性痉挛,剂量过大可产生抑制;苦杏仁、桃仁、枇杷仁、李子仁、白果、亚麻子、大枫子、瓜蒂等所含的氰苷及氢氰酸中的氰离子,能够造成"细胞内窒息",中毒时引起呼吸中枢先兴奋,后抑制,最终麻痹而致死;曼陀罗、颠茄、山莨菪等所含的阿托品类生物碱中毒,能够导致循环衰竭和呼吸衰竭而死亡;万年青、夹竹桃、蟾酥等含有强心苷类物质,中毒时可表现为房室传导阻滞、室性心动过缓、室颤、胃肠功能紊乱等；苍耳子、相思子、蓖麻子等含有毒性蛋白，这些植物蛋白均为细胞毒，中毒时可使人呼吸衰竭而死亡；千里光、天芥菜等含有吡咯里西啶类生物碱，中毒时表现为肝静脉闭塞病，临床可见黄疸、腹水、肝昏迷甚至死亡；五倍子、诃子、石榴皮等主要含有水解型鞣质，长期大量应用可致肝小叶中心坏死、脂肪肝、肝硬化等；山慈姑、花慈姑、野百合、秋水仙等含有秋水仙碱，对骨髓有抑制作用，可引起白细胞缺乏和血小板减少等药源性血液病，超量应用可引起急性中毒，严重者常因休克、呼吸麻痹而死亡；砒霜、雄黄等含有砷化物，朱砂、轻粉等主要含有汞化合物，黄丹和红丹含有铅化合物，砷、汞、铅都能阻止细胞的氧化呼吸和正常代谢，导致细胞损伤，中毒者多死于肾衰竭；巴豆中巴豆油的主要成分为毒性球蛋白，可使红细胞溶解，使局部细胞坏死，并能损坏肾脏而尿血，外用过量可致皮炎，动物实验表明巴豆油是胃癌诱导剂；生南星、生半夏含生物碱、黏液质、尿黑酸等，对神经系统有强烈的抑制作用，对皮肤黏膜有强刺激性，中毒时表现为口腔、咽部、食道肿胀、溃烂，严重者可引起窒息死亡；斑蝥中含有斑蝥素，外用过量可致水疱、溃疡，口服可致肠黏膜坏死、便血，吸收后可引起肾脏损害。

中药毒理学的研究起步较晚，许多中药中毒的机理还不清楚，有待深入研究，特别是对复方的研究，还有很多不为人知的领域需要我们去探索。

（6）引起不良反应的主要原因：中药产生不良反应的原因很多，也很复杂，大致可归纳为三方面，即药物因素、机体因素和其他因素。

① **药物因素**

药源复杂：历代本草记载的中草药达万余种，这些药材来源复杂，其中许多药物同名异物或异物同名。因此，品种混乱的现象较为普遍。不少药材的基原有几种甚至几十种，如白头翁就有16种植物来源，而石斛有20多种，不同基原的药材其所含的化学成分有差异，所出现的生物活性及毒性也就不同。中药因品种混乱而引起的不良反应已不少见。如毛茛科植物小木通的藤茎为中药川木通，马兜铃科植物东北马兜铃的藤茎为中药关木通，而关木通因含马兜铃酸，对肾脏有一定毒性，由此引起急性肾衰竭而死亡的报告屡有出现。因此为减免不良反应的发生，用药时一定要注意药品的基原。

用药剂量过大或服药时间过长，超剂量服药是引起中毒、死亡的主要原因。在中药引起的不良反应案例中，有60%以上是由于超剂量服用所致。

剂型改变：中药随剂型的改变，其理化性质以及药效、毒性也可能随之而变。在对某些中药的有效成分、药效、毒理、疗效等不很清楚的情况下，尤其在缺乏科学、有效的质量控制情况下，将其制成针剂，应用时常常发生不良反应。其不良反应的发生率和严重程度均明显高于传统使用的剂型。

炮制不当或未经炮制：中药通过炮制可以降低毒性，减少副作用，增强疗效。中药若不经炮制或炮制不当而入药，也是产生不良反应的重要原因。中药经过炮制处理后，药性和临床疗效会发生很大的变化，只有搞清楚中药炮制过程中化学成分的变化及其机理，才能进一步了解炮制的目的、改进炮制工艺及制定质量标准。如：川乌、草乌、附子等因含乌头碱类双酯型生物碱，对心脏有较强毒性，其炮制的目的在于减毒、解毒，其机理主要是双酯型生物碱在炮制过程中，先使其结构中的苯甲酰基被水解脱落，然后进一步水解脱去乙酰基而成乌头胺，与此同时也伴随脱氧作用，生成塔拉乌头胺而降低毒性。此外，川乌、草乌、附子在炮制过程中，乌头碱类生物碱8位上的乙酰基，在较缓和的加热条件下被一些脂肪酰基置换,生成毒性较小的脂生物碱类而解毒。因此,含乌头类的方剂,先煎、久煎以破坏其毒性成分是很有道理的,若与其他药同煎,煎煮时间较短,则毒性成分不能有效的破坏,用之易引起中毒甚至死亡。

药物不纯或受污染:药物不纯或受到各种物质的污染后使用,也可由污染物的不同或霉变、虫蛀、发酵、发芽、泛油等而产生不同的不良反应。

方剂配伍不当:中医临床用药,多以复方为主,若配伍不当,不仅会降低疗效,还可能增加毒性。近年来出现了许多中西药共用的制剂,由此出现的药物相互拮抗、降低药效,甚至引起严重的毒副作用而危及生命的不良反应已有报道。

药不对证:中医治病,以辨证论治为基础,即对证下药。同一药物,对证使用可以治病,若药不对证,则可导致不良反应。如人参大补元气,为补益类药物,只宜用于气虚体弱者,实热证和身体强壮者服之非但无益,反而有害。

② 机体因素

个体差异:由于患者在年龄、性别、体质、生理状态、病理状态、精神状态等方面都存在差异,因此对药物的敏感性、反应性、耐受性均有所不同。同时,病人体质强弱、病情轻重、病程长短、有无兼证等都与中药的性味、功效密切相关,若在用药时不加注意,也易引起不良反应。

免疫缺陷:有免疫缺陷的患者,在使用某些药物时,也可产生一些特殊的不良反应,如黄连、黄柏所含的小檗碱能使具有免疫缺陷的新生婴儿发生溶血性黄疸。这是中药特殊个体身上所表现出的一种特殊的不良反应。

③ 其他因素:除以上因素外,地理条件、气候寒热、饮食起居、给药时间、给药环境等,也影响着药物不良反应的发生。如有报道称乌头碱的急性毒性反应的发生率以午时(11:00~13:00)给药最高,戌时(19:00~21:00)给药最低。又如雷公藤的醋酸乙酯提取物在不同时间给药,观察给药后 1 周内的死亡率,发现以中午 12:00 给药死亡率最高,20:00 至次日早 8:00 给药的死亡率最低。

(7) 中药不良反应的预防

① 提高对中药不良反应的认识,积极开展中药不良反应的监测:正视中药不良反应的存在,重视对不良反应的正确宣传,积极开展中药不良反应的监测。临床治疗用药中所发现的不良反应,要认真分析研究,及时报道,并提出相应的防治措施。

② 加强管理,制定法规:加强药品质量的监督管理,制定有关中药材的安全性的国家标准,如重金属、农药残留量、霉菌、毒素以及各种有害物质(化学成分)的限量标准,杜绝伪劣产品、变质品种的使用,以减少不良反应的发生。

③ 正确诊断,合理用药:中医治病的特点是辨证施治、对证下药。因此,应用中药一定要以中医药基本理论为指导,对病人的疾病要作出正确的诊断,合理用药。在用药过程中要严格掌握中药的用法、用量等,特别是应用毒性较大的中药时,可通过必要的炮制、配伍、制剂等环节来减轻或消除其有害作用,以保证用药安全,不可随意加大用药剂量。对于不同的中药应根据规定,采取不同用法,如有些中药只可外用,不宜内服;有的宜作丸散或入胶囊服用,不宜入汤剂;有的宜入复方,不宜单独服用等等。

④ 规范中药的加工生产,为临床提供优质的中药饮片:炮制是中药加工生产的特色,大多数毒药通过炮制不仅能降低毒性,减少副作用,还可提高疗效。

⑤ 加强中药毒理学的研究：加强中药安全性和不良反应的研究，尤其是中药多种成分、多种单味药配伍的相互影响，如化学成分变化、药效和毒理的变化等。同时，研究中药中毒的物质基础、作用机理、临床表现、解毒措施和防治办法等是非常必要的。

三、中药的应用

中药的应用，包括药物的配伍、禁忌、剂量和用法等内容。掌握这些知识，对指导临床正确用药和提高药物疗效有着十分重要的意义。

（一）配伍

根据病情的需要和药物的性能，有选择地将两种以上药物配合在一起使用，叫做配伍。它是组成方剂的基础。历代医家在长期的用药实践中，把单味药的应用和药物间的配伍关系概括为"七情"。

1 单行　只用一味针对性比较强的药物治疗疾病。如用一味人参治疗气虚欲脱证。

2 相须　性能功效相类似的药物配合应用，可以增强其原有的疗效。如大黄与芒硝配合，能明显增强泻下通便的治疗效果；人参与炙甘草同用，可增强补中益气作用。

3 相使　在性能功效方面有某种共性的药物配合应用，以一药为主，另一药为辅，辅药能提高主药的疗效。如黄芪与茯苓同用，可提高黄芪补气利水的作用；辛热的吴茱萸配苦寒的黄连，可增强止呕、制酸、止胃痛的作用。

4 相畏　一种药物的毒性或副作用能被另一种药物减轻或消除。如生半夏和生南星的毒性可被生姜减弱或消除，故称生半夏和生南星畏生姜。

5 相杀　一种药物能减轻或消除另一种药物的毒性或不良反应。如绿豆可杀巴豆毒；生姜可杀生半夏和生南星的毒。相畏、相杀实际上是同一种配伍关系的两种表述方法。

6 相恶　两种药物合用后，一种药物能使另一种药物的功效降低或丧失。如人参恶莱菔子，即莱菔子能削弱人参的补气作用。

7 相反　两种药物配合使用后，能产生或增强毒性反应或副作用。如"十八反"中的甘草反甘遂；藜芦反细辛。

总之，上述七情配伍除单行外，相须、相使可以提高药物疗效，是临床常用的配伍方法；相畏、相杀可以减轻或消除毒副作用；相恶、相反则是药物配伍应用的禁忌。

（二）禁忌

在中药用药禁忌中，主要有配伍禁忌、妊娠禁忌、服药禁忌。

1. 配伍禁忌　即在药物配伍中，有些药物应该避免联合应用。"相反"、"相恶"的药物均属配伍禁忌的范畴。历代学者对相反、相恶药物的认识不尽一致，近年来文献报告的资料也不尽相同。目前比较公认和遵循的中药配伍禁忌主要是金元时期所总结、归纳的"十八反"和"十九畏"。

（1）十八反："本草明言十八反，半蒌贝蔹及攻乌，藻戟遂芫俱战草，诸参辛芍叛藜芦"（《儒门事亲》）。即：乌头反贝母、瓜蒌、半夏、白及、白蔹；甘草反甘遂、大戟、海藻、芫花；藜芦反人参、丹参、玄参、沙参、细辛、芍药。

（2）十九畏："硫磺原是火中精，朴硝一见便相争。水银莫与砒霜见，狼毒最怕密陀僧。巴豆性烈最为上，偏与牵牛不顺情。丁香莫与郁金见，牙硝难合京三棱。川乌草乌不顺犀，人参最怕五灵脂。官桂善能调冷气，若逢石脂便相欺"（《医经小学》）。即：硫磺畏朴硝，水银畏砒霜,狼毒畏密陀僧,巴豆畏牵牛子,丁香畏郁金,川乌、草乌畏犀角,牙硝畏三棱,官桂畏赤石脂,人参畏五灵脂。

2. 妊娠用药禁忌　指妇女妊娠期除中止妊娠及引产外,禁忌使用的药物。根据药物对胎元损害程度可分为禁用与慎用两类。禁用类多属剧毒药或药性峻猛之品,及堕胎作用较强的药,如雄黄、水银、砒霜、轻粉、斑蝥、马钱子、蟾酥、川乌、草乌、巴豆、甘遂、大戟、芫花、牵牛、麝香、水蛭、虻虫、三棱、莪术等;慎用药主要是活血祛瘀、行气破滞、攻下导积、辛热滑利之品,如牛膝、川芎、红花、桃仁、枳实、大黄、附子、肉桂等。禁用药是绝对不能使用的,而慎用药可以根据病情的需要,斟酌应用,但使用时应注意准确辨证,掌握好剂量、疗程、炮制及配伍,如无特殊必要,应尽量避免使用。

3. 服药禁忌　指服药期间对某些食物的禁忌,又称"忌口"。一般在服药期间,应忌食生冷、油腻、煎炸类食物。高热病人忌油腻;寒性病人不宜食用生冷;胸痹者忌食肥甘厚味;疮疡及皮肤病病人忌食腥膻食物及辛辣刺激性食品等。

(三) 剂量

中药的剂量是指临床应用时的分量。它包括每味中药的一日用量和方剂中药物之间的比较分量,即相对剂量。中药计量单位有:斤、两、钱、分、厘,为16进制,即:1斤＝16两＝160钱(1钱≈3 g)。目前常用的计量单位为:克(g)、毫克(mg)。常用的计数单位有片、条、个、枚、只、对等。

中药多是原生药,一般药性比较平和,安全范围较大。但对某些药性猛烈和有剧毒的药物,用量必须严格掌握控制。影响药物用量的主要因素有:

1. 病情、体质、年龄　对病情急重或病情顽固的患者,用药量宜重;对轻症、慢性病患者,用药量宜轻;病人平素壮实,用药量宜重;老、幼、胎、产或久病体虚者,用药量宜轻;小儿用药量一般遵循:6～10岁的儿童用成人量的1/2,5岁以下的儿童用成人量的1/4。

2. 药物性质　质重而性味淡薄的,可用较大剂量;质轻而性味浓厚的,可用较小剂量;对毒性大、性质峻猛的药物,用量宜小。一般药物中,如金石贝壳类,用量宜大;植物的花、叶及气味芳香之品,用量宜轻;根、果实等厚味滋腻的药物,用量宜稍重。

3. 药物的配伍　单方用量比复方用量要重。复方中,主药用量要比辅药重。入汤剂要比入丸、散剂重一倍以上。

除剧毒药、峻猛药、提取精制药及某些贵重药外,一般中药干品常用内服剂量为5～10 g,部分常用药较大剂量为15～30 g,新鲜药物常用量为30～60 g。

(四) 用法

本节所介绍的中药用法,主要指常用汤剂的煎法和服法。

1. 煎药法　煎药的容器宜用砂锅或瓦罐,铝锅、搪瓷锅次之,忌用铜、铁器具。煎药前先将药用冷水浸泡半小时,用水量以淹没药物为度。每剂一般煎两次,头煎煮沸25～35分钟,二煎煮沸20～25分钟,滋补药可煎三次。每次煎成药汁250 ml。有特殊煎煮要求的药物,需在处方上加以注明,如先煎、后下、单煎、包煎、烊化、冲服等。

(1) 先煎:适用于矿物、介壳、化石等质地坚硬、有效成分不易煎出的药物。应将其打碎先煎,煮沸十几分钟后再下他药,如石膏、石决明、鳖甲等。此外,附子、乌头等有毒药物也要先煎以减低其毒性。

(2) 后下:适用于含挥发油的芳香类或久煎后有效成分易于破坏的药物。在其他药物将要煎好时再下。如薄荷、砂仁、钩藤、生大黄等。

（3）单煎：适用于贵重药材，以免共煎时有效成分被其他药物吸附，故采用单独煎煮，取汁饮服，如人参、羚羊角片等。

（4）包煎：适用于细小的种子或使药液浑浊影响服用的药材，或有绒毛对咽喉有刺激作用的药材，可用纱布包好入煎剂，如车前子、赤石脂、飞滑石、旋复花等。

（5）烊化：适用于胶质、黏性而又易于溶解的药物，以免共煎时粘锅、煮焦或黏附他药。可将其置于已煎好去渣的药液或开水中搅拌或微煮，使其溶化后服用，如阿胶、饴糖等。

煎药时，火候随药物的性质而定，气味芳香者宜用"武火"迅速煮沸，数分钟即可。若煎煮过久，会使挥发性有效成分散失而减低疗效。质地滋腻的补药宜用"文火"久煎，以使有效成分充分煎出。

2. 服药法　汤剂一般宜温服，每日一剂，分两次服。病情急重者，可一日两剂，或一日三剂，连续给药。止吐药宜少量多次频服。昏迷或牙关紧闭者，可用鼻饲。发汗药以见汗为度，泻下药以见泻即止，不可汗下太过，以免损伤正气。

服药时间可根据病情和药性而定。一般来说，补益药宜在食前服；对胃肠有刺激的药，宜食后服；驱虫药宜空腹服，安神药宜睡前服；截疟药宜在发作前 2 小时服；其他药物宜在饭后服用；急性病服药时间不受此限制，可视病情而定。

四、中药与原创药物的开发

原创药是指拥有自主知识产权的新药。从药物来源上大致可分为：① 从化学合成物中发现的新药；② 从天然药物中筛选、提取、分离的新药；③ 应用生物技术开发的新药。其中，化学合成和生物技术的方法命中率低（约为万分之一）、创新成本高（每种新药约 3 亿～5 亿美元）。我国目前拥有数千家医药生产企业，但全年药品生产总值却仅相当于国外一个大型企业集团的年产值，绝大多数医药生产企业生产的品种以仿制为主，自主开发能力薄弱，大多数的医药企业根本就没有自己的原创药，一些规模较小的医药企业更不具备研制开发新药的能力。

中药产业是中华民族的传统产业，又是当今快速发展的新兴产业，是我国医药经济中独具特色的重要组成部分，随着我国加入 WTO 及 21 世纪医药市场的发展变化，给中药产业的发展创造了千载难逢的机遇，以中医药理论为指导，利用现代分离、分析手段并结合生物活性筛选，对单味中药的有效成分进行研究，已经成为开发新药的有效途径。如作用于中枢神经系统的山莨菪碱和樟柳碱、抗老年痴呆的石杉碱甲和黄皮酰胺、治疗疟疾的青蒿素、治疗炎症的黄连素、抗血栓药毛冬青素、驱绦虫药鹤草酚、治疗慢性粒细胞白血病的靛玉红及治疗肝炎的五味子素类化合物（联苯双酯）等。从我国中医中药的资源优势和产业劣势的实际情况出发，中药有效成分、有效部位的研究和开发，必将成为我国研制和开发具有自主知识产权的新药——原创药的重要途径之一。

五、中药国际化中的问题和展望

加入 WTO 给中国民族工业带来了巨大的机遇，同时也带来了巨大的挑战。在经济全球化的今天，原来以化学药为主的医药工业格局将发生变化，医药企业将进入一个快速而剧烈的分化、调整、重组的新时期，企业分化、优胜劣汰的进程会大大加快，为促进中药产业的规模化、集约化创造良好的时机。

随着中国加入WTO,知识产权的保护措施越来越严格,仿冒专利保护期内的药品将被视为违法。而研制一个新结构类型药物,需要先进的技术和设备,以及大量的时间、资金。显然,国内厂家基本上不具备与国外大药厂进行技术竞争的实力。同时,中药产业将面临国外同行的激烈竞争,因此,不得不在优胜劣汰中求生存、求发展,并逐渐走向成熟。在这一过程中,开发技术含量较高的新产品,寻求新的经济增长点将具有极其重要的战略意义。

据统计,1996年国际植物药市场份额为270亿美元,其中中草药市场份额160亿美元,而当年我国中草药出口总额为5.89亿美元,仅占总份额的3%,中成药出口额为1.35亿美元,所占份额更少之又少。加入WTO后,进口药品的关税正在从"入世"前的24%逐步降低到5.5%~6.5%。国外的西药制剂和天然药物正在大量涌入国内,如救心丸、正露丸、银杏胶囊等"洋中药"每年的进口额已达10亿美元,占我国中药市场的30%左右,国外天然药物领域竞争日益激烈,对中药产业构成了全方位的威胁。我们将不得不面对外国药品和"洋中药"挤占中药国内市场,国外制药企业利用其资金、技术优势谋求进入中药科研、生产领域,国内中药生产企业的外经贸人才严重缺乏等一系列问题。

因此,中国自产的中药产品要打入国际市场,就必须在继承和发扬中医药优势和特色的基础上,加强中药学的基础研究;建立中药的质量标准、控制与保障系统;从根本上改变目前质量标准体系及生产工艺的落后状况;提高中药饮片、制药相关理论与技术水平;加强复方Ⅱ类新药的研究;重视对中药有效成分的深加工;重视运用生物技术研究中药;重视中药的知识产权保护;借鉴国际通行的医药标准规范,建立国际公认的现代中药生产体系;利用现代信息技术,促进中医药现代化和国际化的进程。同时,要培育一批大型跨国中药企业集团,增强中药的国际竞争力。

医药产业是国际上公认的朝阳产业,而中药产业是朝阳产业中的朝阳产业。我国现有中药材资源种类达12 807种,其中药用植物11 466种,仅对其中320种常用植物类药材进行统计,总蕴藏量就达850万吨。因此,以现代手段开发中药创新药,与化学药物和生物技术药物相比,具有风险小、周期短、成本低的显著优势,是我国进入WTO后可以取得药品自主知识产权的主攻方向之一。

随着全球范围内"回归自然"浪潮的兴起,以及人们对化学药品不良反应的深入认识,使国际医药市场中天然药物的用途和影响不断扩大。国际医药市场正在向植物药敞开大门,中药的优势和特色越来越被世人所重视,对中药的市场需求也将随之不断增长。只要我们加强自身建设,加速高技术产业化进程,完全可以使中药产业发展成为国民经济中新的经济增长点,为我国的社会主义经济建设和人类的健康事业做出新的贡献。

(杜立阳)

第二节 解表药

凡具有发散表邪,用以解除表证的药物,叫做解表药。

解表药多味辛,性能发散,又能发汗,可使肌表之邪从表随汗而解。针对表证的寒热,解表药分为辛温解表和辛凉解表两类。

辛温解表药适用于风寒表证,可见恶寒发热,头痛身痛,无汗或有汗,舌苔薄白,脉浮紧或浮缓等。常用辛温解表药有麻黄、桂枝、防风、羌活、细辛、生姜等。

辛凉解表药适用于风热表证,可见发热微恶寒,咽干咽痛,口渴,舌苔薄黄,脉浮数等。常用辛凉解表药有柴胡、薄荷、葛根、菊花、桑叶等。

解表药虽能通过发汗解除表证,但用之不当,汗出过多,又能耗散阳气,损伤津液,或产生不良反应。因此,不可久用或过量使用,应中病即止。凡阳虚自汗、阴虚盗汗、泻利呕吐、吐血下血、疮疡已溃、麻疹已透、热病后期津液已亏等证应慎用。

麻 黄

为麻黄科多年生灌木状草本植物草麻黄[*Ephedra sinica* Stapf.],木贼麻黄[*E. quisetina* Bge.]和中麻黄[*E. intermedia* Schrenk et C. A. Mey.]的草质茎。

【性味归经】辛、微苦,温。归肺、膀胱经。

【功效】发汗解表,宣肺平喘,利水消肿。

【临床应用】

1. 发汗解表:用于外感风寒表实证。见恶寒发热,头痛鼻塞,无汗,脉浮紧等。与桂枝、杏仁、甘草配伍,如麻黄汤。

2. 宣肺平喘:用于风寒外束,肺气不宣的实喘证。常与杏仁配用,以增强平喘作用。寒喘配干姜、细辛等,如小青龙汤;热喘配石膏等,如麻杏石甘汤。

3. 利水消肿:用于水肿实证兼有表证者。见恶风,一身悉肿而有热。常与生姜、生石膏、白术配用。

【用量用法】3~10 g,水煎服。生用发汗力强,常用于发汗解表,利水消肿;蜜炙或捣绒发汗力弱,常用于止咳平喘。

【注意事项】① 麻黄发汗力强,用量不宜过大。② 体虚多汗、肺虚咳喘者忌用。

【药理研究】

1. 化学成分:本品含麻黄碱、伪麻黄碱等以及少量挥发油。

2. 药理作用:① 麻黄碱有明显的中枢和交感神经的兴奋作用,能收缩血管,使血压上升,又能缓解支气管平滑肌痉挛,故常用于治疗哮喘病;能抑制肠肌收缩;能抑制过敏介质,而有抗过敏作用。② 伪麻黄碱有明显的利尿作用,也能松弛支气管平滑肌痉挛。③ 麻黄挥发油有刺激汗腺分泌的作用,常用于发汗;对流感病毒有抑制作用;也具有镇静、镇痛作用。④ 有研究表明,麻黄水提物能明显降低肾衰竭大鼠血中尿素氮、肌酐的浓度,促进实验兔胆汁分泌。⑤ 麻黄还具有促进脂肪合成的作用。

桂 枝

为樟科常绿乔木植物肉桂[*Cinnamomum cassia* Presl.]的嫩枝。

【性味归经】辛、甘,温。归心、肺、膀胱经。

【功效】散寒解表,祛风除湿,温经通阳。

【临床应用】

1. 散寒解表:用于外感风寒表证。属恶寒、发热、无汗之表实证,常与麻黄配用;属恶寒、发热、有汗之表虚证,则与白芍、生姜配用。

2. 祛风除湿:用于风寒湿痹,肢节疼痛,常与附子、黄芪等配用。

3. 温经通阳:用于① 心阳不足,心悸气短,脉结代等症,常与炙甘草、人参等配用。

② 脾阳虚衰，水湿内停之痰饮证，与白术、茯苓等配用。③ 月经不调，痛经，经闭等属虚寒者，有温通血脉，散寒逐瘀之功，常与当归、丹皮、川芎、桃仁等配用，如桂枝茯苓丸、温经汤。

【用量用法】3～10 g，水煎服。

【注意事项】温热病、阴虚火旺、血热妄行者忌用。

【药理研究】

1. 化学成分：本品含桂皮油、桂皮醛等。

2. 药理作用：① 桂皮油有健胃、解痉、镇痛及强心作用。② 桂皮醛能扩张皮肤血管，刺激汗腺分泌，有抗肿瘤，抗凝血酶作用，通过发汗而起解热作用。③ 桂枝对大肠杆菌、伤寒杆菌、金黄色葡萄球菌、流感病毒有抑制作用。④ 桂枝有一定的利尿作用。

防 风

为伞形科多年生草本植物防风[*Saposhnikovia divaricata*（Turcz.）Schischk.]的根。

【性味归经】辛、甘，微温。归膀胱、肝、脾经。

【功效】散风解表，祛湿止痛，祛风止痉。

【临床应用】

1. 散风解表：用于外感风寒表证。见恶寒无汗，头身疼痛等，常与荆芥、独活、羌活等同用，如荆防败毒散；表寒里热而致头身疼痛、咽喉痛者，又常与蒲公英同用。

2. 祛湿止痛：用于风寒湿痹证。常与羌活、秦艽及温经活血通络药同用。

3. 祛风止痉：用于破伤风。为外风引起，见牙关紧闭，痉挛抽搐，角弓反张等。常与天南星、天麻、白附子同用，如玉真散。

【用量用法】3～10 g，水煎服。

【注意事项】血虚发痉，阴虚火旺而无风邪者忌用。

【药理研究】

1. 化学成分：本品含挥发油、甘露醇、糖及有机酸等。

2. 药理作用：① 煎剂对多种痢疾杆菌及枯草杆菌、皮肤真菌有抑制作用，也具有抗病毒作用。② 能解除血管痉挛疼痛。③ 影响免疫功能。④ 具有抗氧化、抗凝、抗肿瘤、降压作用。⑤ 防风同绿豆、红糖、甘草共煎内服，可解砒霜中毒。

羌 活

伞形科植物羌活[*Notopterygium incisum* Ting. ex H. T. Chang]及宽叶羌活[*Notopterygium forbesii* Boiss.]的根茎及根。

【性味归经】辛、苦，温。归膀胱、肾经。

【功效】散寒解表，除湿止痛。

【临床应用】

1. 散寒解表：用于外感风寒湿之恶寒发热，头身重痛等。常与防风、细辛等配用，如九味羌活汤。

2. 除湿止痛：用于风寒湿痹证。可见肩背酸痛，肢节疼痛等。常与防风、独活配用。

【用量用法】5～10 g，水煎服。

【注意事项】血虚痹痛、阴虚头痛者慎用。

【药理研究】

1. 化学成分:本品含挥发油、有机酸、生物碱等。
2. 药理作用:① 有解热镇痛的作用。② 有抗炎、抗过敏作用。③ 动物实验有抗心率失常、抗心肌缺血、抗氧化作用。④ 煎剂或酒浸剂能治面神经麻痹。⑤ 羌活、板蓝根水煎服,对急性感冒发热有效。

细 辛

为马兜铃科多年生草本植物北细辛[*Asarum heterotropoides* Fr. Schmidt var. *mandshuricum*(Maxim.)Kitag.],汉城细辛[*Asarum sieboldii* Mig. var. *Seoulenso Nakai*],或华细辛[*A. sieblodii* Miq.]的全草。

【性味归经】辛,温。有毒归肺、肾经。

【功效】散寒解表,祛风止痛,温肺化痰。

【临床应用】

1. 散寒解表:用于素体阳虚者之外感风寒表证。可见恶寒重发热轻,身倦欲卧,脉沉等。常与麻黄、附子同用。
2. 祛风止痛:用于外感风寒或风湿之头身痛、牙痛等。常与羌活、白芷等同用。
3. 温肺化痰:用于肺寒咳喘。见痰多清稀等,常与干姜、法半夏、五味子同用。

【用量用法】2~5 g,水煎服;或 0.5~1 g,入丸、散剂。

【注意事项】① 本品辛散太甚,能耗伤正气,故凡气虚多汗、阴虚阳亢头痛、肺热咳嗽均不宜用。② 反藜芦。

【药理研究】

1. 化学成分:含挥发油为甲基丁香油酚。
2. 药理作用:① 有局部麻醉作用,对黏膜浸润及传导麻醉均有功效。② 少量挥发油可镇静,其水煎剂还有镇痛、镇咳及解热作用。③ 大量挥发油,经动物实验证明,先兴奋,后抑制,最终死于呼吸麻痹。④ 用细辛制成的糊剂,治疗阿弗他性口腔炎效果显著,副作用少。

生 姜

为姜科多年生草本植物姜[*Zingiber officinale*(Willd.)Rosc.]的根茎。

【性味归经】辛,微温。归肺、脾、胃经。

【功效】解表散寒,温胃止呕,温肺止咳,解毒。

【临床应用】

1. 解表散寒:用于外感风寒。常与桂枝、紫苏等配用,以增强发汗解表作用。
2. 温胃止呕:用于虚寒呕吐、腹痛等证。常与半夏配用,以增强止呕作用。
3. 温肺止咳:治疗风寒客肺的咳嗽、喘促等。常与细辛、五味子配伍。
4. 解毒:能解半夏、南星、鱼蟹毒。捣姜汁冲服,或煎汤服有效。

【用量用法】3~10 g,水煎服。生姜汁辛散力较强,能消痰止呕,用量 3~10 滴,冲服;生姜皮善于行水;煨姜善于温中止呕;干姜长于温中回阳。

【药理研究】

1. 化学成分:含挥发油、树脂及淀粉。

2. 药理作用:① 挥发油能促进血液循环,并可发汗。② 姜辣素能促进胃液分泌及肠管蠕动,以助消化。③ 在姜辣素中分离出的姜油酮与姜酮的混合物是镇吐作用的有效成分。④ 动物实验表明生姜有强心、抗氧化、抗真菌、抗肿瘤等作用。

柴 胡

为伞形科多年生草本植物柴胡(北柴胡)[*Bupleurum chinense* DC.]和狭叶柴胡(南柴胡)[*B. scorzoerifolium* Willd.]的根或全草。

【性味归经】苦、辛,微寒。归肝、胆、三焦经。

【功效】和解退热,疏肝解郁,升阳举陷。

【临床应用】

1. 和解泄热:用于邪入少阳半表半里证。见寒热往来,胸胁苦满,口苦咽干,目眩等。常与黄芩、法半夏同用。

2. 疏肝解郁:用于肝郁气滞证。如胸胁胀痛,头晕目眩,耳鸣以及妇女乳胁胀满,月经不调等。常与白芍、当归等同用,如柴胡疏肝散。

3. 升阳举陷:用于中气下陷证。可见久泻、脱肛、子宫脱垂等。常与黄芪、升麻同用,如补中益气丸。

【用量用法】3~9 g,退热可用 15~30 g,且需浓煎。醋炒可增强止痛作用。

【药理研究】

1. 化学成分:柴胡的根及果实含柴胡皂苷、微量挥发油,油中含柴胡醇、春福寿草醇、油酸、棕榈酸等。茎叶含 α-菠菜甾醇、侧金盏花醇等,叶中还含有芦丁。花期全草含槲皮素、异鼠李素、水仙苷、芦丁等。

2. 药理作用:① 柴胡皂苷有镇痛、解热、镇咳、抗炎、抑制结核杆菌的作用。② 还具有抗肝损伤、防止脂肪变以及利胆作用。③ 柴胡多糖有促进免疫功能的作用。

薄 荷

为唇形科多年生草本植物薄荷[*Mentha haplocalyx* Briq.]和家薄荷的茎叶。

【性味归经】辛,凉。归肺、肝经。

【功效】疏散风热,清利咽喉,透疹止痒,疏肝解郁。

【临床应用】

1. 疏散风热:用于风热感冒及温病初起。见发热、微恶寒、头痛等表证。本品清轻凉散,善解风热之邪,常与银花、连翘同用,如银翘散。

2. 清利咽喉:用于风热上攻引起的头痛目赤、咽喉肿痛。常与菊花、荆芥、牛蒡子等同用。

3. 透疹止痒:用于风热束表的麻疹不透及风疹肤痒。常与蝉衣、防风等同用。

4. 疏肝解郁:用于肝郁气滞之胸胁胀痛,月经不调等。常与柴胡、白芍同用,如柴胡疏肝丸或逍遥散。

【用量用法】3~10 g,鲜品 15~30 g,水煎服。

【注意事项】① 因含挥发油,故不宜久煎。② 其芳香辛散能耗气发汗,故气虚血燥、肝阳偏亢、表虚自汗均不宜用。

【药理研究】

1. 化学成分:薄荷挥发油中主要含薄荷脑、薄荷酮。
2. 药理作用:① 少量内服有兴奋作用。② 能刺激中枢神经,使皮肤毛细血管扩张,促进汗腺分泌,故能发汗解热。③ 外用可使黏膜血管收缩,感觉神经麻痹,有清凉、止痛、止痒的作用。④ 薄荷油有健胃和抑制病毒作用。⑤ 动物实验显示有保肝利胆作用。

葛 根

为豆科多年生落叶藤本植物野葛[*Pueraria lobata* (Willd.)Ohwi.]的根。

【性味归经】甘、辛,凉。归脾、胃经。

【功效】解肌退热,生津止渴,透发麻疹,升阳止泻。

【临床应用】

1. 解肌退热:用于外感表证之发热头痛,项背强痛等。属风寒者,常与麻黄、桂枝、白芍等配用;属风热者,常与柴胡、黄芩等配用,如柴葛解肌汤。
2. 生津止渴:用于热病口渴或消渴证。单用,或与麦冬、天花粉等配用,可增强清热生津止渴作用,如玉泉丸。
3. 透发麻疹:用于麻疹初起或疹透不畅。常与升麻、白芍等配用,如升麻葛根汤。
4. 升阳止泻:用于① 脾虚泄泻。常与党参、白术等配用,以增强健脾止泻的作用。② 湿热泻痢。则与黄连、黄芩配用,如葛根芩连汤。

【用量用法】10~20 g,水煎服。发表解肌、生津止渴宜生用;脾虚泄泻宜煨用;葛花能生津止渴、解酒毒。

【药理研究】

1. 化学成分:本品含黄酮苷、淀粉及少量挥发油。
2. 药理作用:① 能解热和降低血糖,对高血压引起的头痛、眩晕、颈项痛、耳鸣、肢体麻木有较好疗效。② 可扩张脑和冠状动脉血管,对垂体后叶素引起的急性心肌缺血反应有保护作用;有抗心律失常作用。③ 有降血脂、抗氧化、抗肿瘤、抗缺氧作用。

菊 花

为菊科多年生草本植物菊[*Chrysanthemum morifolium* Ramat.]的头状花序。

【性味归经】辛、甘、苦,微寒。归肺、肝经。

【功效】疏散风热,平肝明目,清热解毒。

【临床应用】

1. 疏散风热:用于外感风热证。症见头昏痛,目赤肿痛等。常与薄荷、连翘、荆芥等同用,如桑菊饮。
2. 平肝明目:用于① 肝阳上亢之头晕头痛,目赤耳聋。常与石决明、生地、羚羊角同用。② 肝肾阴虚之目暗不明。则常配熟地黄、枸杞子,如杞菊地黄丸。
3. 清热解毒:用于疔疮肿痛。多用野菊花,常与蒲公英同用。

【用量用法】10~15 g,水煎服。疏散风热多用黄菊花;平肝明目多用白菊花;清热解毒多用野菊花。

【药理研究】

1. 化学成分:白菊花含菊苷、腺嘌呤、水苏碱、胆碱、氨基酸、黄酮类、微量的维生素 B_1 挥发油等,野菊花含三种菊花素,并含挥发油、野菊花黄酮苷等。

2. 药理作用:① 菊花有麻痹中枢神经的作用。② 大剂量有解热作用。③ 有杀灭金黄色葡萄球菌、链球菌、痢疾杆菌的能力;对金黄色葡萄球菌、白喉杆菌有抑制作用。④ 能使周围血管扩张而有降压作用。⑤ 白菊花浓缩水煎剂可治疗冠心病。⑥ 动物实验表明,可抑制胆固醇合成,降低血中胆固醇。⑦ 具有抗氧化及延缓衰老作用。⑧ 体外实验表明,菊花具有抗疟、抗 HIV 活性成分和凝血作用。⑨ 此外,菊花能够降低转氨酶,解铅毒,其多糖具有抗辐射作用。

桑 叶

桑科落叶乔木植物桑树[Morus alba L.]的叶。

【性味归经】苦、甘,寒。归肝、肺经。

【功效】疏风清热,清肝明目。

【临床应用】

1. 疏风清热:用于外感风热之头痛,发热,咳嗽等。常与菊花、连翘等配用,以达疏风清热作用;燥热伤肺,咳嗽咽干者,则与杏仁、贝母等配用。

2. 清肝明目:用于① 肝经风热之目赤涩痛,流泪等。常与菊花、决明子等伍用。② 肝肾不足之视物昏花等症。可与黑芝麻炼蜜为丸服用。

【用量用法】6～12 g,水煎服。

【药理研究】

1. 化学成分:含黄酮苷、酚类、氨基酸、胡萝卜素、维生素 B_1 等。

2. 药理作用:① 对伤寒杆菌、葡萄球菌有抑制作用。② 可治疗丝虫病引起的象皮肿。

表 8-2-1 部分解表药简表

药 名	性 味	归 经	功 能	主 治	用量用法
荆芥	辛,微温	肺,肝	祛风解表 止血	① 风寒感冒 ② 风热感冒	5～15 g 水煎服
白芷	辛,温	肺,胃	解表疏风 消肿排脓止痛	① 外感风寒头痛、鼻塞 ② 阳明头痛和疮疡肿痛	5～15 g 水煎服
藁本	辛,温	膀胱	发表散寒 祛风胜湿	① 风寒感冒的头痛巅顶痛 ② 痹证肢节疼痛	5～10 g 水煎服
升麻	辛、甘 微寒	肺,脾 大肠,胃	发表透疹 清热解毒 升阳举陷	① 风热感冒,头痛咽痛 ② 阳明胃热的牙痛、口舌生疮 ③ 中气下陷之脱肛、子宫脱垂	5～10 g 水煎服
淡豆豉	辛、甘 微苦,寒	肺,胃	解表除烦	① 外感表证之发热恶寒,头痛 ② 热病胸中烦闷,虚烦不眠	10～15 g 水煎服
牛蒡子	辛、苦 寒	肺,胃	疏散风热 解毒透疹 利咽消肿	① 外感风热之咽喉肿痛等 ② 麻疹初期,疹出不畅 ③ 热毒疮疡及痄腮	3～9 g, 水煎服

(宗士群 杜立阳)

第三节 清热药

凡药性寒凉,以清除里热为主要作用,用于治疗热性病证的药物,称为清热药。

根据作用不同,分为清热泻火、清热解毒、清热凉血、清热燥湿、清虚热五类。

清热泻火药主要适用于气分实热证或肺腑实热证。可见高热,烦躁,谵语,发狂,口渴,尿黄便干,苔黄燥,脉洪实等。常用的清热泻火药有石膏、知母、栀子、谷精草、决明子等。

清热解毒药主要适用于各种热毒证,可见咽喉肿痛、疮痈肿毒、斑疹、丹毒、痄腮、痢疾、毒蛇咬伤及肿瘤等。常用的清热解毒药有金银花、连翘、蒲公英、白头翁、大青叶、牛黄等。

清热凉血药主要适用于血分实热证,可见斑疹隐隐,或各种出血(咳血、吐血、呕血、便血、衄血等),神昏谵语,烦躁,舌绛等。常用的清热凉血药有生地、牡丹皮、玄参、赤芍等。

清热燥湿药主要适用于各种湿热证,可见泻泄、痢疾、黄疸、带下、淋证、湿疹、痈肿等。常用的清热燥湿药有黄芩、黄连、黄柏等。

清虚热药主要适用于阴虚内热证,可见骨蒸潮热,五心烦热,口干咽燥,颧红盗汗,舌红苔少,脉细数等。常用的清虚热药有青蒿、地骨皮等。

清热药多为苦寒之品,过用易伤脾胃,故脾胃虚弱、食少泄泻的病人慎用。清热燥湿药药性急燥,热病津伤之人应慎用。

石 膏

为含结晶水硫酸钙($CaSO_4 \cdot 2H_2O$)的矿石。

【性味归经】辛、甘,大寒。归肺、胃经。

【功效】清热泻火,清肺胃热,生肌敛疮。

【临床应用】

1. 清热泻火:用于气分实热证。可见壮热,烦渴,大汗,脉洪大。常与知母同用,以增强清热泻火作用,如白虎汤。

2. 清胃热:用于胃火上炎所致之口渴,牙龈肿痛,口舌生疮等症。常与生地、牛膝、知母同用,如玉女煎。

3. 清肺热:用于肺热咳喘。常与麻黄、杏仁同用,以增强清宣肺热与平喘的作用,如麻杏石甘汤。

4. 生肌敛疮:用于疮疡溃后不敛,水火烫伤等。可单味或与青黛、黄柏配伍外用。

【用量用法】15～60 g,水煎服,入汤剂宜打碎先煎;外用适量,宜煅石膏。

【注意事项】本药为大寒之品,脾胃虚寒、阴虚内热者忌用。

【药理研究】

1. 化学成分:含硫酸钙、少量硅酸、氢氧化铝等。

2. 药理作用:① 煅石膏能抑制发热时过度兴奋的体温调节中枢,有强而快的解热作用。② 内服可使血钙浓度升高,而抑制肌肉的兴奋性,起到镇静作用。

知 母

为百合科多年生草本植物知母[*Anemarrhena asphodeloides* Bge.]的根茎。

【性味归经】苦、甘,寒。归肺、胃、肾经。

【功效】清热泻火,滋阴润燥。

【临床应用】

1. 清热泻火:用于① 气分实热证。见壮热汗出、烦渴、脉洪大者。常与生石膏等同用,如白虎汤。② 肺热咳嗽,阴虚燥咳。本品既能泻火,又能滋阴,常与贝母同用,如二母散。

2. 滋阴润燥:用于① 阴虚发热或阴虚火旺证。见骨蒸潮热、颧红盗汗、五心烦热等。常与黄柏、生地、山萸肉同用,如知柏地黄丸。② 胃热口渴及消渴证。常与天花粉、生地、麦冬同用。

【用量用法】6～12 g,水煎服。

【注意事项】本品苦寒易伤脾胃,脾虚便溏不宜用。

【药理研究】

1. 化学成分:根茎含有多种甾体皂苷、皂苷元、糖类、黏液质、脂肪油、烟酸等。

2. 药理作用:① 知母有解热、抗菌、镇静及祛痰作用。② 动物实验证明,知母对高热或低热均有一定清解作用。③ 内服可防止肾上腺萎缩。

栀　子

为茜草科常绿灌木植物栀子[*Gardenia jasminoides* Ellis.]的成熟果实。

【性味归经】苦,寒。归心、肺、胃、三焦经。

【功效】泻火除烦,清热利湿,凉血止血,清肝明目。

【临床应用】

1. 泻火除烦:用于热病心烦。本品善清心、肺、胃之火而除烦,常与淡豆豉配用,以增强除烦作用,如栀子豉汤;若高热、烦躁、神昏谵语者,则与黄连、连翘等配用,用以增强泻火作用,如清瘟败毒饮。

2. 清热利湿:用于湿热黄疸。常与茵陈、大黄同用,以增强利湿退黄作用,如茵陈蒿汤。

3. 凉血止血:用于血热妄行,吐血,衄血,尿血等。常与生地、茅根配用,以增强凉血止血作用。

4. 清肝明目:治肝经热盛,目赤肿痛。常与菊花同用,增强清肝明目作用。

【用量用法】3～10 g,水煎服。清热泻火宜生用;止血炒黑用;除烦呕宜姜汁炒用。

【注意事项】本品苦寒,脾胃虚寒、食少便溏者不宜用。

【药理研究】

1. 化学成分:含栀子素、栀子苷、熊果酸、鞣质等。

2. 药理作用:① 有利胆作用,可降低血中胆红素。② 有解热镇静作用。③ 有降压作用。④ 能抑制癌细胞。⑤ 能抑制溶血性链球菌以及皮肤真菌。

金　银　花

为忍冬科多年生半常绿缠绕性木质藤本植物忍冬[*Lonicera japonica* Thunb.]的花蕾。

【性味归经】甘,寒。归肺、胃、大肠经。

【功效】清热解毒,凉血止痢。

【临床应用】

1. 清热解毒:用于 ① 外感风热或温热病。热病初起,身热,微恶风寒等,常与荆芥穗、连翘同用,以增强疏散风热的作用,如银翘散;热入气分之壮热烦渴,脉洪大者,配石膏、知母等;热入营血之神烦少寐,斑疹隐隐,舌绛而干者,与水牛角、生地、丹皮等配用。② 热毒疮痈,咽喉肿痛,与蒲公英、紫花地丁、野菊花等同用,以增强清热解毒作用,如五味消毒饮。

2. 凉血止痢:用于热毒血痢。常与马齿苋、白头翁等同用。

【用量用法】10～15 g,热毒重者,可用至 60 g,水煎服。

【药理研究】

1. 化学成分:本品内含皂素、鞣酸、纤维糖等。

2. 药理作用:① 银花皂素能调节体温中枢,有解热作用。② 银花纤维糖能促进肝细胞蛋白质代谢。③ 金银花为广谱抗菌中药,对金黄色葡萄球菌、溶血性链球菌、脑膜炎双球菌、肺炎双球菌等有抑制作用。

连　翘

为木犀科落叶灌木植物连翘[*Forsythia suspensa*（Thunb.）Vahl]的果实。

【性味归经】苦,微寒。归肺、心、胆经。

【功效】清热解毒,消痈散结。

【临床应用】

1. 清热解毒:用于外感风热或温热病。风热或温病初起,发热头痛者,常与金银花、薄荷同用,如银翘散;热入心包,烦热神昏者,与水牛角、玄参同用。

2. 消痈散结:用于痈疮疖肿,瘰疬结核。常与贝母、夏枯草、玄参同用。

【用量用法】6～15 g,水煎服。

【注意事项】虚寒阴疽者忌用。

【药理研究】

1. 化学成分:果实含连翘酚、甾醇化合物、皂苷(无溶血性)及黄酮醇苷类;果壳含齐墩果酸;青连翘含皂苷、生物碱等。

2. 药理作用:① 连翘对伤寒杆菌、葡萄球菌、白喉杆菌均有较强的抗菌作用。② 能增强毛细管致密性,可用于紫癜。

蒲　公　英

为菊科多年生草本植物蒲公英[*Taraxacum mongolicum* Hand.‐Mazz.],碱地蒲公英[*T. sinicum* Kitag.]及同属数种植物的全草。

【性味归经】苦、甘,寒。归肝、胃经。

【功效】解毒消痈,清肝明目。

【临床应用】

1. 解毒消痈:用于疔疮、乳痈、痈肿。其解毒消痈散结之力强,常与金银花、野菊花同用。

2. 清肝明目:用于肝经风热之目赤肿痛、睑缘赤烂。常与夏枯草、黄芩同用,煎水熏洗。

【用量用法】9～30 g,大剂量可用到 60 g,水煎服;外用适量,捣烂敷患处。

【注意事项】痈疽属虚寒阴证忌用。

【药理研究】
1. 化学成分:含蒲公英甾醇、胆碱、菊糖和果胶等。
2. 药理作用:① 蒲公英对金黄色葡萄球菌有显著的抑制作用,对伤寒杆菌、痢疾杆菌和大肠杆菌也有一定的抑制作用。② 临床观察,本品降低血清谷丙转氨酶。③ 又有利胆、利尿、健胃及轻度泻下作用。

白 头 翁

为毛茛科植物白头翁[*Pulsatilla chinensis* (Bge.) Regel]的根。

【性味归经】苦,寒。归大肠经。

【功效】清热解毒,凉血止痢,杀虫止痒。

【临床应用】
1. 清热解毒,凉血止痢:用于热毒血痢,湿热泻痢等。可见发热腹痛,下痢脓血,里急后重等。常与黄连、秦皮同用,如白头翁汤。
2. 杀虫止痒:用于阴道滴虫。可配苦参煎汤外用。

【用量用法】6～15 g,水煎服;外用适量。

【注意事项】虚寒下痢者忌用。

【药理研究】
1. 化学成分:白头翁主要含白头翁素、白头翁醇。
2. 药理作用:① 有镇痛、镇静及解痉作用。② 对肠黏膜有收敛止泻止血作用。③ 对阿米巴痢疾、细菌性痢疾有效。④ 能杀灭滴虫,对金黄色葡萄球菌、绿脓杆菌、阿米巴原虫、流感病毒均有抑制作用。⑤ 去根的全草提取的"翁灵"、"翁因"有强心作用。

大 青 叶

为十字花科植物菘蓝[*Isatis tinctoria* L.]或爵床科灌木状草本马蓝[*Baphicacanthus cusia* Bremek.]的叶或枝叶。

【性味归经】苦,寒。归心、肺、胃经。

【功效】清热解毒,凉血消斑。

【临床应用】
1. 清热解毒:用于热病高热不退或热毒口疮,咽喉肿痛,丹毒等。可与银花、连翘、知母同用。
2. 凉血消斑:常用于热入营血之身热发斑,吐血,衄血等。常与犀角、栀子配伍,如犀角大青汤。

【用法用量】10～15 g,鲜品加倍,水煎服。

【药理研究】
1. 化学成分:含靛蓝、靛红烷B、菘蓝苷、色氨酸、葡萄糖芸苔素等。
2. 药理作用:① 对金黄色葡萄球菌、溶血性链球菌、痢疾杆菌、副大肠杆菌有一定抑制作用,并有杀灭钩端螺旋体及抗病毒作用。② 对心脏、血管及肠平滑肌有直接抑制作用。③ 对感染性高热有较强的退热效果。④ 能增强吞噬细胞的吞噬能力,降低毛细血管的通透性。

附药:板蓝根

为菘蓝或马蓝的根。味苦,性寒。归经:心、胃经。具有清热解毒,凉血,利咽之功。用于 ①风热表证。②热毒上壅之大头瘟。③咽喉肿痛。④温病热入营血证。用量用法:10～15 g,水煎服,或入散剂。

牛 黄

为牛科动物牛[*Bos taurus domesticus* Gmelin]的胆囊或胆管结石。

【性味归经】苦、凉。归心、肝。

【功效】清热解毒,化痰开窍。

【临床应用】

1. 清热解毒:用于① 热毒壅盛所致的咽喉肿痛、溃烂或口舌生疮。常与珍珠粉配伍,如珠黄散,吹喉或涂搽。② 热毒疮痈。常与金银花、甘草等配伍。

2. 化痰开窍:用于热入心包或中风痰壅之证。常与清热解毒和开窍药麝香等配伍,作为急救用,如安宫牛黄丸、至宝丹。

【用量用法】0.15～0.3 g,冲服或入丸、散内服;外用适量。

【注意事项】孕妇慎用,非实热证不宜用。

【药理研究】

1. 化学成分:含胆酸、胆红素、去氧胆酸、胆甾醇、麦角甾醇、卵磷脂、维生素 D 及无机盐。

2. 药理作用:① 镇静作用:牛黄中的胆酸,能缓解苯甲酸钠咖啡碱引起的大白鼠惊厥,又能加强巴比妥钠、水合氯醛等对小白鼠的镇静作用。② 强心作用:胆酸对心脏有类似洋地黄的作用。③ 造血作用:能促进家兔红细胞生成,增加红细胞数和血红蛋白含量。

生 地

为玄参科植物地黄[*Rehmannia glutinosa* Libosch.]的块根。

【性味归经】甘、苦,寒。归心、肝、肾经。

【功效】清热凉血止血,养阴生津。

【临床应用】

1. 清热凉血:用于 ① 温热病,热入营血之身热口干、舌红或绛。常与玄参、水牛角同用。② 热病后期,低热不退或慢性病阴虚内热。常与青蒿、鳖甲等同用,如青蒿鳖甲汤。

2. 凉血止血:用于血热妄行之吐血、衄血、尿血、便血、崩漏下血等出血证。常与水牛角、丹皮同用,如犀角地黄汤。

3. 养阴生津:用于 ① 热病伤津之口渴多饮、口干咽燥。常与麦冬、沙参、玉竹同用,如益胃汤。② 消渴证。常与山药、山萸肉同用。

【用量用法】10～30 g,水煎服。清热凉血宜生用;止血宜炒炭用。

【注意事项】本品因性寒滋腻,故脾虚有湿、腹满便溏者忌用。

【药理研究】

1. 化学成分:生地含地黄素、甘露醇、葡萄糖、生物碱、脂肪酸、维生素 A 类物质。

2. 药理作用:① 动物实验证明:对衰弱的心脏有较显著的兴奋作用,大剂量可使心脏中毒。② 能促进血液凝结,有止血作用。③ 有升高血压、利尿、降血糖与抗辐射损伤作用。④ 又能抑制真菌的生长。

牡 丹 皮

为毛茛科多年生落叶小灌木植物牡丹[*Paeonia suffruticosa* Andr.]的根皮。

【性味归经】苦、辛,微寒。归心、肝、肾经。

【功效】清热凉血,活血散瘀。

【临床应用】

1. 清热凉血:用于① 温热病热入营血之发斑疹、吐血、衄血等症。常与水牛角、生地配用,以增强清热凉血作用,如清营汤、犀角地黄汤。② 阴虚发热。则与青蒿、鳖甲配用,如青蒿鳖甲汤。

2. 活血散瘀:用于① 血瘀经闭、痛经或血瘀积聚等。常与桃仁、桂枝、茯苓等配用,如桂枝茯苓丸。② 外伤跌扑,瘀血作痛。则与赤芍、乳香同用。

【用量用法】6~12 g,水煎服。清热凉血宜生用;活血消瘀宜酒炒用。

【注意事项】本品活血行瘀,故月经过多或孕妇不宜用。

【药理研究】

1. 化学成分:本品含牡丹酚、牡丹酚苷、芍药苷、挥发油、生物碱等。

2. 药理作用:① 丹皮酚有镇静、降温、解热、镇痛、解痉等中枢抑制作用。② 对金黄色葡萄球菌、痢疾杆菌、伤寒杆菌、皮肤真菌均有抑制作用。③ 可使动物血压降低。④ 丹皮酚可使动物子宫内膜充血。

玄 参

为玄参科多年生草本植物玄参[*Scrophularia ningpoensis* Hermsl.]的根。

【性味归经】甘、苦咸,寒。归肺、胃、肾经。

【功效】清热凉血,养阴解毒。

【临床应用】

1. 清热凉血:用于热入营血证。可见身热、舌绛、口渴或发斑、发疹等。常与生地黄、赤芍、丹皮同用,如清营汤。

2. 养阴:用于① 阴虚肺燥,干咳少痰、痰中带血等。常与贝母、百合、生地等配伍,如百合固金汤。② 虚火上炎之咽喉疼痛。多与麦冬、生地同用。

3. 解毒:用于① 外感风热,热毒壅盛所致的咽喉肿痛。多配牛蒡子、桔梗、薄荷等同用。② 瘰疬、痰核。多与贝母、牡蛎同用,如消瘰丸。

近年来,常用本药配金银花、甘草、当归等配伍,如四妙勇安汤,治疗血栓闭塞性脉管炎。

【用量用法】10~15 g,水煎服。

【注意事项】① 脾虚便溏者不用。② 反藜芦。

【药理研究】

1. 化学成分:本品含生物碱、糖类、甾醇、氨基酸、脂肪酸。

2. 药理作用:① 对绿脓杆菌有抑制作用。② 本品少量流浸膏对动物心脏有轻度强心作用,剂量稍大则中毒。③ 有扩张血管、降压、降血糖作用。

黄 芩

为唇形科多年生草本植物黄芩[*Scutellaria baicalensis* Georgi]的根。

【性味归经】苦,寒。归肺、胆、胃、大肠经。

【功效】清热燥湿,清热解毒,凉血安胎。

【临床应用】

1. 清热燥湿:用于湿热所致多种病证。湿热泻痢,常与黄连、黄柏等同用;湿热淋证,与生地、滑石等配伍;湿热黄疸,与茵陈、栀子等配伍,如茵陈蒿汤。

2. 清热解毒:用于① 肺热咳嗽。单用黄芩或配桑白皮、知母等。② 火毒疮痈、咽喉肿痛。常与银花、连翘同用。

3. 凉血安胎:用于血热胎动不安。常与白术、白芍等同用。

【用量用法】3～9 g,水煎服。

【注意事项】黄芩为苦寒之品,能伤脾胃,脾胃虚寒者忌用。

【药理研究】

1. 化学成分:含黄芩苷、汉黄芩素、黄芩新素、苯甲酸、淀粉等。

2. 药理作用:① 体外试验证明,有广谱抗菌作用,对流感病毒及皮肤真菌有一定的抑制作用。② 动物实验证明可解热、镇静、利尿、降压、利胆作用。③ 能保护肝脏,对小白鼠因四氯化碳引起的肝脏中毒有解毒作用。④ 有降低毛细血管通透性,抑制肠管蠕动作用。⑤ 可抑制体内的阿米巴原虫的生长,对钩端螺旋体有杀灭作用。

黄 连

为毛茛科植物黄连[*Coptis chinensis* Franch.],三角叶黄连[*C. deltoidea* C. Y. Cheng et Hsiao.],或云连[*C. teetoides* C. Y. Cheng]的根茎根须及叶。

【性味归经】苦,寒。归心、肝、胃、大肠经。

【功效】清热燥湿,清热泻火,清热解毒。

【临床应用】

1. 清热燥湿:用于胃肠湿热泻痢。常与黄芩、葛根等同用,如葛根芩连汤。

2. 清热泻火:用于热病,高热、烦躁、神昏谵语等。常与黄芩、栀子同用,以增强清泻心经实火之功;若心火炽盛,吐血、衄血,则与黄芩、大黄同用。

3. 清热解毒:用于痈肿、疔毒。常与连翘、蒲公英同用,以增强清热解毒作用。

【用量用法】2～10 g,水煎服;1～1.5 g,研末吞服;外用适量。清心火与大肠火宜生用;清肝火宜吴茱萸水炒用;治胃热呕恶宜姜汁炒用。

【注意事项】本品大苦、大寒,脾胃虚寒者忌用。

【药理研究】

1. 化学成分:含小檗碱(黄连素)、黄连碱、甲基黄连碱、棕榈碱等多种生物碱。

2. 药理作用:① 对痢疾杆菌、伤寒杆菌、大肠杆菌、白喉杆菌、结核杆菌、脑膜炎双球菌、肺炎双球菌等有抑制作用,治疗细菌性及阿米巴痢疾、肠炎、肺结核、百日咳、大叶性肺炎、急性结膜炎有效,单味使用易产生耐药性。② 小檗碱可加强白细胞的吞噬能力。③ 还有利胆、扩张末梢血管、降压及解热作用。

黄 柏

为芸香科落叶乔木植物黄柏(关黄柏)[*Phellodendron amurense* Rupr.]和黄皮树(川黄柏)[*P. chinense* Schneid.]除去栓皮部分的树皮。

【性味归经】苦,寒。归肾、膀胱、大肠经。

【功效】清热燥湿,滋阴降火,解毒敛湿。

【临床应用】

1. 清热燥湿:用于湿热所致之多种病证。湿热泻痢,常与白头翁、黄连同用,如白头翁汤;湿热下注之下肢肿痛常与牛膝、苍术同用,如三妙散;湿热淋证,与滑石、竹叶等同用;湿热黄疸,常与甘草、栀子等同用,如栀子柏皮汤。湿热带下,常与白果、芡实、苡仁等同用。

2. 滋阴降火:用于阴虚发热。见骨蒸潮热、颧红盗汗、五心烦燥、梦遗滑精,常与地黄、山茱萸、山药等同用,如知柏地黄丸。

3. 解毒敛湿:用于热毒壅盛的痈肿疮疡、皮肤湿疹、臁疮。可配苦参、猪胆汁、大黄等为末,芝麻油调之。

【用量用法】3～12 g,水煎服;外用适量。内服用盐水炒,其余多生用。

【注意事项】本品苦寒沉降,伤阴败胃,故脾虚泄泻、胃弱食少者忌用。

【药理研究】

1. 化学成分:黄柏含小檗碱,黄柏碱,掌叶防己碱。

2. 药理作用:① 抗菌作用与黄连相似。② 有降低血糖、血压和保护血小板的作用。③ 还有利胆、利尿、扩张血管、退热作用。

青 蒿

为菊科草本植物青蒿[*Artemisia apiacea* Hance]和黄花蒿[*A. annua* L.]的全草。

【性味归经】苦、辛,寒。归肝、胆肾经。

【功效】退热除蒸,清热解暑,凉血,截疟。

【临床应用】

1. 退热除蒸,凉血:用于① 热伏阴分,夜热早凉,热退无汗者。常与鳖甲、知母、生地同用,如青蒿鳖甲汤。② 阴虚潮热、骨蒸盗汗。则常与地骨皮、白芍、鳖甲同用,如秦艽鳖甲散。

2. 清热解暑:用于暑湿、中暑、小儿夏季发热等证。常与连翘、滑石同用。

3. 截疟:用于疟疾。常与黄芩、半夏、竹茹同用。

此外,青蒿嫩叶捣汁外擦,亦治皮肤瘙痒、疥癣、漆疮、丹毒、烫伤等症。

【用量用法】9～10 g,水煎服;外用适量。

【注意事项】含挥发油,不宜久煎。

【药理研究】

1. 化学成分:含青蒿素、挥发油、桉油、青蒿酮、左旋樟脑、侧柏酮、丁香烯、维生素 A 及其他倍半萜衍生物。

2. 药理作用:① 青蒿素为抗疟的有效成分,对疟原虫有直接杀灭作用。② 青蒿素对血吸虫成虫具有明显的迅速的杀灭作用,对雌虫的作用更为明显。③ 动物实验表明,黄花蒿水煎液氯仿提取物有明显的利胆作用。④ 挥发油和东莨菪素均有明显的镇咳、平喘作用。

地 骨 皮

为茄科落叶灌木植物枸杞[*Lycium chinense* Mill.]的根皮。

【性味归经】甘,淡寒。归肺、肾经。

【功效】清退虚热,清泄肺热,清热凉血。

【临床应用】

1. 清退虚热:用于阴虚发热、骨蒸潮热等。本品善清虚热,常与知母、鳖甲等配伍,如地骨皮汤。

2. 清泄肺热:用于肺热咳喘,或痰中带血。常与桑白皮、甘草等配伍,如泻白散。

3. 清热凉血:用于血热妄行的吐血、衄血等。常配白茅根、侧柏叶等同用。

【用量用法】6~12 g,水煎服。

【注意事项】外感风寒发热及脾胃虚寒者不宜用。

【药理研究】

1. 化学成分:含甜菜碱、皂苷、鞣质等。

2. 药理作用:① 有解热作用。② 能扩张血管、降压。③ 有降低血糖作用。

决 明 子

豆科植物决明[*Cassia tora* L.]的成熟种子。

【性味归经】甘、苦、咸,微寒。归肝、大肠经。

【功效】清肝明目,润肠通便。

【临床应用】

1. 清肝明目:用于肝经风热之目赤涩痛、羞明多眵等。常与夏枯草、菊花同用,以增强清肝明目的作用;若兼肝肾不足者,则与生地、枸杞同用。

2. 润肠通便:用于肠燥便秘。可单用水煎或研末服。

【用量用法】6~15 g,水煎服。

【药理研究】

1. 化学成分:本品含蒽苷、胡萝卜素及葡萄糖等。

2. 药理作用:① 动物实验证明可降低血压、血清胆固醇和利尿。② 水浸剂对皮肤真菌有抑制作用。③ 其明目作用,可能与所含胡萝卜素有关。④ 蒽苷有缓泻作用。

谷 精 草

为谷精草科植物谷精草[*Eriocaulon buergerianum* Koern.]带花茎的头状花序。

【性味归经】甘,平。归肝、胃经。

【功效】疏散风热,退翳明目。

【临床应用】

1. 疏散风热:用于风热头痛,喉痛,牙痛等症。常与牛蒡子、荆芥、龙胆草同用。

2. 退翳明目:用于肝经风热目赤肿痛,目中翳膜等。可与赤芍、龙胆草等同用,如谷精龙胆散。

【用量用法】6～15 g,水煎服。

【药理研究】

药理作用:水浸液对肺炎球菌、绿脓杆菌、大肠杆菌和皮肤真菌均有抑制作用。

表 8-3-1 部分清热药简表

药名	性味	归经	功能	主治	用量用法
淡竹叶	甘、淡寒	心、胃小肠	清热除烦利尿	热病后心烦口渴,口舌生疮,小便热痛	9～15 g 水煎服
山豆根	苦,寒	肺、胃	清热解毒消肿止痛	热毒蕴结之咽喉肿痛	6～9 g 水煎服
赤芍	苦,微寒	肝	清热凉血活血祛瘀止痛	① 温热病热入血分之身热吐衄血等 ② 瘀血经闭,跌打损伤等	6～15 g 水煎服
密蒙花	甘,微寒	肝	清肝明目	① 肝热目赤肿痛,多眵多泪 ② 肝胆虚损,目盲翳障	6～9 g 水煎服
芦根	甘,寒	肺、胃	清热生津止呕除烦	① 热病伤津之烦热口渴 ② 胃热呕逆 ③ 肺热咳嗽,肺痈 ④ 热淋	15～60 g 水煎服
龙胆草	苦,寒	肝,胆胃	清热燥湿泻肝火	① 湿热所致之黄疸,小便赤涩热痛 ② 白带,湿疹,口苦,目赤,耳聋,阴痒,阴肿等	3～9 g 水煎服
秦皮	苦,寒	肝,胆大肠	清热燥湿清肝明目	① 湿热下利 ② 肝经郁热之目赤肿痛	3～9 g 水煎服
天花粉	苦、微甘寒	肺、胃	清热生津消肿排脓	① 热毒炽盛之痈肿疮疡 ② 消渴证 ③ 肺热燥咳或咳血等	6～12 g 水煎服
犀角	苦、咸寒	心、肝胃	凉血止血清心安神泻火解毒	① 血热妄行的吐血、衄血 ② 热毒炽盛之壮热不退,神昏谵语,身发斑疹	1.5～6 g 研末吞服

(刘 艳 杜立阳)

第四节 祛湿药

祛湿药是祛除湿邪,治疗湿性病证的药物。

这类药物因祛除湿邪的功能形式不同,又分为祛风胜湿药、芳香化湿药、利水渗湿药。

祛风胜湿药能祛除肌表经络的风湿,部分还具有舒筋、通络、止痛、强筋骨等作用。适用于风湿痹证,筋脉拘急,肢体麻木,腰膝酸痛,下肢痿弱,半身不遂等。常用的祛风胜湿药有独活、防己、木瓜、桑寄生、秦艽、威灵仙等。

芳香化湿药辛香温燥,能宣化湿浊,疏畅气机,醒脾健胃。适用于湿邪困脾,运化失职所致脘闷腹胀,食少便溏,恶心呕吐,体倦乏力,舌苔白腻等。常用的芳香化湿药有藿香、苍术、厚朴、砂仁等。

利水渗湿药能通利小便,增加尿量,使体内湿邪从小便而解,部分还有清利湿热作用。主要适用于水肿、小便不利、痰饮、淋证、黄疸、湿温、湿疮等。常用的利水渗湿药有茯苓、泽泻、茵陈、木通、金钱草等。

本类药易于耗伤阴液,阴虚血燥者慎用。

独　活

为伞形科多年生草本植物重齿毛当归(香独活)[*Angelica pubescens* Maxim. *f. biserrata* Shan et Yuan]的根。

【性味归经】辛、苦,温。归肝、肾、膀胱经。

【功效】祛风胜湿,止痛,散寒解表。

【临床应用】

1. 祛风胜湿止痛:用于风寒湿痹之腰膝酸重疼痛,两足痿痹等。本品以下部痹证为宜,不论新久,均可应用。常与桑寄生、秦艽、牛膝等同用,如独活寄生汤。

2. 散寒解表:用于外感风寒夹湿者。可见发热恶寒、头痛、全身关节酸痛等,常与羌活、川芎、防风等同用。

【用量用法】3～9 g,水煎服。

【注意事项】本品辛温燥散,凡非风寒湿邪而有气血不足的痹证慎用。

【药理研究】

1. 化学成分:独活含挥发油、当归醇、佛手柑内酯等。

2. 药理作用:① 有抗关节炎、镇静、镇痛及催眠作用。② 有抗血栓、抗血小板聚集、抗凝作用。③ 能扩张血管,降低血压。④ 能兴奋中枢而使呼吸加快。⑤ 此外,独活中香豆素,具有抗肿瘤作用。

防　己

为防己科多年生木质藤本植物粉防己[*Stephania tetrandra* S. Morre],或马兜铃科多年生缠绕草本植物广防己[*Aristolochia fangchi* Y. C. Wu]的根。

【性味归经】苦、辛,寒。归膀胱、肾、脾经。

【功效】祛风除湿,止痛,利水消肿。

【临床应用】

1. 祛风除湿止痛:用于风湿痹痛(以风湿热痹为宜)。常与薏苡仁、蚕砂、滑石等同用。

2. 利水消肿:用于水肿,脚气浮肿。属实证者,配葶苈子、椒目、大黄同用,如己椒苈黄丸;属虚证者,可配益气健脾的黄芪、白术同用,如防己黄芪汤。

【用量用法】3～9 g,水煎服。

【注意事项】本品苦寒伤胃,不宜大量使用,食欲不振及阴虚无湿热者忌用。

【药理研究】

1. 化学成分:木防己、汉防己均含有多种生物碱。

2. 药理作用:① 具有解热镇痛、祛风湿作用。② 动物试验证明:具有抗炎、抗过敏作用。③ 有降压、改善心肌缺血、抗心律失常作用。④ 有抗肝纤维化、抗血小板聚集、抗肿瘤作用。

木 瓜

为蔷薇科落叶灌木贴梗海棠[*Chaenomeles speciosa*(Sweet.)Nakai]和木瓜[*C. sinensis*(Thouin) Koehne]的成熟果实。

【性味归经】酸,温。归肝、脾经。

【功效】化湿舒筋,和胃。

【临床应用】

1. 化湿舒筋:用于① 风湿痹痛,肢体酸痛或筋脉拘挛,关节屈伸不利者。常配薏苡仁、牛膝等。② 脚气浮肿。常与吴茱萸、苏叶同用。

2. 化湿舒筋和胃:用于暑湿所致之呕吐,泄泻,腹痛转筋等。可与薏苡仁、黄连、吴茱萸同用。

此外,木瓜还可消食,治疗消化不良证。

【用量用法】5~10 g,水煎服。

【药理研究】

1. 化学成分:含氨基酸、黄酮类、鞣酸、皂苷。

2. 药理作用:① 动物试验对小鼠蛋清性关节炎有消肿作用。② 水煎剂对小鼠艾氏腹水癌细胞有抑制作用。

桑 寄 生

为桑寄生科常绿小灌木桑寄生[*Taxillus chinensis*(DC.)Danser]或槲寄生[*Viscum coloratum*(Komar.) Nakai]的带叶茎枝。

【性味归经】苦,平。归肝、肾经。

【功效】祛风湿,补肝肾,强筋骨,安胎。

【临床应用】

1. 祛风湿,补肝肾,强筋骨:用于风湿痹证日久不愈或肝肾两亏而致腰膝酸痛,下肢痿软,行走无力等。常配独活、杜仲、续断、牛膝等,以加强祛风湿,补肝肾作用。

2. 补肝肾安胎:用于肝肾亏虚,胎动不安或胎漏下血。常配阿胶、续断同用。

此外,桑寄生还有降血压作用,近年来临床上也用于高血压病。

【用量用法】10~15 g,水煎服。

【药理研究】

1. 化学成分:含广寄生苷等黄酮类、齐墩果酸、β-香树脂醇、萹蓄苷、槲皮素等。

2. 药理作用:① 具有降压、镇静、利尿等作用。② 对脊髓灰质炎病毒有抑制作用。

秦 艽

为龙胆科多年生草本植物秦艽[*Gentiana macrophylla* Pall.],麻花秦艽[*G. straminea* Maxim.],粗茎秦艽[*G. crassicaulis* Duthie ex Burk.],或小秦艽[*G. dahurica* Fisch.]的根。

【性味归经】苦、辛,微寒。归胃、肝、胆经。

【功效】祛风湿,舒筋络,退虚热,利湿退黄。

【临床应用】

1. 祛风湿,舒筋络:用于风湿痹证,筋脉挛急等。常与独活、防风等配用,以增强祛风除湿作用。

2. 退虚热:用于阴虚火旺,骨蒸潮热等。常与青蒿、鳖甲等配用,以增强退虚热作用。

3. 利湿退黄:用于湿热黄疸。常与茵陈、栀子等配用。

【用量用法】3～9 g,水煎服。

【药理研究】

1. 化学成分:含秦艽碱甲、秦艽碱乙、秦艽碱丙,还含糖类及挥发油。

2. 药理作用:① 秦艽碱甲对动物实验性关节炎有消炎作用,其机理是通过对神经系统间接刺激脑垂体,使肾上腺皮质功能亢进,皮质激素分泌增加实现的。② 有一定的抗组胺和抗休克的作用。③ 实验证明:秦艽尚有解热镇痛、镇静及降压作用,亦有广谱抑菌作用。

威 灵 仙

为毛茛科植物威灵仙[Clematis chinensis Osbeck],棉团铁线莲巴[hexapetala pall.]或东北铁线莲巴[manshurica Rupr.]的根及根茎。

【性味归经】辛、咸,温。归膀胱经。

【功效】祛风除湿,通络止痛,软坚消鲠,逐痰消饮。

【临床应用】

1. 祛风除湿,通络止痛:用于风湿痹证。本品善行,尤宜于风湿偏盛,关节拘挛掣痛,游走不定者。多同其他除寒湿、通经络的药物配用。

2. 软坚消鲠:用于鱼骨鲠喉。常与乌梅、醋同用煎汤,缓缓咽下。

3. 逐痰消饮:用于胸膈停痰宿饮,喘咳呕逆。常与半夏、贝母、陈皮同用。

【用量用法】3～10 g,水煎服。

【注意事项】本品性急善走窜,能耗散气血,故气血虚者忌用。

【药理研究】

1. 化学成分:本品含白头翁素及白头翁醇。

2. 药理作用:① 具有溶解尿酸、利尿、镇痛及解热作用。② 用于尿酸性关节炎(痛风)、肢体关节肿胀。③ 其浓煎剂使平滑肌兴奋性增强,由节律收缩变为蠕动。④ 对葡萄球菌、绿脓杆菌有较强的抗菌作用。

藿 香

为唇形科多年生草本植物广藿香[Pogostemon cablin (Blanco) Benth.]或藿香[Agastache rugosus (Fisch, et Mey.) O. Ktze]的地上部分。

【性味归经】辛,微温。归脾、胃、肺经。

【功效】解暑化湿,和中止呕,行气止痛。

【临床应用】

1. 解暑化湿:用于暑湿所致之头昏胸闷、恶心呕吐等。常与佩兰、薄荷同用;若暑月内伤生冷,外感风寒,头痛,胸闷腹胀,呕恶便溏者,常与紫苏、大腹皮同用,如藿香正气散。

2. 和中止呕:用于湿阻中焦,胃失和降,脘痞呕吐等。常与半夏、生姜同用。

3. 行气止痛：用于脾胃气滞，脘腹胀痛。常与枳实、木香、砂仁同用。

【用量用法】6～12 g，鲜者 15～30 g，水煎服。鲜者清暑化湿，辟秽之力强。

【注意事项】① 藿香含挥发油，不宜久煎。② 本品香燥，伤阴耗气，故阴虚火旺、胃虚作呕者忌用。

【药理研究】

1. 化学成分：含挥发油，叶中含量较高。

2. 药理作用：① 对胃肠神经有镇静作用，能促进胃液分泌，增强消化力。② 尚有收敛止泻及扩张毛细血管的作用。③ 有较强的抗真菌作用。

苍　术

为菊科多年生草本植物茅苍术（茅术、南苍术）[*Atractylodes lancea*（Thunb.）DC.]或北苍术[*A. chinensis*（DC.）Koidz]的根茎。

【性味归经】辛、苦，温。归脾、胃经。

【功效】燥湿健脾，祛风胜湿，明目，散寒解表。

【临床应用】

1. 燥湿健脾：用于湿阻中焦证。可见食欲不振、呕恶烦闷、腹胀泄泻等。常与厚朴、陈皮等同用，如平胃散。

2. 祛风胜湿：用于痹证。以风寒湿痹为宜，常与桂枝、防风、秦艽同用；热痹者，应与黄柏同用。

3. 明目：用于青盲、夜盲等症。常与黑芝麻、猪肝等同用。

4. 散寒解表：用于外感风寒头痛、无汗者。常与白芷、川芎、藁本同用。

【用量用法】6～10 g，水煎服。

【注意事项】苍术性偏香燥，易于伤阴，故阴虚有热、大便燥结、多汗者忌用。

【药理研究】

1. 化学成分：含有挥发油、大量维生素 A、维生素 D 等。

2. 药理作用：① 对夜盲症、软骨病、皮肤角化症有效。② 还有降血糖作用。③ 药理试验有明显的排钾、钠的作用。④ 对试验性大鼠肝细胞损害，有明显的保护作用。⑤ 体外试验对食管癌细胞有抑制作用。

厚　朴

为木兰科落叶乔木植物厚朴[*Magnolia officinalis* Rehd. et Wils.]或凹叶厚朴[*M. offidmalis* Rehd. et Wils. var. *biloba* Rehd. et Wils.]的干皮、根皮及枝皮。

【性味归经】苦、辛，温。归脾、胃、肺、大肠经。

【功效】行气燥湿，降逆平喘。

【临床应用】

1. 行气燥湿：用于湿阻、气滞、食积所致的脘腹胀满，腹痛腹泻等。本品为消胀除满之要药。湿阻气滞者，配苍术、陈皮，如平胃散。食积气滞者，与枳实、大黄同用。

2. 降逆平喘：用于痰湿壅肺之胸闷咳喘。常与杏仁、半夏、苏子同用。

【用法用量】6～10 g，水煎服。

【药理研究】
1. 化学成分:含挥发油、厚朴碱等。
2. 药理作用:① 有明显的肌肉松弛作用。② 能降低动物血压。③ 抑制胃酸分泌,防治胃溃疡。④ 能改善小鼠实验性肝炎的病理损害。

砂 仁

为姜科多年生草本植物阳春砂[*Amomum villosum* Lour.],或缩砂[*A. lantkioides* wall.]的干燥成熟果实。

【性味归经】辛,温。归脾、胃经,
【功效】化湿行气,温脾止泻,安胎。
【临床应用】
1. 化湿行气:用于湿阻中焦或脾胃气滞而致的脘腹胀闷、食欲不振、呕吐泻泄等症。湿阻者,常配苍术、厚朴;气滞者常配木香、橘皮等;脾虚气滞者,常配党参、白术等。
2. 温脾止泻:用于脾胃虚寒的腹痛泄泻。可配温中散寒的干姜、附子等同用。
3. 安胎:用于妊娠呕吐及胎动不安等。可与白术、苏梗等同用。
【用量用法】3～6 g,水煎服,入汤剂须打碎后下。
【药理研究】
1. 化学成分:含挥发油:龙脑、龙脑乙醇、右旋樟脑、芳樟醇、橙花三稀醇等。
2. 药理作用:煎剂能使离体小肠紧张性降低,乙酰胆碱可拮抗该效应,故认为有拮抗乙酰胆碱的作用。

茯 苓

为多孔菌科真菌茯苓[*Poria cocos* (Schw.)Wolf]的菌核。
【性味归经】甘、淡,平。归心、脾、肾经。
【功效】利水渗湿,健脾补中,宁心安神。
【临床应用】
1. 利水渗湿:用于水肿,尿少等症。常与猪苓、泽泻同用,增强利水渗湿作用,如五苓散。
2. 健脾补中:用于脾虚湿盛之证。可见食少纳呆,体倦便溏等。常与党参、白术同用,以增强健脾作用,如四君子汤。
3. 宁心安神:用于心神不安之心悸、失眠等症。常与龙眼肉、酸枣仁等同用,如归脾汤。
【用量用法】9～15 g,水煎服。利水用茯苓皮;安神用茯神;健脾渗湿用茯苓。
【药理研究】
1. 化学成分:含茯苓聚糖、茯苓酸、蛋白质、卵磷脂等。
2. 药理作用:① 有利尿作用,能促进钠、钾、氯等电解质的排出。② 有镇静和降低血糖的作用。③ 能增强机体免疫力,而产生对小鼠肉瘤有显著的抑制作用。④ 也有抗菌、保肝、抗胃溃疡作用。

泽　泻

为泽泻科多年生沼泽植物泽泻[*Alisma orientale*(Sam.)Juzep.]的块茎。

【性味归经】甘、淡,寒。归肾、膀胱经。

【功效】利水通淋,渗湿止泻。

【临床应用】

1. 利水通淋:用于湿热所致之小便不利,水肿或淋浊等。本品善清利下焦湿热,常与猪苓、茯苓同用。

2. 渗湿止泻:用于湿盛泄泻。常与白术、茯苓、车前子等同用。

【用量用法】5～10 g,水煎服,常盐炒用。

【注意事项】无湿热及肾虚滑精者不宜用。

【药理研究】

1. 化学成分:含挥发油、生物碱、胆碱、泽泻醇、植物甾醇、天冬酰胺、有机酸、蛋白质、糖及淀粉等。

2. 药理作用:① 经抑菌试验证明,泽泻对金黄色葡萄球菌、肺炎双球菌、结核杆菌均有抑制作用。② 其提取物具有显著的降血脂作用。③ 还能改善肝脏的脂肪代谢,而有抗脂肪肝作用。④ 能扩张冠状动脉增加冠脉流量。

茵　陈

为菊科多年生草本植物滨蒿[*Artemisia scoparia* waldst. et. Kit.]或茵陈蒿[*A. capiliaris* Thunb.]的幼苗。

【性味归经】苦,微寒。归脾、胃、肝、胆经。

【功效】清热,利湿,退黄。

【临床应用】

清热利湿退黄:用于黄疸。湿热阳黄,可见身目黄如橘色,发热,腹满便秘,小便不利等。常与栀子,大黄同用,如茵陈蒿汤。寒湿阴黄,可见色黄晦暗,纳少脘闷,脉沉细,四肢逆冷等。常与附子、干姜等同用,如茵陈四逆汤。

【用量用法】9～15 g,大剂量可用 15～30 g,水煎服。

【注意事项】茵陈含挥发油,不宜久煎。

【药理研究】

1. 化学成分:含挥发油,油的主要成分为 β-茄烯、茵陈酮、叶酸等。

2. 药理作用:① 有显著的利胆作用,能增加胆汁分泌与胆酸和胆红素的排出量。② 茵陈煎剂对人型结核菌有完全的抑制作用;对伤寒杆菌、大肠杆菌、金黄色葡萄球菌有抑制作用。③ 还具有利尿、降压、降血脂作用。

木　通

为毛茛科常绿攀援性灌木小木通[*Clematis armandii* Franch.]及同属绣球藤[*C. montana* Buch.—Ham.]的藤茎,因主要产于四川,故又称川木通。白木通为木通科白木通[*Akebia trifoliata*(Thunb.)Koidz. var. *australis*(Diels)Rehd.]的藤茎,有些地区做木通使

用。马兜铃科藤本植物木通马兜铃[*Aristolochia manshuriensis* kom.]，称为关木通，因易引起马兜铃酸肾病现已停用。

【性味归经】苦，寒。归心、小肠、膀胱经。

【功效】利尿通淋，通经下乳。

【临床应用】

1. 利尿通淋：用于① 心火上炎之口舌生疮等。常与生地、竹叶等同用，如导赤散。② 膀胱湿热之小便短赤。与扁蓄、滑石等配用，以增强利尿通淋作用，如八正散。

2. 通经下乳：用于① 气血瘀滞的乳汁不通。常与王不留行、穿山甲等同用。② 血瘀经闭。则与牛膝、当归等配用。

【用量用法】3～9 g，水煎服。

【注意事项】临床报道，服关木通 60 g 以上，可引起肾衰竭，现关木通已停用。

【药理研究】

1. 化学成分：本品含木通素、皂碱素、脂肪油、钾盐等。关木通含马兜铃酸 A、D，马兜铃酸 D 甲酯，马兜铃苷，木兰花碱，β-古甾醇等。

2. 药理作用：① 实验证明，木通煎剂和水提醇沉剂给兔、犬、鼠灌服或静注，有显著的利尿作用。② 东北木通煎剂对恒温、变温动物的离体心脏有兴奋作用，木通煎剂小剂量时，对离体蟾酥心脏呈兴奋作用，加强心肌收缩力；大剂量时可抑制心脏，减弱心脏收缩力，最后停止于心脏舒张状态中。给麻醉猫静脉注射马兜铃酸 20 mg/kg，可导致心跳幅度和心率增加，高浓度的木通皂苷对离体的心房呈抑制作用。③ 对血压和血管的影响，麻醉兔和犬静脉注射关木通煎剂 0.5～2 g/kg，可使血压上升，然后下降，并持续较长时间的血压降低现象；给麻醉猪按 1、2、5 和 10 mg/kg 静脉注射马兜铃酸，则出现血压升高现象。高浓度木通皂苷，对离体兔耳血管有收缩作用，该化合物并能加强肾上腺素的加压作用。④ 对免疫系统的影响，马兜铃酸能提高吞噬细胞的活力，并能对抗泼尼松对吞噬细胞的抑制作用。⑤ 对痢疾杆菌、伤寒杆菌及多种皮肤真菌有抑制作用。⑥ 抗肿瘤作用，马兜铃酸多次腹腔注射，可抑制大鼠胶水型肝癌的生长，木通对人体子宫颈癌细胞培养系 JTC-26 体外试验有抑制作用。⑦ 木通皂苷有降低毛细血管通透性和抑制大鼠角叉菜胶所致的足肿。亦可对中枢神经系统有一定的抑制作用。⑧ 小鼠腹腔注射马兜铃酸，60 mg/kg 可致死；家兔静脉注射 0.5、5 mg/kg 或腹腔注射 0.5、1、1.5 mg/kg，15 天后，动物表现有食欲下降、虚弱无力等，1.5 mg/kg 组用药 3～9 天出现死亡，检查发现中毒剂量内脏毛细血管有出血灶形成和水肿，肾脏可见肾小球坏死性病变。临床报道，服关木通 60 g 以上，可引起肾衰竭。

金 钱 草

为报春花科多年生草本植物过路黄[*Lysimachia chrisnae* Hance]的全草，习称大金钱草。

【性味归经】甘，平。归肝、胆、肾、膀胱经。

【功效】利湿退黄，利尿通淋，解毒消肿。

【临床应用】

1. 利湿退黄：用于湿热黄疸。常与茵陈、栀子等同用，以增强利湿退黄的作用。

2. 利尿通淋：用于热淋，石淋。常与海金砂、鸡内金、滑石等同用，以增强利尿通淋作用。

3. 解毒消肿:治毒蛇咬伤,恶疮肿毒等。可用鲜草捣汁服,以渣外敷。

【用量用法】30～60 g,水煎服。

【药理研究】

1. 化学成分:本品含酚性成分和甾醇、黄酮类、胆碱等。
2. 药理作用:① 煎剂能促进胆汁分泌,有利胆作用。② 可治肝胆及泌尿系结石。

表 8-4-1 部分祛湿药简表

药 名	性 味	归 经	功 能	主 治	用量用法
猪苓	甘,淡平	肾,膀胱	渗湿利水	① 水湿内停之小便不利	5～15 g 水煎服
薏苡仁	甘,淡微寒	脾,胃肺	渗湿利水 清热排脓 健脾止泻	① 湿热内蕴之小便不利 ② 湿热壅滞之肺痈,肠痈 ③ 脾虚泄泻	15～50 g 水煎服
滑石	甘,淡寒	胃,膀胱	利水通淋 清热解暑	① 热结膀胱之小便赤热涩痛 ② 暑热烦渴尿赤,水泻	10～30 g 水煎服
扁蓄	苦,微寒	膀胱	利水通淋 杀虫止痒	① 湿热下注之小便短赤,淋漓涩痛 ② 蛔虫,阴道滴虫,阴部发痒	10～15 g 水煎服
瞿麦	苦,寒	心,小肠 膀胱	清热利水 通淋	① 湿热下注之小便短赤,淋漓涩痛等	10～25 g 水煎服

(刘 艳 杜立阳)

第五节 泻下药

凡是能够滑利大肠促使排便或引起腹泻的药物,即称泻下药。

泻下药的主要作用是通利大便,以清除肠道积滞及其他有害物质,或清热泻火,使热毒火毒之邪通过泻下而解,或消除胸腹积水使水湿痰饮从小便排出。根据泻下药的性味特点及适用证的不同,可以分为攻下药、润下药和峻下逐水药三类。

攻下药:性味多属苦寒,既可通便,又能泻火,具有较强的泻下作用。适用于肠道积滞,大便不通,尤其适用于实热积滞者。在使用时需随证配伍其他药物。本品多攻下力猛,应用时要中病即止,不可过量。主要有大黄、芒硝、番泻叶和芦荟等。

润下药:多为植物种子或果仁,含有丰富的油脂,具有润燥滑肠的功效,能缓下通便。适用于老年津亏,产后血虚,病邪伤阴,津液未复及亡血患者的肠燥津枯便秘。主要有火麻仁、郁李仁等。此类药物的应用,应根据不同病症适当配伍其他药物。

峻下逐水药:大多味苦性寒有毒,泻下作用峻猛,用药后能引起剧烈腹泻,使体内潴留的水液从大便排出,部分药物还兼有利尿作用。适用于水肿、臌胀、胸胁停饮等正气未衰之证。主要有大戟、牵牛子、甘遂、巴豆等。此类药物非但药性峻烈,且多具毒性,易于损伤正气,临床应用当中病则止,不可久服。体虚者慎用,孕妇忌用。对水肿、臌胀属于邪实而正虚者,在使用本类药物时,根据具体情况,采取先攻后补,或先补后攻,或攻补兼施方法施治。时刻注意邪正的盛衰,及时固护正气。还要注意本类药物的炮制、剂量、用法及禁忌等,以确保用药安全、有效。

大　黄

为蓼科多年生草本植物掌叶大黄[*Rheum palmatum* L.],或药用大黄[*R. officinale* Baill.],唐古特大黄[*R. tanguticum* Maxim. ex Balf.]的根及根茎。

【性味归经】味苦,性寒。归胃、大肠、肝、心、脾经。

【功效】攻积导滞,泻火解毒,活血止血,祛瘀通经,退黄通淋。

【临床应用】

1. 攻积导滞:用于① 胃肠实热积滞证,可见脘腹胀满,大便秘结,壮热不退,神昏谵语等,常配芒硝、厚朴、枳实,如大承气汤。② 胃肠湿热证,见下痢腹痛,里急后重等。配伍黄连、黄芩、芍药等,如芍药汤。③ 寒积便秘,见大便秘结,脘腹冷痛,手足不温等。可配附子、细辛以温里散寒,通便止痛,如大黄附子汤。④ 气血亏虚之便秘,与人参、当归等益气养血药配伍。

2. 泻火解毒:用于① 火邪上炎诸症,如目赤肿痛,齿龈肿痛,口舌生疮,鼻衄,咽痛,头痛等。常与栀子、黄芩、连翘等清热泻火药配伍,如凉膈散。② 热毒疮疡及阳性痈肿未溃或溃后热毒未尽者,内服时与银花、连翘等清热解毒药同用;外用时单味研末,或配黄柏、甘草、天花粉等研末调敷,如金黄散。③ 肠痈,常配芒硝、丹皮、桃仁等清热活血药,如大黄牡丹皮汤。④ 烧烫伤,可单味或配地榆等为末调敷。

3. 活血止血:用于① 血热妄行的吐血,衄血,或瘀滞血不归经而致的出血。可与白茅根、山栀等同用,也可单用本品。② 血热阴伤之出血,可与生地黄汁和服。③ 外伤出血,可单味研末外用。

4. 祛瘀通经:用于① 妇女产后腹痛,瘀血经闭,产后恶露不下。可与桃仁、䗪虫同用。② 跌扑损伤,瘀血肿痛。配伍桃仁、红花、当归等。

5. 退黄通淋:用于① 湿热黄疸,本品能泻热通便,使湿热从大便而解,常与茵陈、栀子等同用,如茵陈蒿汤。② 热淋,常与车前子、栀子等药配伍,以达泄热通淋之功,如八正散。

【用量用法】3~12 g,入煎剂当后下或开水泡服,不宜久煎;或入丸、散;外用:适量,磨涂或研末调敷。本品生用泻下力强,若攻下者宜生用,制用泻下力减弱,活血化瘀时多酒制,制炭多用于出血证。

【注意事项】① 本品为峻烈攻下之品,易伤正气,故妇女月经期、妊娠期、哺乳期以及体弱者应慎服,或禁服。② 本品大苦大寒,易伤胃气,胃弱者服之可致食欲减退、泛恶等症。

【药理研究】

1. 化学成分:含蒽醌衍生物,其中结合型有番泻苷[(Sennoside)A、B、C、D、E、F]是双蒽酮苷;游离型包括大黄酚、大黄素、芦荟大黄素、大黄甲醚和大黄酸;还含有鞣质,包括大黄鞣酸[Rheumtannicacid]、没食子酸[Gallicacid]、儿茶精[Catechin]及大黄四聚素[Tetrarin]。

2. 药理作用:① 泻下作用及对胃功能的影响:大黄中的结合型蒽苷具有泻下作用,其中番泻苷A作用最强,大黄致泻作用部位在大肠,能增加肠张力和蠕动,减少水分吸收而致泻;大鼠离体肠管电活动和收缩活动实验证明,生大黄对整个结肠电活动均有明显的兴奋作用,对小肠几乎无影响;大黄小剂量可促进胃液分泌,对离体胃有促进胃运动的作用,大剂量对胃蛋白酶有抑制作用;大黄中的鞣质可减少实验性大鼠胃溃疡胃液分泌量,降低胃液游离酸浓度,并对离体和在体十二指肠呈抑制作用。② 利胆和保肝作用:静脉注射大黄注射液可促进犬和猫的肝小叶胆汁分泌,疏通胆小管及微细胆小管胆汁瘀滞,增加胆管舒缩使胆红素和胆汁酸含量增加,能松弛家犬 Oddi's 括约肌促进胆汁排泄;大黄可明显降低四氯化碳所致急性大鼠肝损伤的血清谷丙转氨酶活性,使肝细胞肿胀,变性及坏死明显减轻,增加肝内蛋白、核酸和糖原,并促进肝细胞再生;实验证明大黄可推迟大鼠急性肝损伤肝昏迷发生时间,使血氨下降,降低肝昏迷死亡率,故认为大黄有防治肝昏迷作用。③ 对实验性动物胰腺炎的治疗作用:大黄对实验性大鼠急性胰腺炎具有治疗作用,并可使家兔胰腺炎和高血糖症明显减轻;其中,大黄素对胰蛋白酶有较强抑制作用;芦荟大黄素对胰弹性蛋白酶有较强的抑制作用,且其抑制率均随药物浓度增大而增强;大黄酸对胰激肽释放酶抑制作用最强;大黄酚和大黄素甲醚对胰蛋白酶与胰激肽释放酶有较强的抑制作用,此种作用可减弱胰酶对胰腺细胞的自我消化作用。④ 抗病原微生物作用:大黄游离型苷元中的大黄酸、大黄素、芦荟大黄素对菌体核酸和蛋白质合成及糖代谢有抑制作用,具有广谱抗菌作用。对厌氧菌、葡萄球菌、溶血性链球菌和淋病双球菌、白喉杆菌、伤寒副伤寒杆菌和痢疾杆菌均敏感,并可抑制一些致病性真菌,多种皮肤癣菌;对某些病毒如乙肝病毒、流感病毒、单纯疱疹病毒等均有抑制作用。⑤ 解热及抗炎作用:大黄煎剂灌胃对多种实验性炎症模型表现出明显的抗炎作用,目前认为大黄抗炎作用机理主要与抑制花生四烯酸代谢有关,大黄可抑制环氧化酶,使前列腺素 E(PGE)合成减少,并抑制白三烯 B_4(LTB_4)的合成;大黄能明显降低感染所致发热患者的体温和致热动物的体温。⑥ 对免疫功能的影响:大黄对正常小鼠的免疫功能无明显影响,但可提高感染模型小鼠其胸腺指数、脾指数,并能促进血清溶血素生成,显著提高小鼠腹腔巨噬细胞的吞噬功能,使吞噬率和吞噬指数升高。大黄多糖除上述作用外,还能增加脾脏淋巴细胞转化率及白细胞介素-Ⅱ的生成;大黄在体内还有辅助病毒诱生干扰素的作用;大黄的不同成分,对免疫功能影响不同,其蒽醌衍生物可使鼠胸腺和脾脏重量减轻,溶血素含量降低,巨噬细胞吞噬功能及淋巴细胞转化率受抑制等,故对免疫有明显抑制作用;另外有研究表明大黄具有抗肿瘤等作用。⑦ 止血作用:生大黄和大黄醇提物中的 α-儿茶素和没食子酸可使血小板表面活性增加,血小板聚集性增高,扩大型血小板数量增加,血液黏度增加,微循环中血液速度减慢,有利于止血;另外,大黄可收缩局部血管,使其通透性下降;大黄对小肠运动有抑制作用,可减少出血部位的机械损伤,有利于血小板在血管破溃处聚集而止血;大黄对胃蛋白酶有抑制作用,有利于胃黏膜屏障的重建并控制其出血,对溃疡出血有止血作用;大黄还可提高血浆渗透压,使组织内的水分向血管内转移,这样可补充大失血所丢失的血容量,降低血液粘度,有利于改善微循环,可纠正大失血所引起的体液平衡失调和细胞内代谢障碍,符合临床所采用的"血液稀释止血"治疗大失血的机制。⑧ 降血脂作用:大黄可使高脂血症家兔及小鼠的血清和肝脏甘油三酯、总胆固醇、低密度脂蛋白、极低密度脂蛋白及过氧化脂质明显降低,高密度脂蛋白与胆固醇的比值升高。⑨ 利水消肿及改善肾功的作用:大黄酸、大黄素灌胃给药对大鼠具有明显的利尿作用;对大鼠慢性肾衰模型,大黄可使尿素氮显著下降;大黄也可使肝肾组织中尿素下降,使肝、肾尿素合成减少与血清中尿素氮下降呈平行关系,使尿中尿素和肌酐排出量显著增加。故大黄对氮质血证有治疗作用。⑩ 其他作用:电生理技术研究表明:大黄对离体蟾蜍心肌收缩力和猫在体心脏单相动作电位(MAP)及心肌收缩力影响观察,大黄能使心脏 MAP 振幅增高,零相期上升速度加快,心肌收缩力明显加强,证明大黄具有较明显的强心作用;大黄水提物腹腔注射具有同于氯丙嗪的抗精神病作用,其特点是不伴有行为毒性,不引起僵住症;研究表明,抗精神病作用的有效成分主要是 RG-鞣质;大黄含鞣质较多,炮制或久煎后,常呈现收敛止泻作用,大剂量在致泻后停药后也常表现有继发性便秘。

芒 硝

为硫酸盐类矿物芒硝族芒硝,经加工精制而成的结晶体。其粗制品称朴硝,脱水者称玄明粉。

【性味归经】咸、苦,寒。归、胃、大肠经。

【功效】通便导滞,润燥软坚,泻火解毒。

【临床应用】

1. 通便导滞,润燥软坚:用于① 热病胃肠实热积滞,大便燥结,壮热烦渴。与大黄、枳实、厚朴同用,如大承气汤。② 小儿食积,脘腹胀满疼痛。用本品适量布包外敷,或煎吴茱萸汁冲服本品。

2. 泻火解毒:用于① 火邪上炎诸症,如烦热口渴,目赤鼻衄,咽喉肿痛,口舌生疮者。与山栀、黄芩、连翘等同用,如凉膈散;咽喉肿痛,口舌生疮,也配硼砂、朱砂、冰片等散吹于患处,如《外科正宗》冰硼散。② 阳性疮疡诸症,如乳痈初起,结块红肿疼痛,尚未成脓者,可用纱布包装单用外敷;痈肿疮毒,可单用化水外涂。

【用量用法】10～15 g,不入煎剂,用药汁或开水冲服;外用适量,敷布或冲水涂擦患处。

【注意事项】① 孕妇及脾胃虚寒禁服用。② 水肿患者慎服用。

【药理研究】

1. 化学成分:主要含硫酸钠,常夹杂微量氯化钠、硫酸镁、硫酸钙等。玄明粉则系纯硫酸钠。

2. 药理研究:① 泻下作用:芒硝水溶液注入家兔回肠后 2 小时,可使肠腔渗透压增高,肠液积留肠腔,肠段膨胀,肠内容物体积增大,促进肠蠕动而排出稀便,产生较剧烈的泻下作用。说明芒硝内服后其硫酸根离子不易被肠壁吸收,存留肠内形成高渗溶液,阻止肠内水分的吸收,使肠内容积增大,引起机械刺激,促进肠蠕动而致泻。② 抗肿瘤作用:玄明粉可酸化肠内环境,减少脱氧胆酸含量,抑制肠上皮细胞 DNA 合成,从而使二甲肼诱发 Sprague—Dawd 大鼠大肠癌的诱癌率明显下降。③ 抗炎作用:用 10%～25% 硫酸钠溶液外敷感染性创伤的创面,可以加快淋巴循环,增强网状内皮细胞的吞噬功能,随着皮肤发红而产生软坚散结、消肿止痛的作用。

番 泻 叶

为豆科草本植物狭叶番泻[*Cassia angustifolia* Vahl.]和尖叶番泻[*Cassia cutifolia* Delile.]的小叶。

【性味归经】甘、苦,寒。归大肠经。

【功效】泻下导滞,行水消胀。

【临床应用】

1. 泻下导滞:用于便秘。习惯性便秘,用本品单味少量泡水服用,起缓下作用;热结便秘,腹满胀痛者,可配枳实、厚朴等。

2. 行水消胀:治疗腹水臌胀。既可单用沸水泡服,也可与牵牛子、大腹皮等同用。

【用量用法】缓下1.5~3 g;攻下5~10 g,煎汤或开水泡服,入汤剂应后下。

【注意事项】月经期及妊娠、哺乳期妇女及体虚者禁服。

【药理研究】

1. 化学成分:含番泻苷类番泻苷A、B、C、D及大黄素,芦荟大黄素,大黄酚等蒽醌衍生物及其糖苷等。还含有多量晶纤维和草酸钙簇晶。

2. 药理作用:① 泻下作用:以番泻叶煎剂灌服土拨鼠,导致大肠推进性运动而致泻,其致泻的主要成分为番泻叶苷A、B;番泻叶浸剂灌肠,使大鼠回肠运动振幅增大,能明显拮抗乙酰胆碱的作用,缓解肠管痉挛性收缩;番泻叶浸剂可减少小鼠肠道对液体的吸收,增加小鼠全消化道重量,有利于体内毒物的排出。② 抗菌作用:番泻叶浸出液对大肠杆菌、痢疾杆菌、变形杆菌、甲型链球菌有明显抑制作用;对白色念珠菌也有明显抑制作用。③ 止血作用:番泻叶中的晶纤维和草酸钙簇晶有局部止血作用;番泻叶的总蒽醌苷给小鼠腹腔注射,行断尾法止血试验,表明番泻叶苷具有明显止血作用;急性出血病人口服番泻叶粉1g后即作胃镜观察,发现番泻叶粉均匀布满在出血病灶表面(包括癌性出血病灶)起到良好的止血作用,可以认为番泻叶对急性胃、十二指肠出血既具有促进内凝血和抗纤溶等止血作用,又有局部作用。④ 对心肌收缩功能的影响:番泻苷静脉给药对麻醉大鼠具有正性肌力作用。⑤ 肌肉松弛与解痉:番泻叶有箭毒样作用,能在运动神经末梢和骨骼肌接头处阻断乙酰胆碱,从而使肌肉松弛;番泻叶中某些羟基蒽醌类成分具有一定解痉作用。

郁 李 仁

为蔷薇科落叶小灌木植物欧李[*Prunus humilis* Bge.]和郁李[*P. japonica* Thunb.]或长柄扁桃[*P. pedunculata* Maxim.]的成熟种子。

【性味归经】辛、苦、甘,平。归大肠、小肠经。

【功效】润肠通便,利水消肿。

【临床应用】

1. 润肠通便:用于肠燥便秘。气滞津亏者与火麻仁、柏子仁、杏仁、蜂蜜等养阴润燥滑肠之品同用,如五仁丸;肠胃燥热者,可配咸寒清热通便之品芒硝,如郁李仁饮;治疗血虚便秘,则配生地、当归、何首乌等养血润肠通便。

2. 利水消肿:用于① 水肿胸满,小便不利,常配伍大黄、葶苈子、石韦、桂心等,如郁李核丸。② 脚气浮肿,配生苡仁、赤小豆。

【用量用法】3~12 g,入汤剂应打碎先煎;或入丸、散。

【注意事项】孕妇及阴虚津亏慎服。

【药理研究】

1. 化学成分:含苦杏仁苷、脂肪油、挥发性有机酸、皂苷、植物甾醇等。
2. 药理研究:郁李仁具有润滑性缓泻作用。酊剂对狗有降低血压作用。

甘 遂

为大戟多年生草本植物甘遂[*Euphorbia kansui* T. N. Liou ex T. P. Wang]的块根。

【性味归经】苦、甘,寒。有毒。归肺、肾、大肠经。

【功效】泻下逐水,消肿散结。

【临床应用】

1. 泻下逐水:用于① 水肿,臌胀,胸胁停饮等。见大小便不利、正气未衰者,可单用或与大戟、芫花配伍研末,用枣汤送服,如十枣汤;或与牵牛子同用,如二气汤。② 宿食积滞,大便不通。用代赭石、朴硝、干姜煎水送服甘遂末。③ 热病水热互结,大便秘结,脘腹硬满疼痛,口渴,午后发热等症。与大黄、芒硝同用,如大陷胸汤。④ 痰饮胸痛,咳嗽气急。可与白芥子、大戟配伍研末服用。⑤ 痰迷癫狂。可与朱砂研末吞服,逐痰开窍,镇心安神。

2. 消肿散结:用于① 疮痈肿毒初起。可研末水调外敷。② 湿热壅滞厥阴经脉所致疝气偏坠作痛者。可与茴香同用消肿散结,理气止痛。

【用量用法】每次 0.5～1 g,入丸、散服。生甘遂作用强,毒性较大,多作外用。内服必须醋制,或用面裹煨熟,亦可先用水漂,再与豆腐同煮以减低其毒性。本品有效成分不溶于水,故不入汤剂。外用:适量,研末调敷。

【使用注意】① 虚弱者及孕妇、严重心脏病、肾功能不全、溃疡病或伴出血倾向者均禁用忌用。② 反甘草。

【药理研究】

1. 化学成分:含四环三萜类化合物和大戟醇、甘遂醇、大戟二烯醇等。还含毒性成分:13-巨大戟二萜醇,20-去氧巨大戟二萜醇,甘遂萜酯 A、B。

2. 药理作用:① 动物实验表明其醇浸膏能刺激肠管,增加肠蠕动,产生较强的泻下作用。② 甘遂对实验动物有引产及镇痛作用。③ 甘遂可引起呕吐、腹痛、呼吸困难、血压下降等。

表 8-5-1 部分泻下药简表

药 名	性 味	归 经	功 能	主 治	用量用法
芦荟	苦、寒	肝、大肠	泻下杀虫 清泻肝火	① 火热内结,便秘心烦,躁怒失眠,虫疾腹痛 ② 头痛面赤、目赤、胁肋疼痛,烦躁易怒、便秘尿黄等肝经实火证	1～2 g 入丸、散
巴豆	辛、热 有大毒	胃、大肠 肺	峻下寒疾 逐瘀行水 温通去积 蚀疮杀虫	① 寒滞食疾,阻结肠胃、心腹冷痛,气急口噤 ② 腹水膨胀、二便不通 ③ 小儿乳食停滞,慢性湿疹等	0.1～0.3 g 入丸、散

(刘 艳 杜立阳)

第六节 止咳平喘化痰药

凡是能够减轻或抑制咳嗽、气喘的药物,叫做止咳平喘药。能够消除痰涎的药物,叫做化痰药。

此类药物性味或苦、或辛、或甘,或兼而有之,分别具有宣肺祛痰,润肺止咳,下气平喘等功效,适用于咳嗽和喘息的证候。

桔 梗

为桔梗科多年生草本植物桔梗[*Platycodon grandiflorum*(Jacq.)A. DC.]的根。

【性味归经】苦、辛,平。归肺经。

【功效】宣肺祛痰,开音利咽,排脓疗痈,引药上行。

【临床应用】

1. 宣肺祛痰,开音利咽:用于咳嗽痰多,咽痛音哑。风寒咳嗽,配伍杏仁、半夏、苏叶、生姜等,如杏苏散;风热咳嗽,咽痛音哑,配薄荷、桑叶、菊花等,如桑菊饮;痰湿咳嗽,胸闷,痰黏色白不易咯出,与半夏、陈皮、瓜蒌、杏仁、厚朴等同用;肺阴不足,干咳失音,可与百合、川贝母、玄参、麦冬、生地、熟地同用,如百合固金汤。

2. 排脓疗痈:用于肺痈及痈疽肿毒。常配鱼腥草、桑白皮、贝母、甘草、薏苡仁等。

3. 引药上行:用于胸膈以上的疾病,作为引经药,使药直达病所。如上焦风热头痛,用大黄、芒硝等苦寒沉降药,需配桔梗引其上达。

【用量用法】5~15 g;治肺痈可用至15~30 g,水煎服。

【注意事项】① 阴虚久咳及咳血者不宜服用。② 胃溃疡者慎服。

【药理研究】

1. 化学成分:含桔梗酸、桔梗A、C、D等多种皂苷,还含有菊糖、植物甾醇、生物碱等。

2. 药理作用:① 祛痰与镇咳作用:桔梗煎剂给麻醉犬灌服后,能显著增加其呼吸道黏液分泌量,作用强度与氯化铵相似。② 抗炎作用:粗桔梗皂苷,对角叉菜胶及醋酸所致的大鼠足肿胀均有较强的抗炎作用;对大鼠棉球肉芽肿呈显著抑制作用,且对大鼠佐剂性关节炎也有效;粗制桔梗皂苷的水提取物可增强巨噬细胞的吞噬功能和中性粒细胞的杀菌力,提高溶菌酶的活性。③ 解热镇痛及镇静作用:桔梗皂苷灌胃能抑制小鼠自发性活动,延长环己巴比妥钠的睡眠时间,表现出明显的镇静作用,但对电休克和戊四氮所致的惊厥无保护作用;对小鼠醋酸性扭体反应及尾压法呈镇痛作用;对正常小鼠及伤寒、副伤寒疫苗所致的发热小鼠,均有显著的降低体温作用。④ 降血糖作用:桔梗水或乙醇提取物灌服于正常家兔,可使血糖下降;水和醇提取物,对实验性四氧嘧啶糖尿病家兔也有降血糖作用,降低的肝糖原在用药后恢复,且能抑制食物性血糖升高,醇提取物的作用较水提取物强。⑤ 对消化系统的作用:粗制皂苷有抑制胃酸分泌及抗溃疡作用,表现在大鼠十二指肠注入粗桔梗皂苷时,可防止其消化性溃疡的形成;对醋酸所致的大鼠慢性溃疡有明显疗效;粗桔梗皂苷还能减弱小鼠肠蠕动,对抗组胺等引起的离体回肠收缩作用,并能抑制组胺和慢反应物质(SRSA)等变态反应介质的游离。⑥ 对心血管系统的作用:动脉内注射桔梗皂苷能显著降低麻醉犬后肢血管和冠状动脉的阻力,增加其血流量,也可增加冠脉和后肢血流量;大鼠静脉注射桔梗皂苷,可见暂时性血压下降,心率减慢和呼吸抑制,随着剂量增大持续时间延长,可使离体豚鼠心房的收缩力减弱,心率减慢。⑦ 溶血作用:桔梗皂苷有很强的溶血作用,口服后可在胃液中被分解而失去溶血作用,故只作口服。⑧ 抗肿瘤作用:桔梗菊粉可抑制ICR系雌性小鼠艾氏腹水癌细胞。⑨ 桔梗皂苷可降低大鼠肝内胆固醇的含量,增加类固醇和胆酸的排泄。⑩ 体外试验本品煎剂1∶10对絮状表皮癣菌有抑制作用。热水提取物在体外有很强的杀虫作用。

苦杏仁

为蔷薇科落叶乔木植物山杏[*Prunus armeniaca* L.],山杏[*P. armeniaca* L. var. *ansu* Maxim.],或西伯利亚杏[*P. sibirica* L.]或东北杏[*P. mandshurica*(Maxim.)Koehne]的成熟种子,均称苦杏仁。

【性味归经】苦,微温。有小毒。归肺、大肠经。

【功效】止咳平喘,润肠通便。

【临床应用】

1. 止咳平喘:用于咳嗽喘促。风寒客肺的咳喘胸闷,常与麻黄、甘草等配伍,如三拗汤;燥热咳嗽,常配桑叶、沙参、浙贝、栀子等,如桑杏汤;肺热咳喘,配生石膏等清热药,如麻杏石甘汤;肺阴不足之干咳少痰,口干咽燥,则与沙参、麦冬、百合、山药等同用。

2. 润肠通便:用于肠燥便秘。常配火麻仁、桃仁、当归、生地等,如润肠丸;兼血虚者,配当归,生地;肠燥有热者,需与川贝母、瓜蒌仁等配伍。

【用量用法】5～10 g,水煎服。

【注意事项】① 苦杏仁有毒,用量应当控制。② 阴虚咳嗽及大便溏泄者慎服。

【药理研究】

1. 化学成分:含苦杏仁苷、苦杏仁酶、樱叶酶、脂肪油(主要含三油酸甘油酯)、蛋白质以及多种游离氨基酸等。

2. 药理作用:① 对呼吸系统的作用:苦杏仁苷在下消化道被肠道微生物酶分解或被杏仁本身所含苦杏仁酶分解,产生微量氢氰酸,对呼吸中枢呈抑制作用,从而达到镇咳平喘作用;苦杏仁苷可促进实验动物的油酸型呼吸窘迫综合征的肺表面活性物质的合成,并使病变得到改善;苦杏仁炮制品灌胃,对小鼠有显著的祛痰作用;对豚鼠灌胃有显著的镇咳及平喘作用。② 抗炎作用:杏仁的胃蛋白酶水解产物对棉球引起的大鼠肉芽肿炎症有抑制作用,杏仁中提取的蛋白质成分 KR-A 和 KR-B 都表现出明显的抗炎作用。③ 对消化系统的作用:苦杏仁苷在经酶作用分解形成氢氰酸的同时,也产生苯甲醛,苯甲醛在体外,以及在健康者或溃疡病者体内,均能抑制胃蛋白酶的消化功能;杏仁水溶性部分的胃蛋白酶水解产物能抑制四氯化碳处理的大鼠的 AST、ALT 水平和羟脯氨酸含量的升高,并抑制优球蛋白溶解时间的延长;在病理学上,杏仁水溶部分的胃蛋白酶水解产物能抑制鼠肝结缔组织的增生,但不能抑制 D-半乳糖胺引起的鼠 AST、ALT 水平升高;另外,杏仁的脂肪油有润肠通便的作用。④ 镇痛作用:杏仁的胃蛋白酶水解产物对乙酸引起的小鼠扭体有抑制作用;皮下注射苦杏仁苷对小鼠热板法和醋酸扭体法模型具有镇痛作用,且无耐受性。⑤ 抗肿瘤作用:体外实验表明,杏仁热水提取物粗制剂对人子宫颈癌 JTC-26 株的抑制率为 50%～70%,氢氰酸、苯甲醛、苦杏仁苷体外实验证明均有微弱的抗癌作用。⑥ 对免疫功能的作用:苦杏仁苷肌内注射,明显促进有丝分裂原对小鼠脾脏 T 淋巴细胞的增殖。⑦ 苦杏仁油具有驱蛔虫、钩虫、蛲虫的作用,对伤寒、副伤寒杆菌也有抑制作用。

半 夏

为天南星科多年生草本植物半夏[*Pinellia ternata*(Thunb.)Breit.]的干燥块茎。

【性味归经】辛,温。有毒。归脾、胃、肺经。

【功效】燥湿化痰,降逆止呕,消痞散结。

【临床应用】

1. 燥湿化痰:用于痰湿诸症。痰湿阻肺,咳嗽气喘,痰多清稀,与陈皮、茯苓等同用,如二陈汤;风痰吐逆、头痛眩晕,手足麻木、半身不遂,常与天麻、蔓荆子、白术、茯苓等同用;痰热内结,咳嗽痰黄,配伍黄芩、瓜蒌等。

2. 降逆止呕:用于胃气上逆,恶心呕吐。饮停心下之呕吐不渴,心悸目眩,与生姜、茯苓等同用,如小半夏加茯苓汤;胃虚呕吐,常配党参等;胃热呕吐,常配清热泻火止呕药黄连、竹茹等;妊娠呕吐,则与干姜、人参配伍,如干姜人参半夏丸。

3. 消痞散结:用于① 胸脘痞满疼痛,常与黄连、瓜蒌等药配伍,如小陷胸汤。② 痰气交阻,咽喉部似有异物梗阻之梅核气,可与厚朴、茯苓、苏叶等药同用,如半夏厚朴汤。③ 痰热呕吐而心下痞,配伍黄连、干姜、黄芩等,如半夏泻心汤。④ 痰气互结之瘰疬、瘿瘤。与昆布、海藻、牡蛎等软坚化痰药同用。

【用量用法】3~10 g,水煎服。

【注意事项】① 阴虚燥咳、津伤口渴者忌用。② 反乌头。

【药理研究】

1. 化学成分:含左旋麻黄碱、胆碱、葫芦巴碱等生物碱以及多种氨基酸、皂苷、葡萄糖苷、辛辣性醇类、挥发油、脂肪油、半夏蛋白罗、原儿茶酚胺和外源凝集素、淀粉等。

2. 药理作用:① 对呼吸系统的作用:生半夏、姜半夏、明矾半夏煎剂给猫灌胃或静脉注射,均有镇咳作用。② 对消化系统的影响:半夏能显著增强家兔肠道输送能力,对豚鼠离体肠管的作用不定,但在其引起收缩时,不为河豚毒素所抑制,而能为阿托品所抑制,提示本品作用于乙酰胆碱受体而产生收缩作用;半夏能抑制乙酰胆碱、组胺、氯化钡所引起的肠道收缩;对鹌鹑回肠松弛作用及抗组胺作用的成分是麻黄碱;另有报道表明,姜矾半夏和姜煮半夏灌胃,对小鼠胃肠运动呈明显抑制作用,而生半夏灌胃,对小鼠胃肠运动则呈显著促进作用;半夏水煎醇沉液灌胃,或肌内注射对消炎痛型、幽门结扎型、慢性醋酸型胃溃疡有显著的预防或治疗作用,对水浸应激性溃疡也有一定的抑制作用;生半夏能明显降低大鼠胃酸和胃蛋白酶的活性,显著减少胃液中 PGE_2 的含量,对胃黏膜损伤较大;姜矾半夏和姜煮半夏灌胃,对大鼠胃蛋白酶活性及胃液中 PGE_2 的含量无明显影响。③ 利尿作用:半夏对家兔有轻度利尿作用,但对生理盐水负荷的小鼠未见有利尿作用。④ 抗早孕作用及糖皮质激素样作用:半夏蛋白皮下注射,对小鼠有明显的抗早孕作用,抗早孕率可达100%;半夏蛋白可抑制卵巢黄体孕酮的分泌,使血浆孕酮水平明显下降,子宫内膜变薄,使蜕膜反应逐渐消失,胚胎失去蜕膜支持而流产;子宫内注射半夏蛋白,其抗兔胚胎着床率达100%;半夏能使小鼠肝脏中酪氨酸转氨酶(TA)活性上升;对摘除肾上腺小鼠,同时给予半夏和强的松,肝脏TA活性上升,与半夏用量呈依存性,说明半夏具有糖皮质激素样作用;煎剂灌胃对小鼠肾上腺皮质功能有轻度刺激作用,若持续给药,能引起功能抑制。⑤ 抗肿瘤作用:半夏多糖组分具有使多形核白细胞(PMN)活化作用和抗肿瘤作用;体外培养肿瘤细胞实验也表明,半夏各炮制品总生物碱对慢性髓性白血病细胞的生长均有抑制作用;姜制半夏甲醇提取物亦有明显对抗肿瘤作用。⑥ 抗心律失常作用:半夏水浸剂静脉注射能使氯化钡所致犬室性早搏迅速消失,尚能使肾上腺素所致心动过速转为窦性心律;半夏提取物醇溶剂,静脉注射对氯化钡引起的犬室性心律失常有明显的对抗作用。⑦ 半夏水浸液有抗皮肤真菌的作用。⑧ 生半夏、漂半夏、姜半夏、蒸半夏饲喂豚鼠,均可使其声音嘶哑甚至失音,亦可引起鸽的呕吐,急性毒性以生半夏为最大。⑨ 镇吐作用:半夏加热炮制或加明矾、姜汁炮制的各种制品,对去水吗啡、洋地黄、硫酸铜引起的呕吐,都有一定的镇吐作用,其镇吐作用的成分为生物碱、植物固醇、甲硫氨酸、甘氨酸、葡萄糖醛酸或 L-麻黄碱;犬、猫、鼠等动物实验均证明制半夏有镇吐作用,生半夏则有催吐作用,但半夏粉在 120℃焙 2～3 小时,即可除去催吐成分,而不影响其镇吐作用,说明半夏催吐和镇吐分别属于两种不同成分所致。⑩ 动物实验证明半夏煎剂有降低兔眼内压的作用。

旋 复 花

为菊科多年生草本植物旋复花[*Inula Japonica* Thunb.]或欧亚旋复花[*I. britannica* L.]的干燥头状花序。

【性味归经】苦、辛、咸,微温。归肺、胃、经。

【功效】下气消痰行水,降逆止呕。

【临床应用】

1. 下气消痰行水:用于① 痰浊阻肺之气逆咳喘痰多。与麻黄、桔梗、射干、紫菀等配伍,如旋复花散。② 痰饮停积之胸膈痞实,胸满胁痛,喘逆气促等。可配伍大黄、杏仁、皂角等。

2. 降逆止呕:用于噫气,呕吐。脾胃虚寒,痰湿内阻之呕吐、噫气不止者,常配人参、半夏、代赭石、甘草等,如旋复代赭汤;饮停胸膈,心下痞硬,呕吐不止者,则配伍半夏、青皮、茯苓等降气消痰,和中止呕;眩晕目胀,饮食不下之风痰呕逆,可配川芎、天麻、茯苓、枇杷叶等。

【用量用法】5～10 g,水煎服(包煎),或入丸、散。本品生用降气止呕,化饮行水力强;蜜炙祛痰平喘为好。

【注意事项】阴虚劳嗽、津伤燥咳及脾虚大便溏泻者禁服。

【药理研究】

1. 化学成分:含蒲公英甾醇、黄酮苷、旋复花甾醇、生物碱、挥发油、菊糖等。

2. 药理作用:① 旋复花的提取物有升高动脉血压的作用。② 旋复花黄酮能解除组胺引起的痉挛,具有平喘、镇咳作用。③ 旋复花煎剂具有一定的抑菌作用。

前 胡

为伞形科植物白花前胡[*Peucedanum praeruptorum* Dunn]和紫花前胡[*P. decursivum* Maxim.]的干燥根。

【性味归经】苦、辛,微寒。归肺经。

【功效】散风清热,降气化痰。

【临床应用】

1. 散风清热:用于① 外感风热之咳嗽痰多,咽痒口干,鼻塞流涕。可与白前、牛蒡子、桔梗、薄荷、连翘等同用,如二前汤。② 麻疹初期,透发不畅。可配升麻、防风、薄荷等发表透疹药。

2. 降气化痰:用于肺气上逆之咳嗽,痰黄黏稠。肺热壅盛之咳嗽痰黄而稠,可配白前、枳壳、杏仁、桑皮、贝母等药,如前胡饮。风燥感冒之咳嗽咳痰,可与杏仁、桔梗、苏叶同用,如杏苏散。痰湿蕴肺之咳嗽咳痰,胸闷气促、喉中哮鸣。可与厚朴、苏子、肉桂、半夏等药配伍达温化湿痰,止咳平喘之效。

【用量用法】6～9 g,水煎服,或入丸、散。生药用于兼有表证者;炒药祛痰力强,用于痰湿壅盛者;蜜炙有润肺作用,善治燥邪伤肺之咳嗽。

【注意事项】阴虚气弱咳嗽者慎服。

【药理研究】

1. 化学成分:白花前胡根含挥发油及香豆精类化合物白花前胡素 A、B、C、D、E,还含微量的前胡苷和甘露醇。紫花前胡根含挥发油、紫花前胡苷、紫花前胡苷元、紫花前胡素及伞形花内酯等。挥发油的主要成分为异茴香醚及柠檬烯。

2. 药理作用:① 对呼吸系统的作用:紫花前胡煎剂能显著增加麻醉猫呼吸道黏液分泌,有祛痰作用;白花前胡石油醚提取物能抑制兔离体气管平滑肌收缩。② 抗炎作用:紫花前胡甲醇提取物对小鼠炎症初期反应的血管通透性亢进有明显的抑制作用。③ 抗过敏作用:白花前胡素 A、紫花前胡素均可抑制大鼠肥大细胞组胺的释放,此作用似与其阻滞肥大细胞钙内流有关。④ 对心血管系统的影响:白花前胡注射液可增加麻醉开胸猫的心肌营养性血流量,亦可增加离体兔心冠脉流量,降低心肌收缩力并轻度减慢心率;静脉注射白花前胡注射液及白花前胡水醇提取液,对大鼠心律失常有预防作用;大鼠腹腔注射右旋白花前胡素 C,可改善离体缺血再灌注工作心脏的收缩与舒张功能,并能促进心排出量、冠脉流量及心率恢复,改善心脏的工作效率,减少肌酸激酶释放和心肌线粒体钙含量,表明对心脏缺血有保护作用。⑤ 对血小板聚集的影响:紫花前胡苷和紫花前胡苷元对原发性和继发性血小板聚集均有明显抗聚集作用。⑥ 抗肿瘤作用:一些香豆素类化合物具有阻止生癌作用,抑制癌细胞的生长和代谢。前胡还能抑制酪氨酸酶,降低黑色素的生成。⑦ 镇静作用:紫花前胡甲醇提取物能延长戊巴比妥钠的睡眠时间,有镇静作用。⑧ 白花前胡煎剂及石油醚提取物对兔离体肺动脉环有舒张作用,可降低肺动脉环对去甲肾上腺素或氯化钾引起的收缩反应。⑨ 抗病原微生物作用:前胡煎剂对流感病毒有抑制作用,伞形花内酯及紫花前胡苷元有抗细菌、抗真菌作用。⑩ 伞形花内酯还可治疗布氏杆菌病。

瓜 蒌

为葫芦科多年生草本植物栝楼[*Trichosanthes kirilowii* Maxim.]和双边栝楼[*T. rosthornii* Harms]等的成熟果实。

【性味归经】甘、微苦,寒。归肺、胃、大肠经。

【功效】清热化痰,宽胸降浊,润肠通便,散结消肿。

【临床应用】

1. 清热化痰:用于肺热咳嗽,痰黄黏稠。常配胆南星、黄芩、桑白皮、浙贝母等药;如属痰郁久嗽,动则喘满气急者,与桔梗、枳壳、陈皮、半夏等配伍。

2. 宽胸降浊:用于胸痹胸痛。痰浊阻滞,胸阳被遏所致者,常与薤白、半夏、厚朴等同用,以理气祛痰,宽胸散结,如瓜蒌薤白半夏汤;瘀血所致者,配丹参、红花、郁金、薤白、乳香等药,达宽胸祛瘀止痛之功;痰热结胸所致者,常与黄连、半夏同用,以泻火、散痞、消结,如小陷胸汤。

3. 润肠通便:用于肠燥便秘。可配生地黄、玄参等同用。

4. 散结消痈：用于乳痈初起，及肺痈、肠痈等。与金银花、连翘、赤芍、蒲公英、生甘草等配伍，以清热解毒，活血散瘀。

此外，本品还具有清热退黄作用，治疗黄疸，可用本品水浸捣取汁，与蜂蜜、芒硝搅和服用；治疗肺胃有热，消渴引饮可配冬瓜、知母。

【用量用法】15～30 g，水煎服。

【注意事项】① 脾虚便溏及寒饮咳嗽者慎服。② 反乌头。

【药理研究】

1. 化学成分：含三萜皂苷、脂肪油、树脂、有机酸及其盐类、糖类、色素及多种氨基酸、类生物碱等。

2. 药理作用：① 瓜蒌水煎醇沉浓缩剂或制成注射液，具有扩张冠状动脉、增加冠脉血流量、抗缺氧及降血脂的作用。② 瓜蒌含致泻物质，有泻下作用。③ 瓜蒌煎剂或浸剂在体外对大肠杆菌、葡萄球菌、肺炎球菌等有一定抑制作用。④ 煎剂及醇浸剂对肉瘤和腹水癌细胞具有抑制作用。⑤ 瓜蒌所含氨基酸及皂苷有明显祛痰作用。

川 贝 母

为百合科多年生草本植物川贝母[*Fritillaria cirrhosa* D. Don]，甘肃贝母[*F. przewalskii* Maxim.]，暗紫贝母[*F. unibracteata* Hsiao et K. C. Hsia]或梭砂贝母[*F. delavayi* Franch.]的干燥鳞茎。

【性味归经】苦、甘，微寒。归肺、心经。

【功效】清热润肺，化痰止咳，解郁散结。

【临床应用】

1. 清热化痰，润肺止咳：用于① 风热咳嗽，或痰火郁结之咳嗽，咳痰黄稠。常配伍知母，如二母散。② 肺虚久咳，痰少咽燥。可配百合、麦冬、款冬花等润肺化痰止咳。

2. 解郁散结：用于① 忧思郁结，胸闷脘胀。可单用，或与郁金、当归、柏子仁等药同用。② 痰核、瘰疬。常配伍玄参、牡蛎等药。③ 瘿瘤。配伍昆布、海藻、夏枯草、莪术，化痰软坚散结。④ 乳痈，痈疽肿毒。配伍蒲公英、连翘、赤芍、天花粉等清热解毒，活血消肿药，如仙方活命饮。

【用量用法】3～10 g，水煎服；或1～1.5 g，研末吞服。

【注意事项】反乌头。

【药理研究】

1. 化学成分：贝母中含有青贝碱、松贝碱甲和松贝碱乙，还含川贝母碱和西贝素。暗紫贝母含有蔗糖和松贝宁。甘肃贝母含有岷贝碱甲、岷贝碱乙。梭砂贝先后分离出西贝母碱、梭砂贝母碱、梭砂贝母酮碱、川贝酮碱、梭砂贝母芬酮碱等。尚报道含有白炉贝碱、炉贝碱、还含皂苷。

2. 药理作用：① 对呼吸系统的作用：酚红排泌祛痰试验证明，川贝母流浸膏给小鼠灌胃，对小鼠有明显祛痰作用；采用小鼠氨水引咳法，发现组织培养川贝和野生川贝均具有显著的镇咳作用；猫腹腔注射川贝醇提取物对电刺激喉上神经引起的咳嗽有非常显著的镇咳作用；静脉注射川贝总碱，有显著镇咳作用；大鼠灌胃川贝醇提取物，川贝总苷，经毛细管法祛痰试验证明均有显著祛痰作用；酚红排泌法和氨水引咳法实验结果证明，灌胃湖北贝母总生物碱对小鼠有明显祛痰作用；腹腔注射有镇咳作用；湖北贝母醇提取物和总生物碱对由组胺所致的豚鼠离体平滑肌痉挛有明显松弛作用；总生物碱腹腔注射，对由乙酰胆碱和组胺引起的豚鼠有显著平喘效果。② 抑菌：体外抗菌试验表明川贝醇提取物在一定浓度时对金黄色葡萄球菌和大肠杆菌有明显抑菌作用；川贝水浸剂体外对星形奴卡菌有抑制作用。

表 8-6-1　部分化痰止咳平喘药简表

药名	性味	归经	功能	主治	用量用法
天南星	苦、辛、温 有毒	肺、肝脾	燥湿化痰 祛风止痉 解毒消肿	① 痰湿壅滞之咳嗽痰多，胸膈满闷 ② 风痰眩晕或中风痰壅之半身不遂、口眼歪斜或癫痫 ③ 疮疖肿痛、瘰疬	3～10 g 水煎服
竹茹	甘 微寒	肺、胃胆	清化热痰 清热止呕	① 肺热咳嗽之咳痰黄稠 ② 肺虚久咳，咽燥 ③ 胃热呕吐呃逆 ④ 瘰疬，痰核，疮痈等	6～10 g 水煎服
百部	甘、苦 平	肺	润肺止咳 杀虫灭虱	① 多种新久虚实咳嗽 ② 头虱、体虱、阴虱及皮癣、疥疮、阴道滴虫等	3～15 g 水煎服
白前	辛、甘 微温	肺	泻肺降气 化痰止咳	① 风寒咳嗽 ② 痰热咳嗽 ③ 久咳痰中带血及小儿百日咳	6～10 g 水煎服
枇杷叶	苦 微寒	肺、胃	化痰止咳 和胃降逆	① 风热燥火引起的咳嗽、咳血 ② 肺热咳喘痰黄而稠，口燥咽干 ③ 胃热呕哕及温热病有热，水饮呕哕	5～15 g 水煎服
紫菀	辛、苦、甘 温	肺	润肺下气 消痰止咳	① 外感咳嗽，咳痰不爽 ② 阴虚咳嗽，痰中带血及久咳不愈等	3～10 g 水煎服
白果	甘、苦、涩，平、有小毒	肺	敛肺定喘 涩精止带	① 哮喘咳嗽及咳嗽气急咳痰黄稠 ② 虚喘咳嗽 ③ 肾气不固，梦遗滑精，或尿频失禁，小便白浊 ④ 妇女下元虚亏之赤白带下	3～15 g 水煎服

（刘　悦　杜立阳）

第七节　行气药

凡以疏通气机，消除气滞为主要功效的药物，称为行气药。行气药物性味多辛温芳香，具有行气消胀、解郁、止痛、降气等作用，主要用于脾胃气滞所表现的脘腹胀痛，嗳气吞酸，恶心呕吐，便秘或溏泻；肝气郁滞所致的胁肋胀痛或瘕瘕，月经不调，以及肺气壅滞所致的胸闷作痛，咳喘等证。此外，有些行气药还分别兼有健胃、祛痰、散结等功效。

应用本类药物时，应针对病情，并根据药物的特长作适宜的选择和配伍。如湿邪困脾而兼见脾胃气滞者，应根据病情的偏寒或偏热，将行气药同燥湿、温中或清热药配伍使用；对肝郁气滞所致诸症，应选用行气药中长于疏肝解郁的药物，分别情况，酌情配伍养肝、柔肝、止痛、健脾、或活血调经等药；饮食停积，为脾胃气滞中最常见者，每将行气药同消化食积药或泻下药同用；而脾胃虚弱，运化无力所致的气滞，则应与健脾、助消化的药物配伍，方能标本兼顾;至于痰饮,瘀血而兼有气滞者,则应分别与祛痰药或活血祛瘀药配伍。

本类药物易于耗气伤液,故气虚、阴亏的病人不宜多用。

陈 皮

为芸香科常绿小乔木植物橘[*Citrus reticulate* Blanco]及其栽培变种的成熟果皮。

【性味归经】辛、苦,温。归脾、肺经。

【功效】理气和中,燥湿化痰。

【临床应用】

1. 理气和中:用于① 脾胃气滞所致的脘腹胀满、恶心呕吐等症。痰湿阻滞之脘腹痞满、呕恶纳呆者,配伍苍术、厚朴、甘草化湿行气,如平胃散;胃寒气逆之呕吐者,与半夏、生姜配伍,如橘皮半夏汤;胃热呕吐、口渴不食者,与枇杷叶、麦冬、竹茹等清胃止呕药配伍。② 肝郁脾虚泄泻,泻必腹痛,肠鸣等。与防风、白芍、白术等药配伍,有理气运脾之功,如痛泻要方。

2. 燥湿化痰:用于① 痰湿阻肺之胸闷不舒,咳嗽痰多。配半夏、茯苓等以理气燥湿化痰,如二陈汤。② 痰湿中阻之腹胀纳呆,乏力便溏。常配苍术、厚朴,如平胃散。

【用量用法】3～10 g,水煎服;或入丸、散。生用长于燥湿化痰;炒用长于理气和中。

【注意事项】本品辛散苦燥性温,内有实热或阴虚燥咳、吐血者慎服。

【药理研究】

1. 化学成分:含挥发油,主成分为右旋柠檬烯、柠檬醛还含橙皮苷、新橙皮苷、川陈皮素、甲氧基黄酮等多种黄酮成分,以及肌醇、维生素、胡萝卜素、对羟福林等。

2. 药理作用:① 对胃肠道平滑肌的作用:陈皮水浸液对豚鼠离体回肠平滑肌收缩有明显抑制作用。陈皮注射液能抑制离体兔肠管平滑肌收缩。陈皮挥发油对胃肠道有温和的刺激作用,能促进消化液分泌和排除肠内积气。在离体兔肠试验中,可见陈皮有对抗乙酰胆碱作用,且其抑制离体兔肠作用又可被乙酰胆碱对抗。陈皮对肠管痉挛性收缩有拮抗作用。以上结果提示陈皮直接抑制肠管平滑肌是它的主要解痉方式。橙皮苷对离体肠肌的双向作用表现为先有短暂的兴奋作用,然后抑制之。不含橙皮苷氧化物的纯品则无效。甲基橙皮苷可完全抑制豚鼠离体回肠运动,而对肠肌痉挛则仅有微弱的解痉效果;对兔离体小肠还有抑制作用。陈皮能改善绵羊小肠的消化功能。② 抗胃溃疡作用:皮下注射甲基橙皮苷于实验性胃溃疡模型的大鼠,可以明显的抑制溃疡发生,而且能抑制胃液分泌。③ 保肝及利胆作用:陈皮的甲醇提取物对大鼠肝损害有保护作用。陈皮不仅能够抑制血清中胆红素浓度的增加,还能抑制作为肝实质损害参数的肝内酶的释放;橘油(陈皮挥发油)具有极强的溶解胆固醇结石的能力,但也有较大的刺激性。橘油体外溶石作用与其浓度呈正相关,当其含量低于70%时溶石作用即明显减弱。④ 祛痰、平喘作用:陈皮水提液对离体豚鼠气管平滑肌收缩有明显抑制作用。陈皮挥发油有刺激性祛痰作用,其醇提取物可完全对抗组胺所致的豚鼠离体支气管痉挛性收缩。鲜品煎剂能扩张支气管而起平喘作用。临床初步观察也证明对支气管哮喘有一定疗效。⑤ 对子宫的作用:煎剂对小鼠离体子宫有抑制作用,高浓度则使之呈完全松弛状态。但煎剂静注,对麻醉兔在位子宫则使之先呈强直性收缩,对处于静止状态的子宫,反应也非常敏感。⑥ 对心脏的作用:陈皮注射剂给猫静脉注射后,可使血压迅速上升,且脉压差增加,心排出量增加,心脏指数、心搏指数、每搏心输出量均增加。甲基橙皮苷进行离体兔心灌注,可见冠脉流量显著增加,而对心收缩力和心率影响不大。较大剂量则可使豚鼠离体心房搏动减慢、收缩力减弱。⑦ 对血管和血压的作用:给麻醉犬和大鼠静脉注射陈皮注射液可见血压明显上升。⑧ 抗菌、抗病毒作用:陈皮对几种常见浅部真菌具有抑菌作用。⑨ 陈皮具有抗氧化、抗突变作用。⑩ 陈皮水煎剂对离体人唾液淀粉酶活性有明显的促进作用,另外,橙皮苷有降胆固醇等作用。

附药:橘红

为芸香科植物化州柚[*Citrus grandis*(L.) Osbeck var. *tomeutosa* Hort.]或柚[*C. grandis*(L.)Osbeck]近成熟的外果皮;或用福橘、朱橘果皮外层红色部分。味苦、辛,性温。归肺、脾经。本品温燥之性较橘皮为胜,偏于发表散寒,燥湿化痰,行气宽中。用于咳嗽气喘痰多。与川贝、马兜铃、半夏、杏仁、紫菀等同用。用量用法:2~6 g,煎汤;或入丸、散。

枳　实

为芸香科植物酸橙[*Citrus aurantium* L.]的未成熟果实及其栽培变种或甜橙[*C. sinensis* Osbeck.]的幼果。

【性味归经】苦、辛,微寒。归脾、胃、大肠经。

【功效】破气消积,化痰散痞。

【临床应用】

1. 破气消积:用于① 饮食积滞之脘腹胀满,嗳腐不食。常配半夏、厚朴、白术、麦芽等同用,如枳实消痞丸;脾胃虚弱,食后脘痞作胀,则配白术同用,如枳术丸。② 腹胀便秘。热结便秘,腹满而痛,脉实,常与大黄、芒硝同用,如大承气汤;津亏肠燥,便秘不通者,与火麻仁、杏仁、大黄等同用,如麻子仁丸。③ 湿热泻痢,内夹积滞,腹痛里急。常配大黄、黄连、白术等,如枳实导滞丸。

2. 化痰散痞:用于① 痰湿阻滞,胸膈痞满。配伍陈皮、生姜等。② 胸阳被遏,胸痹心痛。常与瓜蒌、薤白、桂枝等配伍,如枳实薤白桂枝汤。③ 痰饮留积胸中之咳嗽气喘。与半夏、南星、茯苓、橘红等同用,如导痰汤。④ 中风,痰迷心窍,舌强语謇。常与胆南星、竹茹、半夏、菖蒲、橘红等同用。

另外,单用本品或与黄芪、升麻、党参等同用可治疗胃下垂、子宫下垂等。

【用量用法】3~10 g,水煎服;或入丸、散。破气化痰宜生用;散积消痞宜炒用。

【注意事项】脾胃虚弱及孕妇慎服。

【药理研究】

1. 化学成分:枳实成分与枳壳基本相同,主要含挥发油和黄酮苷类,黄酮苷类包括橙皮苷、新橙皮苷、枳黄苷、酸橙素、柚皮苷、水解得橙皮苷、漆树苷、忍冬苷等,及N-甲基酪胺、对羟福林等。

2. 药理作用:① 对心脑肾血管的作用:静脉注射枳实注射液 N-甲基酪胺对麻醉犬心冠脉流量显著增加,冠脉阻力明显降低,而心肌耗氧量增加不明显;且有显著增加脑血流量及降低其血管阻力作用;亦能明显增加肾血流量,显著降低肾血管阻力;煎剂及注射剂对离体豚鼠及大鼠心脏有强心作用;静脉注射有明显升压作用,其有效成分是对羟福林和N-甲基酪胺。② 对平滑肌作用:枳实提取物可增强家兔摘出肠管的自主运动,增大振幅;枳实注射液对离体兔肠平滑肌的收缩均具有抑制作用,且能抑制犬在体肠蠕动;灌胃枳实水煎剂,可使犬小肠平滑肌张力和运动功能增强;枳实挥发油对大鼠离体小肠有一过性的兴奋作用;枳实挥发油及黄酮苷均有对抗离体动物回肠痉挛的作用,而生物碱无明显作用;枳壳水煎剂,对小鼠离体子宫主要是抑制作用,对兔在体或离体子宫主要是兴奋作用,但亦有发生抑制作用及无反应者;对小鼠肠管主要是抑制作用,对兔肠管呈抑制作用;近年报道,生、炒枳壳水煎剂对兔离体十二指肠呈抑制作用,对兔离体子宫呈兴奋作用;枳壳、枳实挥发油对氯化钡、乙酰胆碱和磷酸组胺引起动物离体回肠痉挛性收缩有抑制和阻断作用,无论先加或后加药物,均有对抗作用;枳实油尚可明显抑制小鼠肠道推进运动;枳壳煎剂对未孕及已孕的兔离体子宫、在位子宫和未孕兔的子宫均有明显兴奋作用,能使子宫收缩节律增加;但对小鼠离体子宫不论已孕或未孕均起抑制作用。③ 抗胃溃疡作用:枳实、枳壳挥发油有预防大鼠幽门结扎溃疡形成的作用,并能显著减少胃液量、胃酸的分泌及胃蛋白酶的活性。④ 抗过敏作用:枳实对被动皮肤过敏反应具有抑制作用,并能明显降低肥大细胞组胺释放量。⑤ 利尿作用:枳实和N-甲基酪胺有利尿作用。⑥镇痛、镇静作用:枳实挥发油能使醋酸引起的小鼠扭体反应的发生次数明显减少;枳实挥发油能显著减少小鼠自发活动次数。

附药:枳壳

为酸橙及其栽培变种或甜橙近成熟的果实,性味功效与枳实基本相同,枳壳药性较枳实缓和,长于理气宽中,消痞除胀。用于① 嗳气呃逆,与白豆蔻、木香、砂仁同用。② 消化不良,胸膈痞满胀闷,配伍白术、香附、槟榔等。③ 胁肋疼痛,与赤白芍、桃仁、川芎、陈皮、柴胡同用,如柴胡舒肝散。用量用法:3～15 g,煎汤;或入丸、散。生用,蜜炙用或炒用。

木 香

为菊科多年生草本植物木香[*Aucklandia leppa* Decne.]的根。

【性味归经】辛、苦,温。归肺、胆、脾、胃、大肠经。

【功效】行气止痛,和中消食。

【临床应用】

1. 行气止痛:用于① 气滞胃肠之脘腹胀痛。寒湿内阻者,与丁香、砂仁、白豆蔻等同用,如木香调气散;湿热内蕴之泻痢腹痛,里急后重者,配伍黄连,如香连丸;食积内停之泻下不爽,脘腹痞满胀痛者,与槟榔、黄连、大黄、枳壳等同用,如木香槟榔丸。② 肝郁气滞之胁肋疼痛。配伍桔梗、青皮、槟榔等以疏肝行气止痛;脾胃气滞,饮食不消而脘腹胀痛者,常配陈皮、枳壳等,如木香顺气散。③ 疝气疼痛。常配吴茱萸、小茴香等。④ 癥瘕疼痛。与桃仁、莪术等活血祛瘀药同用。

2. 和中消食:用于① 脾运失常,胃失和降之食少便溏,脘腹痞闷,恶心呕吐等。常与党参、白术、砂仁等同用,如香砂六君子汤。② 寒湿泄泻。见大便清稀,肠鸣腹痛,与苍术、厚朴、陈皮、甘草、砂仁等配伍。

此外,木香还用于补益剂中,行气健脾,有助于补药吸收,又能减轻补药腻滞,如归脾汤。

【用量用法】3～10 g,水煎服;或入丸、散。生用专于行气止痛;煨用温中止泻力强,用于泄泻、痢疾。

【注意事项】阴虚津亏火旺者慎服。

【药理研究】

1. 化学成分:含挥发油、木香碱、树脂、菊糖、豆甾醇、白桦脂醇、棕榈酸、天台乌药酸和

20种氨基酸等。

2. 药理作用：① 对心血管系统的作用：从挥发油中分离出的各内酯部分均能不同程度地抑制豚鼠、兔和蛙的离体心脏活动；小剂量的木香水提液与醇提液对在体蛙心与犬心有兴奋作用，大剂量则有抑制作用；木香还可使在体猫的心脏兴奋，并能升高猫的血压；动物实验还表明，一定剂量的去内酯挥发油、总内酯、12-甲氧基二氢木香内酯使血流量增加，有较明显的血管扩张作用。② 收缩胆囊作用：木香煎剂可促进健康人的胆囊收缩。③ 对气管及呼吸系统的作用：木香水提液、醇提液、挥发油、生物碱，以及挥发油中所含总内酯、二氢木香内酯、去内酯挥发油对组胺、乙酰胆碱与氯化钡引起的气管、支气管收缩有对抗作用，表明能直接扩张支气管平滑肌；另外，水提液、醇提液、挥发油、去内酯挥发油与总生物碱静注对麻醉犬呼吸有一定的抑制作用，可减慢频率、降低幅度，其中挥发油的作用较强。④ 镇痛作用：小鼠扭体实验表明木香75%乙醇提取液有镇痛作用。⑤ 对细菌及真菌的作用：挥发油能抑制链球菌、白色与金黄色葡萄球菌的生长；煎剂对多种真菌有抑制作用。⑥ 木香水煎剂对体外纤维蛋白溶解有增强作用。⑦ 木香煎剂能通过对迷走神经的作用，使动物在位大肠兴奋，收缩力加强，并使蠕动加快，缓解胃肠胀气所导致的腹痛。

香　附

为莎草科多年生草本植物莎草[*Cyperus rotundus* L.]的根茎。

【性味归经】辛、微苦、微甘，平。归肝、三焦经。

【功效】疏肝解郁，理气止痛，调经安胎。

【临床应用】

1. 疏肝解郁：用于肝郁气滞所致之郁证。见精神抑郁，气滞不畅，胸膈满闷，善太息，纳食不香等症，常与川芎、苍术、神曲、陈皮、半夏等同用，如越鞠丸、六郁汤。

2. 行气止痛：用于① 肝郁气滞所致的胁肋胀痛。常配柴胡、白芍、枳壳等。② 寒凝气滞之胃脘部疼痛。常与高良姜同用，如良附丸。③ 寒滞经脉之疝气疼痛，或阴囊偏坠硬痛。常与乌药配用。

3. 调经安胎：用于① 肝郁气滞引起的月经不调、痛经、乳房胀痛等。常用四制香附丸。② 胎气失和之胎动不安。与黄芩、白术、延胡索等同用。

【用量用法】5～10 g，水煎服；或入丸、散。生用专于解表止痛，醋炒专于消积止痛，酒炒专于通络止痛，炒炭专于止血。外用：适量，研末敷。

【注意事项】① 血虚气弱者不宜单用。② 阴虚血热者忌用。

【药理研究】

1. 化学成分：含挥发油，内含萜类化合物香附烯及香附醇、异香附醇、香附酮、莎草醇、柠檬烯等。还含生物碱、强心苷和黄酮类等。

2. 药理作用：① 挥发油有轻度雌激素样活性；流浸膏对豚鼠、兔、猫或犬等多种动物子宫有抑制作用，作用性质似当归素而较弱。② 对平滑肌的作用：醇提物对离体兔肠有抑制作用，对豚鼠支气管痉挛有保护作用。③ 利胆作用：香附水煎液十二指肠给药，对麻醉大鼠胆汁分泌有促进作用。④ 醇提取物对大鼠有抗炎、解热、镇痛及一定的镇静作用。⑤ 给小鼠腹腔注射挥发油，对中枢有抑制作用。⑥ 抑菌作用：香附烯及香附油对金黄色葡萄球菌、宋内痢疾杆菌有抑制作用，提取物对某些真菌亦有抑制作用。⑦ 降压、强心作用：水或醇提取物低浓度时对离体蛙心,以及在位蛙心、兔心和猫心有强心作用和减慢心率作用;其总生物碱、苷类、黄酮类和酚类化合物的水溶液也都有强心和减慢心率作用;挥发油和乙醇提取物静脉注射对麻醉猫和犬有明显降压作用。

薤 白

为百合科植物小根蒜[*Allium macrostemon* Bge.]的地下鳞茎。

【性味归经】辛、苦,温。归肺、胃、大肠经。

【功效】通阳散结,行气导滞。

【临床应用】

1. 通阳散结:用于胸阳不振,痰浊壅滞之胸痹疼痛。可单用或与瓜蒌、枳实、半夏、桂枝等理气化痰通阳之品同用,如瓜蒌薤白半夏汤、枳实薤白桂枝汤等;兼有血瘀者,则可加丹参、红花、川芎等活血化瘀药同用。

2. 行气导滞:用于① 湿热痢疾。见下痢脓血,腹痛,里急后重等,与黄柏、枳实、栀子等同用。② 湿痰、食滞、寒凝所致的气滞腹痛。可以与香附、川芎、白芷、干姜等同用。

【用量用法】5~10 g,水煎服;或入丸、散。外用:适量,捣敷。

【注意事项】① 气虚无滞者慎服,胃弱纳呆不宜服用。② 久用对胃黏膜有刺激性,易发噫气。

【药理研究】

1. 化学成分:含蒜氨酸、甲基蒜氨酸和大蒜糖等。

2. 药理作用:① 薤白煎剂在体外对痢疾杆菌、溶血性链球菌及金黄色葡萄球菌有抑制作用。② 薤白提取物有显著抑制动脉粥样硬化和抑制血小板聚集作用。

表 8-7-1 部分行气药简表

药名	性味	归经	功能	主治	用量用法
厚朴	苦、辛温	脾、胃肺、大肠	燥湿消痰下气除满	① 痰饮阻肺之气喘咳嗽 ② 食积停留,大便秘结,脘腹胀痛 ③ 湿滞伤中,脾胃失和之胸腹滞闷,呕吐便溏	5~15 g 水煎服
砂仁	辛、温	脾、胃	行气和中开胃消食温脾止泻理气安胎	① 胸脘痞闷胀满,呕恶便泄,食少 ② 妊娠胃虚,呕逆不食 ③ 胎动不安	3~6 g 后下 水煎服
沉香	辛、苦温	脾、胃肾	行气止痛温中止呕暖肾纳气	① 寒凝气滞,脘腹胀痛 ② 命门火衰,手足厥冷,脐腹疼痛 ③ 脾胃虚寒,呕吐呃逆;肾不纳气之虚寒气喘症	1~3 g 水煎服
乌药	辛、温	肺、脾肾	行气止痛温肾散寒	① 气逆喘急,胸腹胀痛 ② 寒疝腹痛 ③ 气滞血瘀之行经腹痛 ④ 膀胱虚冷,小便频数,少腹冷痛	3~10 g 水煎服

(刘 艳 杜立阳)

第八节　活血化瘀药

凡以通畅血脉、消散瘀血为主要作用的药物称为活血化瘀药,简称活血药或化瘀药。

活血化瘀药味多辛、苦,入血分,性走散通行,主归心、肝二经。适用于血行不畅或瘀血阻滞之证,如血滞经闭、痛经、产后血瘀腹痛、癥瘕痞块、跌打损伤、风湿痹痛等。具有活血通经、活血止痛、活血消癥及活血消肿等功效。近年,临床还将该类药用于急腹症、宫外孕、脉管炎等疾病,也取得了一定的疗效。

活血化瘀药易耗血动血,临床使用时,对妇女月经过多、血虚无瘀之经闭及孕妇均应慎用或忌用。

川　芎

为伞形科多年生草本植物川芎[*Ligusticum chuanxiong* Hort.]的根茎。

【性味归经】辛,温。归肝、胆、心包经。

【功效】活血行气,祛风止痛。

【临床应用】

1. 活血行气:用于 ① 血瘀气滞所致的月经不调、痛经、经闭、产后腹痛及胞衣不下等。本品为妇科调经之要药,常与当归、白芍、香附等同用。② 肝郁气滞之胸胁胀痛。常与柴胡、香附等配伍,如柴胡疏肝散。③ 跌打损伤,瘀肿疼痛。常与当归、三七等配用。

近代常用于治疗冠心病心绞痛,多与丹参、赤芍等配伍。

2. 祛风止痛:用于 ① 外感风邪之头痛。本品能上行头目,为治疗头痛的要药。外感风寒头痛,常与防风、羌活、白芷等同用;外感风热头痛,常与菊花、石膏等同用。② 风湿痹痛。常与羌活、独活等同用。

【用量用法】3～9 g,水煎服。

【注意事项】阴虚火旺、肝阳上亢、月经过多者忌服。

【药理研究】

1. 化学成分:含生物碱:有川芎嗪、异亮氨酰缬氨酸酐、黑麦碱等;挥发油:藁本内酯、香桧烯等;酚类:有阿魏酸、大黄酚等;还有萜类化合物及酞内酯等。

2. 药理作用:① 对离体或在体蛙心,川芎煎剂低浓度时呈现兴奋作用,高浓度时呈现抑制作用;川芎及其提取物能使麻醉犬的冠状动脉扩张,血流量增加,心肌耗氧量降低。② 川芎嗪和川芎总生物碱,可降低麻醉犬外周血管的阻力;家兔肠系膜微循环观察显示:川芎嗪可增加微循环的血流速度和微血管的开放数目;又能扩张肺微动脉,加速肺微循环血流。③ 川芎嗪对胶原、ADP、凝血酶引起的家兔血小板聚集有很强的抑制和解聚作用。④ 川芎乙醇浸出液、水浸出液和其生物碱对麻醉兔、犬等,有持久而明显的降压作用;川芎水浸液对犬和大鼠慢性肾性高血压、大鼠可的松型高血压,均有很强的降压作用。⑤ 川芎浸膏小剂量时可促进已孕家兔离体子宫收缩、痉挛,大剂量时使子宫麻痹;小剂量时能抑制家兔和豚鼠离体小肠平滑肌的收缩,大剂量时则使其活动停止。⑥ 川芎嗪对家兔实验性肾炎有显著的治疗作用。⑦ 川芎嗪加入大鼠胰腺保存液中,可改善胰腺的保存效果,延长保存时间。⑧ 川芎对大肠杆菌、绿脓杆菌等多种杆菌、霍乱弧菌以及致病性皮肤真菌有抑制作用。⑨ 川芎还具有降血脂、镇静、抗血栓形成的作用。

丹　参

为唇形科多年生草本植物丹参[*Salvia miltiorrhiza* Bge.]的根及根茎。

【性味归经】苦,微寒。归心、肝经。

【功效】活血调经,凉血消痈,安神除烦。

【临床应用】

1. 活血调经:用于① 瘀血所致妇女月经不调、经闭、痛经、产后恶露不下及腹痛等症。本品为妇科调经要药,单用或配当归、川芎等以加强疗效。② 心胸、脘腹疼痛,跌打损伤瘀肿疼痛,癥瘕积聚及风湿痹痛等。本品广泛用于各种瘀血证,为活血化瘀之要药。心胸、脘腹疼痛,常配檀香、砂仁等;跌打损伤瘀滞疼痛,常配红花、当归等;癥瘕积聚,常配三棱、莪术等;风湿痹痛,常配防风、秦艽等。

2. 凉血消痈:用于疮疡痈肿。本品性寒,凉血活血,故能清瘀热、消痈肿,常与金银花、连翘等清热解毒药合用。

3. 安神除烦:用于① 热病所致之烦躁神昏。常配黄连、生地、竹叶等药。② 心阴不足,心火偏亢之心悸、失眠等。常配生地、当归、酸枣仁、麦冬等,如天王补心丹。

【用量用法】6～15 g,水煎服。

【注意事项】反藜芦。

【药理研究】

1. 化学成分:主要含丹参酮,隐丹参酮,丹参新酮,铁锈酮,丹参新醌甲、乙、丁及丹参酸等。

2. 药理作用:① 丹参煎剂有扩张家兔离体心脏冠状动脉,增加其血流量,减轻大鼠、家兔心肌缺血的损伤程度,缩小心肌梗死的范围,促进缺血损伤的恢复。② 丹参可降低动脉粥样硬化家兔血和肝组织中低密度脂蛋白及甘油三酯的含量;降低实验性动脉粥样硬化动物的主动脉硬化面积,降低主动脉壁胆固醇含量。③ 丹参能抑制心脏病患者或实验动物的血小板聚集及黏附功能,提高血小板内 cAMP 含量,降低血粘度,抑制凝血,激活纤溶,改善血液流变性,抑制血栓形成,对脑缺血有保护作用。④ 丹参对小鼠有镇静作用,程度与剂量成正比。⑤ 丹参对金黄色葡萄球菌及其耐药菌株、人型结核杆菌有较强的抑制作用,对大肠杆菌、变形杆菌、福氏痢疾杆菌、伤寒杆菌有抑制作用,对真菌铁锈色毛发癣菌和红色毛发癣菌也有抑制作用。⑥丹参对四氯化碳(CCl_4)引起的肝损害有保护作用,对肝脏纤维化有抑制作用。⑦丹参注射液能减轻实验动物创面水肿及炎症,促进愈合。⑧此外,丹参还具有抗溃疡、抗肿瘤、抗炎、抗艾滋病及乙肝病毒、抗肺损伤及肺纤维化、保肾及免疫调节等作用。

红　花

为菊科二年生草本植物红花[*Carthamus tinctorius* L.]的筒状花冠。

【性味归经】辛,温。归心、肝经。

【功效】活血调经,祛瘀止痛。

【临床应用】

1. 活血调经:用于瘀血所致的妇女月经不调,经闭,痛经,产后恶露不下,瘀滞腹痛等症。常配当归、川芎、桃仁等,如桃红四物汤。

2. 祛瘀止痛:用于跌打损伤之瘀滞疼痛,瘀滞胸痹心痛,血脉闭塞之紫肿疼痛,癥瘕积聚等。跌打损伤之瘀滞疼痛,常配红花、当归等药;瘀滞胸痹心痛,常配瓜蒌、丹参、桂枝等药;血脉闭塞之紫肿疼痛,常配赤芍、当归、乳香、没药等药;癥瘕积聚,常配三棱、莪术等药。

【用量用法】3～9 g,生用或水煎服。

【注意事项】有出血倾向者不宜多用。孕妇忌服。

【药理研究】

1. 化学成分:含红花黄色素:已分离出红色素和黄色素;苷类:红花醌苷、红花苷、新红花苷等;另含红花多糖、甘油酸酯类等。

2. 药理作用:① 红花水煎剂对多种实验动物的子宫有较强的兴奋作用,小剂量可使子宫产生节律性收缩,大剂量可使子宫的自动收缩加强,甚至出现痉挛。② 红花煎剂、红花黄素对血小板聚集有抑制和解聚作用,作用强度与剂量成正比,且能提高大鼠的纤维蛋白溶解活性,防止血栓形成。③ 红花煎剂能降低实验动物的冠脉阻力,增加冠脉及心肌营养性血流量;对心肌收缩力的影响是:小剂量时增强,大剂量时抑制;对模型动物之实验性心肌缺血、心梗、心律失常等,均有不同程度的对抗作用;红花黄色素对乌头碱引起的心律失常也有对抗作用。④ 红花醇提液对大鼠总动脉结扎所引起的急性缺氧性脑病有保护作用。⑤ 红花黄色素具有镇静、抗惊厥、镇痛及一定的降压作用。

桃　仁

为蔷薇科落叶小乔木桃[*Prunus persica*(L.)Batsch]或山桃[*P. davidiana*(Carr.)Franch.]的种仁。

【性味归经】苦、甘,平。有小毒。归心、肝、大肠经。

【功效】活血祛瘀,润肠通便。

【临床应用】

1. 活血祛瘀:用于① 瘀血所致妇女月经不调,经闭,痛经,产后瘀滞腹痛等。常与当归、川芎、红花等同用,如桃红四物汤、生化汤。② 跌打损伤之瘀滞疼痛。常配红花、当归等药。③ 癥瘕积聚。常配桂枝、赤芍、丹皮等。④ 肺痈、肠痈。痈乃热毒壅聚、气血凝滞所致,桃仁最善泄血分之壅滞。治肺痈,常配冬瓜仁、苇茎等,如千金苇茎汤;治肠痈,常配丹皮、大黄等,如大黄牡丹汤。

2. 润肠通便:用于年老体弱或久病体虚之肠燥便秘。常与杏仁、郁李仁、柏子仁等药配伍,如五仁丸。

【用量用法】6～10 g,打碎水煎服。

【注意事项】① 孕妇忌服。② 腹泻、便溏者慎用。③ 有小毒,不可过量。

【药理研究】

1. 化学成分:含苦杏仁苷、苦杏仁酶、乳糖酶、挥发油、脂肪油(油酸、甘油酯、亚油酸甘油酯)。

2. 药理作用:① 桃仁提取液静脉注射,可使家兔脑血管及外周血流量增加,腹腔注射可使小鼠耳血管扩张;临床观察显示:桃仁能改善血流不畅或阻滞,明显扩张脑血管,恢复各脏器组织功能。② 桃仁中的苦杏仁苷水解后,可产生苯甲醛和氢氰酸,后者抑制组织内呼吸,减少组织耗氧量,并能通过颈动脉窦的反射性,使呼吸加深,易于排痰。③ 桃仁提取液可抑制致敏小鼠之被动皮肤过敏反应的色素渗出量;桃仁及水提物能明显抑制抗体产生,具有抗过敏作用。④ 桃仁富含脂肪油,能润滑肠道,利于排便。⑤ 桃仁提取液可明显防止乙醇引起的小鼠肝脏丙二醛的产生和谷胱甘肽的耗竭,抑制四氯化碳引起的大鼠肝纤维化,有保肝及抗肝硬化作用。⑥ 桃仁可使小鼠出血时间显著延长;山桃仁能使小鼠的凝血时间显著延长,对血液流变学有改善作用。⑦ 桃仁尚有抗菌、镇痛、抗炎作用。

延 胡 索

为罂粟科多年生草本植物延胡索[*Corydalis turtschaninovii* Bess. f. *yanhusu* Y. H. Chow et C. C. Hsu]的块茎。

【性味归经】辛、苦,温。归肝、脾、心经。

【功效】活血散瘀,行气止痛。

【临床应用】

1.活血散瘀,行气止痛:用于气滞血瘀诸痛症。本品辛散温通,"能行血中气滞,气中血滞,专治一身上下诸痛"。其止痛效果颇佳。治疗胸痹心痛,配丹参、瓜蒌、薤白等;治疗胃痛,配白芍、枳实等;治疗胁肋疼痛,配柴胡、川楝子等;治疗痛经、产后瘀滞腹痛,配香附、当归、红花等;治疗寒疝腹痛,配小茴香、吴茱萸等;治疗跌打损伤、瘀滞疼痛,配红花、当归等;治疗风湿痹痛,配桂枝、秦艽、当归、防风等。

【用量用法】6～9 g,水煎服;或研末吞服。每次 1.5～3 g。

【药理研究】

1. 化学成分:含近 20 种生物碱,其中以延胡索乙素、甲素、丙素、丑素和去氢延胡索甲素的生物活性较强;尚有延胡索丁、戊、己、庚、壬、寅素等。

2. 药理作用:① 延胡索的醋制流浸膏、醇提出浸膏和散剂等多种制剂均有显著的镇痛作用,以上述三种剂型最佳;总碱中以延胡索乙素、丑素、甲素的镇痛作用为明显,而三者比较镇痛效果依次减弱。② 延胡索能扩张小鼠冠脉,增加冠脉血流量,对异丙肾上腺素引起的大鼠心肌坏死有保护作用;延胡索总碱可对抗垂体后叶素诱发的心电图 ST 段和 T 波升高,具有抗心肌缺血作用;总碱对乌头碱引发的大鼠心律失常具有显著的治疗作用,水溶部分对室早有效,非水溶部分对房早、交界性早搏有效;能扩张血管,降低血压,减慢心率。③ 延胡索及有效成分左旋四氢巴马汀对犬、家兔、猴有镇静催眠作用。④ 延胡索甲素皮下注射,对幽门结扎或阿司匹林引发的大鼠实验性胃溃疡有明显的保护作用,并可减少胃酸分泌。

牛 膝

为苋科多年生草本植物牛膝[*Achyranthes bidentata* Blume.]和川牛膝[*Cyathla officinalis* Kuan]的根。

【性味归经】苦、甘、酸,平。归肝、肾经。

【功效】活血通经,补益肝肾,强壮筋骨,利水通淋,引火(血)下行。

【临床应用】

1. 活血通经:用于① 瘀血所致的妇女月经不调,经闭,痛经,产后瘀滞腹痛等。常与红花、桃仁、当归等配伍,如桃红四物汤、生化汤。② 跌打损伤之腰膝瘀痛。与当归、乳香、续断等同用。

2. 补益肝肾,强壮筋骨:用于肝肾亏虚或痹证日久之腰膝酸痛乏力等症。以怀牛膝为佳。肝肾亏虚所致者,与熟地、杜仲、续断等药同用;痹证日久所致者,与桑寄生、杜仲、独活等药同用。

3. 利水通淋:用于小便不利,水肿,淋证等。治疗小便不利、水肿,与车前子、泽泻、熟地等配伍,如济生肾气丸;治疗淋证,与滑石、冬葵子等同用,如牛膝汤。

4. 引火(血)下行:用于① 肝阳上亢及火热(实火或虚火)上炎证。肝阳上亢之头痛、眩晕,与代赭石、白芍、牡蛎等同用,如镇肝息风汤;胃虚火上炎之口舌生疮,配石膏、知母、熟地等药,如玉女煎。② 气火上逆所致的上部出血证。如吐血、衄血,配代赭石、栀子等以引血下行,降火止血。

【用量用法】6～15 g,水煎服。
【注意事项】孕妇及月经过多者忌用。
【药理研究】

1. 化学成分:含三萜皂苷,水解后为齐墩果酸;昆虫变态激素:牛膝甾酮、促脱皮甾酮、紫茎牛膝甾酮等;尚含有多糖类成分等。

2. 药理作用:① 牛膝总皂苷能明显兴奋大鼠子宫平滑肌,表现为子宫收缩幅度增高、张力增强、频率加快;怀牛膝苯提取物、氯仿提取物具有较强的抗生育、抗着床和抗早孕作用。② 牛膝煎剂对麻醉犬等有短暂的降压作用。③ 怀牛膝煎剂可显著降低血浆 LPO 含量,提高 SOD 活性,延缓衰老。④ 牛膝甾酮和脱皮甾酮能明显促进小鼠氨基酸和蛋白质合成。⑤ 牛膝多糖对小鼠的免疫功能有显著的增强作用。⑥ 牛膝煎剂可明显改善小鼠戊巴比妥钠引起的记忆障碍,延长其负荷游泳时间。⑦ 牛膝煎剂对实验动物的胃肠平滑肌有抑制作用。⑧ 脱皮甾酮尚可降低动物的实验性高血糖。⑨ 怀牛膝可降低大鼠的红细胞聚集指数,红细胞压积,全血黏度,延长大鼠凝血酶原时间及血浆复钙时间;牛膝尚有扩张血管,改善循环的作用。⑩ 牛膝多糖能抗Ⅰ型单纯疱疹病毒。

益 母 草

为唇形科一年生或二年生草本植物益母草[*Leonurus heterophyllus* Sweet]的地上部分。

【性味归经】苦、辛,微寒。归肝、心、膀胱经。
【功效】活血调经,利水消肿。
【临床应用】

1. 活血调经:用于瘀血所致月经不调,经闭,痛经,产后瘀滞腹痛,恶露不尽等。本品善于活血调经,为妇科经产之要药,有益母之佳名。单用可熬膏服,如益母草膏。也可与当归、赤芍、川芎等配用,以加强活血调经之功,如《集验良方》益母丸。

近代以本品配马齿苋治妇科产后出血有较好疗效。

2. 利水消肿:用于水肿,小便不利等。有化瘀利尿消肿之功,对水瘀互结之水肿尤宜。可单用,也可配泽兰、白茅根等药。

【用量用法】10～30 g,水煎服,或熬膏,或入丸剂。

【注意事项】孕妇忌服。血虚无瘀者慎用。

【药理研究】

1. 化学成分：含益母草碱、益母草定碱、水苏碱等生物碱；芸香苷等黄酮类物质；尚含月桂酸、苯甲酸、延胡索酸及维生素等。

2. 药理作用：① 益母草碱对小兔、豚鼠、小鼠等的已孕或未孕，离体或在体子宫均有兴奋作用。② 益母草静脉注射可增加麻醉狗冠脉血流量，动脉注射可增加股动脉血流量，直接扩张血管壁，降低血管阻力；益母草腹腔注射能改善异丙肾上腺素引起大鼠的心肌缺血；益母草注射液对冠脉结扎所致的实验性心梗，能减少梗死范围，减轻病变程度。③ 对静脉注射ADP，冰水应激游泳、大面积烧伤等方法造成的大鼠血小板活性增高，益母草可抑制其血小板聚集；益母草煎剂灌胃可延长大鼠血栓形成时间，缩短血栓长度，减轻血栓重量，具有抗血栓形成作用。④ 益母草能减轻庆大霉素引起的大鼠肾脏近曲小管上皮细胞损伤，对庆大霉素引发的急性肾功能衰竭有一定的保护和治疗作用；益母草对肌注甘油所致之大鼠急性肾小管坏死也具有明显的防治作用。

表 8-8-1 部分活血化瘀药简表

药名	性味	归经	功能	主治	用量用法
穿山甲	咸,微寒	肝、胃	活血消癥 通经下乳 消肿排脓	① 癥瘕积聚，风湿痹痛 ② 血滞经闭，产后乳汁不下 ③ 痈肿疮毒初起或脓成未溃，瘰疬	3～10 g 水煎服
郁金	辛、苦寒	肝、胆心	解郁清心 凉血 利胆退黄	① 气滞血瘀胸、腹、胁痛 ② 高热神昏，癫痫，湿热黄疸 ③ 血热出血证	5～12 g 水煎服
三棱	苦、辛平	肝、脾	破血行气 消积止痛	① 气滞血瘀之癥瘕积聚，心腹瘀痛，经闭 ② 食积脘腹胀痛	3～10 g 水煎服
莪术	苦、辛温	肝、脾	破血行气 消积止痛	① 气滞血瘀之癥瘕积聚，心腹瘀痛，经闭 ② 食积脘腹胀痛	3～15 g 水煎服
乳香	辛、苦温	肝、心脾	活血行气止痛 消肿生肌	① 瘀血阻滞诸痛证 ② 跌打损伤，痈肿疮疡	3～10 g 水煎服
没药	苦、辛平	心、肝脾	活血止痛 消肿生肌	① 瘀血阻滞诸痛证 ② 跌打损伤，痈肿疮疡	3～10 g 水煎服
姜黄	辛、苦温	肝、脾	活血行气 通经止痛	① 血瘀气滞之心、胸、腹、胁疼痛，风湿痹痛，跌打损伤瘀血疼痛，经闭	3～10 g 水煎服

（刘　艳　杜立阳）

第九节　止血药

凡以制止体内外出血为主要作用的药物称为止血药。

止血药主要适用于出血证，如咯血、衄血、吐血、尿血、便血、崩漏及创伤出血等。

止血药有凉血止血、收敛止血、化瘀止血、温经止血等不同作用。临床应用时，必须根据出血的原因和具体症候，从整体出发，选择上述相应的止血药，并进行必要的配伍，方能收到满意的疗效。如属血热妄行者,应选用凉血止血药与清热凉血药配伍;如属气虚不能摄血者,应选用收敛止血药与补气药配伍;如属瘀血阻滞而出血不止者,应选用化瘀止血药与活血、行气药配伍;如属虚寒性出血,则应选用温经止血药与温里药配伍。

在使用凉血止血药物和收敛止血药时,必须注意有无瘀血。若出血兼有瘀血者,应酌加活血祛瘀药,不能单纯止血,以免有留瘀之弊。

小 蓟

为菊科多年生草本植物刺儿菜[*Cirsium setosum*(Willd.)MB.]的全草及地下茎。

【性味归经】苦、甘,凉。归心、肝经。

【功效】凉血止血,解毒消痈。

【临床应用】

1. 凉血止血:用于血热妄行之多种出血证。本品兼有利尿之功,最适于下焦湿热之热淋、血淋、尿血等,常与生地、滑石、淡竹叶等同用,如小蓟饮子;另外,血热妄行之吐血、咯血、衄血等,可与侧柏叶、白茅根、茜草根等烧灰服,如十灰散。

2. 解毒消痈:用于① 热毒痈肿诸症。单味内服或捣敷,亦可配其他清热解毒药。② 黄水疮、癣疮作痒。单味研末水调外敷或捣汁服。

此外,本品还能清肝胆湿热,可用于湿热黄疸、肝炎。近年亦用于肾炎及高血压病。

【用量用法】10～15g,水煎服;或适量,捣烂外敷。

【药理研究】

1. 化学成分:含有生物碱、黄酮三萜类化合物、简单酚酸;止血活性成分是刺槐素-7-鼠李葡萄糖苷、原儿茶醛、咖啡酸、绿原酸、蒲公英甾醇;降压活性成分是酪胺;其他类型的化合物有豆甾醇、β-谷甾醇、三十烷醇等。

2. 药理作用:① 动物实验显示:小蓟水煎剂可提高血小板数量,诱导血小板聚集,抑制纤溶,收缩血管,明显缩短出血和凝血时间,促进血液凝固;止血的有效成分是咖啡因和绿原酸,炒炭后小蓟止血作用更强。② 小蓟水煎剂及酊剂可增强离体蛙、兔、豚鼠心房肌收缩力,加快心脏收缩频率;对麻醉兔、犬、猫有明显的升压作用。③ 煎剂对金黄色葡萄球菌、溶血性链球菌、肺炎球菌、及伤寒杆菌、白喉杆菌、绿脓杆菌、福氏痢疾杆菌等多种致病菌有抑制作用;1:300乙醇浸剂对人型结核菌有抑制作用,而水煎剂浓度要比乙醇大300倍以上才有此作用。④ 小蓟对大鼠甲醛性关节炎、足肿胀具有消炎作用。⑤ 小蓟还有降血脂、利尿、利胆、舒张气管、抗肿瘤等作用。

白 及

为兰科多年生草本植物白及[*Bletilla striata*(Thunb.)Reichb. f.]的地下块茎。

【性味归经】苦、甘、涩、微寒。归肺、肝、胃经。

【功效】收敛止血,消肿生肌。

【临床应用】

1. 收敛止血:用于① 肺、胃出血证。肺阴不足之咯血,痰中带血,可配阿胶、枇杷叶、生地等同用,如白及枇杷丸;肺痨咯血,可与百部、穿心莲、羊乳根等同用;肺气不足之咯血,常配人参、黄芪等益气止血;胃、十二指肠溃疡之呕血,多研粉冲服,或配乌贼骨同用,如乌及散,既能止血,又能促进溃疡愈合。② 外伤出血。可单味,或与煅龙骨、煅石膏研末外敷。

2. 消肿生肌:用于① 痈肿疮毒初起,可配金银花、蒲公英等内服;疮痈已溃,脓水不干,久不收口,用本品与贝母、五倍子、黄连等研末外敷,可去腐生肌,如生肌干脓散。② 水火烫伤、手足皲裂、肛裂。研末麻油调外敷可促进伤口愈合。

【用量用法】5~10 g,水煎服;或每次1.5~3 g,研末吞服;外用适量。

【注意事项】① 外感咳血慎服。② 反乌头。

【药理研究】

1. 化学成分:含淀粉、葡萄糖、黏液质、挥发油、白及甘露聚糖等。

2. 药理作用:① 白及可显著缩短家兔凝血时间和凝血酶原时间,并能加速红细胞沉降率,抑制纤溶,加速血栓形成,有良好的止血作用。② 白及煎剂灌服,对大鼠盐酸引起的胃黏膜损伤或溃疡有明显的保护和抑制作用;白及粉对实验犬的胃及十二指肠穿孔有显著的治疗作用。③ 白及对实验动物烧烫伤,能促进肉芽生长和创面愈合。④ 白及对白色念珠菌、甲型链球菌、金黄色葡萄球菌及顺发癣菌等有抑制作用。

三　七

为五加科多年生草本植物三七[*Panax notoginseng*(Burk.)F. H. Chen]的根。

【性味归经】甘、微苦,温。归肝、胃经。

【功效】化瘀止血,消肿止痛。

【临床应用】

1. 化瘀止血:用于各种出血证。有止血不留瘀,散瘀不伤正的特点,对出血兼有瘀滞者。内伤出血,如咳血、吐血等,可单味研末吞服,或配花蕊石、血余炭等加强散瘀止血之功,如化血丹;热伤肺络兼有瘀滞,而见胸痛干咳,痰中带血,色紫暗,则配白茅根、大黄、龙骨等,加强凉血泻热、散瘀止血之功;咳血、吐血,日久不愈,配生龙骨、生牡蛎、山萸肉同用;吐血过多,气随血耗,配党参、山药、生地、知母同用,如保元寒降汤;外伤出血,可单味研末外敷。

2. 消肿止痛:用于① 跌扑闪挫,筋骨折伤,瘀肿疼痛。单味研末外敷并内服,或配乳香、没药、麝香、冰片为丸服,如黎洞丸;瘀肿明显者,配红花、赤芍、草乌、雪上一枝蒿,如三七伤药片。② 痈疡肿毒初起。单味研末醋调涂。

【用量用法】3~10 g,水煎服;或每次1~1.5 g,研粉吞服;外用适量。

【注意事项】① 本品性温,凡出血而见阴虚口干者,须配伍滋阴凉血药。② 孕妇忌服。

【药理研究】

1. 化学成分:含多种皂苷,其中三七皂苷水解后产生人参二醇、人参三醇;还含黄酮类化合物、氨基酸、槲皮素、葡萄糖苷、挥发油及胡萝卜素等;止血活性成分是三七氨酸等;活血成分是皂苷和黄酮等。

2. 药理作用:① 三七能缩短家兔和麻醉犬的凝血时间及后者的凝血酶原时间,具有良好的止血作用。② 三七注射液能促进人和家兔眼前房、玻璃体及球结膜内瘀血的吸收;三七总皂苷能抑制大鼠的实验性血栓形成。③ 三七注射液腹腔注射,或热三七皂苷肌内注射,均可使放血法造成的急性贫血家兔和大鼠模型的红细胞及血红蛋白含量增高。④ 三七能增加实验动物心脏冠脉流量,降低心肌耗氧量,改善心脏微循环,促进梗塞区侧支循环形成,抗心律失常,降低外周血管的阻力及血压。⑤ 三七及其成分人参二醇苷对大鼠甩尾法、小鼠热板法及扭体法等多种疼痛模型具有镇痛作用。⑥此外,三七还具有调节糖代谢、保肝、利胆、利尿、抗炎、抗衰老、抗肿瘤及增强肾上腺皮质功能等作用。

表 8-9-1 部分止血药简表

药 名	性 味	归 经	功 能	主 治	用量用法
藕节	甘、涩 平	心、肝 胃	收敛止血	各种出血证	10～15 g 水煎服
蒲黄	甘,平	肝、心	化瘀止血 利尿	各种出血证	3～10 g 水煎服(布包)
茜草	苦,寒	肝	凉血化瘀止血 通经	① 血热夹瘀的出血证 ② 血瘀经闭,跌扑损伤及风湿痹痛	10～15 g 水煎服
侧柏叶	苦、涩 微寒	肺、肝 大肠	凉血止血 化痰止咳	① 各种出血证 ② 肺热咳嗽痰多	10～15 g 水煎服
地榆	苦、酸 微寒	肝、胃 大肠	凉血止血 解毒敛疮	① 各种血热出血证 ② 烧烫伤,湿疹及痈肿疮疡	10～15 g 水煎服

(刘 艳 杜立阳)

第十节 消导药

凡以消化食积,治疗饮食积滞为主要作用的药物称为消导药,或消食药。

消导药多味甘,性平,主归脾胃二经,具有消食化积,开胃和中的功效。主要适用于饮食积滞,或宿食不消引起的脘腹胀满,食少纳呆,嗳腐吞酸,恶心呕吐,大便失调,以及脾胃虚弱所导致的消化不良,食欲减退等症。

临床应用消导药时,应根据病情酌情配伍行气、健脾、化湿、温里或清热等药物,以标本兼治,提高疗效。

山 楂

为蔷薇科落叶灌木或小乔木植物野山楂[*Crataegus cuneata* Sieb. et Zucc.]或北山楂[*C. pinnatigida* Bge. var. *major* N. E. Br.]的果实。

【性味归经】酸、甘,微温。归脾、胃、肝经。

【功效】消食化积,行气散瘀。

【临床应用】

1. 消食化积:用于① 饮食积滞证。可见脘腹胀满,腹痛泻泄,厌食恶心等症。本品为消肉食油腻积滞的要药,单味煎服,或与神曲、麦芽同用,以增强消食化滞作用,如大山楂丸;若食滞夹热,嗳腐吞酸,苔黄厚腻,再加莱菔子、连翘、茯苓等,如保和丸。② 小儿疳积。与白术、木香、扁豆、等配用以健脾消疳。

2. 行气散瘀:用于① 产后瘀滞腹痛,恶露不尽。常配益母草、当归、川芎、蒲黄等药。② 血滞经闭或痛经。偏寒者,与桂枝、红花、益母草、香附等同用;偏热者,与大黄、桃仁等同用。③ 疝气偏坠作痛。配橘核、小茴香等,以行气散结止痛,如疝气丸。④ 胸痹心痛。配丹参、党参、降香等。

现代常用于冠心病、高脂血症及高血压病等,大剂量生品单用,或配其他药均有效,如脉安冲剂、玉楂冲剂等。

【用量用法】5～10 g,单用可至 30 g,水煎服。

【注意事项】胃酸过多,胃、十二指肠溃疡,龋齿患者及孕妇慎服。

【药理研究】

1. 化学成分:含黄酮类化合物:槲皮苷、槲皮素、金丝桃苷、儿茶精等;以及多种有机酸:山楂酸、柠檬酸、苹果酸、齐墩果酸、枸橼酸、绿原酸等;尚含有苷类、糖类、维生素 B_2、维生素 C 及钙、磷、铁等。

2. 药理作用:① 山楂提取物能较长时间地增强在、离体蟾蜍的心肌收缩力;山楂制剂对豚鼠心脏有持久而显著的扩冠作用;动物实验还显示:山楂所含三萜烯酸类具有增加冠脉血流量,抗多种心律失常的作用;山楂总黄酮和三萜酸类有降压作用,以后者降压效果最强。② 山楂对家兔十二指肠平滑肌的运动亢进有抑制作用;山楂水溶液及醇提液对钡离子、乙酰胆碱所致大鼠及家兔的平滑肌收缩产生明显的抑制作用,对大鼠松弛的平滑肌有轻度兴奋作用。③ 山楂多种制剂能降低实验动物的血清胆固醇、甘油三酯与极低密度脂蛋白,减轻动脉粥样硬化病变。④ 山楂含脂肪酶,可增加胃中的消化酶,增加胃液分泌量,促进消化。⑤ 对各型痢疾杆菌、变形杆菌、大肠杆菌、绿脓杆菌、白喉杆菌、溶血性链球菌、金黄色葡萄球菌等有较强的抑菌作用。⑥ 此外,还有免疫增强及一定的镇静作用。

麦　芽

为乔木科一年生草本植物大麦[*Hordeum vulgare* L.]的成熟果实经发芽干燥而成。

【性味归经】甘,平。归脾、胃、肝经。

【功效】消食和中,回乳消胀。

【临床应用】

1. 消食和中:用于① 饮食积滞。尤宜于米面薯蓣之积及小儿乳食之积。单用或配神曲、山楂、谷芽等。② 脾虚食少。多与党参、山药、白术等补气健脾药同用。

2. 回乳消胀:用于妇女断乳或乳汁郁积引起的乳房胀痛。可单用大量生品煎服。

现代常用于急性肝炎,以大麦芽的幼根制成糖浆连续服用,近期观察,对增进食欲,缓解肝痛等有一定效果。

【用量用法】10～15 g,回乳用 30～120 g,水煎服;或入丸、散。生麦芽健胃作用较好,炒麦芽回乳作用较好。

【注意事项】妇女授乳期慎服,以免乳汁减少。

【药理研究】

1. 化学成分:主要含多种酶类:淀粉酶、催化酶、转化糖酶、酯酶、氧化酶、朊酶等;尚含有蛋白质、氨基酸、维生素(B、D、E)、脂肪、卵磷脂、麦芽糖、葡萄糖、糊精及大麦芽碱等。

2. 药理作用:① 所含淀粉酶可将淀粉分解为麦芽糖和糊精,有助消化。麦芽浸剂可降低正常人及家兔血糖。② 大麦碱可增强豚鼠子宫的紧张和运动;对新斯的明引起的猫支气管痉挛有扩张作用。③ 麦芽小剂量可催乳,大剂量则抑乳。④ 大麦碱尚有有抗真菌作用。

鸡 内 金

为雉科动物鸡[*Gallus gallus domesticus* Briss.]的砂囊的角质内壁。

【性味归经】甘,平。归脾、胃、小肠、膀胱经。

【功效】消食运脾,缩尿止遗,散瘀化石。

1. 消食运脾:用于① 饮食积滞。本品消食化积作用强,用于米面薯芋、肉食油腻等各种积滞证。常与神曲、山楂、麦芽等同用,以增强化滞消积之功;若积滞固结,脘腹胀痛,大便秘结,可与木香、厚朴、槟榔、大黄等配用以行气导滞通便。② 小儿疳积。见面黄肌瘦,肚腹膨大,或有低热,可与银柴胡、胡黄连、使君子、白术等同用。

2. 缩尿止遗:用于遗精、遗尿等。治疗遗精,与菟丝子、芡实等同用;治疗遗尿,与桑螵蛸、益智仁、覆盆子等同用。

3. 散瘀化石:用于① 砂淋,石淋,即现代泌尿系结石,可与金钱草、石韦、海金砂、黄芪等同用,以化石通淋,益气扶正。② 胆结石,可与金钱草、木香、大黄等同用。

【用量用法】3~10 g,大剂量可用至 20 g,水煎服;或每次 1.5~3 g,研末吞服;或入丸、散。

【注意事项】本品含胃激素,易受高热破坏,生用研末服效果比煎剂好。

【药理研究】

1. 化学成分:含胃激素、角蛋白、多种氨基酸、少量胃蛋白酶、淀粉酶及氯化铵等。

2. 药理作用:① 成人服用鸡内金后,可出现胃液分泌量增加,酸度增高,胃运动增强,胃排空加快等变化,具有促进消化作用。② 鸡内金水煎液对加速排除体内放射性锶有作用,以酸提取物效果比水煎剂好,目前认为鸡内金所含氯化铵为促进锶排泄的有效成分之一。

表 8-10-1 部分消食药简表

药 名	性 味	归经	功 能	主 治	用量用法
神曲	甘、辛温	脾、胃	消食和胃	饮食积滞证	6~15 g 水煎服
莱菔子	辛、甘平	脾、胃肺	消食除胀降气化痰	① 食积气滞证 ② 咳嗽痰多,胸闷食少	6~10 g 水煎服

(刘 艳 杜立阳)

第十一节 收敛药

凡以收敛固涩为主要作用,主要治疗各种滑脱证的药物称收敛药,或固涩药。

收敛药多味酸、涩,性温或平,主归肺、脾、肾、大肠四经。具有固表止汗,固精缩尿,敛肺止咳,收敛止血,涩肠止泻,止带等功效,适用于久病体虚所致的自汗、盗汗、久咳、久喘、久泻、久痢、遗精、滑精、遗尿、尿频以及崩漏、带下等脱证。

收涩药为治标之药,临床应用时应根据"治病必求其本"的原则,配合相应的补虚药,以标本兼顾。

收涩药对实邪未尽诸症,如表邪未解、湿热泻痢、咳嗽、带下、出血等均不宜应用,否则有"闭门留寇"之弊。

五 味 子

为木兰科多年生落叶木质藤本植物北五味子[*Schisandra chinensis* Baill.]和南五味子[*S. sphenanthera* Rehd. et Wils.]的成熟果实。

【性味归经】酸,温。归肺、肾、心经。

【功效】敛肺滋肾,生津敛汗,涩精止泻,养心安神。

【临床应用】

1. 敛肺滋肾:用于肺虚久咳及肺肾两虚之久咳虚喘。本品能上敛肺气,下滋肾阴,对肺虚有寒者,与细辛、干姜、茯苓、甘草同用,如五味细辛汤;对肺气阴两虚,久咳不已者,与人参、乌梅、罂粟壳、贝母、阿胶、款冬花等同用,如九仙散;对肺肾阴虚之干咳气喘者,与熟地、山萸肉、丹皮等同用,如都气丸。

2. 生津敛汗:用于① 津伤口渴。如热伤气阴,口渴汗多,气短懒言者,可与人参、麦冬同用,如生脉散。② 阴虚津亏之消渴证。常与生地、黄芪、知母、葛根、天花粉等同用,如玉液汤。③ 自汗、盗汗。可与麻黄根、牡蛎及益气或养阴清热药同用。

3. 涩精止泻:用于① 肾虚之遗精、滑精。配覆盆子、枸杞子、菟丝子、车前子补肾涩精,如五子衍宗丸。② 脾肾阳虚之久泻不止。与吴茱萸、补骨脂、肉豆蔻同用,如四神丸。

4. 养心安神:用于阴血亏虚之心神不安证。常配生地、酸枣仁、丹参、麦冬等,如天王补心丹。

【用量用法】2～6 g,水煎服。

【注意事项】表邪未解,内有实热及胃酸过多者慎服。

【药理研究】

1. 化学成分:含挥发油、木脂素类、酚类化合物、有机酸类、柠檬醛、叶绿素树脂、鞣质、甾醇、维生素(C、E)、脂肪及糖类。

2. 药理作用:① 五味子能平衡调节大脑皮层兴奋和抑制过程,改善人的智力活动,提高工作效率。② 五味子对离体蛙心具有强心作用;具有增加麻醉犬冠脉血流量的作用;水醇提取物对兔等具有降压作用;五味子素、五味子酯等,对肾上腺素、$CaCl_2$、PGE_2 所致的实验动物的血管收缩具有缓解作用。③ 水醇提物对犬、兔的呼吸具有明显兴奋作用;五味子素和挥发油具有显著的镇咳作用;醚提物具有镇咳、祛痰作用。④ 五味子对 $CaCl_2$ 引起的家兔等的肝脏损伤具有保护作用;五味子醇乙、五味子酯、五味子木素酚 A 分别对扑热息痛、半乳糖胺、免疫引起的肝损伤具有保护和抑制作用。⑤ 五味子素有抑制胃液分泌,抗实验性胃溃疡及利胆作用。⑥ 五味子对机体非特异性刺激的防御能力具有显著的增强作用。⑦ 乙醇浸液体外对多种革兰阴性、阳性菌有抑制作用;对绿脓杆菌有抗菌作用;体内外均有抗病毒作用。⑧ 五味子能加强实验动物脑、肝、肌肉中葡萄糖和果糖的磷酸化过程,增加血糖和血乳酸。⑨ 五味子还有镇静、抗惊厥、抗肿瘤、抗肾病变及抗氧化作用。

乌 梅

为蔷薇科落叶乔木植物梅[*Prunus mume*(Sieb.)et Zucc.]的未成熟果实(青梅)的加工

熏制品。

【性味归经】酸、涩,平。归肝、脾、肺、大肠经。

【功效】敛肺止咳,涩肠止泻,生津止渴,安蛔止痛。

【临床应用】

1. 敛肺止咳:用于肺虚久咳,干咳痰少。与罂粟壳、阿胶、杏仁等配伍,如一服散。

2. 涩肠止泻:用于久泻,久痢。与罂粟壳、诃子等同用,如固肠丸。

3. 生津止渴:用于津伤口渴及消渴证。配天花粉、麦冬、葛根、人参等,如玉泉丸。

4. 安蛔止痛:用于肠道蛔虫及胆道蛔虫病。常配黄连、花椒、细辛、干姜等安蛔和胃,如乌梅丸。

【用量用法】3~10 g,水煎服。

【注意事项】本品味酸涩收敛,凡外有表邪或内有实热积滞者慎服。

【药理研究】

1. 化学成分:乌梅未成熟果实含苹果酸、枸橼酸、琥珀酸、酒石酸、谷甾酸、齐墩果酸;种子含苦杏仁苷、脂肪油、挥发油;成熟的果实含氢氰酸等。

2. 药理作用:① 乌梅水煎剂对多种致病菌及真菌有抑制作用。② 乌梅煎剂可兴奋猪蛔虫;狗灌服乌梅煎剂后,其胆汁能刺激蛔虫后退。③ 乌梅煎剂有轻度胆囊收缩作用。④ 乌梅煎剂可对抗豚鼠组胺休克及蛋白质过敏性休克。⑤ 对离体兔肠有明显抑制作用。⑥ 乌梅水煎剂对华支睾吸虫有显著的抑制作用。⑦ 乌梅能增强机体的免疫功能。

山 茱 萸

为山茱萸科落叶小乔木植物山茱萸[*Cornus officinalis* Sieb. et Zucc.]除去果核的果肉。

【性味归经】酸、涩,微温。归肝、肾经。

【功效】补益肝肾,收敛固涩。

【临床应用】

1. 补益肝肾:用于治疗肝肾亏虚证。本品温润不燥,既能补阴,又能补阳。肝肾阴虚,头晕目眩,腰酸耳鸣者,常与熟地、山药等配伍,如六味地黄丸;肾阳不足,腰膝酸软,小便不利者,常与肉桂、附子、熟地、山药等配伍,如金匮肾气丸;肾阳虚阳痿者,常与补骨脂、巴戟天、淫羊藿等配伍。

2. 收敛固涩:用于① 遗精,遗尿。本品既能补肾益精,又能固精止遗,治疗遗精,常与熟地、山药等同用;治疗遗尿,常与覆盆子、金樱子、沙苑子等同用。② 汗出不止,体虚欲脱证。本品能敛汗固脱,常与人参、龙骨、牡蛎等配伍。③ 崩漏下血及月经过多。本品能补肝肾,固冲任,常与黄芪、白术、龙骨、五味子等同用,如固冲汤。

【用量用法】5~10 g,大剂量可用 30 g,水煎服;或入丸、散。

【注意事项】本品性温收敛,素有湿热、小便淋漓涩痛者,不宜应用。

【药理研究】

1. 化学成分:含山茱萸苷、皂苷;尚含苹果酸、熊果酸、没食子酸、酒石酸、山茱萸鞣质及胡萝卜素等。

2. 药理作用:① 对麻醉开胸猫心功能各项指标的观察发现:山茱萸注射液能扩张外周

血管,增加心肌收缩力,提高心脏效率,升高血压;能明显延缓晚期失血性休克家兔和大鼠的血压下降,延长其存活时间,具有强心及抗休克作用。② 水煎液能明显增加小鼠的血红蛋白含量,提高其抗缺氧能力,延长其负荷游泳时间,具有增强体力和抗缺氧作用。③ 水煎液能抑制大鼠棉球肉芽肿组织增生及蛋清引起的足肿胀,表现出抗炎作用。④ 醇提液可明显降低小鼠血糖、血脂。⑤ 山茱萸醇提液静脉注射,又可抑制 ADP 引起的家兔血小板聚集。

表 8-11-1　部分收敛药简表

药名	性味	归经	功能	主治	用量用法
桑螵蛸	甘、咸平	肝、肾	固精缩尿 补肾助阳	① 肾虚遗精,遗尿 ② 肾虚阳痿	6～10 g 水煎服
覆盆子	甘、酸微温	肝、肾	补肾固精缩尿 养肝明目	① 肾虚遗精,滑精,尿频,遗尿 ② 肝肾不足,目暗不明	5～10 g 水煎服
莲子	甘、涩平	脾、肾心	益肾固精 补脾止泻 止带养心	① 肾虚遗精,遗尿 ② 脾肾亏虚之食少,久泻,带下等 ③ 心肾不交之心悸,失眠,心烦	10～15 g 水煎服
莲须	甘、涩平	心、肾	固肾涩精	肾虚遗精,滑精,遗尿,尿频,带下等	1.5～5 g 水煎服
芡实	甘、涩平	脾、肾	益肾固精 补脾止泻 除湿止带	① 肾虚遗精,滑精 ② 脾肾亏虚之食少,久泻,带下等	10～15 g 水煎服
麻黄根	甘,平	肺	敛肺止汗	① 自汗,盗汗	3～9 g 水煎服
浮小麦	甘,凉	心	敛汗、益气 除热	① 自汗,盗汗 ② 骨蒸劳热	15～30 g 水煎服
罂粟壳	酸、涩平、有毒	肺、肾大肠	涩肠止泻 敛肺止咳 止痛	① 久泻,久痢 ② 肺虚久咳 ③ 胃痛,腹痛,筋骨疼痛	3～6 g 水煎服
诃子	苦、酸、涩平	肺、大肠	涩肠止泻 敛肺止咳 利咽开音	① 久泻,久痢,脱肛等 ② 肺虚久咳,失音	3～10 g 水煎服

(刘　艳　杜立阳)

第十二节　平肝息风药

凡以平肝潜阳,或息风止痉为主要作用的药物,称平肝息风药。

平肝息风药均入肝经,主要适用于肝阳上亢的头痛眩晕及肝风内动的痉厥抽搐等。

临床应用平肝息风药时,必须注意以下两个方面:

1. 应根据病因、病机和兼证的不同,适当配伍补血、滋阴、清热、泻火、祛痰或安神药等,以标本同治。如因热甚动风者,须配伍清热泻火药;因阴虚血少生风者,须配伍养阴补血药;兼夹痰邪者,须配伍祛痰药;兼有心悸失眠者,又当配伍安神药。

2. 本类药药性有寒凉与温燥之不同,临床应用时应予区别。如属阴血亏虚者,当慎用或忌用温燥药;属脾虚慢惊者,应慎用寒凉药。

羚 羊 角

为牛科动物赛加羚羊[*Saiga tatarica* L.]的角。

【性味归经】咸,寒。归肝、心经。

【功效】平肝息风,清肝明目,清热解毒。

【临床应用】

1. 平肝息风:用于肝风内动之惊痫抽搐。能清肝热,息肝风,尤宜于热极生风之惊痫抽搐,常配钩藤、地黄、桑叶、菊花、白芍等,如羚角钩藤汤。

2. 清肝明目:用于① 肝火上炎之目赤头痛。常配龙胆草、草决明、黄芩、车前子等清肝泻火药,如羚羊角散。② 肝阳上亢之头痛眩晕。常配石决明、菊花等药。

3. 清热解毒:用于① 风热感冒,发热咽痛。与金银花、牛蒡子、连翘、薄荷等同用。② 温热病之高热神昏,热毒发斑。与石膏、犀角、寒水石等同用,如紫雪丹。

【用量用法】1～3 g,以水单煎 2 个小时以上,取汁服;或 0.3～0.6 g,研末吞服。

【药理研究】

1. 化学成分:含角质蛋白、胆固醇、磷酸钙、磷脂类及不溶性无机盐等。其中角蛋白含量较多,水解后含多种氨基酸及多肽物质。

2. 药理作用:① 羚羊角醇提液腹腔注射,可明显延长小鼠硫贲妥钠的睡眠时间;水煎剂可降低咖啡因所致惊厥率,提高其恢复率,具有镇静及抗惊厥作用。② 小鼠热板法和扭体法实验显示:羚羊角和其水提液能明显提高小鼠的痛阈,具有很强的镇痛作用。③ 羚羊角水煎剂对麻醉猫具有降压作用。④ 水煎剂或醇提液,小剂量时可加强离体蛙心收缩力,中剂量时表现为抑制,大剂量时引起心率减慢、减弱或停跳。⑤ 羚羊角多种制剂对人工发热的家兔和大鼠体现出不同程度的解热效应。

天 麻

兰科多年寄生草本植物天麻[*Gastrodia elata* Bl.]的块茎。

【性味归经】甘,平。归肝经。

【功效】平肝潜阳,息风止痉,祛风通络。

【临床应用】

1. 平肝潜阳:用于① 肝阳上亢或肝风上扰之头痛,眩晕。本品为止眩晕的良药,常配钩藤、石决明、黄芩、牛膝等,如天麻钩藤饮。

2. 息风止痉:用于肝风内动之惊痫抽搐。本品味甘质润,药性平和,寒热虚实皆可用,常与钩藤、羚羊角等配伍。

3. 祛风通络:用于① 风湿痹痛。配秦艽、桑枝、羌活等,如秦艽天麻汤。② 中风后遗症。配当归、川芎、牛膝、杜仲等养血活血之品。

【用量用法】3～9 g,水煎服;或每次 1～1.5 g,研末吞服。

【药理研究】

1. 化学成分:含天麻苷、天麻苷元、香荚兰醇、香荚兰醛、琥珀酸、柠檬酸、多种氨基酸、维生素 A 类物质、微量元素、微量生物碱等。

2. 药理作用:① 天麻多种制剂和成分能抑制小鼠等的自发活动,延长硫喷妥钠、戊巴比妥钠的睡眠时间；浸膏能降低戊四氮引起的动物惊厥率和死亡率,缩短惊厥持续时间；煎剂、乙醇浸出物及香荚兰醇均能有效阻止实验性癫痫的发作,控制脑部癫痫样放电,具有镇静、抗惊厥、抗癫痫作用。② 电击鼠尾法实验显示天麻醇提取液有镇痛作用。③ 天麻、天麻苷及天麻苷元对多种实验动物有扩张血管,降低外周血管阻力及明显降压作用。④ 天麻液静脉或腹腔注射可增加家兔和小鼠的脑血流量。⑤ 此外,天麻有增强机体耐缺氧能力、抗氧化、延缓衰老及抗炎等作用。

全　　蝎

为蚶蝎科昆虫东亚蚶蝎[*Buthus martensi* karsch.]的干燥体。

【性味归经】辛,平。有毒。归肝经。

【功效】息风止痉,通络止痛,解毒散结。

【临床应用】

1. 息风止痉：用于痉挛抽搐。本品有良好的息风止痉之功,广泛用于各种原因引起的痉挛抽搐。如小儿高热惊风,可配牛黄、天麻、钩藤、僵蚕、天竹黄等,以清热息风定惊,如牛黄镇惊丸；破伤风之痉挛抽搐,角弓反张,多配天南星、蝉衣、防风等,如五虎追风散；中风偏瘫,口眼歪斜或面部肌肉抽动,常配白附子、僵蚕等药,如牵正散。

2. 通络止痛：用于① 顽固性偏正头痛。常配蜈蚣、白芷、川芎、天麻等祛风通络止痛药；② 风湿顽痹。以久痹拘挛,关节变形者为佳,常配白花蛇、防风、地龙、川乌等。

3. 解毒散结：用于① 瘰疬痰核。可单用本品泡酒或研末黄酒送服。② 疮疡肿毒,常配栀子同麻油煎黑去渣,入黄蜡化膏敷之。

【用量用法】2～5 g,水煎服；或每次 0.6～1 g,研末吞服。

【注意事项】① 血虚生风者慎用。② 全蝎辛散有毒,用量不宜过大。

【药理研究】

1. 化学成分：含蝎毒,系类似蛇毒神经毒的蛋白质；尚含甜菜碱、三甲胺、牛磺酸、软脂酸、硬脂酸、氨基酸、胆甾醇、卵磷脂及铵盐等。

2. 药理作用：① 全蝎粉能对抗士的宁、烟碱等引起的小鼠惊厥；对抗头孢菌素引起的大鼠癫痫。② 全蝎提取液可抑制大鼠下腔静脉血栓形成,延长凝血酶原时间和激活部分凝血酶原时间,降低纤溶酶原含量和凝血酶活性,具有抗血栓作用。③ 蝎毒素对离体蛙心呈低浓度兴奋,高浓度抑制；蝎毒静脉注射可升高大鼠血压,增强其心肌收缩力,改善其左心室的收缩功能。④ 提取液能明显抑制乳腺癌荷瘤小鼠肿瘤、细胞肉瘤的生长；全蝎醇制剂体外可抑制人肝癌细胞的呼吸；全蝎水提物和醇提物则能分别抑制人肝癌细胞及肠癌细胞,具有抗肿瘤作用。⑤ 蝎毒可升高动物血糖,分解肝糖原、肌糖原,对糖代谢有一定的影响。⑥ 此外,全蝎尚有抗结核杆菌的作用。蝎毒毒性甚剧,可使呼吸麻痹致死。

代 赭 石

为三方晶系赤铁矿的矿石,主要成分是 Fe_2O_3。

【性味归经】苦,寒。归肝、心经。

【功效】平肝潜阳,重镇降逆,凉血止血。

【临床应用】
1. 平肝潜阳：用于肝阳上亢所致的头痛眩晕等症。多与天冬、龙骨、牡蛎、白芍、龟板等药同用，如镇肝息风汤。
2. 重镇降逆：用于① 胃气上逆而致的呕吐，呃逆等症。常配旋复花、半夏、生姜、人参等，如旋复代赭汤。② 肺气上逆之咳喘。常配杏仁、桑白皮、苏子等。
3. 凉血止血：用于多种血热出血证。如肺热咯血，可配茜草根、侧柏叶、地骨皮等；胃热呕血，可与白及、三七、黄连、丹皮、生地等同用；肠热便血，常配槐花、地榆等。

【用量用法】9～30 g，水煎服。

【注意事项】孕妇慎用。

【药理研究】
1. 化学成分：主要含三氧化二铁；尚含中等量硅酸及铝化物、小量镁、锰、钙、钛等。
2. 药理作用：① 内服后能收敛胃肠壁，保护胃肠粘膜面；吸收入血，可促进血细胞生成。② 注射代赭石溶液，可使麻醉兔肠蠕动亢进；对豚鼠离体小肠也具有明显的兴奋作用。

表 8-12-1　部分平肝息风药简表

药　名	性　味	归　经	功　能	主　治	用量用法
石决明	咸，寒	肝	平肝息风 清肝明目	① 肝阳上亢之头痛，耳鸣，眩晕 ② 肝火或风热之目赤肿痛，翳膜遮睛，视物昏花	15～30 g 先煎水煎服
钩藤	甘，微寒	肝、心包	息风止痉 清热平肝	① 肝风内动之惊痫抽搐 ② 肝阳上亢或肝火上炎之头痛，耳鸣，眩晕等	10～15 g 水煎服
地龙	咸，寒	肝、脾 膀胱	清热息风 通络 平喘 利尿	① 高热惊痫，癫狂，抽搐 ② 风湿痹证 ③ 肺热咳喘 ④ 膀胱有热之小便不利或不通	5～15 g 水煎服
蜈蚣	辛，温 有毒	肝	息风止痉 攻毒散结 通络止痛	① 痉挛抽搐 ② 痈肿疮疡，瘰疬结核 ③ 风湿顽痹，顽固性头痛	1～3 g 水煎服
白僵蚕	咸、辛 平	肝、肺	息风止痉 祛风止痛 化痰散结	① 痉挛抽搐 ② 风中经络之口眼歪斜 ③ 风疹瘙痒或风热头痛目赤等 ④ 痰核，瘰疬	3～10 g 水煎服 1～1.5 g 研末吞服
牡蛎	咸、涩 微寒	肝、肾	平肝潜阳 软坚散结 收敛固涩	① 肝阳上亢之头痛，耳鸣，眩晕 ② 瘰疬结核，癥瘕积聚 ③ 遗精，遗尿，崩漏，带下，自汗，盗汗等滑脱诸证	10～30 g 先煎水煎服

（刘　艳　杜立阳）

第十三节　安神药

凡以安定神志为主要功效，用于治疗神志失常类病证的药物，称为安神药。

神志失常类病证与心、肝两脏关系密切，而该类药也多入心、肝二经。

安神药多属矿石，贝壳或植物的种子，前两种质地沉重，多具有重镇安神的作用；后者质润滋养,多具有养心安神的作用。安神药主要适用于心神不宁之证,如心悸怔忡,失眠多梦,健忘烦躁,以及癫狂、癫痫等症。

本类药中的矿物类药材易伤胃气,如制成丸、散内服,只宜暂用,不宜久服。个别药物具有毒性,应用时更应慎重。

朱　砂

为三方晶系辰砂的矿石。

【性味归经】甘,寒。有小毒。归心经。

【功效】镇心安神,清热解毒。

【临床应用】

1. 镇心安神:用于心神不安证。本品即能清热又能安神,可用于多种原因引起的心神不安证,但最适于心火亢盛所致之证。心火亢盛之心悸失眠,多与黄连、生地、当归、甘草等配伍,以加强清心安神之力,如朱砂安神丸;癫痫,常与僵蚕、天麻、胆南星等息风豁痰定惊之品同用,如定痫丸;温热病高热烦躁,神昏谵语等,多与牛黄、黄连、犀角等清热解毒,醒神开窍药同用,如安宫牛黄丸。

2. 清热解毒:用于① 疮痈肿毒。多外用,常配雄黄、山慈姑等同研外敷以解毒消肿,如紫金锭。② 咽喉肿痛,口舌生疮。多配冰片、硼砂、朴硝等研末吹喉,以清热解毒,消肿止痛,如冰硼散。

【用量用法】每次 0.3~1 g,入丸、散剂;外用适量。

【注意事项】忌用火煅,不宜过量或久服,多服令人汞中毒。

【药理研究】

1. 化学成分:主要含硫化汞;常夹有雄黄,少量硒、碲、磷灰石、沥青质等。

2. 药理作用:① 朱砂有防腐解毒作用,外用可抑杀皮肤细菌及寄生虫等。② 人工朱砂给家兔灌胃,能使尿排出总氮量增加,体重也有增加。③ 朱砂所含之汞,高浓度时可抑制多种酶的活动;进入体内,主要分布于肝、肾,引起肝肾损害;可透过血脑屏障直接损害中枢神经系统。

酸　枣　仁

为鼠李科小乔木或落叶灌木植物酸枣[Ziziphus jujuba Mill.]的成熟种子。

【性味归经】甘,酸,平。归心、肝经。

【功效】养心安神,生津敛汗。

【临床应用】

1. 养心安神:用于心悸失眠多梦等神志不安证。属心阴血亏虚者,可与生地黄、玄参、柏子仁等滋阴养心药同用,如天王补心丹;属肝阴血不足者,常配茯苓、知母、川芎、甘草,如酸枣仁汤。

2. 生津敛汗:用于① 自汗,盗汗。气虚自汗,可与党参、黄芪、茯苓、五味子等药同用,以益气固表敛汗;阴虚盗汗,常与白芍、山茱萸、生地等药同用,以养阴敛汗。② 消渴病之口干舌燥。与乌梅、酸石榴子、麦冬等配用,如酸枣仁丸。

【用量用法】10~20 g,水煎服;或 1.5~3 g,研末吞服。

【药理研究】
1. 化学成分:含脂肪油、蛋白质、维生素 C、两种甾醇、两种三萜化合物(白桦脂醇和白桦脂酸)、酸枣仁皂苷 A 及 B 等。
2. 药理作用:① 酸枣仁煎剂对人及实验动物有较强的镇静与催眠作用,能抑制苯丙胺引起的小鼠兴奋状态,与巴比妥类药有协同作用,黄酮是镇静、催眠的有效成分之一。② 煎剂可对抗士的宁引起的惊厥,降低死亡率,具有抗惊厥作用。③ 小鼠扭体及热板实验还证实煎剂有镇痛作用。④ 水提物对氯化钡、氯仿、乌头碱引发的实验动物的心律失常有对抗作用;水溶液对垂体后叶素引起的心肌缺血有改善作用。⑤ 酸枣仁总苷腹腔注射能减少脑缺血大鼠模型缺血组织 MDA 及水的含量,增高 SOD、CK、LDH 活性,降低乳酸含量,减轻脑神经细胞的损伤,对脑缺血损伤具有保护作用。⑥ 总皂苷等对麻醉猫及大鼠有明显的降压作用。⑦ 酸枣仁多糖能增强小鼠的免疫功能,对放射损伤有保护作用。⑧ 此外,酸枣仁尚有降脂、抗脂质过氧化、抗肿瘤及抑制血小板聚集的作用。

远 志

远志科多年生草本植物远志[*Polygala tenuifolia* Willd.]或卵叶远志[*P. sibirica* L.]的根。

【性味归经】辛、苦,微温。归心、肺、肾经。
【功效】安神益智,祛痰开窍,消散痈肿。
【临床应用】
1. 安神益智:用于① 惊悸多梦,失眠健忘等症。属心肾不交者,本品即能宁心神,又能通肾气,为交通心肾之良药,常配龙齿、茯神等药,如安神定志丸;属心脾两虚者,常配人参、当归、酸枣仁、麦冬等药,如归脾汤。
2. 祛痰开窍:用于① 痰蒙心窍所致精神错乱,癫痫发狂。常与菖蒲、天竺黄、郁金、胆南星、白矾等同用,以增强豁痰开窍之功。② 咳嗽痰多,咳痰不爽。能使痰涎稀释易于咳出,常配桔梗、贝母、杏仁、紫菀等祛痰止咳药。
3. 消散痈肿:用于痈疽肿毒,乳痈肿痛。常单用浸酒饮,或研末黄酒送服,或研末酒调外敷,或浓煎取汁涂搽患处。

【用量用法】$5\sim15\,g$,水煎服。
【注意事项】胃炎及溃疡病者慎用。
【现代药理】
1. 化学成分:含远志皂苷,水解后可分得远志皂苷 A、B、C、D、E、F、G;另含远志醇、N-乙酰-D-氨基葡萄糖、果糖、细叶远志定碱、脂肪油、生物碱、树脂等。
2. 药理作用:① 远志皂苷对胃黏膜有刺激,在引起恶心的同时,反射地增加支气管分泌,具有明显的祛痰作用。② 流浸膏对实验性在体及离体,未孕或已孕动物子宫均有兴奋作用。③ 远志醇提物在体内可抑制革兰阳性菌、痢疾杆菌、人型结核杆菌及伤寒杆菌;煎剂可抑制肺炎双球菌。④ 远志皂苷有很强的溶血作用,但其口服不吸收入血。⑤ 此外,远志还具有降血脂、降压、抗突变、抗癌、利尿、镇静、催眠及较强的抗惊厥作用。⑥ 药理实验表明:不去心远志的溶血作用及毒性是去心远志的 1/2,但前者镇静作用较后者稍强,祛痰作用相似。

表 8-13-1 部分安神药简表

药名	性味	归经	功能	主治	用量用法
龙骨	甘、涩 平	心、肝 肾	镇惊安神 平肝潜阳 收敛固涩	① 心悸,失眠,癫狂等心神不安证 ② 肝阳上亢之头痛,眩晕 ③ 滑脱诸证	15～30 g 先煎水煎服
龙齿	甘、涩 凉	心、肝	镇惊安神	① 心悸,失眠,癫狂等心神不安证	15～30 g 水煎服
柏子仁	甘,平	心、肾 大肠	养心安神 润肠通便	① 心阴虚或心肾不交之心悸失眠 ② 肠燥便秘	10～20 g 水煎服
夜交藤	甘,平	心、肝	养心安神 祛风通络	① 阴血亏虚之心悸失眠,虚烦多梦 ② 血虚身痛,风湿痹痛	15～30 g 水煎服
灵芝	甘,平	心、肺 脾、肝 肾	养心安神 益气补血 止咳平喘	① 气血不足之心神不安证 ② 气血两虚诸症 ③ 咳嗽、咳喘	3～15 g 研末吞服 或浸酒服

(刘　艳　杜立阳)

第十四节　温里药

凡能温里除寒,主要用以治疗里寒证的药物,称为温里药。

温里药多味辛,性或温或热,辛散温通,扶助阳气,偏走脏腑而驱散里寒,部分药还有回阳作用,适用于里寒证。如寒从外侵,直中脾胃的,可用温里药驱散中焦之寒邪;如阳气虚衰,寒从内生的,可用温里药扶助阳气;如阳气衰微,阴寒内盛之亡阳证,见四肢厥冷、脉微欲绝者,可选用部分作用强烈的温里药以回阳救逆。

温里药根据其归经有心、肺、脾、胃、肝、肾之不同,而治疗不同脏腑的实寒证或虚寒证。主入心肾经者,能助阳通脉,治疗心肾阳虚证;主入脾胃经者,能温中散寒,治疗脾胃实寒证或脾胃虚寒证;主入肺经者,能温肺化饮,治疗肺寒痰饮证;主入肝经者,能暖肝散寒,治疗寒滞肝脉证。

使用温里药,应注意以下两点:

1. 外寒内袭,如兼有表证者,应配合解表药同用。
2. 本类药物辛热而燥,易于伤津耗液,凡属热证,阴虚证及孕妇均应忌用或慎用。

附　子

为毛茛科多年生草本植物乌头[*Aconitum carmichaeli* Debx.]的子根。

【性味归经】辛,大热,有毒。归心、脾、肾经。

【功效】回阳救逆,补火助阳,散寒止痛。

【临床应用】

1. 回阳救逆:用于亡阳证。如凉汗自出,四肢厥冷,脉微欲绝等,附子能助心阳以通脉,补肾阳以益火,常与干姜、甘草同用,以加强回阳救逆之功,如四逆汤。现代临床常用于心源性休克、心力衰竭等急重症。

2. 补火助阳:用于各种阳虚证。肾阳不足,命门火衰之腰膝酸软,畏寒肢冷,阳痿,尿频者,常配肉桂、熟地、山茱肉等以温补命火,如右归丸;脾阳不振,脘腹冷痛,呕吐下痢者,常配干姜、人参、白术等以温中健脾,如附子理中丸;脾肾阳虚,水湿泛滥,面身浮肿,肚腹胀满,小便不利者,常配茯苓、白术等以温阳化气、利水消肿,如真武汤、实脾饮等;心阳虚衰,心悸气短,胸痹心痛者,常配桂枝、人参等以温通心阳。

3. 散寒止痛:用于痛痹。常配白术、桂枝、生姜、甘草等,如桂枝附子汤。

【用量用法】3～15 g,水煎服,宜先煎 30～60 分钟以减低毒性;或入丸、散。

【注意事项】① 实热证、阴虚内热证及孕妇禁服。② 入汤剂需久煎。③ 反半夏、瓜蒌、贝母、白蔹、白及。

【现代药理】

1. 化学成分:含多种生物碱:乌头碱、次乌头碱、中乌头碱、消旋去甲基乌药碱、棍掌碱、准葛尔乌头碱、附子宁碱、新乌宁碱等。

2. 药理作用:① 动物实验证明:附子煎剂有明显的强心作用,熟附子作用更强,在一定时间内煎煮时间愈久,其强心作用愈显著,毒性愈低,所含消旋去甲基乌药碱是强心的主要成分之一;注射液静脉注射,可增加麻醉犬冠脉血流量、心排出量、股动脉血流量、脑血流量,扩张血管,降低血管阻力。② 水溶物静注或灌胃对乌头碱引起的大鼠心律失常有对抗作用;对多种实验性的过缓型心律失常,去甲乌药碱也有防治作用。③ 水煎剂静脉注射,较小剂量可使麻醉猫血压下降,大剂量则先有短暂降压,继而升压,最后呈现持久降压的三相效应。④ 附子对动物的多种实验性休克,可回升血压,提高生存时间。⑤ 煎剂对寒冷所致大鼠和鸡的体温下降有抑制和恢复作用。⑥ 乌头碱能增强大鼠的肾上腺皮质功能。⑦ 此外,附子还具有增强免疫、抗炎、抗缺氧、镇静、镇痛等作用。

肉　桂

为樟科常绿乔木植物肉桂树[*Cinnamomum cassia* Presl.]的干燥树皮。

【性味归经】辛、甘,热。归脾、肾、心、肝经。

【功效】补火助阳,引火归元,散寒止痛,温通经脉。

【临床应用】

1. 补火助阳:用于肾阳不足,命门火衰证。见畏寒肢冷,腰膝酸软,阳痿,尿频,精神萎靡等。常配附子、熟地、山茱肉等药,如肾气丸、右归饮。

2. 引火归元:用于肾阳虚衰,虚阳上浮证。见面赤,虚喘,汗出如油,脉虚无根等。常与熟地、山茱肉、五味子、附子、龙骨等药同用。

3. 散寒止痛:用于① 脾肾虚寒之脘腹冷痛,食少吐泻。可单味研末服,或与高良姜、小茴香、延胡索等药同用。② 寒凝肝脉之疝气疼痛。可与乌药、吴茱萸、小茴香、沉香等药同用。③ 寒痹腰痛。可与独活、羌活等药同用。④ 寒性胸痹心痛。可与附子、干姜等药同用。

4. 温通经脉:用于① 冲任虚寒之月经不调,痛经,产后瘀滞腹痛等症。常配川芎、当归等药。② 阳虚寒凝之阴疽,流注。常与鹿角胶、白芥子、麻黄等药同用。

现代临床用于风湿、类风湿性脊柱炎、腰肌劳损及各种不明原因所致的腰痛,有较好的效果。

【用量用法】3～5 g,水煎服,不宜久煎;或 1～2 g,研末吞服。

【注意事项】① 本品能伤胎气,孕妇忌服。② 本品辛热动血,故阴虚火旺、实热证及血热妄行者禁服。③ 畏赤石脂。

【现代药理】

1. 化学成分:主要含挥发油,主要成分为桂皮醛、桂皮酸;尚含少量醋酸桂皮酯、乙酸桂皮酯、乙酸丙苯酯、多糖、肉桂苷、鞣质及黏液质等。

2. 药理作用:① 肉桂水煎剂静脉注射,能扩张麻醉犬的血管,降低其血管阻力,增加其冠脉及脑血流量。② 能显著降低肾上腺再生高血压大鼠的血压及尿醛固酮量,增加尿量,明显提高纹状体及下丘脑的脑啡呔含量,明显改善高血压对主动脉内膜的损害。③ 水煎剂对 ADP 引起的血小板聚集有抑制作用。④ 水提物可增加大鼠的胆汁分泌量;水煎剂可抑制大、小鼠的小肠运动及炭末推进率。⑤ 水提物及醚提物灌胃对小鼠盐酸、消炎痛诱发的胃黏膜损伤型及幽门结扎型胃溃疡,具有显著的保护作用。⑥ 水提物可抑制小鼠单核-巨噬细胞系统的吞噬功能,抑制抗体产生,减少幼鼠脾的重量。⑦ 肉桂可显著增加老年大鼠的抗氧化酶活性,降低自由基代谢产物的水平,改善细胞膜的流动性,具有延缓衰老的作用。⑧ 桂皮油可使豚鼠的支气管平滑肌松弛。⑨ 桂皮酸钠可减少 ^{60}Co 照射引起的犬及小鼠的死亡率。⑩ 肉桂还具有保护肾上腺皮质功能、改善性功能、抗炎、镇痛及抑菌等作用。

干 姜

为姜科多年生草本植物姜[*Zingiber officinale* Rosc.]的干燥根茎。

【性味归经】辛,热。归心、肺、脾、胃经。

【功效】温中散寒,回阳通脉,温肺化饮。

【临床应用】

1. 温中散寒:用于寒性腹痛,吐泻。属外寒内侵者,可用干姜一味研末服,或配高良姜以加强温中祛寒作用,如二姜丸;属脾胃虚寒者,配人参、白术等温中健脾药,如理中丸。

2. 回阳通脉:用于亡阳证。可见面色苍白,冷汗淋漓,四肢逆冷,脉微欲绝等。常与附子、甘草同用,如四逆汤、通脉四逆汤。

3. 温肺化饮:用于寒痰咳喘。常配细辛、五味子、桂枝等温肺散寒,祛痰化饮,如小青龙汤、苓甘五味姜辛汤。

【用量用法】3~9 g,水煎服;或入丸、散。

【注意事项】阴虚有热及血热妄行者禁服。

【药理研究】

1. 化学成分:含挥发油:姜烯、姜醇、莰烯、水芹烯、龙脑、柠檬醛等;辣味成分:姜辣素、姜酮、姜烯酮、姜酚等;尚含氨基酸、树脂及淀粉等。

2. 药理作用:① 挥发油能拮抗组胺、乙酰胆碱引起的豚鼠离体回肠的收缩,有解痉作用。② 水提取物和醚提取物对小鼠具有明显的镇痛及抗炎作用。③ 石油醚提取物可对抗动物的实验性胃溃疡及蓖麻油引起的腹泻,促进大鼠的胆汁分泌,具有抗胃溃疡、腹泻及利胆作用。④ 浸剂可使实验动物离体心脏自主运动增强;静脉注射有一过性升压及继而降压的作用,且能增强实验动物心房的自主运动。⑤ 水提物及其挥发油可显著预防动物的实验性血栓形成。⑥ 醚提物能延长密闭缺氧及氰化钾中毒小鼠的存活时间。

吴 茱 萸

为芸香科落叶灌木或小乔木植物吴茱萸[*Euodia rutaecarpa* (Juss.) Benth.]的干燥未成熟果实。

【性味归经】辛、苦,热。有小毒。归肝、脾、胃、肾经。

【功效】散寒止痛,温中止呕,助阳止泻。

【临床应用】

1. 散寒止痛:用于① 寒性腹痛。配干姜、木香等药以温中散寒行气止痛。② 寒凝肝脉之寒疝疼痛。配木香、川楝子、小茴香,如导气汤。③ 冲任虚寒之妇女痛经。配当归、艾叶、川芎、香附等,如温经汤。④ 厥阴头痛。配人参、生姜,如吴茱萸汤。

2. 温中止呕:用于胃寒呕吐。属外寒内侵者,与半夏、生姜等同用;属脾胃虚寒者,与人参、生姜等同用,如吴茱萸汤。

3. 助阳止泻:用于虚寒泄泻。如治疗五更泄泻,配补骨脂、肉豆蔻、五味子,即四神丸。

【用量用法】2~5 g,水煎服。

【注意事项】① 大量服用可引起视力障碍、错觉及咽喉干燥难忍等。② 阴虚有热、血热妄行者禁服。③ 孕妇慎服。

【药理研究】

1. 化学成分:含多种生物碱:吴茱萸碱、吴茱萸次碱、羟基吴茱萸碱等;挥发油:吴茱萸内酯、吴茱萸内酯醇、吴茱萸烯、罗勒烯等;尚含吴茱萸苦素、吴茱萸酸等。

2. 药理作用:① 吴茱萸灌胃,可减少醋酸引起的小鼠扭体次数,抑制巴豆油引起的小鼠耳肿胀,具有镇痛和抗炎作用。② 其水煎剂对盐酸性及消炎痛加乙醇性胃溃疡有抑制作用,并能减少小鼠的腹泻次数,有抗胃溃疡和止泻作用。③ 吴茱萸乙醇提取物可使家兔体温上升,并可加强四氢萘胺对家兔的体温上升效应。④ 吴茱萸在一定浓度下,可加强麻醉犬心肌收缩力,增加心输出量,升高血压。⑤ 水煎醇沉提取物可使家兔血小板聚集时间延长,对离体家兔血小板及纤维蛋白血栓的形成也有抑制作用。⑥ 吴茱萸煎剂对离体家兔的小肠活动有双向作用:低浓度时兴奋,高浓度时抑制。⑦ 去氢吴茱萸碱及吴茱萸次碱等对家兔离体子宫有兴奋作用。⑧ 吴茱萸水煎剂、乙醚及醇提取物在体外可杀死蚯蚓、水蛭和猪蛔虫。⑨ 吴茱萸大量时可兴奋中枢,引起视力障碍、错觉。⑩ 此外,吴茱萸还有一定的镇静作用。

表 8-14-1 部分温里药简表

药名	性味	归经	功能	主治	用量用法
花椒	辛,热	脾、胃肾	温中止痛 杀虫止痒	① 中寒腹痛,寒湿吐泻 ② 虫积腹痛 ③ 妇人阴痒,湿疹瘙痒	3~10 g 水煎服
小茴香	辛,温	肝、肾 脾、胃	散寒止痛 理气和中	① 寒疝腹痛,少腹冷痛,痛经 ② 脾胃虚寒气滞证	3~6 g 水煎服
高良姜	辛,热	脾、胃	散寒止痛 温中止呕	① 中寒脘腹疼痛 ② 胃寒呕吐	3~10 g 水煎服

(刘 艳 杜立阳)

第十五节　补益药

凡能补益人体气血阴阳之不足,增强体质和抗病能力,主要用以治疗各种虚证的药物,称为补益药,又称补虚药。

根据补益药的功效及适应证,通常将其分为以下四类：

1. 补气药：重在补脾肺之气,主要适用于脾气虚证,见食少纳呆,脘腹胀满,大便溏泄,神疲乏力,肢体倦怠,甚至浮肿或脱肛等症；肺气虚证,见咳喘气短,动则益甚,懒言声低,自汗畏风等症。常用的补气药有：人参、黄芪、党参、白术、甘草等。

2. 补血药：重在补心血、养肝血,主要适用于心、肝血虚证,见面色萎黄,心悸失眠,头晕眼花,两目干涩,唇甲色淡,以及妇女月经量少、闭经等症。常用的补血药有：当归、熟地、白芍、阿胶、何首乌等。

3. 补阴药：重在补肺、胃、肝、肾之阴,主要适用于肺阴虚证,见干咳少痰,痰中带血,咽干口燥等症；胃阴虚证,见口燥咽干,饥不欲食,嘈杂干呕,或大便燥结等症；肝阴虚证,见眩晕眼花,两目干涩,胁肋灼痛等症；肾阴虚证,见头晕耳鸣,五心烦热,颧红盗汗,遗精耳鸣等症。常用的补阴药有：沙参、麦冬、枸杞子、鳖甲、石斛、天冬等。

4. 补阳药：重在补助肾阳,主要适用于肾阳不足证,见畏寒肢冷,腰膝酸痛,遗尿,尿频,阳痿,肾不纳气之虚喘及脾肾两虚之久泻等症。常用的补阳药有：鹿茸、淫羊藿、杜仲、冬虫夏草、菟丝子、补骨脂等。

对于邪气盛而正气未虚者不宜使用补益药,否则易使邪气留滞,反而加重病情；对病邪未尽而正气已虚者,可适当应用补虚药以扶正祛邪,但应分清主次,处理好扶正与祛邪的关系。

补益药中味甘质腻之品较多,虽能滋养补虚,但易滞脾碍胃,应用时应酌情选配具有行气健脾,消食和胃作用的药物,使"补而不滞"。另外,温补肾阳药性多温燥,易耗伤阴液,应用时适当配伍补阴药。

人　参

为五加科多年生草本植物人参[*Panax ginseng* C. A. Mey.]的根。

【性味归经】甘、微苦,微温。归脾、肺、心经。

【功效】大补元气,补肺健脾,生津止渴,安神增智。

【临床应用】

1. 大补元气：用于气虚欲脱证。为重病久病,或大吐、大泻、大汗、大失血之后,突然出现面色苍白、脉微欲绝之气虚欲脱危象。可急用人参一味大量浓煎服用,即独参汤,以益气固脱,如独参汤。

2. 补肺健脾：用于① 肺气虚证。可见喘咳气短,动辄尤甚,语声低怯,自汗脉虚等症。常配黄芪、紫菀、五味子等药以补益肺气,如补肺汤。② 脾气虚证。可见食少纳呆,腹胀便溏,倦怠乏力等症。常配白术、茯苓、甘草以补气健脾,如四君子汤。③ 中气下陷证。可见神疲乏力,脘腹坠胀,久泻脱肛,子宫下垂等症。常配黄芪、柴胡、升麻、白术等药以补中益气,升阳举陷,如补中益气汤。

3. 生津止渴：用于① 热病气津两伤证。可见身热口渴，脉大无力等症。常与石膏、知母、粳米、甘草同用，如白虎加人参汤。② 消渴。常与天花粉、黄芪、生地等药同用。

4. 安神增智：用于心气不足之心神不安证。可见心悸怔忡，精神恍惚，失眠善忘，神疲乏力等症。常与菖蒲、远志、茯苓配伍，如定志丸。

【用量用法】3～9 g，抢救虚脱时可用15～30 g，以水文火另煎取汁兑服；或1～3 g，研末吞服。

【注意事项】① 实证、热证，正气不虚者禁服。② 反藜芦，畏五灵脂，恶皂荚。③ 不宜喝茶和吃萝卜，以免影响药力。

【药理研究】

1. 化学成分：主要含人参皂苷：(R)-人参二醇类、(R)-人参三醇类、齐墩果酸类；尚含少量人参多糖、挥发油、氨基酸、酶类、维生素、微量元素、有机酸、甾醇、酯类、生物碱、黄酮类等；其中人参皂苷、人参多糖为人参的主要有效成分。

2. 药理作用：① 人参治疗量时可增强麻醉猫心肌收缩力，增加冠脉血流量；大剂量时则减弱心肌收缩力，减慢心率；人参根水提物能诱导培养大鼠血管平滑肌细胞（VSMC）中一氧化氮（NO）的产生，以调节 VSMC 的细胞功能，具有降低外周血管阻力和降压作用。② 水提取物腹腔注射可对抗氢溴酸樟柳碱腹腔注射引起的小鼠记忆获得障碍；人参能对中枢神经系统调节具有双重性：小剂量兴奋，大剂量抑制。③ 人参二醇皂苷腹腔注射可降低大鼠全血黏度；静脉注射可以抑制家兔的血小板聚集，具有改善血液流变学和抗血栓形成的作用。④ 人参皂苷能促进高代龄人胚肺及纤维细胞（ZBS）的增殖，降低单胺氧化酶活性，又可使衰老细胞群的"不分裂"细胞转化为"分裂"细胞，缩短细胞分裂周期，起到延缓衰老的作用。⑤ 甲醇提取物，使乙醇中毒小鼠肝组织中脂质过氧化物（LPO）含量明显降低；使温孵培养的中、老年大鼠大脑线粒体、微粒体、心、肝以及红细胞膜中的丙二醛（MDA）含量明显降低，具有抗氧化作用。⑥ 人参及提取物能增加正常或贫血动物的红细胞、白细胞、血红蛋白含量。⑦ 人参皂苷和人参多糖均能提高网状内皮系统的吞噬功能，并能提高血清补体和免疫球蛋白含量。⑧ 人参皂苷对四氧嘧啶和链脲霉素高血糖大鼠有明显的降血糖作用。⑨ 人参皂苷通过兴奋大鼠垂体-肾上腺皮质系统功能，增加皮质激素的分泌；又能刺激垂体分泌促性腺激素，使大鼠性成熟加速，促进和加强雄性大鼠的交配行为，延长雌性大鼠的动情期，具有促性腺激素样作用。⑩ 此外，人参还具有降脂、抗炎、抗肿瘤、抗休克、抗缺氧、抑菌及缓解吗啡成瘾等作用。

黄 芪

本品为豆科多年生草本植物蒙古黄芪[*Astragalus membranaceus*（Fisch.）Bge. var. *mongholicus*（Bge.）Hsiao]，或膜荚黄芪[*Astragalus membranaceus*（Fisch.）Bge.]的根。

【性味归经】甘，微温。归脾、肺经。

【功效】补气升阳，益卫固表，利水消肿，托毒生肌。

【临床应用】

1. 补气升阳：本品为治疗脾肺气虚，中气下陷诸症的要药。气虚甚者每与人参配用，以加强补气功效。用于① 脾气虚证。常与白术、人参等配伍。② 中气下陷证。常与人参、白术、柴胡等配伍，如补中益气汤。③ 气不摄血证。可见便血，尿血，崩漏，食少便溏，神疲乏力,舌淡、脉细弱等症。常配人参、当归、龙眼肉等以益气摄血,如归脾汤。④ 气血两虚证。常配当归以补气生血,如当归补血汤。⑤ 肺气虚证。常与人参、五味子等配伍,如补肺汤。

2. 益卫固表:用于① 卫虚自汗。常与白术、防风同用,能补虚固表止汗,如玉屏风散。② 阴虚盗汗。常与生地、黄柏等滋阴降火药配用,如当归六黄汤。

3. 利水消肿:用于气虚水停之浮肿,小便不利。可与防己、白术等伍用,如防己黄芪汤。

4. 托毒生肌:用于气血不足之痈疽难溃或溃久不敛。痈疽难溃者,配川芎、穿山甲、皂角刺等药以益气托毒,溃坚排脓,如透脓散;久溃不敛者,配当归、人参、肉桂等药以益气养血,生肌敛疮。

【用量用法】10～15 g,大剂量可用至 30～60 g,水煎服。补气升阳宜炙用;其他多生用。

【注意事项】表实邪盛,气滞湿阻,食积停滞,痈疽初起或溃后热毒尚盛等实证,以及阴虚阳亢者禁服。

【药理研究】

1. 化学成分:含三萜皂苷类、黄酮类衍生物、多糖、氨基酸、微量元素、叶酸、胆碱、甜菜碱、亚油酸、香豆素等;蒙古黄芪根含 β-谷甾醇、亚麻酸、亚油酸等。

2. 药理作用:① 黄芪可增加网状内皮系统的吞噬功能,促进 T 细胞的分化和成熟,促进抗体形成,诱生干扰素;黄芪及黄芪多糖能明显提高大黄所致小鼠脾虚模型的 IL-2 活性;黄芪具有免疫双向调节作用:黄芪提取成分 F_3 为免疫增强剂,F_2 单体有很强的免疫抑制作用。② 黄芪可提高大鼠心肌细胞的抗缺糖缺氧能力。③ 黄芪皂苷对离体鼠心脏有正性肌力及抗心律失常作用,并能扩张冠状动脉和外周血管,降低血压,对心肌细胞有明显的保护作用。④ 黄芪煎液空肠给药,可明显增加健康杂交犬的小肠耗氧量,增强小肠运动和平滑肌紧张度。⑤ 黄芪多糖能升高正常大鼠的红细胞数,升高血虚模型大鼠的红细胞比容,升高血虚模型小鼠的血红蛋白含量及红细胞比容,改善贫血动物血象;黄芪又可防治 ^{60}Co 和环磷酰胺所致骨髓有核细胞及外周血白细胞下降,促进造血干细胞的分化与增殖,预防辐射所致的吞噬细胞功能下降,对造血系统具有保护作用。⑥ 黄芪可明显提高实验动物红细胞膜的流动性,减少其血清中 LPO 和肝脏中脂褐素的含量,延长其细胞在体外的生长寿命,具有显著的抗氧化、抗衰老作用。⑦ 黄芪水提取成分 F_7 与 F_4,对小鼠肾细胞培养具有明显的保护作用,对实验性肾炎有减少尿蛋白、减轻肾病变作用,对人和动物均有中等利尿作用。⑧ 黄芪能防治类固醇性骨质疏松动物的骨质疏松。⑨ 黄芪还能调节血糖,降低血脂。

白 术

为菊科多年生草本植物白术[*Atractylodes macrocephala* koidz.]的根茎。

【性味归经】苦、甘,温。归脾、胃经。

【功效】补气健脾,燥湿利水,止汗安胎。

【临床应用】

1. 补气健脾:用于脾气虚证。常配人参、茯苓、甘草,如四君子汤。

2. 燥湿利水:用于脾虚水停所致之泻泄,痰饮,水肿,小便不利等。治疗泄泻,与人参、茯苓、炙甘草等同用,如参苓白术散;治疗痰饮,与茯苓、桂枝、炙甘草等同用,如苓桂术甘汤;

治疗水肿、小便不利，与大腹皮、茯苓皮、陈皮同用，如四苓散。

3. 止汗：气虚自汗证。常与黄芪、防风配用以益气固表，如玉屏风散。亦可与山药、糯稻根须、芡实等药同用，以益气固涩，如牡蛎散。

4. 安胎：用于妊娠脾虚，胎动不安证。常配伍党参、茯苓、炙甘草等药，以增强保胎作用。

【用量用法】10～15 g，水煎服。燥湿利水宜生用，补气健脾宜炒用，健脾止泻宜炒焦用。

【注意事项】本品燥湿伤阴，故只适用于中焦有湿之证，如属阴虚内热或津液亏耗燥渴者，均不宜服用。

【药理研究】

1. 化学成分：含苍术醇、苍术酮、芹子烯、白术内酯A与B等挥发油；尚含白术三醇、维生素A等。

2. 药理作用：① 水煎剂大剂量时能促进动物的胃肠运动，并存在量效关系，这种效应主要通过胆碱能受体介导。② 在一定浓度范围内，白术多糖（PAM）能提高正常小鼠淋巴细胞转化率，自然玫瑰花环形成率，明显提高IL-2分泌水平和IgG的含量。③ 水煎剂灌胃或静脉注射，对家兔等具有持久而明显的利尿作用。④ 醇提取物与石油醚提取物对未孕小鼠离体子宫的自发性收缩及催产素、益母草引起的兴奋性收缩均有显著抑制作用，并存在量效关系，白术对子宫平滑肌具有直接作用。⑤ 白术还能明显延长大鼠的凝血时间和凝血酶原时间。⑥ 白术尚有延缓老年小鼠肾脏衰老、保肝、利胆及防治实验性胃溃疡的作用。

山 药

为薯蓣科多年蔓生草本植物薯蓣[*Dioscorea opposita* Thunb.]的根茎。

【性味归经】甘，平。归脾、肺、肾经。

【功效】补脾肺肾，益气养阴，固肾止带。

【临床应用】

1. 补脾肺肾：用于① 脾气虚证。可配人参或党参、白术、炙甘草、茯苓等同用，如四君子汤；如脾虚久泻不愈，可与人参、白扁豆、陈皮等同用，如参苓白术散。② 肺虚咳喘，或肺肾两虚之久咳久喘。可与人参、麦冬、五味子等同。

2. 益气养阴：气阴两伤之消渴证。可见口渴引饮，形瘦神疲，小便频数等。常与黄芪、天花粉、麦冬、生地黄等益气养阴药配用。

3. 固肾止带：用于① 妇女白带过多。属脾虚有湿者，多配伍党参、白术、车前子等健脾利湿药，如完带汤；属肾虚不固者，多配伍熟地、山萸肉、菟丝子等补肾收涩药。② 肾虚不固之遗精、滑精。常配芡实、金樱子、五味子等，如秘元煎。③ 肾虚不固之遗尿、尿频。可配益智仁、乌药等，如缩泉丸。

【用量用法】10～30 g，大剂量可用至60～250 g，水煎服；或每次6～10 g，研末吞服。补阴宜生用，健脾止泻宜炒用。

【注意事项】脾虚湿盛，胸腹满闷，或大便干燥者均不宜服用。

【药理研究】

1. 化学成分：含薯蓣皂苷元、植酸、黏液质、胆碱、止杈素、淀粉、糖蛋白、10余种游离氨基酸、维生素 C 等。

2. 药理作用：① 山药（水煎醇沉制成 1∶1 药液）能显著抑制小鼠胃排空运动，肠管推进运动；对抗氯化乙酰胆碱或氯化钡引起的大鼠离体回肠的强直性收缩，增强小肠吸收功能，抑制血清淀粉酶分泌。② 能防治四氧嘧啶引起的小鼠糖尿病，对抗由肾上腺素或葡萄糖引起的小鼠血糖升高，有降血糖作用。③ 怀山药多糖可显著提高实验小鼠腹腔巨噬细胞吞噬百分率，吞噬指数，外周血 T 淋巴细胞百分比，淋巴细胞的转化率，促进溶血空斑的形成。④ 怀山药可降低血中过氧化脂质（LPO）含量，增强过氧化氢酶（CAT），超氧化物歧化酶（SOD），谷胱甘肽过氧化物酶（GSH—Px）的活性，具有抗衰老作用

甘 草

本品为豆科多年生草本植物甘草［*Glycyrrhiza uralensis* Fisch.］、胀果甘草［*Glycyrrhiza inflata* Bat.］或光果甘草［*Glycyrrhiza glabra* L.］的根及根茎。

【性味归经】甘，平。归心、肺、脾、胃经。

【功效】益气补中，清热解毒，祛痰止咳，缓急止痛，缓和药性。

【临床应用】

1. 益气补中：用于① 脾气虚证。与人参、白术、茯苓同用，如四君子汤。② 心气不足之心动悸、脉结代。配人参、桂枝、阿胶、生地黄等，以益气养血复脉，如炙甘草汤。

2. 清热解毒：用于① 咽喉疼痛。初起，配桔梗，如甘桔汤；风热咽痛者，加薄荷、牛蒡子、山豆根等；阴虚火旺咽痛者，加麦冬、玄参、生地等。② 疮疡肿毒，红肿焮痛。多与金银花、蒲公英、野菊花等清热解毒药同用。③ 食物中毒、药物中毒及农药中毒。可单用本品煎汤服，或与绿豆同用。

3. 祛痰止咳：用于痰多咳嗽。风寒咳嗽，配麻黄、桂枝、杏仁等宣肺散寒药；风热咳嗽，配浙贝母、杏仁、桑叶、前胡等止咳化痰药；痰热咳嗽，配瓜蒌、黄芩、桑白皮等清热化痰药；寒痰咳嗽，配干姜、细辛等温肺化饮药；湿痰咳嗽，配半夏、茯苓、陈皮等健脾燥湿化痰药。

4. 缓急止痛：用于脘腹四肢挛急作痛。属阴血不足，筋脉失养者，与芍药配用，如芍药甘草汤；属脾胃虚寒，营血不能温养者，配桂枝、白芍、饴糖等，如小建中汤。

现代亦用治消化性溃疡，有制酸止痛之效，单用或配乌贼骨、瓦楞子同用。

5. 缓和药性：用于药性峻猛的方剂中，能缓和烈性或减轻毒副作用，并具调和脾胃及百药的功能。如在理中丸中，可缓和附子、干姜之热；在白虎汤中，可缓和石膏、知母之寒，在调胃承气汤中，可缓和大黄、芒硝之峻泻等。

【用量用法】2～10 g，水煎服。清火解毒宜生用，补中缓急宜炙用。

【注意事项】① 本品味甘，能助湿壅气，令人中满，故湿盛浮肿，胸腹胀满及呕吐者忌服。② 长期大量服用可引起水肿、高血压等，使用时也须注意。③ 反大戟、芫花、海藻、甘遂。

【药理研究】

1. 化学成分：含甘草甜素、甘草素、异甘草素、甘草酸、24-羟基甘草次酸、甘草黄酮、异甘草醇、异甘草黄酮醇、甘草香豆素、芒柄黄花素、甘草多糖、甘草生物碱等成分。

2. 药理研究：① 甘草对大鼠幽门结扎所致实验性溃疡有明显抑制作用，对醋酸诱发的慢性胃溃疡，能抑制胃酸的分泌，促进溃疡的愈合，表现出抗溃疡作用。② 甘草对家兔胃平

滑肌运动有明显抑制作用,FM$_{100}$和异甘草素对氯化钡,乙酰胆碱和组胺引发的肠痉挛具有解痉作用。③ 甘草可降低敌敌畏对小鼠的毒性。④ 对于肾上腺健全的小鼠,甘草水提物具有抗炎作用。⑤ 炙甘草提取液对肾上腺素诱发的家兔心律失常,氯仿诱发的小鼠室颤,乌头碱诱发的大鼠心律失常,毒毛旋花子苷 K 和氯化钡诱发的豚鼠心律失常均具有抑制作用。⑥ 甘草甜素对实验性高脂血症家兔具有明显的降脂作用。⑦ 甘草次酸对大鼠骨髓肉瘤和小鼠白血病有抑制作用。⑧ 甘草次酸、甘草甜素对四氯化碳引起的大鼠肝硬化有抑制作用。⑨ 甘草次酸及其衍生物对二氧化硫和氨水引起的小鼠咳嗽、咳痰表现出镇咳和祛痰作用。⑩ 甘草甜素可抑制艾滋病病毒的增殖;甘草多糖能对抗多种病毒,如腺病毒 3 型、牛痘病毒、水疱性口炎病毒、单纯疱疹病毒Ⅰ型等的活性;甘草醇提取物和甘草酸钠体外可抑制金黄色葡萄球菌、大肠杆菌、结核杆菌、滴虫及阿米巴原虫。

当 归

为伞形科多年生草本植物当归[*Angelica sinensis*（Oliv.）*Diels*]的根。

【性味归经】甘、辛,温。归肝、心、脾经。

【功效】养血补血,活血调经,祛瘀止痛,润肠通便。

【临床应用】

1. 养血补血:用于血虚诸症。配熟地、白芍、川芎,如四物汤;兼气虚者,与黄芪配用,如当归补血汤。

2. 活血调经:用于月经不调,痛经,经闭。本品既能补血调经,又能活血止痛,无论血虚、血寒、血瘀均可加减应用。本品与川芎、熟地、白芍配伍,即四物汤,为治疗月经不调的基本方。痛经,可加香附、延胡索等;经闭,可加桃仁、红花等。

3. 祛瘀止痛:用于① 跌打损伤、瘀滞疼痛。常与红花、天花粉、穿山甲、桃仁等活血散瘀药同用,如复元活血汤。② 风湿痹痛。常与羌活、独活、桂枝、黄芪等同用,如蠲痹汤。③ 痈肿疮疡。取其补血活血止痛之功,配金银花、赤芍、炮山甲能消肿止痛,如仙方活命饮;配人参、熟地、黄芪等可以排脓生肌,如十全大补汤。

4. 润肠通便:用于血虚肠燥便秘。常与火麻仁、肉苁蓉等滋阴润燥药同用。

【用量用法】6~15 g,水煎服。润肠通便宜生用,补血和血宜酒炒;补血用当归身,破血用当归尾,和血用全当归。

【注意事项】湿盛中满、大便泄泻者忌服。

【药理研究】

1. 化学成分:含挥发油:亚正丁烯基内酯、丁烯基苯酞、藁本内酯、香荆芥酚、当归酮等;水溶性成分:阿魏酸、烟酸、琥珀酸、丁二酸、亚丁基苯酞、尿嘧啶、蔗糖及 10 余种氨基酸等。

2. 药理研究:① 当归能促使外周血红细胞、白细胞、血红蛋白等含量增加,对因化学药物、放射线照射引起的骨髓造血功能抑制,作用更为显著。② 水煎液及阿魏酸钠均能抑制由 ADP、胶原诱导的血小板聚集作用。③ 水提物可缓解神经垂体素引起的小鼠心肌缺血,增加心肌营养性血流量;当归对乙酰胆碱、肾上腺素引起的心律失常有对抗作用;对心肌缺血再灌注之大鼠心律失常具有显著保护作用。④ 当归水提醇沉液能降低麻醉犬血压,增加外周血流量,降低血管阻力;对清醒高血压犬,血压先升后降;当归注射液股动脉直接注射可使麻醉犬股动脉血流量明显增加,大剂量时能缓解去甲肾上腺素引起的血管痉挛和血流量减少,且不受心得安的影响。⑤ 当归能降低正常大鼠或四氯化碳引起的肝硬化-门脉高压大鼠的门静脉压,且起效快,持续时间长,降压幅度大。⑥ 当归对实验动物的子宫平滑肌呈双重作用,挥发油和阿魏酸使子宫平滑肌抑制,而水溶性或醇溶性非挥发性成分使子宫平滑肌兴奋。⑦ 当归能明显提高小鼠腹腔巨噬细胞吞噬能力、吞噬指数和吞噬率,对抗环磷酰胺对小鼠腹腔巨噬细胞的抑制,对小鼠T淋巴细胞增殖有明显的促进作用。⑧ 当归注射液腹腔注射,对大鼠四氯化碳引起的肝损伤和肝纤维化具有保护和对抗作用。⑨ 此外,当归还有抗炎、降脂等作用。

熟 地 黄

为玄参科多年生草本植物地黄[*Rehmannia glutinosa* (Gaertn.) Libosch.]的根茎,经炮制加工而成。

【性味归经】甘,微温。归肝、肾经。

【功效】养血滋阴,补精益髓。

【临床应用】

1. 养血:用于① 血虚诸症。常与当归、白芍、川芎、龙眼肉等养血药配用。② 血虚肠燥便秘。常与当归、肉苁蓉等同用,以养血润燥通便。

2. 滋阴:用于肝肾阴虚证。可见骨蒸潮热,颧红盗汗,腰膝酸软,遗精,消渴等症。常与山药、山茱萸、知母、黄柏等配伍,如六味地黄丸、知柏地黄丸。

3. 补精益髓:用于肝肾精血亏虚证。可见耳聋耳鸣,须发早白,头晕眼花,腰膝酸软等症。常与何首乌、山茱萸等配伍。

现代常用于阴虚型慢性肾炎、高血压、糖尿病、神经衰弱的治疗。

【用量用法】9~30 g,水煎服。宜与健脾胃药如陈皮、砂仁等同用。

【注意事项】本品滋腻滞脾,有碍消化,故脾虚食少及腹满便溏者不宜用。

【药理研究】

1. 化学成分:含甘露醇、地黄素、梓醇、维生素A类物质、多种糖类、多种氨基酸、磷酸等。

2. 药理作用:① 熟地黄能显著增强猕猴细胞的免疫功能和红细胞膜的稳定性;熟地黄醚溶性成分可对抗氢化可的松引起的小鼠血液中的T淋巴细胞减少;地黄提取液还能诱生人干扰素,提高其效价;地黄多糖b能显著提高正常小鼠的T淋巴细胞增殖,促进IL-2的分泌,显示了较强的免疫调节活性。② 地黄多糖可促进正常小鼠骨髓造血干细胞、粒单系祖细胞、早期和晚期红系祖细胞的增殖分化,促进小鼠的造血功能。③ 熟地黄水煎液可显著增强小鼠血清中谷胱甘肽过氧化物酶活性,降低过氧化脂质含量,而对超氧化物歧化酶(SOD)无明显影响。④ 地黄乙醇提取物对实验动物具有凝血作用。⑤ 动物实验还显示:熟地黄对甲状腺、胰腺及性腺等功能均具有调节作用。

白 芍

为毛茛科多年生草本植物芍药[*Paeonia lactiflora* Pall.]的干燥根。

【性味归经】苦、甘、酸,微寒。归肝、脾经。

【功效】养血敛阴,柔肝止痛,平抑肝阳。

【临床应用】

1. 养血:用于① 血虚所致的月经不调、痛经、崩漏等。本品能养血调经,可与当归、熟地、川芎同用,如四物汤。② 血虚肝脉失养诸症。可见肢体拘挛,关节僵硬,屈伸不利等症,可与木瓜、伸筋草、鸡血藤、薏苡仁等同用,以养血舒筋和络。

2. 敛阴:用于① 表虚自汗。与桂枝、甘草、生姜、大枣配用,如桂枝汤。② 阴虚盗汗。与麦冬、五味子等药配用,以养阴敛汗,如麦味地黄汤。

3. 柔肝止痛:用于脘腹胸胁肢体疼痛或拘挛疼痛。中焦虚寒,脘腹疼痛者,与桂枝、甘草、生姜等同用,如小建中汤;肝气不舒,胁肋疼痛者,与柴胡、枳壳、川芎等疏肝理气药同用,如柴胡疏肝散;阴血亏虚,小腿抽掣疼痛者,与甘草配用,以增强缓急止痛之力,如芍药甘草汤;肝脾不和,肠鸣泻泄腹痛者,与白术、防风、陈皮等配用,如痛泻要方。

4. 平抑肝阳:用于肝阳上亢证。可见头目胀痛,眩晕耳鸣,面红目赤,头重脚轻,腰膝酸软等症。常与山药、牛膝、龟板、代赭石等配用,如镇肝息风汤。

【用量用法】10～15 g,大剂量可用至 15～30 g,水煎服。

【注意事项】① 阳衰虚寒之证不宜单独应用。② 反藜芦。

【药理研究】

1. 化学成分:含芍药苷、芍药内酯苷、苯甲酰芍药苷、芍药花苷、氧化芍药苷、芍药吉酮、β-谷甾醇苯甲酸、牡丹酚及鞣质成分等。

2. 药理作用:① 白芍水提取物、醇提取物及白芍总苷对大鼠实验性肝损伤有显著保护作用。② 白芍总苷能抑制小鼠热板痛反应,并呈剂量依赖性;能加强可乐定、吗啡对小鼠的镇痛效果。③ 白芍提取物对蛋清引起的大鼠急性足肿胀及棉球肉芽肿有抑制作用;白芍总苷对佐剂性大鼠关节炎有显著的对抗作用。④ 芍药苷对大鼠子宫平滑肌有抑制作用;对催产素引起的子宫收缩有明显的抑制作用。⑤ 白芍总苷能抑制大鼠的血小板聚集。⑥ 白芍水提物对动物实验性心肌缺血具有保护作用。⑦ 白芍水煎剂和白芍总苷对机体的体液免疫、细胞免疫及巨噬细胞功能能有调节作用。⑧ 白芍总苷可延长正常大鼠慢波睡眠时间,延长戊巴比妥钠所致小鼠睡眠的时间,恢复咖啡因引起的失眠大鼠睡眠参数的异常。⑨ 白芍总苷能降低小鼠和大鼠的正常体温,并呈剂量依赖性。⑩ 体外实验显示:白芍煎剂对志贺痢疾杆菌、绿脓杆菌、葡萄球菌等有抑制作用;白芍总苷还有直接抗病毒作用。

阿　　胶

为马科动物驴[*Equus asinus* L.]的皮,经漂泡去毛后熬制成的胶块。

【性味归经】甘,平。归肺、肝、肾经。

【功效】补血止血,滋阴润燥。

【临床应用】

1. 补血止血:用于① 血虚诸症,为补血之要药。血虚萎黄,头晕乏力者,可单用或与当归、熟地、白芍等配用;血虚内热,心烦失眠者,常与黄连配用以养血清热。② 多种出血证。肺热咯血,常与侧柏叶、白茅根、藕节等凉血止血药同用;肝肺郁热之鼻衄,可与茜草根、墨旱莲、栀子等配用;呕血,可与代赭石、参三七等配用以降逆止血;便血,与当归、赤芍、槐花、地榆配用;崩漏及妊娠下血,配艾叶、生地黄、当归等药以固冲安胎止血。

2. 滋阴润燥:用于① 热病伤阴之心烦心悸,失眠眩晕等症。配黄连、黄芩、白芍等,如黄连阿胶汤。② 虚劳喘咳或阴虚燥咳。配麦冬、杏仁、桑叶、枇杷叶等,如清燥救肺汤;如阴虚痨嗽,痰中带血,可与牛蒡子、杏仁等配用,如补肺阿胶汤。

【用量用法】6～15 g,单独烊化后兑服。

【注意事项】本品性滋腻,凡脾胃虚弱,消化不良者,及内有瘀滞之出血证均不宜用。

【药理研究】

1. 化学成分:含胶原及其部分水解产生的多种氨基酸:赖氨酸、精氨酸、组氨酸、胱氨酸、色氨酸、羟脯氨酸、天门冬氨酸等,并含钙、硫等。

2. 药理作用:① 可升高失血家兔血中红细胞、白细胞和血小板数量以及血红蛋白含量,具有很强的补血作用,优于铁剂。② 能显著对抗灵杆菌内毒素静脉注射麻醉犬血黏度升高,延长此类休克犬的存活时间,显示其有改善血液流变性及微循环的作用。③ 可显著缩短家兔的试管法凝血时间及激活部分凝血酶原时间,并能增加血小板的数量。④ 能扩张血管,其对静脉的扩张作用最为明显。⑤ 能使失血性休克猫和内毒素性休克麻醉犬的血压升高,具有抗休克作用。⑥ 能促进动物的钙吸收及在体内的储留,改善体内钙平衡。⑦ 能提高小鼠的耐寒、耐缺氧、耐疲劳和抗辐射的能力。

何 首 乌

为蓼科多年生草本植物何首乌[*Polygonum multiflorum* Thunb.]的块根。

【性味归经】苦、甘、涩,微温。归肝、肾经。

【功效】补益精血,润肠通便,解毒止痒,截疟。

【临床应用】

1. 补益精血:用于① 肝肾精血不足证。可见须发早白,齿牙动摇,头昏眼花,腰膝酸软等。配当归、茯苓、菟丝子、枸杞子、补骨脂等,如七宝美髯丹。② 血虚诸症。常配当归、白芍、丹参、酸枣仁、五味子等。

2. 润肠通便:用于虚人、老人血虚阴伤之肠燥便秘。配生地、当归、肉苁蓉、胡麻仁等。

3. 解毒止痒:用于① 痈肿疮毒。配苦参、金银花、苍术、连翘等,如何首乌汤。② 瘰疬。配夏枯草、土贝母、当归、川芎、香附等。③ 皮肤瘙痒,风疹瘙痒。配生地、当归、黄芪、白蒺藜等药以养血祛风。④ 疥疮,顽癣。配苦参、薄荷、防风内服,或煎浓汁涂擦。

4. 截疟:用于气血两虚,久疟不止。可与人参、当归、陈皮同用,如何人饮。

【用量用法】10～30 g,水煎服。补益精血用制首乌,截疟、解毒、润肠用生首乌,鲜首乌解毒润肠的功效较生首乌更佳。

【注意事项】大便溏泄及有痰湿者慎服。

【现代药理】

1. 化学成分:含大黄酚、大黄素、大黄酸、大黄酚蒽酮、大黄素甲醚等蒽醌类衍生物;还含有淀粉、脂肪油、卵磷脂等。

2. 药理作用:① 何首乌及其提取物可抑制实验性家兔血清胆固醇增高,减轻动脉内膜粥样硬化斑块的形成和脂质沉积,具有降血脂及抗动脉硬化作用。② 何首乌提取物对小鼠的骨髓造血有促进作用。③ 何首乌及其提取物能增强小鼠网状内皮系统的吞噬功能及细胞免疫功能;何首乌提取物能延缓老年大鼠胸腺萎缩和退化,有免疫增强作用。④ 何首乌水煎液能增加小鼠肾上腺重量,对摘除双侧肾上腺的小鼠,还具有类肾上腺皮质功能的作用。⑤ 何首乌能明显延长老年鹌鹑的生存时间,显著增高老年小鼠血中 SOD 的活性,降低血及心、脑、肝中 LPO 含量,提高老年小鼠脑组织内 MAO-B 的活性和 5-HT、NE 和 DA 的含量,而具有抗衰老作用。⑥ 何首乌对离体蛙心具有兴奋作用,能减慢心率,增加冠脉血流量。

北 沙 参

为伞形科多年生草本植物珊瑚菜[*Glehnia littoralis* Fr. Schmidt ex Miq.]的根。

【性味归经】甘,微寒。归肺、胃经。

【功效】养阴清肺,益胃生津。

【临床应用】

1. 养阴清肺:用于① 阴虚肺燥或热伤肺阴所致的干咳痰少,咽喉干燥等症。配川贝、麦冬、桑叶、天花粉等,如沙参麦冬汤;也可单用本品 6 g(或加甘草 3 g)为末长服。

2. 益胃生津:用于胃阴虚或热伤胃阴所致的咽干口渴,饥不欲食,大便干结等症。配麦冬、玉竹、生地等,如益胃汤。

【用量用法】10～30 g,水煎服。

【注意事项】① 实热咳嗽,脉实苔腻者慎服。② 反藜芦。

【药理研究】

1. 化学成分:含生物碱、呋喃香豆素类、多糖、挥发油、佛手柑内酯及丰富的淀粉。

2. 药理作用:① 北沙参醇提物能降低正常和伤寒疫苗引起发热家兔的体温。② 北沙参可使家兔抗甲胎球蛋白抗体存在时间延长。③ 北沙参多糖对小鼠的免疫功能具有抑制作用。④ 北沙参水浸液,低浓度时加强离体蟾蜍心脏收缩,高浓度时抑制心脏,直至心室停跳。⑤ 对家兔髓电刺激引起的疼痛有镇痛作用。

麦 门 冬

为百合科多年生草本植物麦冬[*Ophiopogon japonicus* (Thunb.)Ker-Gawl.]的块根。

【性味归经】甘、微苦,微寒。归肺、胃、心经。

【功效】润肺养阴,益胃生津,清心除烦。

【临床应用】

1. 润肺养阴:治阴虚燥热之咳嗽。见痰少或干咳无痰,气逆而咳,咽喉干燥,或兼身热头痛等症,常与石膏、阿胶、枇杷叶等同用,如清燥救肺汤;见肺痨久咳痰少,潮热盗汗,午后颧红等症,可与桑白皮、知母、黄柏、五味子等同用,如麦门冬汤。

2. 益胃生津:用于胃阴虚或热伤胃阴所致的咽干口渴,大便干结等症。咽干口渴者,常与沙参、玉竹等配伍,以益胃生津以解燥渴,如益胃汤;大便干结者,常与生地、玄参配伍,以养阴增液以润肠燥,如增液汤。

3. 清心除烦:用于① 温病热扰心神之身热心烦,舌绛而干。常与黄连、生地、竹叶心、玄参等同用,以清心除烦,如清营汤。② 心阴不足,虚热内扰所致的心烦不眠。常与天冬、酸枣仁、远志、地黄等配用,以养心除烦,如天王补心丹。

【用量用法】10～15 g,水煎服。清养肺胃之阴多去心用,滋阴清心大多连心用。

【注意事项】脾胃虚寒泄泻者慎用。
【药理研究】
1. 化学成分:含多种甾体皂苷、黄酮、豆甾醇、β-谷甾醇、糖类、多种氨基酸、维生素 A 及铁、锌、铜、钾等。
2. 药理作用:① 麦冬煎剂及麦冬多糖均能显著提高小鼠耐缺氧能力。② 麦冬皂苷可明显增强离体小鼠的心肌收缩力;麦冬总皂苷小剂量时可增加豚鼠的心肌收缩力和冠脉血流量,大剂量时作用则相反;麦冬能防治多种实验性心律失常;麦冬有改善失血性休克大鼠的左心室功能,改善循环和抗休克作用。③ 水、醇提取物对正常及四氧嘧啶性糖尿病兔均有降糖作用。④ 煎液能拮抗咖啡因引起的小鼠兴奋,有镇静作用。⑤ 麦冬能明显增加小鼠脾脏重量,加强巨噬细胞的吞噬功能,对抗环磷酰胺导致的小鼠白细胞减少,具有免疫促进作用。⑥ 此外,麦门冬煎液对白色葡萄球菌、伤寒杆菌、大肠杆菌等多种致病菌有较强的抑制作用。

枸 杞 子

为茄科落叶灌木植物宁夏枸杞子[*Lycium barbarum* L.]的成熟果实。
【性味归经】甘,平。归肝、肾、肺经。
【功效】滋补肝肾,明目,润肺。
【临床应用】
1. 滋补肝肾,明目:用于肝肾阴虚,精血不足诸症。见头晕目眩,两目昏花,视力减退等,常与地黄、山茱萸、菊花等同用,如杞菊地黄丸,为临床常用方剂;见阳痿遗精,精冷精少,久不生育,溺后余沥不禁等,配菟丝子、覆盆子等,如五子衍宗丸;肾虚消渴,小便频数,配瓜蒌根、桑螵蛸、黄芪等,如枸杞子丸;肝肾阴虚,肝气不舒之胸脘胁肋疼痛,嗳气吞酸,配沙参、麦冬、地黄、川楝子等,如一贯煎。
2. 润肺:用于阴虚劳嗽。可滋阴润肺,常配伍麦冬、贝母等药。
【用量用法】5~10 g,水煎服。
【注意事项】脾胃虚寒泄泻者慎用。
【药理研究】
1. 化学成分:含甜菜碱、多糖、芸香苷、硫胺素、核黄素、粗蛋白、蒸酸、胡萝卜素,粗脂肪、抗坏血酸、氨基酸、尼克酸、多种维生素及钙、磷、铁、锌等元素;尚有 β-谷甾醇,亚油酸。
2. 药理作用:① 枸杞水提物能显著提高小鼠网状内皮系统吞噬功能,提高巨噬细胞吞噬率、吞噬指数,增强小鼠的细胞免疫和体液免疫功能;枸杞多糖(LBP)对健康人及因恶性肿瘤或放疗引起的免疫功能低下病人,同样有类似的作用。② 枸杞具有提高人 DNA 损伤后的修复能力,促进衰老细胞年轻化。③ 体内外实验显示:枸杞能明显抑制肝 LPO 生成,对四氯化碳所致的大鼠肝损害具有保护作用。④ LBP 对正常小鼠的骨髓造血功能有促进作用。⑤ 枸杞总皂苷可显著增强小鼠的耐缺氧能力,延长小鼠游泳的持续时间。⑥ 枸杞能降低大鼠的血胆固醇,对喂饲猪油和胆固醇家兔的血清胆固醇升高也有明显抑制作用。⑦ 宁夏枸杞提取物能降低大鼠的血糖,提高其糖耐量。

鳖　甲

为鳖科动物鳖[*Trionyx sisnensis* Wiegmann]的背甲。

【性味归经】咸,寒。归肝经。

【功效】滋阴潜阳,退热除蒸,软坚散结。

【临床应用】

1. 滋阴潜阳:用于① 热病灼阴,阴虚风动证。可见手足蠕动,舌干齿黑等症。常与生牡蛎、生地黄、白芍等配用,如二甲复脉汤。② 阴虚阳亢证。可见头晕头胀,耳鸣目眩,面红目赤,头重脚轻,腰酸膝软等症。常与生地、菊花、牡蛎等配用。

2. 退热除蒸:用于① 阴虚发热证,为治疗阴虚发热之要药。可见骨蒸潮热,面赤颧红,手足心热,形体消瘦,舌红少苔,脉象细数等症。可与秦艽、银柴胡、青蒿、地骨皮等同用,如清骨散、秦艽鳖甲散。② 治温病后期夜热早凉,热退无汗。与青蒿、生地、丹皮等配用,如青蒿鳖甲汤。

3. 软坚散结:用于① 久疟、疟母形成。《肘后备急方》单用鳖甲一味醋炙研末服;也可与槟榔、川芎、草果仁、厚朴、黄芪等同用,如鳖甲饮子。② 癥瘕积聚。常与其他活血行气散结药,如当归、红花、三棱、莪术、香附等配用。

近年来用于肝脾肿大,有软缩肝脾效果,常与丹参、郁金、牡蛎等配伍。

【用量用法】10～30 g,水煎服,宜先煎。滋阴潜阳宜生用,软坚散结则醋炙用。

【注意事项】① 脾胃阳虚、食少便溏者慎用。② 孕妇忌服。

【药理研究】

1. 化学成分:含骨胶原、碘质、磷酸钙、角蛋白及维生素 D 等。

2. 药理作用:① 鳖甲可抑制结缔组织增生,消散结块。② 对造血功能有促进作用。③ 能提高淋巴母细胞转化率,并能延长抗体的存在时间。④ 还具有保护肾上腺皮质功能,提高血浆蛋白含量,防止癌细胞突变及一定的镇静作用。

石　斛

为兰科多年生草本植物马鞭石斛[*Dendrobium fimbriatum* Hook. var. *oculatum* Hook.]、环草石斛[*Dendrobium loddigesii* Rolfe.]、铁皮石斛[*Dendrobium candidum* Wall. ex Lindl.]、黄草石斛[*Dendrobium chrysanthum* Wall.]或金钗石斛[*Dendrobium nobile* Lindl.]的新鲜或干燥茎。

【性味归经】甘,微寒。归胃、肾经。

【功效】养胃生津,滋阴除热,明目强腰。

【临床应用】

1. 养胃生津:用于热病伤津或胃阴不足之口干烦渴。本品最善养胃阴,生津液,凡属胃阴不足之证均可配伍应用。属热病胃热津伤,口干烦渴者,常配天花粉、鲜生地、麦冬、人参叶等;属胃阴不足,津亏口渴者,常与沙参、麦冬、玉竹等同用,如益胃汤。

2. 滋阴除热:用于阴虚津亏,虚热不退。本品既能滋肾阴,又能清虚热,常与白薇、生地、麦冬等同用。

3. 明目:用于视力减退,视物昏糊或有黑影,夜盲。可与生地、熟地、枸杞子、菊花等配用,如石斛夜光丸。

4. 强腰:用于肾阴亏虚之腰膝酸软。常与牛膝、熟地、枸杞子等配伍。

现常用于治疗糖尿病、白内障、夜盲、传染病高热。

【用量用法】6~15 g,鲜品 15~30 g,水煎服,宜先煎;或入丸、散。

【药理研究】

1. 化学成分:含石斛胺、生物碱、黏液质及淀粉等。

2. 药理作用:① 石斛煎剂一般剂量时能使胃液的分泌增加,又能使肠道的蠕动亢进而通便;大剂量时则使肠肌麻痹。② 石斛碱对家兔和豚鼠有中等度抑制血糖升高作用。③ 石斛碱有解热、镇痛作用。④ 石斛碱大剂量时有降低血压,减慢心率和抑制呼吸作用。

鹿 茸

为鹿科动物梅花鹿[*Cervus nippon* Temminck]或马鹿[*Cervus elaphus* Linnaeus]的雄鹿未骨化密生茸毛的幼角。

【性味归经】甘、咸,温。归肝、肾经。

【功效】补肾阳,益精血,强筋骨,调冲任,托疮毒。

【临床应用】

1. 温肾阳,益精血,强筋骨:用于① 肾阳不足,精血亏虚证。可见畏寒肢冷,阳痿早泄,宫冷不孕,小便频数,腰膝酸痛,头晕耳聋,精神疲乏等症。可以单用研末服,也可以同人参、熟地、枸杞子等补气养血益精药同用,如参茸固本丸。② 肝肾精血不足之筋骨无力,小儿行迟、齿迟、囟门不合等症。多配伍熟地、山药、山萸肉等,如加味地黄丸。

2. 调冲任:用于妇女崩漏、带下属虚寒者。本品能温补肝肾,调理冲任,固摄带脉,故可治疗冲任虚寒,带脉不固所致的崩漏不止,白带过多等症。治崩漏不止,常配当归、乌贼骨、蒲黄等;治白带过多,常配狗脊、白蔹等。

3. 托疮毒:用于阴疽内陷不起,疮疡久溃不敛。有温补内托之功效,可与黄芪、肉桂、当归等益气养血温阳之品同用。

【用量用法】1~3 g,研细末,每日分 3 次服;或入丸、散,随方配制。

【注意事项】服用本品宜从小量开始,缓缓增加,不宜骤用大量,以免阳升风动,或伤阴动血。凡阴虚阳亢、血分有热、胃火炽盛、肺有痰热以及外感热病者均忌服。

【药理研究】

1. 化学成分:含 25 种氨基酸、卵磷脂、脑磷脂、神经节苷脂、神经鞘磷脂、溶血磷脂酰乙醇、胆固醇、溶血磷脂酰胆碱、磷脂酸、核苷酸、雌酮、雌二醇、脑素,前列腺素、脑苷脂类、脂蛋白、中性脂肪、肽类、维生素、多糖、酶类以及胆碱样物质。鹿茸精是鹿茸的醇提取物。

2. 药理作用:① 鹿茸精可促进未成年雄性大鼠前列腺、贮精囊和包皮腺的生长;促进未成年雌性小鼠子宫发育;显著增加老化小鼠血浆睾丸酮含量,具有促性激素样作用。② 鹿茸可增强小鼠细胞免疫和体液免疫功能,抑制由氨甲蝶呤引发的免疫功能低下。③ 鹿茸精可显著延长小鼠的游泳时间,增强耐寒,耐高温及抗疲劳能力。④ 鹿茸多糖对应激性溃疡和胃幽门结扎所致胃溃疡有显著的抑制作用。⑤ 鹿茸水提物能促进小鼠生长,显著提高加速老化小鼠肝脏内蛋白质的含量;鹿茸乙醇提取物能明显促进 ^{14}C-尿嘧啶核苷、^{14}C-亮氨酸掺入加速老化小鼠的肝、肾组织蛋白质与 RNA 的合成,显示鹿茸能促进核酸和蛋白合成。⑥ 鹿茸乙醇提取物可明显降低老化小鼠脑、肝组织中丙二醛含量,增加 SOD 的活性;对乙醇和四氯化碳引起的大、小鼠血浆及肝中丙二醛含量升高有明显的抑制作用,而对正常小鼠无类似现象;鹿茸的乙醚和正丁醇提物对小鼠脑、肝组织的 MAO 活性也有抑制作用。⑦ 鹿茸精可明显增强小鼠的学习和记忆功能,明显的恢复樟柳碱和乙醇引起的小鼠学习和记忆障碍。⑧ 鹿茸精亦能促进造血功能,尤其能促进红细胞新生。

附药:鹿角胶

为鹿角以水煎熬浓缩而成的固体胶块。味甘、咸,性温。归肝、肾经。具有补肝肾,益精血,止血之功。用于① 肾阳不足,精血亏虚所致的虚劳羸瘦。② 虚寒性出血证,如吐血、衄血、尿血、崩漏下血等。③ 阴疽。用量用法:5～10 g,开水或黄酒加温烊化服,或入丸、散、膏剂。

淫 羊 藿

本品为小檗科多年生草本植物淫羊藿[*Epimedium breviconum* Maxim.]、巫山淫羊藿[*Epimedium wushanense* T. S. Ying]、朝鲜淫羊藿[*Epimedium koreanum* Nakai.]等的地上部分。

【性味归经】辛、甘,温。归肝、肾经。

【功效】补肾壮阳,祛风除湿。

【临床应用】

1. 补肾壮阳:用于肾阳不足之阳痿,不孕,尿频。古方有单用本品浸酒饮,或与枸杞子、沙苑子、巴戟天等温补肾阳之品配用。

2. 祛风除湿:用于风寒湿痹,肢体疼痛,筋脉拘挛。与威灵仙、川芎、桂心、苍耳子配用,如仙灵脾散;或以本品 500 g、烧酒 5000ml,浸 10 日,制成淫羊藿酒,每服 50 g,每日 2～3 次,治风寒湿痹,疼痛或麻木,也可治疗阳痿。

此外,本品用于① 冠心病心绞痛。有通阳宽胸止痛作用,能改善症状及心电图,可单味制片服。② 高血压病之阴虚阳亢型及妇女更年期高血压。与仙茅、巴戟天、知母、黄柏、当归同用。③ 慢性支气管炎咳嗽。单用有祛痰镇咳作用;兼气喘者与覆盆子、五味子配用能敛肺平喘。

【用量用法】10～15 g,水煎服;也可浸酒、熬膏或入丸、散。

【注意事项】阴虚火旺者不宜服。

【药理研究】

1. 化学成分:含黄酮类物质:淫羊藿素、淫羊藿苷及去甲淫羊藿苷等;并含挥发油、固醇、多糖、生物碱、甾醇及维生素 E 等。

2. 药理作用:① 淫羊藿能促进阳虚模型动物的核酸及蛋白质合成。② 淫羊藿提取液能增加小鼠前列腺重量,促进精液分泌,提高性欲,具有雄性激素样作用。③ 淫羊藿总黄酮能提高小鼠高巨噬细胞的吞噬功能,促进淋巴细胞转化,具有增强免疫功能的作用。④ 淫羊藿黄酮能提高小鼠肝脏总的 SOD 活性、减少肝组织 LPO 形成,减少心与肝等组织中脂褐素形成,具有较强的抗脂质过氧化作用。⑤ 淫羊藿煎剂灌注,可明显增强蟾蜍离体心脏的心肌收缩力,显著增加豚鼠冠脉血流量,对抗垂体后叶素引起的冠脉流量下降,具有强心和抗心肌缺血的作用;淫羊藿提取物对肾上腺素、毒毛旋花子苷 K 引起豚鼠心律失常有对抗作用。⑥ 淫羊藿煎剂对多种实验动物均有降压作用,对兔的作用最明显。⑦ 淫羊藿总黄酮能抑制家兔的体外血栓形成,并能抑制红细胞聚集,降低全血黏度。⑧ 淫羊藿对金黄色葡萄球菌、白色葡萄球菌有较强的抑制作用。

杜 仲

为杜仲科落叶乔木植物杜仲[*Eucommia ulmoides* Oliv.]的树皮。

【性味归经】甘,温。归肾经。

【功效】补肝肾,强筋骨,安胎。

【临床应用】

1. 补肝肾,强筋骨:用于① 肝肾不足之腰膝酸痛或痿软无力,为治疗上述症状之要药。配巴戟天、核桃仁、补骨脂、大茴香,如青娥丸。② 肾阳不足之阳痿,遗精,早泄,尿频。可与山萸肉、菟丝子、补骨脂等配用,以温肾壮阳,固涩精气。

2. 安胎:用于肝肾不足之妊娠胎动不安或习惯性滑胎。配续断、枣肉为丸,如杜仲丸。

此外,有降压作用,治高血压病,尤宜于肝肾亏虚者。与枸杞子、菊花、桑寄生等煎服,或与夏枯草、牛膝、黄芩等清肝平肝药同用。

【用量用法】10～15 g,水煎服,炒用疗效较生用为佳。

【注意事项】阴虚火旺者慎用。

【药理研究】

1. 化学成分:含杜仲胶、杜仲醇、杜仲苷、有机酸、脂肪、酚类、黄酮类、醛糖、鞣质等;尚含多种氨基酸、多种微量元素、微量生物碱、维生素 C 等。

2. 药理作用:① 杜仲的各种制剂和多种成分对兔、猪、狗均有不同程度的降压作用,以杜仲炭和砂烫杜仲降压效果好。② 杜仲能抑制胆固醇的吸收,升高小鼠肝糖原含量。③ 能减弱动物离体子宫的自主收缩,拮抗垂体后叶素、乙酰胆碱等对子宫的收缩,具有解痉的作用。④ 杜仲煎液具有扩张血管及增强机体免疫功能的作用。⑤ 杜仲还有镇痛、镇静、利尿、抗衰老及抗应激等。

冬虫夏草

为麦角菌科真菌冬虫夏草[*Cordyceps sinensis* (Berk.) Sacc.]寄生在蝙蝠蛾科昆虫绿蝙蝠蛾[*Hepialus varians* Staudinger]幼虫上的子座及幼虫尸体的复合体。

【性味归经】甘,温。归肾、肺经。

【功效】助阳益肾,养阴补肺,止血化痰。

【临床应用】

1. 助阳益肾:用于肾阳虚之阳痿遗精,腰膝酸痛。可以单用浸酒服,也可与杜仲、淫羊藿、巴戟天等补肾助阳药配成复方应用。

2. 养阴补肺,止血化痰:用于久咳虚喘,劳嗽痰血。可单用或与其他补益肺肾药同用;如肺阴不足,劳嗽痰血,当与沙参、阿胶、川贝等养阴清肺、止血化痰药同用。

【用量用法】5～10 g,水煎服;或与鸡、鸭、猪肉等炖服;也可以入丸、散。

【注意事项】有表邪者不宜用。

1. 化学成分:含蛋白质、18 种氨基酸;并含虫草多糖、冬虫夏草素、核苷类、肽类、多种维生素,多种微量元素、多种有机酸等。

2. 药理作用：① 冬虫夏草可增加正常雄性大鼠血浆睾丸酮含量,增加包皮腺、精囊、前列腺的重量,增加雌性大鼠孕率和产子数,具有性激素样作用。② 虫草和虫草菌水提液可明显扩展支气管,增强肾上腺素扩展支气管平滑肌的作用,对乙酰胆碱引起的豚鼠哮喘有保护作用。③ 虫草可明显降低肝匀浆脂质过氧化物(LPO)的含量,提高 SOD 的活性,抑制大、小鼠脑内 MAO-B 的活性,具有延缓衰老的作用。④ 虫草可以对抗氨基糖苷类药物的肾毒性,保护和改善肾功能,促进肾小管上皮细胞增殖等,具有抗肾损伤的作用。⑤ 虫草水提物能显著降低巴豆油导致的小鼠耳部水肿;减轻蛋清引起的大鼠足肿胀,显著抑制肉芽增生,具有抗炎作用。⑥ 虫草可提高小鼠抗缺氧,抗疲劳,耐高温能力,延长其游泳时间,有抗应激作用。⑦ 虫草对肝内储脂细胞的增殖与转化有抑制作用,并能有效防止 CCl_4 引起大鼠肝脏纤维化,具有保肝作用。⑧ 此外,虫草还能降血压,抗心肌缺血,抗实验性心律失常,减慢心率,抑制血栓形成及抗肿瘤等作用。

表 8-15-1　部分补益药简表

药名	性味	归经	功能	主治	用量用法
党参	甘,平	脾、肺	益气 生津 养血	① 纳呆食少,乏力便溏等脾气虚证 ② 咳嗽气短,自汗声低等肺气虚证 ③ 心悸头晕,面色萎黄,气短口渴等 ④ 气津两亏证或气血两亏证	10~30 g 水煎服
大枣	甘,温	脾、胃	补中益气 养血安神 缓和药性	① 纳呆食少,乏力便溏等脾气虚证 ② 妇女脏躁,神志不安及血虚萎黄 ③ 与有毒或药性峻烈之药配伍,减轻其毒性或缓和药性	10~30 g 水煎服
饴糖	甘,温	脾、胃、肺	补中缓急 润肺止咳	① 中虚里急,脘腹疼痛 ② 肺燥干咳痰少	30~60 g 烊化冲服
龙眼肉	甘,温	心、脾	补益心脾 养血安神	① 心悸失眠,多梦健忘,纳呆食少,乏力便溏等心脾两虚证	10~15 g 水煎服
天冬	甘、苦,寒	肺、肾	养阴润燥 清火生津	① 肺阴虚之干咳少痰或劳嗽咳血 ② 阴虚火旺之潮热盗汗,遗精消渴	10~15 g 水煎服
百合	甘,微寒	肺、心	养阴润肺 止咳 清心安神	① 阴虚燥咳或劳嗽久咳,痰中带血 ② 余热未尽,虚烦心悸,失眠多梦	10~30 g 水煎服
玉竹	甘,微寒	肺、胃	养阴润燥 生津止渴	① 肺阴亏虚之干咳少痰 ② 热病伤津之烦热口渴及消渴等	10~15 g 水煎服
黄精	甘,平	脾、肺、肾	滋肾润肺 补脾益气	① 肺肾阴虚之干咳少痰,劳嗽久咳 ② 脾气不足证及胃阴亏虚证 ③ 肾精亏虚之腰酸头晕,须发早白	10~30 g 水煎服
女贞子	甘、苦,凉	肝、肾	滋补肝肾 乌发明目	① 肝肾阴虚之腰酸耳鸣,须发早白 ② 肝肾阴虚之目暗不明,视力减退	10~15 g 水煎服
墨旱莲	甘、酸,寒	肝、肾	滋补肝肾 凉血止血	① 肝肾阴虚之腰酸耳鸣,须发早白 ② 阴虚血热之出血证	10~15 g 水煎服

续表 8-15-1

药 名	性 味	归 经	功 能	主 治	用量用法
龟板	甘、咸,寒	肝、肾心	滋阴潜阳 益肾健骨 固经止血 养血补心	① 阴虚之发热,阳亢,动风诸证 ② 肾虚骨痿,齿迟行迟,囟门迟闭等 ③ 阴虚血热之月经过多,崩漏等 ④ 心血亏虚之心神不安证	10～15g 水煎服 先煎
胡麻仁	甘,平	肝、肾大肠	补肝肾 益精血 润肠燥	① 肝肾精血虚须发早白,头晕眼花等 ② 津亏血少之肠燥便秘	10～30g 水煎服
菟丝子	甘,温	肝、肾脾	补肾固精 养肝明目 止泻安胎	① 肾虚腰痛,遗精阳痿,尿频带下等 ② 肝肾不足之目暗不明,视力减退 ③ 脾肾不足之泻泄,久泻 ④ 肝肾不足之胎动不安	10～15g 水煎服
沙苑子	甘,温	肝、肾	补肾固精 养肝明目	① 肾虚腰膝酸痛,遗精尿频,带下等 ② 肝肾不足之目暗不明,视力减退	10～15g 水煎服
巴戟天	甘、辛微温	肾、肝	补肾阳 强筋骨 祛风湿	① 肾阳不足之少腹冷痛,阳痿不孕等 ② 肝肾不足之腰膝酸痛,筋骨痿软 ③ 肝肾不足之风湿久痹,步履艰难	10～15g 水煎服
肉苁蓉	甘、咸温	肾、大肠	补肾阳 益精血 润肠通便	① 肾阳不足,精血亏虚之腰膝酸痛,遗精阳痿,宫寒不孕,筋骨痿软等 ② 肠燥便秘	10～15g 水煎服
紫河车	甘、咸温	心、肺肾	温肾补精 益气养血	① 肾阳不足,精血亏虚之腰膝酸痛,遗精阳痿,宫寒不孕,筋骨痿软等 ② 肺肾两虚之咳嗽喘促 ③ 气血亏虚之面色萎黄,产后乳少等	1.5～3g 研末吞服
益智仁	辛,温	肾、脾	温肾固精 缩尿 暖脾止泻 摄唾	① 肾阳不足之遗精,遗尿,尿频等 ② 中寒腹痛泻泄,口多涎唾	3～10g 水煎服
补骨脂	辛、苦温	肾、脾	补肾助阳 固精缩尿 暖脾止泻 纳气平喘	① 肾阳不足之腰膝冷痛,遗精尿频等 ② 脾肾阳虚之五更泻 ③ 肾不纳气之虚喘	6～15g 水煎服

本章小结

中药是祖国医学的重要组成部分,是几千年来我国人民在与疾病的斗争中积累起来的宝贵财富。本教材按照功效分 15 大类,对 100 余味常用中药进行了介绍。有一部分药物其功效是交叉于两类之间的,我们根据其主要功效以及以往的习惯给予归到其中一类。中药的功效、主治是本课程教学重点。学习时要注意运用中医药理论分析功效,以功效联系主治、用法,将几方面内容有机地结合起来,注意前后有关内容的联系,加强系统性。对于功效近似的药物,采用归纳比较的方法学习便于记忆。

典型习题解析指导

(一) A 型选择题

1. 下列哪味药不能用于风热表证 （　）
   A. 薄荷　　　B. 金银花　　　C. 菊花　　　D. 牛蒡子　　　E. 生姜

   答案：E

   试题点评

   本题的注意点是"不能"。风热表证是由于风热之邪侵犯人的体表而引起的病证，应选用辛凉解表类药来治疗，而生姜药性辛温，属辛温解表类药，故不能用于风热表证。

2. 胶类药入汤剂时应当 （　）
   A. 先煎　　　B. 后下　　　C. 包煎　　　D. 烊化　　　E. 另煎

   答案：D

   试题点评

   本题主要是要弄清一些药物的特殊煎法。因同一张处方中，由于药物的性质不同，所以在煎煮方法上常有不同的要求，比如矿物类药需先煎、含挥发油类药应后下、泥沙状或有绒毛类药要包煎、胶质黏性类药物应烊化、贵重类药宜另煎。

3. 以下哪些不是厚朴的主要功能 （　）
   A. 行气　　　B. 燥湿　　　C. 化痰　　　D. 消积　　　E. 平喘

   答案：C

   试题点评

   本题的关键词为"不是"。厚朴性味苦辛温，有行气燥湿、消积平喘的功能，故 C 不是厚朴的主要功能。

4. 下列几组药中均属补血药的是 （　）
   A. 生地　白芍　当归　　　　　　　B. 枸杞子　阿胶　赤芍
   C. 紫河车　鸡血藤　枸杞子　　　　D. 熟地　白芍　当归
   E. 何首乌　熟地　赤芍

   答案：D

   试题点评

   本题的关键词是"均属"。几组药中都有补血药，但 A 组中还有养阴清热药；B 组中有补肾和凉血散瘀药；C 组中有补气补肾药；E 组中有补肾和凉血散瘀药；只有 D 组都是补血药，故应选择 D。

(二) B 型选择题

　　A. 利水渗湿　　B. 健脾安神　　C. 清热利湿　　D. 化湿解暑　　E. 利水通淋

5. 茯苓和泽泻共有的功能是 （　）
6. 木通和金钱草共有的功能是 （　）

答案：5. A　6. E

试题点评

本类题主要是找出两味药的共同点。茯苓和泽泻都有利水渗湿的功能；木通和金钱草都有利水通淋的作用，故应选择 A、E。

　　A. 附子　　B. 肉桂　　C. 桂枝　　D. 干姜　　E. 吴茱萸

7. 具有回阳救逆功效的药物是 （　）
8. 具有疏肝下气功效的药物是 （　）
9. 具有温肺化饮功效的药物是 （　）

答案:7. A 8. E 9. D

试题点评

本题主要是分清温里类药的不同作用。五种都是温里药,都能温里散寒,主治里寒诸证,但由于各药物的归经不同,作用有所侧重,功效有所区别,所以应选择 A、E、D。

(三) C 型选择题

A. 牡丹皮　　　B. 地骨皮　　　C. 两者都是　　　D. 两者都不是

10. 可以清热凉血的药物是　　　　　　　　　　　　　　　　　　　　　　( )
11. 可以清肺热的是　　　　　　　　　　　　　　　　　　　　　　　　　( )
12. 具有活血化瘀之功的是　　　　　　　　　　　　　　　　　　　　　　( )

答案:10. C 11. B 12. A

试题点评

本题是根据药物的不同作用来选择相应的药物。丹皮的主要作用是清热凉血、活血散瘀;地骨皮的作用是清热凉血、清泄肺热,两者都可清热凉血故应选择 C,地骨皮又可清肺热,应选 B,丹皮还具有活血化瘀之功,应选 A。

A. 干姜　　　B. 高良姜　　　C. 两者都是　　　D. 两者都不是

13. 具有温中止痛作用的是　　　　　　　　　　　　　　　　　　　　　　( )
14. 具有温肺化饮作用的是　　　　　　　　　　　　　　　　　　　　　　( )

答案:13. C 14. A

试题点评

本题主要是分析两味药的作用。干姜、高良姜都是温里药,用于治疗里寒证,但由于归经不同,作用有异,两者都可温中止痛,干姜还有温肺化饮的作用。

(四) X 型题

15. 反藜芦的药有　　　　　　　　　　　　　　　　　　　　　　　　　　( )
　　A. 人参　　B. 玄参　　C. 白芍　　D. 细辛　　E. 西洋参

答案:A、B、C、D、E

试题点评

本题是中药配伍禁忌的内容。"十八反"歌中为"诸参辛芍叛藜芦",故五项都是反藜芦的药。

16. 附子和肉桂功效的共同点是　　　　　　　　　　　　　　　　　　　　( )
　　A. 助阳补火　　B. 散寒止痛　　C. 回阳救逆　　D. 温通经脉　　E. 温阳利水

答案:A、B

试题点评

本题的关键词是要找出"共同点"。附子、肉桂都是温里药,温里药大多都分别有这五项的功效,而二者都有的作用则是助阳补火和散寒止痛,故应选 A、B。

(五) 判断题

17. 牛蒡子能外散风热,内泄热毒,且性偏滑利,兼通二便,故气虚便溏者忌用。( )

答案:×

试题点评

本题主要是分清牛蒡子的功效和使用注意点。牛蒡子主要功效是疏散风热、解毒透疹、利咽消肿,由于其性偏寒,故气虚便溏者忌用,而不是其有通二便的作用,故应判错。

18. 水牛角可以替代犀牛角使用。　　　　　　　　　　　　　　　　　　　( )

答案:√

试题点评

由于水牛角的功效与犀牛角相似,加之犀牛已为稀有动物,因此,水牛角可以替代犀牛角使用。

19. 附子先煎的目的是为了充分地煎出有效成分。（   ）

答案：×

试题点评

附子为温里药，因其药性大辛大热有毒，故在煎煮时要先煎 30～60 分钟，以减弱其毒性，本题应判错。

20. 中药的四气是指春、夏、秋、冬四季的气候。（   ）

答案：×

试题点评

本题主要是混淆了概念，因为中药的四气与季节的气候变化完全是两回事。

(六) 填空题

21. 补气药主要归_____二经，最适宜于_____和_____的病证。

答案：脾、肺　肺气虚　脾气虚

试题点评

气虚大多为肺、脾气虚，加之补气药主要归肺脾经，因此，补气药主要用于肺气虚、脾气虚的病证。

22. 补阳药宜用于_____证，因性多_____，故_____者不宜使用。

答案：肾阳虚　温燥　阴虚火旺

试题点评

由于肾阴肾阳是人体阴阳的根本，因此，补阳药大多用于肾阳不足，补阳药的药性温热燥烈，凡阴虚火旺者和热证不宜使用。

23. 桑叶、菊花的相同功效为_____、_____。

答案：疏风清热　清肝明目

试题点评

本题主要是找出两味药的相同功效。

(七) 名词解释

24. 相须

答案：性能功效相类似的药物配合应用，可以增强其原有的疗效。

试题点评

相须属于"七情"中的一种，应与其他几类进行区别，此种配伍可增强药物原有的疗效，如大黄与芒硝配合，能明显增强泻下通便的治疗效果；人参与炙甘草同用，可增强补中益气作用。

(八) 问答题

25. 牛蒡子与蝉蜕的功效有何异同点？

答案：牛蒡子与蝉蜕皆有疏散风热、利咽、透疹之功，可用于风热表证、咽痛、麻疹不透以及风疹等。另外，牛蒡子又能清热解毒，用于热毒疮肿及痄腮等证。蝉蜕尚能明目退翳，息风解痉，还可治疗肝经风热、目赤肿痛，翳膜遮睛以及小儿惊风、痉挛、夜啼、破伤风等。

试题点评

本题主要是分析两者的共同点和不同点。牛蒡子与蝉蜕都是辛凉解表类药，都有疏散风热之功效，用于治疗外感风热表证，不同是：牛蒡子辛苦而寒，还能清热解毒，以治疗疮痈毒等症；而蝉蜕能明目退翳定惊，以治疗目赤翳障、小儿惊风等症。

26. 生首乌与制首乌的功效及主治有何不同？

答案：制首乌补益精血的作用较好，临床多用于肝肾精血亏虚诸症，如面色萎黄、心悸失眠、腰膝酸软、头晕眼花、耳鸣耳聋、须发早白、筋骨不健、梦遗滑精等。生首乌截疟、润肠、解毒之功效较佳，临床用于气血两虚、久疟不止；虚人、老人大便秘结；用于瘰疬、疮疡、皮肤瘙痒等证。

试题点评

本题是分析生首乌与制首乌的不同作用。同一味药物的不同炮制，常有不同的功效，总的来说，何首乌生用润肠、解疮毒,制用补肝肾益精血。

27. 结合性能特点说明知母的功效和适应证。

答案:知母苦、甘,寒,归肺、胃、肾经。本品苦寒清热泻火,甘寒质润,能滋阴润燥,作用于肺、胃、肾三经,上能清肺热,中清胃火,下清肾火,又能滋养肺胃肾之阴。故适用于:① 温热病,邪热亢盛,壮热,烦渴,脉洪大等肺胃实热证。② 肺热咳嗽或阴虚燥咳,痰稠。③ 阴虚火旺,骨蒸潮热,盗汗,心烦等症。④ 阴虚消渴,症见口渴、多饮、多尿者。

试题点评

本类题的特点是要求从药物的性能特点说明其功效主治,故首先应掌握中药的性能即四气五味、升降浮沉和归经,然后结合不同药物的性味与归经说明其功效和主治。

28. 桂枝与肉桂同出一物,功效有何不同?

答案:桂枝辛散温通,偏行于表,其性走而不守,善能发散肌表风寒之邪,主治风寒表证。肉桂辛甘性热,偏行于里,功能温补阳气,主治下元虚冷,命门火衰,形寒肢冷、腰膝软弱、遗尿、尿频、不孕等症。

试题点评

本题主要是分析桂枝与肉桂功效的不同。由于二者的取材部位不同,故功效有异,桂枝与肉桂是同一植物的不同部位,前者为该植物的嫩枝,后者为该植物的树皮,因此,前者作用较弱,偏行于表,走而不守,后者作用较强,偏行于里,守而不走。

(刘　艳　杜立阳)

第九章 方剂学概述

【教学目的与要求】

方剂学是研究方剂的配伍规律及临床运用的一门学科,是中医的基础课之一。通过方剂学的学习,使学生掌握 68 种左右常用方剂的组成、用法、主治、配伍意义,引导学生掌握组方原理和配伍规律,培养分析、运用方剂和临床用方的能力,并为今后学习中医临床课程、从事中西医结合工作奠定初步的理论基础。

1. 了解方剂学在中医学中的地位及其重要性。
2. 掌握组方原则和方剂的运用变化及其对方剂功能主治的影响。
3. 根据课时和专业的不同,全部方剂按其重要性可分为三级。一级方剂,通过学习应该全面掌握其组成、用法、功用、方义、主治,注意药物的配伍意义;二级方剂,要求学生熟悉其组成、功用、主治;三级方剂,要求学生了解其方名及所属分类。具体根据各专业课时决定。

方剂是由药物组成的,是在审症求因确定治法之后,选择恰当的药物,酌定用量,按照组成原则配伍而成,是辨证论治的主要工具之一。方剂学是研究和阐明治法与方剂的配伍规律以及临床运用的一门学科,与临床各科有着密切的联系,是中医学的基础与临床之间的桥梁学科之一。熟记并掌握一定量的方剂,是中医临床学习的重要过程。

第一节 方剂的基本知识

一、治法与方剂

辨证论治是中医学的一大特点,理、法、方、药是对辨证论治全过程的概括,而治法与方剂均是其中的重要环节,两者之间的关系非常密切。从中医学的形成和发展过程来看,方剂的运用在先,治法的形成在后。治法是在方剂发展到一定数量的基础上产生的,是从大量的方剂和临床实践中总结出来的规律性认识。当治法从经验总结上升为理论体系之后,就成为指导遣药组方和运用成方的原则,而方剂则是在明确治法的前提下的具体运用。中医诊治疾病时,首先要通过四诊、辨证,明确诊断后确定治法,然后才能依据治法遣药组方。例如,一感冒病人,经四诊合参后辨证为外感风寒表实证,首先要确定辛温发汗、宣肺平喘的治法,然后才能选用具有辛温发汗、宣肺平喘作用的方剂来进行治疗。由此可知,治法是遣药组方和选用成方的依据,方剂是体现并验证治法的主要手段。前人将方剂与治法的关系概括为"方从法出","以法统方","方即是法"。总之,治法与方剂之间的关系,互相为用,密不可分,既不能有法无方,也不能有方无法,只有治法与方剂相互配合,才能完成理、法、方、药辨证论治的全过程。方剂在治疗学中意义见图 9-1-1:

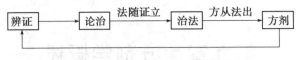

图 9-1-1　方剂在治疗学中的意义

二、方剂的组成原则及其变化

方剂的组成既不是将某些功效类似的药物简单相加，也不是对同类的药物堆砌，而是根据疾病的需要，在辨证立法的基础上，按照一定的组成原则，选择适当的药物，规定适当的剂量而组成。

（一）组成原则

方剂的组成原则，前人将其概括为"君、臣、佐、使"。它是在《素问·至真要大论》"主病之谓君，佐君之谓臣，应臣之谓使"这一论说基础上提出的制方理论。不仅揭示了方剂中药物的主次从属地位，对遣药组方具有重要的指导意义，而且是指导分析、研究古今有效成方，以及临床创制新方的依据（图 9-1-2）。

君药：是针对主病或主证起主要治疗作用的药物，是方剂中不可缺少的重要组成部分。

臣药：是协助君药加强治疗作用的药物，或是针对兼病、兼证起治疗作用的药物。

佐药：有三个意义。一是佐助药，是加强君、臣药的治疗作用，或直接治疗次要症状的药物；二是佐制药，是减轻或消除君、臣药峻烈之性或毒性的药物；三是反佐药，是根据病情需要，在方中配伍少量与君药性味或作用相反而又能在治疗中起相成作用的药物。

使药：是引经药和调和药。

在每首方剂中，君药是不可缺少的，而臣、佐、使药是否均需具备，以及其药味的多少，则应根据病情和治疗的需要以及所选药物的作用来决定，从而发挥药物通过配伍组合成方剂的优势和疗效。

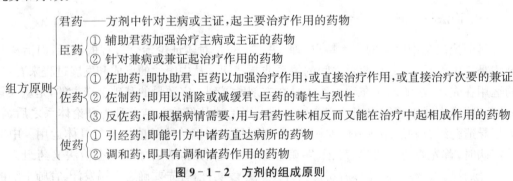

图 9-1-2　方剂的组成原则

（二）组成变化

方剂的组成，既有严格的原则性，又有极大的灵活性。临证选用成方时，需根据患者的具体情况，灵活化裁，加减运用，将严格的原则性与极大的灵活性在实践中统一起来，使方药与病证丝丝入扣，才能做到"师其法而不泥其方"，达到预期的效果。方剂的组成变化主要有以下三种（表 9-1-1）：

1. 药物增减变化　药物增减变化，是指在君药不变、主证不变的情况下，随着次要症状或兼证的不同，增减方剂中的其他药物，改变其药物配伍环境，从而改变方剂的功用，以适应病情变化的需要。如桂枝汤是治疗外感风寒表虚证的常用方,若兼见咳喘可加厚朴、杏仁(桂枝加厚朴杏子汤);若因误下伤阳,脉促、胸满者,可去芍药(桂枝去芍药汤)。这种变化临床常见,又称随症加减。方剂药物的增减变化,虽然使原方的配伍关系有所改变,但其主治病证仍与原方相符。如果组成方剂的药物经增减变化后,其君药和主治病证完全发生改变,则不能称之为某方加减,而是另行组方了,不属于药物增减变化的范畴。

2. 药量增减变化　药量增减变化,是指方剂中的药物组成不变,只增减其药量,致使方剂中药物的主次地位、配伍关系发生改变,从而使方剂的功用和主治病证也随之发生了改变。如小承气汤和厚朴三物汤,两方均由大黄、厚朴、枳实三味药组成。但前者大黄量倍于厚朴,其功用为泻热通便,主治热结便秘;后者厚朴量倍于大黄,其功用为行气消胀,主治气滞便秘。两方药味相同,但因药量不同,君药和主治证也不相同。

3. 剂型更换变化　剂型更换变化,是指同一方剂,由于剂型不同,在运用上也有区别。这种区别主要表现在方剂药力的大小、峻缓方面,因而其所主治的病证在病情上有轻重缓急的不同。如治疗脾胃虚寒的理中丸,改为汤剂内服,则作用快而力峻。反之,若病情较轻或缓者,不能急于求效,则多易汤为丸,取丸剂的作用缓和以图缓治,且便于储藏和携带。

表 9 - 1 - 1　方剂的组成变化与功效改变

组成变化	改变配伍及功效	基本不改变配伍及功效
臣药药味变化	√	
佐使药变化		√
药量变化	√	√
剂型变化		√

三、方剂的剂型

剂型是将组成方剂的原料药,根据病情的需要和药物的性质及给药途径,制成适宜的形式。中医方剂的剂型颇多,现将常用的剂型简要介绍如下:

(一) 汤剂

汤剂是将药物饮片混合,加水浸泡后,煎煮一定时间,然后去渣取汁而制成的液体剂型,一般作内服用,亦可外用作洗浴、熏蒸或含漱。汤剂的优点是个体化处方,便于调整,可灵活加减使用,制作简便,易于吸收,作用较快,是中医过去和现在运用最广泛的一种剂型。其不足之处是味苦量大,不便服用;某些药物的有效成分不易煎出或易挥发散失;储藏、携带困难等。

(二) 丸剂

丸剂是将药物研磨成细末或运用药物提取物,加适宜的黏合赋型剂制成的圆形固体剂型。丸剂具有吸收缓慢,药力持久,便于携带、储存、服用等优点。一般适用于慢性、虚弱性疾病,如六味地黄丸等;也有取峻药缓治而用丸剂的,如舟车丸等;亦有用于急救,但方中含有芳香药物,不宜加热煎煮而制成丸剂的,如安宫牛黄丸等。目前供应的丸剂,有传统的水泛丸,也有现代的浓缩丸、滴丸、微丸胶囊等不同剂型。

(三) 散剂

散剂是将药物粉碎后均匀混合而制成的粉末状制剂,具有吸收快、制作简便、便于携带等优点。散剂分为内服和外用两类。内服散剂可研成细末,直接吞服或冲服,如七厘散等;亦可研成粗末后用水煎服,称为"煮散",如败毒散等。外用散剂是将药物研成细末外敷、掺撒疮面或患病部位,如生肌散等。

(四)膏剂

膏剂是将药物用水或植物油煎熬浓缩而成的剂型,有内服与外用两类。内服膏剂有流浸膏、浸膏、煎膏三种,此类膏剂服用方便,多用于调理补虚剂。外用膏剂又分软膏剂和硬膏剂两种。

(五)丹剂

丹剂是以某些矿物类药物经高温烧炼制成的不同结晶形状的制品,如红升丹、白降丹等,供外用。另有一些方剂,由于药品贵重或药效显著而名之为"丹",它没有固定的剂型,主要供内服。

(六)酒剂

酒剂是将药物置于酒中浸泡或加温隔水炖煮,去渣取液而制成的澄清液体制剂。酒具有活血通络、易于发散和助长药效的特性,故适用于祛风散寒通络及补益强身剂中使用。

此外还有茶剂、露剂、锭剂、搽剂、栓剂、冲剂、片剂、注射液等多种剂型。

方剂剂型历史悠久,源远流长。在药物出现的同时,剂型也就同时存在并发展了。传统的汤、膏、丹、丸、散等剂型,虽各有优点,但也存在一些不足。中华人民共和国建立后,特别是近年来,随着科学技术的发展和临床用药要求的不断提高,方剂传统剂型的改造和新剂型的研制工作取得了很大的进展,中药剂型正在向着"三效"(高效、速效、长效)、"三小"(毒性小、反应小、用量小)和"五方便"(生产、运输、保管、携带、使用)方向不断地发展。

第二节 解表剂

凡以解表药组成为主,具有发汗、解肌、透疹等作用,主治表证的方剂,统称解表剂,属"八法"中的"汗法"。

六淫病邪侵袭肌表、肺卫,邪气尚未深入,故出现表证,此时可用解表剂辛散轻宣,使病邪从肌表而出。如果失时不治或治不合法,六淫病邪不能及时从外解,必转而深入,变生他证。因此外感六淫初起,及时运用解表剂治疗,使邪从外解,就能早期治愈,防止传变。凡外感风寒、温病初起,以及麻疹、疮疡、水肿、疟疾、痢疾等病初起之时,见恶寒、发热、头痛、身疼、苔白或黄、脉浮等表证者,均可用解表剂治疗。

然而,由于病性有寒热之异,体质有强弱之别,因而解表剂可分为辛温解表、辛凉解表和扶正解表三类,分别用于表寒证、表热证以及体虚外感证等。

使用解表剂时,以汗出邪去为度,不可发汗太过,以防损伤正气。服用解表剂,应禁食生冷、油腻之品,以免影响药物的吸收及药效的发挥。

麻黄汤(《伤寒论》)

【组成】麻黄9g 桂枝6g 杏仁6g 炙甘草3g

【用法】水煎温服,服后加盖衣被,取微汗。

【功用】发汗解表,宣肺平喘。

【主治】外感风寒表实证。恶寒发热,头身疼痛,无汗而喘,舌苔薄白,脉浮紧。

【方解】风寒之邪束于肌表,肺气失于宣通,治当辛温发散风寒,宣通肺气。方中麻黄发汗解表,宣肺平喘,为君药。桂枝解肌发表,温经散寒,助麻黄发汗,为臣药。佐以杏仁,同麻黄配伍则一宣一降,以复肺气之宣降,增强宣肺平喘之功。甘草既能调和诸药,又能缓和麻桂相合的峻烈之性,达到汗不伤正,是为佐使药。

【运用】

1. 本方为发汗解表之峻剂,用于外感风寒表实证,以恶寒发热,无汗而喘,脉浮紧为辨证要点。

2. 加减法:若喘急胸闷,咳嗽痰多,表证不甚者,可去桂枝,加半夏、苏子等以降气化痰平喘;若兼湿邪而骨节酸楚疼痛者,可加苍术、羌活等以祛风除湿止痛;若鼻塞流涕、头痛甚者,可加白芷、辛夷花等以通窍止痛。

3. 本方现代常用于治疗感冒、流行性感冒、急性支气管炎、支气管哮喘等属风寒表实证者。

4. 本方发汗作用较强,对于表虚有汗、外感风热、体虚外感、新产妇人、失血病人等均不宜使用。

【参考资料】实验研究表明,麻黄汤能使大鼠足跖汗腺上皮细胞内水泡数目有所增加,汗液分泌增多;静脉注射给药30分钟时可使升高的体温下降63.8%,提示本方有较明显的发汗解热作用。

【歌诀】麻黄汤中用桂枝,杏仁甘草四般施。

发汗解表又平喘,风寒表实此方治。

【趣记】干妈贵姓(甘麻桂杏)。

桂枝汤(《伤寒论》)

【组成】桂枝9g 芍药9g 炙甘草6g 生姜9g 大枣3g

【用法】水煎服,服后饮少量热粥,以助药力,覆被取微汗。

【功用】解肌发表,调和营卫。

【主治】外感风寒表虚证。头痛发热,汗出恶风,鼻鸣干呕,苔白不渴,脉浮缓或浮弱。

【方解】风寒之邪客于肌表,营卫不和,治当解肌发表,调和营卫。方中桂枝为君,辛温通阳,解肌发表,散外感风寒之邪以调卫。芍药指白芍,作为臣药,酸苦微寒,益阴和里,敛固外泄之营阴以和营。桂芍等量相合,相须为用,一治卫强,一治营弱,散中有收,汗中寓补,使表邪得解,营卫调和。生姜助桂枝辛散表邪,又可温胃止呕;大枣助芍药益阴养血,姜枣相配,补脾和胃,调和营卫,共为佐药。甘草调和诸药,合桂枝辛甘化阳以实卫,合芍药酸甘化阴以和营,是为佐使药。

【运用】

1. 本方主治外感风寒表虚证,以发热,恶风,汗出,脉浮缓为辨证要点。

2. 加减法:若恶风寒甚者,宜加防风、荆芥疏散风寒;兼见咳喘者,宜加杏仁、桔梗、苏子等宣降肺气,止咳平喘。

3. 本方现代常用于治疗感冒、流行性感冒、原因不明的低热、产后病后低热、出汗异常(自汗、盗汗、黄汗)、过敏性鼻炎、多形红斑、冻疮、荨麻疹等属营卫不和,阴阳失调者。

【歌诀】桂枝汤治太阳风,芍药甘草姜枣同;
　　　　若加饴糖倍芍药,补虚温里小建中。

【趣记】桂嫂炒姜枣(桂芍草姜枣)。

小青龙汤(《伤寒论》)

【组成】麻黄9g　芍药9g　细辛6g　干姜6g　炙甘草6g　桂枝9g　半夏9g　五味子6g

【用法】水煎服。

【功用】解表散寒,温肺化饮。

【主治】外寒内饮证。恶寒发热,无汗,头身疼痛,胸痞喘咳,痰涎清稀量多,或痰饮喘咳,不得平卧,或身体疼重,头面四肢浮肿,舌苔白滑,脉浮。

【方解】外寒内饮之证,不化饮而专散表邪,则水饮不除;若不疏表而徒治其饮,则表邪难解,故宜解表化饮,表里同治。方中麻黄、桂枝为君,发汗散寒,解表祛邪而平喘咳,温阳化气而化水饮。干姜、细辛、半夏为臣,温肺化饮,燥湿祛痰,兼助麻桂解表。然肺为娇脏,若纯用辛温发散犹恐耗伤肺气,故配五味子酸收敛气;芍药与桂枝汤一样,也用白芍,具有和营养血,并为佐制之用。炙甘草益气和中,又能调和诸药,是兼佐使之用。药虽八味,配伍严谨,开中有合,宣中有降,使风寒解,营卫和,水饮去,肺气宣降有权,则诸症自平。

【运用】

1. 本方是治疗外寒内饮证的常用方剂,以恶寒发热,无汗,喘咳,痰多而稀,舌苔白滑,脉浮为证治要点。

2. 加减法:若恶寒甚者,可加重麻、桂用量,以加强发汗解表的作用;若外寒较轻者,可去桂枝,麻黄改用炙麻黄;兼有内热而出现烦躁者,可加生石膏以清热除烦;若喉中痰鸣,可加杏仁、款冬花、射干以化痰降气平喘。

3. 本方现代常用于治疗急慢性支气管炎、支气管哮喘、肺炎、肺气肿、肺心病等属外寒内饮者。

【参考资料】实验研究证实,小青龙汤能直接松弛气管平滑肌,对多种原因所致哮喘均有较好的解痉平喘作用。

【歌诀】小青龙汤麻芍味,细辛草夏干姜桂;
　　　　风寒客表内停饮,喘咳肢浮痰饮溃。

【趣记】马五跪下细心扫草姜(麻五桂夏细辛芍草姜)。

桑菊饮(《温病条辨》)

【组成】桑叶9g　菊花4g　杏仁6g　连翘5g　薄荷3g　桔梗6g　生甘草3g　芦根6g

【用法】水煎服。

【功用】疏风清热,宣肺止咳。

【主治】风温初起。但咳,身热不甚,口微渴,舌苔薄白,脉浮数。

【方解】温热病邪从口鼻而入,邪居肺络,肺失清肃,治宜疏风清热,宣肺止咳。方中桑叶、菊花甘凉轻清,疏散上焦风热,且桑叶善走肺络,能清宣肺热而止咳嗽,二药共为君药。

薄荷辛凉,助桑、菊疏散上焦风热,加强解表之力;杏仁、桔梗宣肃肺气而止咳,三者共为臣药。连翘清热透邪解毒;芦根清热生津而止渴,共为佐药。甘草调和诸药,与桔梗相配尚能利咽喉而止咳嗽,为佐使药。诸药相伍,使上焦风热得以疏散,肺气得以宣畅,则表证解,咳嗽止。

【运用】

1. 本方是主治风热咳嗽轻证的常用方剂,以咳嗽,发热不甚,口微渴,脉浮数为辨证要点。

2. 加减法:若气粗似喘,是气分有热,可加生石膏、知母以增强清肺之力;若肺中热甚,咳嗽痰黄,可加黄芩清肺止咳;若肺热咳甚伤络,痰中带血,可加白茅根、藕节、丹皮等清热凉血止血;若咽喉红肿疼痛,可加蝉蜕、玄参、板蓝根清热利咽,消肿止痛。

3. 本方现代常用于治疗感冒、流行性感冒、急性支气管炎、急性扁桃体炎、急性结膜炎、角膜炎等属风热犯肺或肝经风热者。

【歌诀】桑菊饮中桔杏翘,芦根薄草可解表;
　　　　风温但咳微热渴,气粗似喘入知膏。

【趣记】桑菊饮,翘杏仁,薄甘桔,芦苇根。

银翘散(《温病条辨》)

【组成】连翘15 g　银花15 g　桔梗6 g　薄荷6 g　淡竹叶4 g　生甘草4 g　荆芥穗4 g　淡豆豉5 g　牛蒡子6 g　芦根10 g

【用法】水煎服。

【功用】辛凉透表,清热解毒。

【主治】温病初起表热证。发热,微恶风寒,无汗或有汗不畅,头痛口渴,咳嗽咽痛,舌尖红,苔薄白或薄黄,脉浮数。

【方解】温病初起,邪在肺卫,治宜辛凉透表,清热解毒。方中银花、连翘二药气味芳香,既可轻宣透表,疏散风热,又可清热解毒,辟秽化浊,共为君药。薄荷、牛蒡子辛凉疏散风热,清利头目,解毒利咽;荆芥穗、淡豆豉辛而不烈,温而不燥,助君药辛散透热,均为臣药。竹叶、芦根清热生津止渴;桔梗、甘草宣肺止咳,清利咽喉,同为方中佐药。甘草尚可调和诸药,而兼使药之用。诸药合用,共奏辛凉透表、清热解毒之功。

【运用】

1. 本方主治温病初起之表证,以发热,微恶寒,咽痛,口渴,脉浮数为辨证要点。

2. 加减法:若胸膈闷者,可加藿香、郁金芳香化湿,辟秽去浊;若口渴甚者,可加天花粉、知母生津止渴;若热毒较重而咽喉肿痛者,可加玄参、马勃解毒利咽;若咳嗽较重者,可加杏仁、桑叶利肺止咳。

本方现代广泛用于治疗多种急性发热性疾病的初起阶段,如流行性感冒、急性扁桃体炎、肺炎、麻疹、流行性脑膜炎、乙型脑炎、腮腺炎等属卫分风热证者。

【参考资料】实验研究证实,本方能促进大鼠足跖部汗腺分泌;能直接作用于热敏神经元,从而使正常动物体温下降,提示本方为中枢性解热药。

【歌诀】银翘散主温热疴,竹叶荆蒡豉薄荷;
　　　　甘桔苇根凉解法,发热咽痛服之瘥。

【趣记】银翘散,荆豉蒡,薄甘桔,苇竹汤。

清燥救肺汤(《医门法律》)

【组成】桑叶9g 石膏8g 甘草3g 人参2g 胡麻仁3g 阿胶3g 麦冬4g 杏仁2g 炙枇杷叶3g

【用法】水煎温服。

【功用】清燥润肺。

【主治】温燥伤肺重证。身热头痛,干咳无痰,气逆而喘,咽喉干燥,鼻燥,胸满胁痛,心烦口渴,舌干无苔,脉虚大而数。

【方解】温燥伤肺之重证,气阴已耗伤,治宜清燥热,养气阴,切忌辛香苦燥之品,重损气阴。方中桑叶清透肺中燥热,为君药。石膏清泻肺热,麦冬养阴润肺,共为臣药。人参、甘草益气和中,培土生金;阿胶、胡麻仁润肺养阴;杏仁、枇杷叶利肺气,共为佐药。其中,甘草尚可调和诸药,是兼使药之用。诸药相伍,则燥邪得宣,气阴得复而奏清燥救肺之功,故名曰清燥救肺汤。

【运用】

1. 本方为治疗燥热伤肺重证之代表方,以身热,干咳少痰,气逆而喘,舌红少苔,脉虚大而数为辨证要点。

2. 加减法:若痰多难咯,可加贝母、瓜蒌以润燥化痰;热甚者,可加羚羊角、水牛角以清热凉血。

3. 本方现代常用于治疗肺炎、急性支气管炎、支气管哮喘、支气管扩张、肺气肿、肺癌等属燥热伤肺,气阴两伤者。

【歌诀】清燥救肺参草杷,膏胶桑杏麦胡麻;
　　　　身热头痛干咳喘,舌干无苔脉虚大。

【趣记】阿娇妈身高卖杏赏枇杷(阿胶麻参膏麦杏桑枇杷)。

第三节　清热剂

凡以清热药为主要组成,具有清热、泻火、凉血、解毒等作用,主治里热证的方剂,统称清热剂。属"八法"中的"清法"。

里热病证甚为常见,究其原因,不外内伤和外感两个发面。因于外感者,或表邪入里化热,或温热火毒为病;因于内伤者,则多由脏腑偏胜,五志过极化火所致。由于里热病证有热在气分、血分之异,有实热、虚热之分,有脏腑偏胜之殊,故清热剂又可分为六类,即清气分热剂,适用于邪在气分证;清营凉血剂,适用于邪入营血证;清热解毒剂,适用于热甚成毒证;清脏腑热剂,适用于邪热偏胜于某一脏腑所产生的热证;清热祛暑剂,适用于暑热证;清虚热剂,适用于虚热证。

由于清热剂多寒凉之品,重用久用易败胃气,损伤脾阳,故使用时须适度,不可过量、过剂。

白虎汤(《伤寒论》)

【组成】石膏 50 g　知母 18 g　炙甘草 6 g　粳米 9 g
【用法】水煎至米熟汤成,去渣温服。
【功用】清热生津。
【主治】阳明气分热盛证。壮热面赤,烦渴引饮,汗出恶热,舌红苔黄,脉洪大有力。
【方解】阳明经证或气分热盛证,治宜辛寒清热,甘寒生津。方中石膏为君,其味辛甘性大寒,能清阳明气分内盛之热,除壮热烦渴,知母为臣,其味苦性寒而质润,一可助石膏清内盛之热,二可滋已耗之阴。石膏与知母相须为用,使清热生津之力倍增。甘草、粳米为佐药,和胃护津,缓石膏、知母苦寒重降之性,以防寒凉伤中之弊。甘草兼以调和诸药为使。全方药味精炼而配伍有序,使热清烦除,津生渴止,实为阳明气分热盛之良剂。

【运用】
1. 本方主治阳明气分热盛之证,以身大热,汗大出,口大渴,脉洪大为辨证要点。
2. 加减法:若热甚津伤气耗,背微恶寒,脉洪大而芤者,加人参以清热益气生津,名"白虎加人参汤"(《伤寒论》);若伴有大便燥结,小便短赤者,可加大黄、芒硝以泻热攻积,软坚润燥。风湿热痹,症见壮热,气粗烦躁,关节肿痛,口渴苔白,脉弦数,可用本方加桂枝,以清热通络止痛,名"白虎加桂枝汤"(《金匮要略》)。
3. 本方现代常用于治疗多种感染性疾病,如大叶性肺炎、乙型脑炎、流行性出血热、败血证、麻疹、牙龈炎等属阳明气分热盛者。

【参考资料】通过实验研究表明,本方有明显的解热作用,同时能抑制出汗和烦渴感;对腹腔巨噬细胞吞噬率及吞噬指数在服药后 1、3、6 小时均有明显提高。

【歌诀】白虎汤清气分热,石膏知母粳甘协;
　　　　阳明四大验苔黄,津气两伤参配切。

【趣记】告知干米(膏知甘米)。

犀角地黄汤(《备急千金要方》)

【组成】水牛角 30 g　生地黄 24 g　芍药 12 g　牡丹皮 9 g
【用法】水煎服。
【功用】清热解毒,凉血散瘀。
【主治】热入血分证。身热烦躁,神昏谵语,斑色紫黑,舌绛起刺,脉细数。或热伤血络而见吐血、衄血、便血、尿血等。
【方解】温热邪毒内燔血分,治宜清热解毒,凉血散瘀。方中水牛角咸、寒,清心肝而解热毒,凉血散瘀,为君药。生地清热凉血,养阴生津,既可助水牛角清解血分之热,又可补充被耗伤之阴血,为臣药。芍药和营泻热,丹皮凉血散瘀,二药合用,既可增强凉血之功,又可防止瘀血停滞,共为佐药。四药合用,清热中兼以养阴,凉血中又能散瘀,共奏清热解毒,凉血散瘀之功。

【运用】
1. 本方主治热毒深陷血分的耗血、动血之证,以各种出血,斑色紫黑,神昏谵语,身热舌绛为辨证要点。

2. 加减法：若瘀热互结，喜妄如狂者，加大黄、黄芩以清热逐瘀；心火炽盛者，加黄连、栀子以清心泻火；发斑者，加玄参、紫草以凉血化斑。吐血、衄血者，加白茅根、侧柏叶；便血者，加地榆、槐花；尿血者，加小蓟、白茅根。

3. 本方现代常用于治疗重症肝炎、肝昏迷、弥散性血管内凝血、过敏性紫癜、急性白血病、败血症等属血分热盛者。

【歌诀】犀角地黄芍牡丹，热入血分服之安；
　　　　昏谵蓄血如狂症，吐衄下红紫黑斑。

【趣记】单少地牛角（丹芍地牛角）。

普济消毒饮（《东垣试效方》）

【组成】黄芩15g　黄连15g　橘红6g　玄参6g　生甘草6g　柴胡6g　桔梗6g　连翘3g　板蓝根3g　马勃3g　牛蒡子3g　僵蚕2g　升麻2g　薄荷3g

【用法】水煎服。

【功用】清热解毒，疏风散邪。

【主治】大头瘟。憎寒发热，头面红肿焮痛，目不能开，咽喉不利，口干舌燥，舌红苔黄，脉浮数有力。

【方解】大头瘟乃感受风热疫毒之邪，壅于上焦，发于头面所致。治宜清热解毒，疏风散邪。方中重用黄芩、黄连为君，以清热泻火，除上焦热毒。连翘、牛蒡子、薄荷、僵蚕辛凉疏散头面风热疫毒为臣。玄参、马勃、板蓝根、桔梗、甘草清热利咽，并加强清热解毒之功；陈皮利气而疏通壅滞，共为佐药。升麻、柴胡升阳散火，疏散风热，并协助诸药上达头面，为佐使药。诸药配伍，清疏并用，升降共投，共奏清热解毒，疏风散邪之功。

【运用】

1. 本方为治疗大头瘟的常用方剂，以头面红肿焮痛，憎寒发热，咽喉不利，舌红苔黄，脉浮数为辨证要点。

2. 加减法：表证明显，里热不重者，可酌减芩、连用量，加蝉蜕、荆芥、防风、桑叶等，以增强疏风散邪之功。若大便秘结者，加大黄以泻热通便。若腮腺炎并发睾丸炎者，加川楝子、龙胆草以清泻肝经实火。

3. 本方现代常用于治疗颜面丹毒、腮腺炎、急性扁桃体炎、颌下腺炎、头面部蜂窝织炎等属风热疫毒为患者。

【歌诀】普济消毒芩连蒡，甘桔蓝根勃翘玄；
　　　　升柴陈薄僵蚕入，大头瘟毒服之痊。

导赤散（《小儿药证直诀》）

【组成】生地黄6g　生甘草6g　木通6g

【用法】共为粗末，每服9g，加淡竹叶适量煎服。亦作汤剂水煎服。

【功用】清心养阴，利水通淋。

【主治】心经火热证。心胸烦热，口渴面赤，意欲冷饮，口舌生疮，或小便赤涩刺痛，舌质红，脉数。

【方解】本方证乃心经蕴热或移于小肠所致。治宜清心热，利小便。方中木通清心降火,利水通淋为君。生地甘凉而润,清心热而凉血滋阴,用以为臣,与木通合用,利水而不伤阴,滋阴而不恋邪。竹叶清心除烦,导热下行;甘草通淋止痛,调和诸药,并可防木通、生地寒凉伤胃,用以为佐使。四药合用,共奏清热利水养阴之功。

【运用】

1. 本方为清心利水的常用方剂,以心胸烦热,口渴,口舌生疮或小便赤涩刺痛,舌红脉数为辨证要点。

2. 加减法:若心火较甚,可加黄连清心泻火,小便涩痛明显者,可加瞿麦、车前子、滑石等利水通淋。

3. 本方现代常用于治疗口腔炎、小儿夜啼、急性泌尿系统感染等属心经有热或心移热于小肠者。

【歌诀】导赤生地与木通,草梢竹叶四味同;
心经火热口糜淋,导热下行小便中。

【趣记】竹叶统(统)地干(了)(竹叶通通地干了)。

龙胆泻肝汤(《医方集解》)

【组成】龙胆草6g 黄芩9g 栀子9g 泽泻9g 木通6g 当归3g 生地黄6g 柴胡6g 生甘草6g 车前子6g

【用法】水煎服。

【功用】清肝胆实火,泻下焦湿热。

【主治】

1. 肝胆实火上炎证。头痛目赤,胁痛,口苦,耳聋耳肿,舌红苔黄,脉弦数有力。

2. 肝胆湿热下注证。阴肿,阴痒,阴汗,小便淋浊,或妇女带下黄稠,舌红苔黄腻,脉弦数有力。

【方解】本方证乃因肝胆经实火上炎或肝胆经湿热下注所致。治宜清肝胆实火,泻下焦实热。方中龙胆草大苦大寒,上清肝胆经实火,下泻肝胆经湿热,为君药。黄芩、栀子助龙胆草以加强清泻肝胆实火与湿热之效,为臣药。木通、泽泻、车前子清热利湿,导湿热从小便而出;生地、当归养阴补血,使祛邪而不伤正;柴胡疏利肝胆之气,均为佐药。甘草调药和中为使。综观全方,清利并用,泻中寓补,使火降热清,湿热尽除,则诸症可愈。

【运用】

1. 本方为清泻肝胆实火及下焦湿热的代表方,以胁痛目赤,口苦尿黄,舌红苔黄,脉弦数为辨证要点。

2. 加减法:若肝胆实火较甚,可去木通、车前子,加夏枯草以助泻火之力;若湿热较甚,可去生地、黄芩,加滑石、薏苡仁以增强利湿之功;带状疱疹痛甚者,可加全蝎粉冲服以止痛。

3. 本方现代常用于治疗顽固性偏头痛、原发性高血压、急性病毒性肝炎、中耳炎、急性肾盂肾炎、急性膀胱炎、急性睾丸炎、盆腔炎、急性结膜炎、带状疱疹等属肝胆实火上炎或肝胆湿热下注者。

【参考资料】龙胆泻肝汤可增强实验动物腹腔巨噬细胞对异物的吞噬作用,促进淋巴细胞转化;具有显著的利尿作用以及抗炎、抗过敏、抑菌抗感染作用。

本方所用木通,因含有马兜铃碱,近年有肾毒性的报道,应该注意。临床可以不用或用其他清热药取代。

【歌诀】龙胆泻肝通泽柴,栀芩车地草归偕;
　　　　胁痛目赤耳聋肿,阴痒带下淋浊排。

【趣记】智子推木车擒龙,当地卸柴草[栀子(推)木车芩龙,当地泻柴草]。

苇茎汤(《备急千金要方》)

【组成】苇茎60 g　薏苡仁30 g　桃仁9 g　冬瓜子24 g

【用法】水煎服。

【功用】清肺化痰,逐瘀排脓。

【主治】肺痈。身有微热,咳吐腥臭脓痰,或痰中带血,胸中隐隐作痛,舌红苔黄腻,脉滑数。

【方解】肺痈多由痰热瘀血壅滞于肺所致。治宜清肺化痰,逐瘀排脓。方中苇茎甘寒轻浮,善清肺热,乃治肺痈之要药,为君药。薏苡仁清热利湿,冬瓜子祛痰排脓,同为臣药。桃仁破血逐瘀,为佐药。诸药合用,共奏清热化痰,逐瘀排脓之功。使肺热清,痰热化,瘀血祛,则肺痈可愈。

【运用】

1. 本方为治肺痈的有效方剂。不论肺痈其脓将成或已成,均可使用。临证以胸痛,咳吐腥臭黄痰或脓血,舌红苔黄腻,脉滑数为辨证要点。

2. 加减法:若肺痈脓未成者,加金银花、金荞麦、鱼腥草等清热解毒之品,以促其消散;若肺痈脓已成者,加桔梗、甘草、贝母等化痰排脓之品,以利排脓消痈。

3. 本方现代常用于治疗肺脓疡、支气管扩张、大叶性肺炎等属痰热瘀阻于肺者。

【歌诀】苇茎汤是千金方,桃仁薏苡瓜仁襄;
　　　　热瘀在肺成痈毒,泻热排脓气道畅。

【趣记】卫东一人逃(苇冬薏仁桃)。

清胃散(《脾胃论》)

【组成】生地黄6 g　当归6 g　牡丹皮9 g　黄连6 g　升麻9 g

【用法】水煎服。

【功用】清胃凉血。

【主治】胃火牙痛。牙痛牵引头痛,面颊发热,其齿喜冷恶热;或牙龈出血,牙龈红肿溃烂;或唇舌颊腮肿痛,口气热臭,口干舌燥,舌红苔黄,脉滑数。

【方解】本方证乃胃有积热,火气循经上攻所致。治宜清胃泻火,凉血解毒。方中黄连清胃腑实火,为君药。升麻清热解毒,宣达郁遏之火。黄连、升麻相伍,泻火而无凉遏之弊,散火而无升焰之虞。生地、丹皮凉血散瘀、清热养阴,均为臣药。当归养血和血以消肿止痛,为佐药。诸药合用,共奏清胃凉血之功。

【运用】

1. 本方为治疗胃火牙痛的常用方,以牙痛牵引头痛,口气热臭,舌红苔黄,脉滑数为证治要点。

2. 加减法:若兼大便秘结者,加大黄以泻热通便;口渴饮冷者,加生石膏以清胃生津;伴齿衄者,可加牛膝以导血热下行。

3. 本方现代常用于治疗牙周炎、牙龈脓肿、口腔炎、三叉神经痛等属胃火上攻者。

【歌诀】清胃散用升麻连,当归生地牡丹全;

或益石膏平胃火,口疮牙痛与牙宣。

【趣记】生跪地炼丹(升归地连丹)。

白头翁汤(《伤寒论》)

【组成】白头翁 15 g 黄柏 12 g 黄连 6 g 秦皮 12 g

【用法】水煎服。

【功用】清热解毒,凉血止痢。

【主治】热毒血痢证。腹痛,里急后重,肛门灼热,下痢脓血,赤多白少,渴欲饮水,舌红苔黄,脉弦数。

【方解】本方证为热毒深陷血分,病发于大肠。治宜清热解毒,凉血止痢。方中白头翁清热解毒,凉血止痢,为治热毒赤痢之要药,用之为君。黄连、黄柏苦寒清热解毒,燥湿止痢,为臣药。秦皮苦寒性涩,主热痢下重,用之为佐。诸药合用,热清毒解,血痢可愈。

【运用】

1. 本方主治热毒深陷血分之下痢,以下痢赤多白少,腹痛,里急后重,舌红苔黄,脉弦数为辨证要点。

2. 加减法:若发热急骤,下痢鲜紫脓血,烦躁舌绛者,可加生地、丹皮等凉血解毒。若里急后重明显者,可加木香、槟榔等行气消滞。

3. 本方现代常用于治疗急性细菌性痢疾、阿米巴痢疾等属热毒血痢者。

【参考资料】白头翁汤对志贺杆菌、金黄色葡萄球菌、表皮葡萄球菌有较强的抑制作用。

【歌诀】白头翁汤治热痢,黄连黄柏加秦皮;

如加甘草与阿胶,产后虚痢称良剂。

【趣记】白头秦皇连败(白头秦黄连柏)。

青蒿鳖甲汤(《温病条辨》)

【组成】青蒿 6 g 鳖甲 15 g 生地 12 g 知母 6 g 丹皮 9 g

【用法】水煎服。

【功用】养阴透热。

【主治】温病后期,邪伏阴分证。夜热早凉,热退无汗,舌红少苔,脉细数。

【方解】本方所治之证乃因温病后期,阴液已伤,邪热未尽,深伏于阴分所致。治宜清热透邪,滋养阴液。方中青蒿芳香,清热透邪;鳖甲滋阴以退虚热。二药相伍,透热而不伤阴,养阴而不恋邪,共为君药。生地、知母益阴清热,助鳖甲养阴退虚热,为臣药。丹皮辛苦性凉,凉血透热,助青蒿透泻阴分之伏热,为佐药。五药合用,滋、清、透并进,标本兼顾,养阴而不留邪,祛邪而不伤正,共奏养阴透热之功。

【运用】

1. 本方适宜于温热病后期,余热未尽,阴液不足之虚热证,以夜热早凉,热退无汗,舌红少苔,脉细数为辨证要点。

2. 加减法：若口渴欲饮，可加天花粉以清热生津止渴。小儿夏季热属阴虚有热者，可加白薇、荷梗以解暑退热；阴虚火旺者，可加黄柏、地骨皮、石斛等以退虚热。

3. 本方现代常用于治疗原因不明的发热、慢性肾盂肾炎、肾结核等属阴虚内热，低热不退者。

【歌诀】青蒿鳖甲地知丹，阴分伏邪服之安；
　　　　夜热早凉无汗出，养阴透热标本兼。

【趣记】好鳖知生蛋（蒿鳖知生丹）。

第四节　祛湿剂

凡以祛湿药为主要组成，具有化湿利水，通淋泄浊等作用，主治水湿病证的方剂，统称祛湿剂。

湿邪为病，有外湿内湿之分。外湿病变多在肌表、经络、关节等部位；内湿病变部位多在脏腑、气血。但外湿与内湿可互相影响，外湿可入侵脏腑，内湿亦可影响肌表。故外湿与内湿为病，常相因互见。湿邪为病，所伤部位有上下内外之分，病情有寒化热化之异。根据治法与功用的不同，祛湿剂可分为燥湿和胃、清热祛湿、利水渗湿、温化水湿、祛风胜湿五类。

由于湿为阴邪，其性重浊黏滞，容易阻滞气机，故祛湿剂中常配伍理气之品，以助气化。

祛湿剂多由辛温香燥或甘淡渗利之品组成，易于耗伤津液，故对阴虚津亏、病后体弱和孕妇水肿者，均应慎用。

平胃散（《太平惠民和剂局方》）

【组成】苍术 15 g　厚朴 9 g　陈皮 9 g　甘草 6 g

【用法】共为细末，每服 6～9 g，姜 2 片，枣 2 枚，煎汤送下。亦可作汤剂。

【功用】燥湿运脾，行气和胃。

【主治】湿滞脾胃证。脘腹胀满，不思饮食，口淡无味，恶心呕吐，嗳气吞酸，肢体沉重，怠惰嗜卧，常多自利，苔白厚腻，脉缓。

【方解】本方证为湿滞脾胃，运化失司所致。治宜燥湿运脾，行气和胃。方中苍术味苦性温而燥，其气芳香，最善燥湿醒脾，能使湿去而脾运有权，脾健则湿邪得化，为君药。厚朴行气化湿，消胀除满，与苍术合用，加强燥湿运脾之力，为臣药。陈皮理气和胃，芳香醒脾，既助苍术燥湿，又助厚朴行气，为佐药。甘草和中调药，生姜、大枣调和脾胃，是为佐使之用。诸药合用，燥湿行气，俾湿浊得化，气机调畅，脾运得健，则湿阻气滞诸症自除。

【运用】

1. 本方为燥湿和胃的基础方剂，以脘腹胀满，舌苔厚腻为辨证要点。

2. 加减法：若湿郁化热者，可加黄连、栀子等以清热燥湿；若属寒湿者，宜加干姜、草豆蔻等以温化寒湿；湿甚泄泻者，可加茯苓、泽泻、薏苡仁等以渗湿止泻；若兼食滞者，可加神曲、炒莱菔子、枳实等以化食消痞。

本方现代常用于治疗慢性胃炎、胃及十二指肠溃疡、胃肠神经官能症、小儿厌食症等属湿滞脾胃者。

【歌诀】平胃散用朴陈皮，苍术甘草四味齐；

燥湿宽胸消胀满,调胃和中此方宜。

【趣记】早将臣藏草后(枣姜陈苍草厚)。

藿香正气散(《太平惠民和剂局方》)

【组成】大腹皮 30 g　白芷 30 g　紫苏 30 g　茯苓 30 g　半夏曲 60 g　白术 60 g　陈皮 60 g　厚朴 60 g　桔梗 60 g　藿香 90 g　炙甘草 75 g

【用法】共为细末,每服 6 g,姜 3 片,枣 1 枚,水煎热服。亦作汤剂,用量按原方比例酌减。

【功用】解表化湿,理气和中。

【主治】外感风寒,内伤湿滞证。恶寒发热,头痛,胸膈满闷,脘腹胀痛,恶心呕吐,肠鸣腹泻,舌苔厚腻。

【方解】本方证乃因外感风寒,内伤湿滞,清浊不分,升降失常所致。治宜外散风寒,内化湿浊,兼以和中理气。方中藿香既辛温解表,又芳香而化在里之湿浊,且可升清降浊,理气和中,为君药。紫苏、白芷皆辛温芳香发散之品,助藿香外解风寒,内化湿浊,为臣药。半夏曲燥湿化痰,和胃降逆;厚朴行气化湿除满;陈皮理气燥湿和中;大腹皮下气利水化湿;白术、茯苓健脾化湿,以助脾运;桔梗宣肺利膈,共为佐药。甘草和中调药,姜、枣调理脾胃,是为佐使之用。诸药相伍,使风寒外解,湿浊内化,清升浊降,气机通畅,诸症自愈。

【运用】

1. 本方为治疗外感风寒,内伤湿滞的常用方剂,以恶寒头痛,呕吐泄泻,脘腹胀满,苔白腻为辨证要点。

2. 加减法:若表寒重者,可加香薷以解其表;若兼食滞者,可加炒莱菔子、炒麦芽等以消食导滞;若泄泻甚者,可加扁豆、薏苡仁以祛湿止泻。

3. 本方现代常用于治疗胃肠型感冒、急性胃肠炎等属外感风寒,内伤湿滞者。

【歌诀】藿香正气腹皮苏,甘桔陈苓术朴具;
夏曲白芷加姜枣,风寒暑湿并能除。

茵陈蒿汤(《伤寒论》)

【组成】茵陈蒿 18 g　栀子 9 g　大黄 6 g

【用法】水煎服。

【功用】清热利湿退黄。

【主治】湿热黄疸。一身面目俱黄,黄色鲜明如橘色,腹微满,口中渴,小便短赤,舌苔黄腻,脉滑数。

【方解】本方所治之黄疸,乃因湿邪与热蕴结于里所致。治宜清热利湿退黄。方中茵陈疏肝利胆,芳香化浊,乃清热除湿退黄之主药,为方中君药。栀子清泻三焦,通调水道,引湿热从小便而去,为臣药。大黄泻热逐瘀,通腑退黄,为佐药。三药合用,使湿清热除,则黄疸自退。

【运用】

1. 本方为治疗湿热黄疸之主方,以一身俱黄,黄色鲜明,小便不利,苔黄腻为辨证要点。

2. 加减法:若兼往来寒热,胸胁苦满,口苦呕恶者,加柴胡、黄芩、半夏、生姜以和解少阳,和胃降逆;若黄疸较重,热势较甚者,可加大青叶、板蓝根、黄芩、虎杖、白茅根等以除热退黄。

3. 本方现代常用于治疗急性黄疸型肝炎、胆结石、胆囊炎、钩端螺旋体病等属湿热黄疸者。

【参考资料】实验研究表明,茵陈蒿汤能增加胆汁流量,降低 Oddi's 括约肌张力;能显著降低血清谷丙转氨酶和谷草转氨酶,对血清胆红素亦有一定的作用;能降低胆汁中胆固醇的相对浓度,从而对胆囊结石有一定的预防和治疗作用。

【歌诀】茵陈蒿汤大黄栀,湿热阳黄此方施。

【趣记】茵陈栀大黄。

八正散(《太平惠民和剂局方》)

【组成】车前子 500 g　瞿麦 500 g　扁蓄 500 g　滑石 500 g　栀子 500 g　炙甘草 500 g　木通 500 g　煨大黄 500 g

【用法】共为细末,每服 6 g,加灯芯少量,水煎温服。亦作汤剂,用量按原方比例酌定。

【功用】清热泻火,利水通淋。

【主治】湿热淋证。尿频涩痛,小便浑赤,淋沥不畅,甚则癃闭不通,小腹急满,口燥咽干,苔黄腻,脉滑数。

【方解】本方证乃因湿热蕴于下焦膀胱所致。治宜清热利水通淋之法。方中瞿麦、扁蓄清热泻火,利水通淋,为君药。木通、滑石、车前子清热利湿通淋,为臣药。栀子、大黄泻热降火,为佐药。炙甘草和中调药,为佐使药。用法中加灯芯草可清心泻火,导热下行。诸药相伍,共奏清热泻火,利水通淋之效。

【运用】

1. 本方为治疗热淋的代表方剂,以尿频尿急,溺时涩痛,舌苔黄腻,脉数为证治要点。

2. 加减法:临证时凡淋证属湿热者,均可用八正散加减。血淋可加小蓟、大蓟、白茅根等以凉血止血通淋;石淋可加金钱草、海金砂、石韦、琥珀等以排石通淋;膏淋可加萆薢、石菖蒲等以分清化浊。

3. 本方现代常用于治疗泌尿系感染、泌尿系结石、急性肾炎等属下焦湿热者。

【歌诀】八正木通与车前,扁蓄大黄栀滑研;
　　　　草梢瞿麦灯心草,湿热诸淋宜服煎。

【趣记】黄山边区等六一通车[黄山扁瞿(等)六一通车]。

五苓散(《伤寒论》)

【组成】猪苓 9 g　泽泻 15 g　白术 9 g　茯苓 9 g　桂枝 6 g

【用法】为细末,开水送服,每服 6 g。亦作汤剂,水煎服。

【功用】利水渗湿,温阳化气。

【主治】蓄水证。小便不利,头痛微热,烦渴欲饮,甚则水入即吐,舌苔白,脉浮。或水湿内停,水肿,泄泻,小便不利。

【方解】本方证乃因太阳经证未解,内传太阳膀胱之腑,膀胱气化不利所致。治宜利水渗湿,温阳化气。方中泽泻甘淡性寒,渗利水湿,为君药。茯苓、猪苓健脾利水渗湿,助君药以加强渗利水湿之功,为臣药。白术健脾益气而燥湿,脾运健则水湿易化;桂枝通阳化气,助膀胱气化,兼解表邪,均为佐药。五药合用,气化水行,表解脾健,则诸症可愈。

【运用】

1. 本方重在利水渗湿,兼有化气健脾之功,临床凡脾虚不运,气不化水之水湿内停,小便不利,或为蓄水,或为水逆,或为水肿,或为痰饮,或为泄泻等,均可用本方加减治疗。所致诸证,以小便不利,舌苔白,脉浮或缓为辨证要点。

2. 加减法:若兼气滞腹胀者,加陈皮、枳壳等以理气消胀;若水肿甚者,加车前子、大腹皮、桑白皮、陈皮等以增强利水消肿之功;若泄泻清稀如水,可加山药、薏苡仁、葛根等以健脾渗湿止泻。

3. 本方现代常用于治疗肾炎、肝硬化所引起的水肿,以及肠炎、尿潴留、胸水、泌尿系感染等属水湿内停者。

【歌诀】五苓散治太阳腑,白术泽泻猪苓茯;

　　　　桂枝化气兼解表,小便通利水饮逐。

【趣记】贵妇择白猪(桂附泽白猪)。

独活寄生汤(《备急千金要方》)

【组成】独活9g　桑寄生6g　杜仲6g　牛膝6g　细辛6g　秦艽6g　茯苓6g　桂心6g　防风6g　川芎6g　人参6g　甘草6g　当归6g　芍药6g　干地黄6g

【用法】水煎服。

【功用】祛风湿,止痹痛,益肝肾,补气血。

【主治】痹证日久,肝肾亏虚,气血不足。腰膝酸痛,肢节屈伸不利,或麻木不仁,畏寒喜温,心悸气短,舌淡苔白,脉细弱。

【方解】本方证乃因风寒湿痹证日久不愈,以致损伤肝肾,耗伤气血所致。治宜祛风湿,止痹痛,益肝肾,补气血。方中独活祛风除湿,蠲痹止痛,为君药。防风祛风胜湿;秦艽除风湿,舒经脉;细辛散阴经风寒,搜筋骨风湿而止痹痛;肉桂温里散寒,通利血脉,均为臣药。杜仲、桑寄生、牛膝补肝肾,强筋骨,祛风湿;当归、川芎、地黄、芍药养血活血;人参、茯苓、甘草补气健脾,共为佐药。甘草尚可调和诸药,是兼使药之用。诸药合用,扶正祛邪,标本兼顾,俾风寒湿得除,气旺血充,肝肾强健,则诸症自愈。

【运用】

1. 本方为治疗痹证日久,正气不足之证的常用方剂,以腰膝冷痛,关节屈伸不利,心悸气短,舌淡苔白,脉细弱为辨证要点。

2. 加减法:若痹证疼痛较甚者,可加制川乌、制草乌、苏木、地龙、乌梢蛇等以搜风通络,活血止痛;寒邪偏重者,可加附子、干姜等以温阳祛寒;湿邪偏重者,可去地黄,加防己、羌活、苍术等以祛湿消肿。

3. 本方现代常用于治疗风湿性关节炎、类风湿性关节炎、坐骨神经痛、椎体骨质增生、腰肌劳损等属风寒湿痹日久,正气不足者。

【参考资料】实验研究证实,独活寄生汤能明显增加毛细血管管径,增加毛细血管开放数;增加脑血流量,降低脑血管阻力,减慢心率,但对血压影响不大。本方还可明显提高机体非特异性免疫功能、调节机体的免疫平衡,从而对非特异性炎症具有很好的抑制作用。

【歌诀】独活寄生艽防辛，归芎地芍桂苓均；
　　　　杜仲牛膝人参草，冷风顽弊屈能伸。
【趣记】新房毒酒媳中计，八珍去术用桂心（辛防独艽膝仲寄，八珍去术用桂心）。

第五节　泻下剂

凡以泻下药为主要组成，具有通便、泻热、攻积、逐水等作用，主治里实证的方剂，统称泻下剂。属"八法"中的"下法"。

里实证的范围很广，泻下剂所治之里实证，系为实邪郁结在里，腑气不通而致的腹胀腹痛、大便秘结以及水饮停聚于里所致的胸腹水肿等病证。由于里实证的病因不一，临床有热结、寒结、燥结和水结的区别，因此其治法和用方亦随之不同。根据泻下剂的不同作用，可分为寒下、温下、润下和逐水四类。

泻下剂除润下剂较为缓和外，其余方剂均属峻烈，故对老、弱、孕、产等均应慎用或禁用。表证未解，里实未成不宜用；表邪未解，而里实已成，可表里双解；里有实热，而正气已衰，可配合补益法，攻补兼施。另外，泻下剂易伤胃气，故得效即止，慎勿过服；服药期间应忌食油腻及不易消化的食物，以防重伤胃气。

大承气汤（《伤寒论》）

【组成】大黄 12 g　厚朴 24 g　枳实 12 g　芒硝 9 g
【用法】水煎，大黄后下，芒硝溶服。
【功用】峻下热结。
【主治】阳明腑实证。大便秘结，矢气频作，脘腹痞满，腹痛拒按，按之则硬，日晡潮热，或高热神昏，舌苔黄燥起刺或焦黑燥裂，脉沉实；或热结旁流而见下利清水，色青，其气臭秽，脐腹疼痛，按之坚硬有块，口舌干燥，脉滑数。
【方解】阳明腑实证，邪热积滞阻于胃肠，治宜峻下热结，以救阴液。方中以大黄为君，苦寒泻热，祛瘀通便，荡涤胃肠实热积滞。芒硝咸寒泻热，润燥软坚通便，为臣药。二者相须为用，则峻下热结之力倍增。积滞内阻，腑气不通，故以厚朴、枳实行气破结，消痞除满，助硝、黄荡涤积滞，通降腑气，共为佐药。四药同用，泻热通便，急下存阴，使塞者通，闭者畅，阳明腑实之证可愈。

【运用】

1. 本方主治阳明腑实证，以痞、满、燥、实及苔黄、脉实有力为辨证要点。

2. 加减法：无燥证者，去芒硝，名"小承气汤"（《伤寒论》），轻下热结。无痞满者，去枳实、厚朴，加甘草，名"调胃承气汤"（《伤寒论》），缓下热结。若阳明腑实而兼见口唇干燥，舌苔焦黄而干，脉细数者，可加生地、玄参、麦冬等，以滋阴生津润燥。

3. 本方现代常用于治疗单纯性肠梗阻、粘连性肠梗阻、急性胆囊炎、急性胰腺炎等以及某些热病过程中出现的高热、谵语、神昏、惊厥、发狂而大便不通，苔黄脉实者。

【参考资料】实验研究表明，大承气汤能明显增加肠道的蠕动、容积和推动功能，有促进肠套叠还纳和肠扭转复位的作用；可改善肠管的血运障碍，增加肠段的血流速度。

【歌诀】大承气汤大黄硝，枳朴相兼气结调；

阳明腑实真阴灼,急下存阴第一条。

【趣记】皇后滞销(黄厚枳硝)。

麻子仁丸(《伤寒论》)

【组成】麻子仁 500 g　芍药 250 g　枳实 250 g　大黄 500 g　厚朴 250 g　杏仁 250 g

【用法】共为细末,炼蜜为丸。每服 9 g,每日 1～2 次,温开水送服。亦可作汤剂,用量按原方比例酌减。

【功用】润肠泄热,行气通便。

【主治】脾约证。肠胃燥热,脾津不足,大便干结,小便频数。

【方解】脾约证是由于胃中燥热、脾津不足所致,治宜润肠泄热,行气通便。方中麻仁味甘性平,质润多脂,滋脾润肠通便,为君药。大黄有生熟两种加工方法,本方用生大黄通便泄热;杏仁降气润肠;本方芍药用白芍养阴和里,均为臣药。枳实、厚朴行气破结,以加强降泄通便之力,共为佐药。蜂蜜润燥滑肠,调和诸药,为使药。诸药合用,共奏润肠泄热,行气通便之功。

【运用】

1. 本方主治胃热肠燥,脾约便秘证,以大便秘结,小便频数为辨证要点。

2. 加减法:阴虚便秘,口干舌燥者,去大黄,加玄参、生地、石斛滋阴增液通便。痔疮便血,加槐花、地榆以清肠止血。

3. 本方现代常用于治疗习惯性便秘、老年与产后便秘、痔疮术后便秘等属肠胃燥热者。

【歌诀】麻子仁丸脾约治,大黄芍杏与朴枳。

【趣记】只是后妈少姓黄(枳实厚麻芍杏黄)。

第六节　和解剂

凡具有和解少阳、调和肝脾、调和寒热等作用,主治邪在少阳、肝脾不调、寒热错杂等病证的方剂,统称和解剂,属于"八法"中的"和法"。

和解剂主要是针对少阳胆经发病而设,然而,胆附于肝,肝胆互为表里,胆经发病常影响到肝,而肝经发病也常影响到胆,并且肝胆发病往往累及脾胃。因此,凡属治疗肝脾不和、肠胃不和的方剂,均列入和解剂,故和解剂可分为和解少阳、调和肝脾、调和脾胃三类。

和解剂虽然比较平稳,但终属祛除客邪,调其偏盛的方剂。因此,纯虚者不宜用,以防伤其正;和解剂往往又兼顾正气,故纯实者亦不宜用,以免贻误病情或变生他证。

小柴胡汤(《伤寒论》)

【组成】柴胡 24 g　黄芩 9 g　人参 9 g　炙甘草 6 g　半夏 9 g　生姜 9 g　大枣 4 枚

【用法】水煎服。

【功用】和解少阳。

【主治】少阳证。往来寒热,胸胁苦满,默默不欲饮食,心烦喜呕,口苦,咽干,目眩,舌苔薄白,脉弦。亦治妇人热入血室,经水适断,寒热发作有时。

【方解】本方为和解少阳的代表方。方中重用柴胡为君,透解少阳半表之邪,并疏达少阳经气。黄芩苦寒,清泄少阳半里之热,为臣药。柴、芩相配,一散一清,和解表里,相须为用。半夏、生姜和胃降逆止呕;人参(目前临床多用党参代替)、大枣益气扶中,御邪内传,均为佐药。甘草助参、枣益气扶正,且能调和诸药,是为佐使药。诸药合用,共奏和解少阳之功,使邪气得解,枢机得利,脾胃调和,则诸症自除。

【运用】

1. 本方主治少阳证,以往来寒热,胸胁苦满,默默不欲饮食,口苦,咽干,苔白,脉弦为辨证要点。

2. 加减法:若胸中烦而不呕者,去半夏、人参,加瓜蒌以清热理气宽胸;口渴者,去半夏,加天花粉以清热生津;咳嗽者,去人参、大枣、生姜,加五味子、干姜以温肺止咳。若少阳、阳明合病,而见往来寒热,胸胁苦满,呕不止,心下痞硬或满痛,大便不通者,去人参、甘草,加枳实、大黄、芍药,名"大柴胡汤"(《伤寒论》),以和解少阳,泄热通腑。

3. 本方现代常用于治疗感冒、流行性感冒、急慢性胆囊炎、胸膜炎、肠伤寒、乳腺小叶增生、产后感染等属少阳证者。

【参考资料】实验研究证实,小柴胡汤有抑制肝损害进展和增加肝组织血流量的作用,能刺激肝细胞的再生能力,并有直接抗肝纤维化的作用;本方不仅能活化淋巴细胞,而且具有抗菌作用。

【歌诀】小柴胡汤和解供,半夏人参甘草从;
更用黄芩加姜枣,少阳百病此为宗。

【趣记】人早将干柴亲半下(人枣姜甘柴芩半夏)。

逍遥散(《太平惠民和剂局方》)

【组成】炙甘草 5 g　当归 10 g　茯苓 10 g　芍药 10 g　白术 10 g　柴胡 10 g

【用法】为粗末,每服 6 g,加煨姜、薄荷少许同煎服。亦可作汤剂,水煎服。亦有丸剂,每服 6～9 g,日服 2 次。

【功用】疏肝解郁,养血健脾。

【主治】肝郁血虚脾弱证。两胁作痛,头痛目眩,口燥咽干,神疲食少,或往来寒热,或月经不调,乳房胀痛,舌质淡红,脉弦而虚。

【方解】肝郁血虚脾弱之证,治宜疏肝养血健脾。方中柴胡疏肝解郁,使肝气条达,以复肝用,为君药。当归、白芍养血柔肝,既养肝体助肝用,又防柴胡劫耗肝阴,为臣药。君臣相配,使疏中有养,气血调和。白术、茯苓、甘草健脾益气,使脾旺而能防肝乘,且可使气血生化有源;薄荷助柴胡疏散透达肝经之郁滞;煨姜助术、苓和中而降逆,共为佐药。诸药合用,使肝郁得解,血虚得养,脾弱得健,则诸症自除。

【运用】

1. 本方主治肝郁血虚脾弱证,以两胁疼痛,神疲食少,月经不调,脉弦而虚为辨证要点。

2. 加减法:若肝郁气滞较甚,可加香附、陈皮等疏肝解郁;若血虚甚者,加熟地黄以养血,名"黑逍遥散"(《医宗篇》);若气郁化火者,加丹皮、栀子以清热,名"加味逍遥散"(《内科摘要》),又名"丹栀逍遥散"。

3. 本方现代常用于治疗慢性肝炎、肝硬化、慢性胃炎、更年期综合征、经前期紧张综合征、乳腺小叶增生、盆腔炎、子宫肌瘤、视网膜疾病等属肝郁血虚脾弱者。

【歌诀】逍遥散用当归芍,柴苓术草加姜薄;
　　　　解郁疏肝寒热清,乳房作胀调经好。
【趣记】夫差跪干草,只少白鼠(茯柴归甘草,只芍白术)。

痛泻要方(《丹溪心法》)

【组成】白术6g　白芍6g　陈皮4.5g　防风3g
【用法】水煎服。
【功用】补脾柔肝,祛湿止泻。
【主治】肝旺脾弱之痛泻证。肠鸣腹痛,大便泄泻,泻必腹痛,泻后痛减,反复发作,舌苔薄白,脉弦而缓。
【方解】本方证系由肝旺脾虚,肝木乘脾,脾失健运,清浊升降失常所致。治宜补脾柔肝,祛湿止泻。方中白术味苦甘而性温,健脾益气燥湿以治土虚,为君药。白芍酸微寒,柔肝缓急止痛,为臣药。术、芍合用,调和肝脾,扶土抑木,止痛止泻。陈皮理气燥湿,醒脾和胃,为佐药。防风散肝疏脾,其性升浮,能胜湿止泻,又为脾经引经药,是为佐使之用。四药相合,使脾健肝疏,气机调畅,痛泻自止。
【运用】
1. 本方主治肝旺脾虚之痛泻证,以肠鸣腹痛,大便泄泻,泻必腹痛,脉左弦右缓为辨证要点。
2. 加减法:若脾虚气陷而久泻者,加升麻以升阳止泻;若湿郁化热,舌苔黄腻者,加黄连以清热燥湿。
3. 本方现代常用于治疗急性肠炎、慢性结肠炎、过敏性肠炎、神经性腹泻等属肝旺脾虚者。
【歌诀】痛泻要方理肝脾,防风白芍术陈皮;
　　　　腹中疼痛肠鸣泻,泻后依然痛不离。
【趣记】臣放风,白鼠少(陈防风,白术芍)。

半夏泻心汤(《伤寒论》)

【组成】半夏12g　黄芩9g　干姜9g　人参9g　黄连3g　大枣4枚　炙甘草9g
【用法】水煎服。
【功用】平调寒热,消痞散结。
【主治】寒热互结,肠胃不和之痞证。心下痞满不痛,干呕或呕吐,肠鸣泄泻,舌苔微黄而腻,脉弦数。
【方解】本方原治痞证,系小柴胡汤证误下伤正,邪陷心下,寒热互结所致。治宜平调寒热,消痞散结。方中半夏消痞散结,降逆止呕,为君药。干姜辛热温中散寒,黄芩、黄连苦寒泻热开痞,均为臣药。人参、大枣、甘草甘温调中益气,为佐药。甘草尚可调和诸药,是兼使药之用。综观全方,寒热并用和其阴阳、调其寒热,苦辛并进复其升降,补泻兼施调其虚实,使寒热得解,升降复常,则痞满吐利自除。
【运用】
1. 本方主治中气虚弱,寒热互结,升降失常而致肠胃不和之痞证,以心下痞满,呕吐泻利,苔腻微黄为辨证要点。

2. 加减法:若呕甚而中气不虚,或舌苔厚腻者,可去人参、大枣,加枳实、生姜以理气降逆止呕;若兼食积,加麦芽、神曲消食健胃。

3. 本方现代常用于治疗急慢性胃炎、胃及十二指肠溃疡、慢性肠炎、神经性呕吐、慢性肝炎、早期肝硬化等属寒热错杂肠胃不和者。

【歌诀】半夏泻心黄芩连,姜枣人参甘草煎;
　　　　平调寒热消痞结,呕吐肠鸣下利便。

【趣记】早将干草连皇亲,吓人(枣姜甘草连黄芩,夏人)。

第七节　祛痰剂

凡以祛痰药为主要组成,具有消除痰饮作用,主治各种痰病的方剂,统称祛痰剂。

痰病的范围很广,脏腑、经络皆可有之,其证候也各不相同,治法因而各异。根据痰病的性质和治法的不同,祛痰剂可相应地分为燥湿化痰、清热化痰、润燥化痰、温化寒痰、治风化痰五类,分别用治湿痰、热痰、燥痰、寒痰、风痰为患的病证。

痰的产生与肺、脾、肾三脏功能失调有密切的关系,尤与脾失健运关系甚密。故祛痰剂每需配伍健脾祛湿之品。此外,痰随气而升降,气壅则痰聚,气顺则痰消,故祛痰剂中常配伍理气之品。

二陈汤(《太平惠民和剂局方》)

【组成】半夏 15 g　橘红 15 g　白茯苓 9 g　炙甘草 5 g

【用法】加生姜 3 g,乌梅 1 个,水煎服。

【功用】燥湿化痰,理气和中。

【主治】湿痰证。咳嗽痰多,色白易咯,胸膈痞闷,恶心呕吐,肢体困倦,或头眩心悸,舌苔白润,脉滑。

【方解】本方多因脾失健运,湿聚生痰,气机阻滞所致。治宜燥湿化痰,理气和中。方中半夏燥湿化痰,降逆和胃,为君药。橘红理气化痰,与半夏同用,能祛痰湿,畅气机,和胃气,为臣药。茯苓健脾渗湿;生姜降逆化饮;乌梅收敛肺气,使祛痰而不伤正,共为佐药。甘草和中调药,兼佐使之用。诸药合用,共奏燥湿化痰,理气和中之效。

【运用】

1. 本方为治疗湿痰证的常用代表方剂,以咳嗽痰多易咯,舌苔白腻或白润,脉缓、滑为辨证要点。

2. 加减法:本方通过加减可广泛用于治疗多种痰证。如风痰可加制南星、竹沥等以息风化痰;热痰可加黄芩、胆南星等以清热化痰;寒痰可加干姜、细辛等以温化痰饮等等。

3. 本方现代常用于治疗慢性支气管炎、肺气肿、慢性胃炎、妊娠呕吐等属痰湿为患者。

【歌诀】二陈汤用半夏陈,苓草梅姜一并存;
　　　　利气祛痰兼燥湿,湿痰为患此方珍。

【趣记】二陈扶草(二陈茯草)。

【附方】

1. 导痰汤(《济生方》):半夏 12 g　天南星 6 g　橘红 6 g　枳实 6 g　赤茯苓 6 g　炙甘草 3 g

用法:加生姜 6 g,水煎服。

功用:燥湿祛痰,行气开郁。

主治:痰厥证。

歌诀:二陈去梅加枳星,方名导痰消积饮;
　　　胸膈痞塞肋胀满,坐卧不安服之宁。

2. 涤痰汤(《奇效良方》):南星 12 g　半夏 12 g　枳实 10 g　茯苓 10 g　橘红 5 g　石菖蒲 5 g　人参 5 g　竹茹 2 g　甘草 2 g

用法:加生姜 3 g,水煎服。

功用:涤痰开窍。

主治:中风痰迷心窍。

歌诀:涤痰汤有夏橘草,参苓竹茹枳姜枣;
　　　胆星菖蒲齐配入,主治风痰迷心窍。

3. 温胆汤(《三因极一病证方论》):半夏 6 g　竹茹 6 g　枳实 6 g　陈皮 10 g　炙甘草 3 g　茯苓 5 g

用法:加生姜 3 g,大枣 1 枚,水煎服。

功用:理气化痰,清胆和胃。

主治:痰热内扰证。

歌诀:温胆汤中苓半草,枳竹陈皮加姜枣;
　　　虚烦不眠证多端,此系胆虚痰上扰。

清气化痰丸(《医方考》)

【组成】陈皮 30 g　杏仁 30 g　枳实 30 g　黄芩 30 g　瓜蒌仁 30 g　茯苓 30 g　胆南星 45 g　制半夏 45 g

【用法】为细末,姜汁为丸,每服 6 g,温开水送服。亦可作汤剂,用量按原方比例酌定,加生姜,水煎服。

【功用】清热化痰,理气止咳。

【主治】痰热咳嗽证。痰稠色黄,咯之不爽,胸膈痞闷,甚则气急喘促,舌质红,苔黄腻,脉滑数。

【方解】本方证系由火邪灼津,痰热内结所致。治宜清热化痰,理气止咳。方中胆南星味苦性凉,清热化痰,善治膈上痰热壅闭,为君药。黄芩清泄肺热;瓜蒌仁清热化痰,共为臣药。枳实、陈皮行气化痰,消痞除满;茯苓健脾渗湿;杏仁宣利肺气;半夏燥湿化痰,共为佐药。诸药合用,俾热清火降,气顺痰消,则诸症自愈。

【运用】

1. 本方为治疗痰热咳嗽的常用方剂,以咳嗽痰稠色黄,苔黄腻,脉滑数为辨证要点。

2. 加减法:若痰多者,可加贝母、桑白皮等以加强清热化痰的作用;若肺热甚者,可加生石膏、知母等以清肺泻火;若大便秘结者,可加大黄等以泻热通便。

3. 本方现代常用于治疗肺炎、急慢性支气管炎等属痰热咳嗽者。

【歌诀】清气化痰杏瓜蒌,茯苓枳芩胆星投;
　　　　陈夏姜汁糊丸服,专治肺热咳痰稠。
【趣记】南楼姓陈,亲自(枳)下令。(南蒌杏陈,芩枳夏苓)

贝母瓜蒌散(《医学心悟》)

【组成】贝母 5 g　瓜蒌 3 g　花粉 2.5 g　茯苓 2.5 g　橘红 2.5 g　桔梗 2.5 g
【用法】水煎服。
【功用】润肺清热,理气化痰。
【主治】燥痰咳嗽。咳嗽咯痰不爽,涩而难出,咽干口燥,舌苔薄白而干。
【方解】本方证乃因火热之邪灼烁肺津所致。治宜润肺清热,理气化痰。方中贝母清热润肺,化痰止咳,为君药。瓜蒌清热润燥,理气化痰;天花粉润燥生津,清热化痰,共为臣药。茯苓健脾渗湿,以杜绝生痰之源;橘红理气祛痰,使气顺痰消;桔梗宣利肺气,共为佐药。诸药相伍,使肺燥得润而燥痰可除,清肃有权则咳逆自平。
【运用】
1. 本方为润燥化痰之代表方剂,以咳嗽咯痰不爽,咽喉干燥,苔薄白而干为辨证要点。
2. 加减法:若兼外感风邪,咽中作痒者,可加桑叶、牛蒡子、杏仁等以疏风宣肺利咽;若热重阴伤,咽中哽痛者,可加麦冬、玄参等以清热润燥;若咳痰带血,声音嘶哑者,可去橘红,加沙参、阿胶、仙鹤草等以养阴止血。
3. 本方现代常用于治疗支气管炎、肺炎、肺结核等属燥痰咳嗽者。
【歌诀】贝母瓜蒌花粉研,陈皮桔梗茯苓添;
　　　　呛咳咽干痰难咯,清肺润燥化痰涎。
【趣记】北楼桔花岭红(贝蒌桔花苓红)。

止嗽散(《医学心悟》)

【组成】桔梗 10 g　荆芥 10 g　紫菀 10 g　百部 10 g　白前 10 g　甘草 4 g　陈皮 5 g
【用法】水煎服。
【功用】止咳化痰,疏风宣肺。
【主治】风邪犯肺证。咳嗽咽痒,咯痰不爽,或微有恶寒发热,舌苔薄白,脉浮缓。
【方解】本方证系为外感风邪,表解不彻,肺气郁闭所致。治宜宣肺止咳,辅以疏散之品。方中紫菀、百部温润不燥,降逆止咳化痰,治咳嗽不分新久,皆可获效,为君药。桔梗开宣肺气,化痰利咽;白前肃肺降气,止咳化痰,两者一宣一降,以复肺气之宣肃,为臣药。陈皮理气化痰;荆芥疏风解表,为佐药。甘草调和诸药为使。诸药相伍,共奏宣肺止咳,疏风散邪之功。
【运用】
1. 本方为治疗风邪犯肺之咳嗽的代表方剂,以咳嗽咽痒,咳痰不爽,舌苔薄白为辨证要点。
2. 加减法:本方有较好的宣肺止咳之功,如加减化裁得当,可用于多种咳嗽病证。如咳嗽初起,表证明显者,可酌加防风、苏叶、生姜等以疏风解表散寒;若痰多者,可加半夏、茯苓以燥湿化痰。

3. 本方现代常用于治疗上呼吸道感染、急慢性支气管炎、百日咳等属风邪犯肺者。

【歌诀】止嗽散桔草白前，紫菀荆陈百部研；

　　　　止咳化痰兼解表，姜汤调服不必煎。

【趣记】草前悬步避荆棘（草前菀部皮荆桔）。

半夏白术天麻汤(《医学心悟》)

【组成】半夏9g　天麻6g　茯苓6g　橘红6g　白术15g　甘草3g

【用法】加生姜1片，大枣2枚，水煎服。

【功用】化痰息风，健脾祛湿。

【主治】风痰上扰证。眩晕头痛，胸闷呕恶，舌苔白腻，脉弦滑。

【方解】本方证乃因脾湿加肝风上扰清空所致。治宜化痰息风，健脾祛湿。方中半夏燥湿化痰，降逆止呕；天麻平肝息风，二者合用，化痰息风，为治风痰眩晕头痛之要药，共为君药。白术、茯苓健脾益气化湿，以治生痰之源，为臣药。橘红理气化痰，使气顺痰消；甘草、生姜、大枣调和脾胃，共为佐药。诸药相伍，共奏化痰息风，健脾祛湿之效。

【运用】

1. 本方为治疗风痰眩晕、头痛之常用方剂，以眩晕头痛，呕恶，舌苔白腻，脉弦滑为证治要点。

2. 加减法：若眩晕甚者，可加僵蚕、钩藤等以化痰息风；若痰湿偏盛，苔白厚腻者，可加泽泻、桂枝等以利湿化饮；若头痛甚者，可加蔓荆子、白蒺藜等以祛风止痛。

3. 本方现代常用于治疗耳源性眩晕、神经性眩晕等属风痰上扰者。

【歌诀】半夏白术天麻汤，苓草橘红枣生姜；

　　　　眩晕头痛风痰盛，痰化风息复正常。

【趣记】方名加二陈汤。

第八节　理气剂

凡以理气药为主要组成，具有行气或降气作用，主治气滞或气逆病证的方剂，统称理气剂。

气在人体内升降出入运动，贵在调畅。若因某种原因导致气机失调，则可造成气滞或气逆。一般来说，气滞病证以肝气郁结和脾胃气滞为主，气逆病证则以肺气上逆和胃气上逆为主。在治疗上，前者宜行，后者当降。故理气剂分为行气剂和降气剂两类，分别用于治疗气滞和气逆病证。

理气剂所用药物大多辛温香燥，故对气虚、阴虚及老年体弱、孕妇等均应慎用。

越鞠丸(《丹溪心法》)

【组成】苍术6g　香附6g　川芎6g　神曲6g　栀子6g

【用法】上药研末为丸，每服6~9g，每日1~2次，温开水送下。亦作汤剂，水煎服。

【功用】行气解郁。

【主治】六郁证。胸膈痞满，脘腹胀痛，嗳腐吞酸，恶心呕吐，饮食不消。

【方解】本方证乃因气、血、痰、湿、食、火郁滞所致,而气、血、火三郁主要责之于肝胆,痰、湿、食三郁主要责之于脾胃。六郁之中,以气郁为主,故治宜行气解郁,疏肝理脾。方中香附行气疏肝,以治气郁,为君药。川芎为血中之气药,有活血行气之功,既治血郁,又助君药行气;苍术苦温芳香,燥湿悦脾,以治湿郁;栀子清热泻火,以治火郁;神曲消食和胃,以治食郁,以上共为臣佐药。诸药配伍,则气行血活,湿祛热清,湿化脾健,气、血、湿、食、火五郁自解。至于痰郁,乃因脾湿所生,与气、火、湿郁有关,今五郁得解,则痰郁自消,故在方中不另加化痰药,体现了治病求本的精神。

【运用】

1. 本方为治疗六郁证的名方,以胸膈痞满,脘腹胀痛,饮食不消为辨证要点。

2. 加减法:本方示人以治郁大法,临床使用时应视何郁为重,重用相关药物,并适当加减。

3. 本方现代常用于治疗胃肠神经官能症、慢性胃炎、胃及十二指肠溃疡、慢性肝炎、胆囊炎、肋间神经痛等属六郁为病者。

【歌诀】越鞠丸治六郁侵,气血痰火湿食因;
芎苍香附加栀曲,气畅郁舒痛闷平。

【趣记】仓猪只降伏神熊(苍术栀香附神芎)。

柴胡疏肝散(《景岳全书》)

【组成】柴胡6g 陈皮6g 川芎5g 芍药5g 枳壳5g 炙甘草3g 香附5g

【用法】水煎服。

【功用】疏肝解郁,行气止痛。

【主治】肝气郁滞证。胁肋胀痛,胸闷善叹息,情志抑郁,心烦易怒,或嗳气,脘腹胀满,脉弦。

【方解】本方证乃因肝失疏泄,肝气郁结所致,治宜疏肝解郁,行气止痛。方中柴胡调达肝气而疏郁结,为君药。香附疏肝理气止痛;川芎活血行气开郁,二药助柴胡疏解肝郁,共为臣药。陈皮、枳壳理气行滞和胃;芍药、甘草养血柔肝,缓急止痛,俱为佐药。甘草调和诸药,兼作使药。诸药相伍,共奏疏肝解郁,行气止痛之功。

【运用】

1. 本方为治疗肝气郁滞证的常用方剂,以胁肋胀痛,脉弦为辨证要点。

2. 加减法:若胁肋疼痛甚者,可加当归、玄胡、郁金等以增强行气活血止痛之力;若气郁化火,急躁易怒,口渴舌红,脉弦数者,可加川楝子、丹皮、黄芩等以清热泻火。

3. 本方现代常用于治疗肝炎、慢性胃炎、肋间神经痛等属肝气郁滞者。

【歌诀】四逆散中加芎香,枳实易壳行气良;
方名柴胡疏肝散,气闷胁痛皆可畅。

【趣记】四逆散加香熊皮(香芎皮)。

苏子降气汤(《太平惠民和剂局方》)

【组成】紫苏子9g 半夏9g 前胡6g 厚朴6g 肉桂3g 当归6g 炙甘草6g

【用法】加生姜2片、大枣1枚,水煎服。

【功用】降气平喘，祛痰止咳。

【主治】咳喘上实下虚证。痰涎壅盛，咳喘短气，胸膈满闷，或腰酸腿软，或肢体浮肿，舌苔白滑或白腻，脉弦滑。

【方解】本方证乃因痰涎壅盛于上，肾阳虚于下所致。由于痰盛气逆，本着"急则治其标"的原则，治宜降气平喘，祛痰止咳。方中紫苏子降气祛痰，止咳平喘，为君药。半夏燥湿化痰；厚朴降气平喘；前胡宣降肺气，共为臣药。君臣相须为用，以治痰涎壅盛之上实。肉桂温补肾阳，纳气平喘；当归养血补虚，润燥止咳，既治咳逆上气，又补下元不足，共为佐药。生姜、大枣调和营卫，甘草和中调药，用以为佐使。诸药合用，治上顾下，共奏降气平喘，祛痰止咳之功。

【运用】

1. 本方为治疗上实下虚咳喘证的常用方剂，以咳喘气急，痰多稀白，苔白滑或白腻为辨证要点。

2. 加减法：若咳喘气逆难卧者，可加沉香以增强降气平喘之力；若肺气亦虚者，可加人参、黄芪以益气补肺；若肾阳虚明显者，可加补骨脂、肉苁蓉等以助温肾纳气之功；若兼表证者，可加麻黄、杏仁宣肺平喘，疏散外邪。

3. 本方现代常用于治疗慢性支气管炎、支气管哮喘、肺气肿等属上实下虚者。

【歌诀】苏子降气枣半归，前胡桂朴草姜随；
或加沉香去肉桂，化痰平喘此方推。

【趣记】苏子炒糊姜枣不下跪（苏子草胡姜枣朴夏桂）。

旋复代赭汤（《伤寒论》）

【组成】旋复花9g　人参6g　代赭石9g　炙甘草6g　半夏9g　生姜10g　大枣4枚

【用法】水煎服。

【功用】降逆化痰，益气和胃。

【主治】胃虚痰阻气逆证。心下痞硬，噫气不除，或反胃呕吐，吐涎沫，舌淡，苔白滑，脉弦而虚。

【方解】本方证乃因胃气虚弱，痰浊中阻，胃气上逆所致。治宜降逆化痰，益气和胃。方中旋复花下气消痰，降逆除噫，为君药。代赭石降逆下气，止呕化痰；半夏祛痰散结，降逆和胃；生姜温胃散寒，降逆止呕，共为臣药。人参、大枣、炙甘草益气健脾养胃，为佐药。其中甘草尚兼使药以调和诸药。诸药合用，标本兼顾，共奏降逆化痰，益气和胃之功。

【运用】

1. 本方主治胃虚痰阻，气逆不降之证。以心下痞硬，噫气频作，呕呃，苔白滑，脉弦虚为辨证要点。

2. 加减法：若痰多苔腻者，可加茯苓、陈皮等以化痰和胃；若气滞脘腹胀满者，可加枳壳、厚朴等以行气除满；若胃寒较甚者，可加吴茱萸、丁香等以温胃散寒；若痰郁化热，舌红苔黄腻，脉滑数者，可加黄连、竹茹等以清热化痰。

3. 本方现代常用于治疗胃神经官能症、慢性胃炎、胃扩张、胃及十二指肠溃疡、幽门不全性梗阻、神经性呃逆等属胃虚痰阻，气逆不降者。

【歌诀】仲景旋复代赭汤,半夏参草大枣姜;
　　　　噫气不降心下痞,健脾祛痰治相当。

【趣记】早赶这妇人下江(枣甘赭复人夏姜)。

第九节　理血剂

凡以理血药为主要组成,具有活血化瘀或止血作用,主治瘀血和出血病证的方剂,统称理血剂。

在正常情况下,血循行于脉中,周流不息,濡养人体的脏腑组织器官。一旦因某种原因造成血行不畅,瘀蓄内停,或离经妄行,则可导致血瘀证或出血证。据此,理血剂可分为活血祛瘀剂和止血剂两类。

活血祛瘀剂属攻破之剂,月经过多者及孕妇应慎用或禁用;止血剂属治标之剂,血止后,当治其本;若大出血气随血脱者,则又应益气固脱为先。

血府逐瘀汤(《医林改错》)

【组成】桃仁12 g　红花9 g　当归9 g　生地黄9 g　川芎5 g　赤芍6 g　牛膝9 g　桔梗5 g　柴胡3 g　枳壳6 g　甘草3 g

【用法】水煎服。

【功用】活血祛瘀,行气止痛。

【主治】胸中血瘀证。胸痛,头痛日久,痛如针刺而有定处,或呃逆日久不止,或内热烦闷,或心悸失眠,急躁易怒,入暮潮热,唇暗或两目暗黑,舌暗红或有瘀斑,脉涩或弦紧。

【方解】本方证乃因瘀血内阻胸部,气机郁滞所致。治宜活血祛瘀,行气止痛。方中当归、川芎、赤芍、桃仁、红花活血化瘀;牛膝祛瘀血,通血脉,并引瘀血下行,共为方中主要组成部分。柴胡疏肝解郁,升达清阳;桔梗开宣肺气,载药上行,合枳壳则一升一降,开胸行气,气行则血行;生地凉血清热,合当归养血润燥,祛瘀而不伤阴血;甘草调和诸药。诸药合用,则胸中血行瘀去,气畅痛止,诸症可愈。

【运用】

1. 本方为治疗胸中血瘀的常用方剂,以胸痛,痛有定处,舌暗红或有瘀斑为辨证要点。

2. 加减法:如瘀在脘腹者,可加乳香、没药;瘀在少腹者,可加蒲黄、五灵脂、小茴香;瘀积肝脾肿硬者,可加三棱、莪术、土鳖虫等;血瘀经闭、痛经者,去桔梗,加香附、益母草、泽兰等。

3. 本方现代常用于治疗冠心病、心绞痛、风湿性心脏病、胸部挫伤、肋间神经痛、慢性肝炎、肝脾肿大、高血压、神经官能症等属血瘀气滞者。

【参考资料】实验研究证实,血府逐瘀汤具有活血化瘀,改善微循环,增加组织器官血流灌流量的效应;能显著抑制大鼠实验性血栓的形成;具有抗缺氧作用和显著的镇痛作用。

【歌诀】血府当归生地桃,红花赤芍枳壳草;
　　　　柴胡芎桔牛膝等,血化下行不作痨。

【趣记】桃红四物汤,只赶柴姐牛(桃红四物汤,枳甘柴桔牛)。

【附方】

1. 通窍活血汤(《医林改错》):赤芍 3 g　川芎 3 g　桃仁 6 g　红花 9 g　老葱 6 g　生姜 9 g　大枣 5 枚　麝香 0.15 g(绢包)　黄酒 250 g

用法:水煎去渣,麝香研末冲服。

功用:活血通窍。

主治:头面部血瘀证。

歌诀:通窍全凭好麝香,桃仁大枣与葱姜;
　　　川芎黄酒赤芍药,表里通经第一方。

2. 膈下逐瘀汤(《医林改错》):五灵脂 6 g　当归 9 g　川芎 6 g　桃仁 9 g　丹皮 6 g　赤芍 6 g　乌药 6 g　延胡索 3 g　甘草 9 g　香附 5 g　红花 9 g　枳壳 5 g

用法:水煎服。

功用:活血祛瘀,行气止痛。

主治:膈下血瘀证。

歌诀:膈下逐瘀桃牡丹,赤芍乌药玄胡甘;
　　　川芎灵脂红花壳,香附开郁血亦安。

3. 少腹逐瘀汤(《医林改错》):小茴香 1.5 g　干姜 3 g　延胡索 3 g　没药 3 g　当归 3 g　川芎 3 g　官桂 3 g　赤芍 6 g　蒲黄 9 g　五灵脂 6 g

用法:水煎服。

功用:活血祛瘀,温经止痛。

主治:少腹血瘀证。

歌诀:少腹逐瘀小茴香,玄胡没药芎归姜;
　　　官桂赤芍蒲黄脂,经暗腹痛快煎尝。

4. 身痛逐瘀汤(《医林改错》):秦艽 3 g　川芎 6 g　桃仁 9 g　红花 9 g　甘草 6 g　羌活 3 g　没药 6 g　当归 9 g　五灵脂 6 g　香附 3 g　牛膝 9 g　地龙 6 g

用法:水煎服。

功用:活血祛瘀,通痹止痛,祛风除湿。

主治:气血痹阻经络之痹痛。

歌诀:身痛逐瘀桃归芎,脂艽附羌与地龙;
　　　牛膝红花没药草,通络止痛力量雄。

补阳还五汤(《医林改错》)

【组成】黄芪 120 g　当归尾 6 g　赤芍 5 g　地龙 3 g　川芎 3 g　红花 3 g　桃仁 3 g

【用法】水煎服。

【功用】补气活血通络。

【主治】中风后遗症。半身不遂,口眼㖞斜,语言謇涩,口角流涎,小便频数或遗尿不禁,舌暗淡,苔白,脉缓。

【方解】本方证乃因气虚血滞,因虚致瘀,瘀阻脑络所致。治宜补气活血通络。因其气虚为本,血瘀为标,故方中重用黄芪大补脾胃之气以滋化源,使气旺血行,为君药。当归尾活血祛瘀而不伤正,为臣药。赤芍、川芎、桃仁、红花助当归尾活血祛瘀;地龙性善走窜,通经活络,俱为佐药。诸药相伍,使气旺血行,瘀消络通,诸症自可渐愈。

【运用】

1. 本方为治疗中风后半身不遂的常用方剂,以半身不遂,口眼㖞斜,苔白脉缓为辨证要点。

2. 加减法:若痰多,苔黄厚腻者,可加半夏、胆南星、天竹黄等以化痰;若语言不利者,可加石菖蒲、远志、郁金等以化痰开窍;偏瘫日久,疗效不显者,可加水蛭、虻虫等以破瘀通络;阳亢头晕头痛者,可加钩藤、石决明、菊花等以平肝潜阳。

3. 本方现代常用于治疗脑血管意外后遗症以及其他原因引起的偏瘫、截瘫,或单侧上肢或下肢痿软无力等属气虚血瘀者。

【参考资料】通过实验研究表明,补阳还五汤具有抑制血小板凝集、抗血栓形成和溶血栓作用;能扩张脑血管,显著而持久地增加脑血流量;具有预防脑组织缺血后再灌注损伤和明显降低脑蛋白、糖原、丙二醛和水含量的作用,能增强脑组织中超氧化物歧化酶和谷胱甘肽过氧化酶的活性;对损伤的神经元具有修复作用,能显著提高损伤神经传导速度的恢复率。

【歌诀】补阳还五芪归芎,桃红赤芍加地龙;
半身不遂中风证,补气活血经络通。

【趣记】齐嫂桃红归龙兄(芪芍桃红归龙芎)。

复元活血汤(《医学发明》)

【组成】柴胡9g 瓜蒌根9g 当归9g 红花6g 甘草6g 穿山甲6g 酒大黄30g 桃仁9g

【用法】加黄酒少许,水煎服。

【功用】活血祛瘀,疏肝通络。

【主治】瘀积胁痛证。跌打损伤,瘀血留于胁下,痛不可忍。

【方解】本方乃因跌打损伤,瘀血留于胁下所致。治宜活血祛瘀为主,兼以疏肝行气。方中重用酒制大黄荡涤留瘀败血;柴胡疏肝调气,两药相伍,以攻胁下之瘀滞,共为君药。当归、桃仁、红花活血祛瘀,消肿止痛,共为臣药。穿山甲破瘀通络;天花粉消瘀血而续绝伤,合当归则润血燥,为佐药。甘草缓急止痛,调和诸药,为使药。诸药相伍,使瘀血去,新血生,气行络通,则疼痛自除。

【运用】

1. 本方为治疗跌打损伤的常用方剂,以胁肋瘀肿疼痛,痛不可忍为辨证要点。

2. 加减法:若气滞甚者,可加香附、青皮、枳实等以助行气止痛之功;血瘀甚者,可加郁金、玄胡、乳香、没药等以助化瘀止痛。

3. 本方现代常用于治疗各种外伤、软组织损伤、肋间神经痛、肋软骨炎等属血瘀气滞者。

【歌诀】复元活血有柴胡,蒌根归草与甲珠;
桃仁红花大黄配,跌打损伤正宜服。

【趣记】草黄瓜蒌,桃花才穿山归(草黄瓜蒌,桃红柴穿山归)。

生化汤（《傅青主女科》）

【组成】当归 24 g　川芎 9 g　桃仁 6 g　炮姜 2 g　炙甘草 2 g

【用法】加黄酒少许，水煎服。

【功用】化瘀生新，温经止痛。

【主治】产后瘀阻腹痛证。恶露不行，小腹冷痛，舌淡，苔白滑，脉细涩。

【方解】本方证乃因产后血虚，寒凝血瘀所致。治宜化瘀生新，温经止痛。方中当归补血活血，化瘀生新，为君药。川芎活血行气，桃仁活血祛瘀，二者助当归化瘀，使瘀血去则新血生，共为臣药。炮姜温经散寒止痛；黄酒通血脉，助药力，为佐药。炙甘草益气和中以滋化源，并调和诸药，是为佐使药。诸药相合，寓补血于行血之中，生新于化瘀之内，使瘀血去，新血生，经脉通，痛自止。

【运用】

1. 本方为妇女产后常用方剂，以产后恶露不行，小腹冷痛为辨证要点。

2. 加减法：若小腹冷痛甚者，加肉桂散寒通脉；若瘀块留滞，腹痛甚者，加蒲黄、五灵脂、玄胡以祛瘀止痛；若气滞者，加香附、乌药以行气止痛。

3. 本方现代常用于治疗产后诸疾，如产后子宫复旧不良、产后子宫收缩痛、胎盘残留、人工流产后出血不止等，亦可用于宫外孕、子宫肌瘤等属血虚寒凝瘀滞者。

【歌诀】生化汤宜产后尝，归芎桃草加炮姜；
　　　　恶露不行少腹痛，温经活血最见长。

【趣记】穷鬼炒桃姜（芎归草桃姜）。

小蓟饮子（《济生方》）

【组成】生地 30 g　小蓟 15 g　滑石 15 g　木通 6 g　蒲黄 9 g　藕节 9 g　当归 6 g　山栀子 9 g　炙甘草 6 g　淡竹叶 9 g

【用法】水煎服。

【功用】凉血止血，利水通淋。

【主治】热结下焦之血淋、尿血。尿中带血，小便频数，赤涩热痛，舌红，脉数。

【方解】本方证乃因热结下焦，损伤血络，膀胱气化失司所致。治宜凉血止血，利水通淋。方中小蓟清热凉血，利尿通淋，一药两擅其功，为君药。藕节、蒲黄、生地凉血之血，化瘀养阴，既助君药清热凉血止血，又可使血止而不留瘀，血止而新血能生，共为臣药。木通、滑石清热利尿通淋；竹叶、栀子清心泻火利尿；当归养血和血，共为佐药。甘草和中调药，为使药。诸药合用，止血之中寓以化瘀血，清利之中寓以养阴血，共奏凉血止血，利水通淋之功。

【运用】

1. 本方为治疗下焦热结之血淋、尿血的常用方剂，以尿中带血，小便赤涩热痛，舌红，脉数为辨证要点。

2. 加减法：若瘀热盛，小便赤涩热痛甚者，可加石韦、海金砂、琥珀等清热通淋止痛；若血淋、尿血日久，气阴两伤者，可去木通、滑石寒滑渗利之品，加黄芪、党参、阿胶等以补气养血，标本兼顾。

3. 本方现代常用于治疗急性泌尿系感染以及泌尿系结石属下焦瘀热蓄积膀胱者。

【歌诀】小蓟饮子藕蒲黄,木通滑石生地襄;
　　　　归草黑栀淡竹叶,血淋热结服之康。
【趣记】草地滑,牧童当缉捕竹节子(草地滑,木通当蓟蒲竹节栀)。

黄土汤(《金匮要略》)

【组成】灶心黄土30 g　白术9 g　附子9 g　干地黄9 g　阿胶9 g　甘草9 g　黄芩9 g

【用法】先将灶心黄土水煎取汁,再煎余药,阿胶烊化兑服。

【功用】温阳健脾,养血止血。

【主治】脾阳不足,脾不统血证。大便下血,或吐血、衄血、妇人崩漏。血色暗淡,四肢不温,面色萎黄,舌淡苔白,脉沉细无力。

【方解】本方证乃因脾阳不足,脾不统血所致。治宜温阳健脾,养血止血。方中灶心黄土温中收涩止血,为君药。附子、白术温阳健脾,以复统摄之权,为臣药。生地、阿胶滋阴养血止血;黄芩苦寒坚阴止血,合生地、阿胶可防术、附温燥耗血动血,俱为佐药。甘草和中调药为使。诸药合用,标本兼顾,温阳而不伤阴,滋阴而不碍阳,共奏温阳健脾,养血止血之功。

【运用】

1. 本方为治疗脾阳不足而致便血或崩漏的常用方剂,以血色暗淡,舌淡苔白,脉沉细无力为证治要点。

2. 加减法:若气虚甚者,加党参、黄芪以益气摄血;出血量多者,可加艾叶、三七、炮姜等止血之品;胃纳差者,可将阿胶改为阿胶珠,并加苍术、陈皮等以醒脾助运。

3. 本方现代常用于治疗慢性胃肠道出血及功能性子宫出血属脾阳不足者。

【歌诀】黄土汤中术附芩,阿胶甘草地黄并;
　　　　便后下血功独擅,吐衄崩中效亦灵。
【趣记】黄土地父子勤浇猪草(黄土地附子芩胶术草)。

第十节　消导剂

凡以消导药为主要组成,具有消食导滞,和胃化积等作用,主治食积停滞的方剂,统称消导剂,属于"八法"中的"消法"。

消法的运用较广泛,凡由气、血、痰、湿、食等壅滞而成的积滞、痞块、癥积等病证均可用之。本节主要讨论有关消食导滞的一类方剂,余可参见理气、祛湿、祛痰等方剂。

食积停滞不化,常可造成气机不行,且二者常互为因果,并由此而蕴湿化热,故消导剂中常配伍理气、化湿、清热之品。

保和丸(《丹溪心法》)

【组成】山楂180 g　神曲60 g　半夏90 g　茯苓90 g　陈皮30 g　连翘30 g　莱菔子30 g

【用法】共为细末,水泛为丸,每服6~9 g,食后温开水送下。亦作汤剂,用量按原方比例酌减。

【功用】消食和胃。

【主治】食积停滞证。胸脘痞满,腹胀时痛,嗳腐吞酸,厌食呕恶,或大便泄泻,舌苔厚腻微黄,脉滑。

【方解】本方证多由饮食不节,食积内停,气机阻滞所致。治宜消食导滞,理气和胃。方中山楂消各种饮食积滞,对肉食油腻之积,尤为适宜,为君药。神曲消食积,健脾胃;莱菔子下气消食,共为臣药。半夏和胃降逆止呕,陈皮理气和胃;茯苓健脾渗湿;连翘清热,共为佐药。诸药相伍,俾食积得消,胃气因和,脾健湿化,热清结散,则诸症自愈。

【运用】

1. 本方为治疗饮食积滞的常用方剂,以脘腹胀满,嗳腐厌食,舌苔厚腻,脉滑为辨证要点。

2. 加减法:若食滞较甚者,可加枳实、木香等以增强消食导滞之功;若食积化热,苔黄脉数者,可加黄连、蒲公英等以加强清热之力;若兼脾虚者,可加党参、白术等以益气健脾。

3. 本方现代常用于治疗消化不良、急慢性胃肠炎等属食积停滞者。

【歌诀】保和神曲与山楂,陈翘莱菔苓半夏;
　　　　消食化滞和胃气,煎服亦可加麦芽。

【趣记】俏皮山神下岭来(翘皮山神夏苓莱)。

第十一节　固涩剂

凡以收涩药为主组成,具有固涩作用,主治气、血、精、津液滑脱散失之证的方剂,统称固涩剂。

气、血、精、津液是构成人体和维持人体生命活动的基本物质,它们不断地被机体所消耗,又不断地由脏腑所产生,如此盈亏消长,周而复始,维持着人体正常的生命活动。如若脏腑功能失调,正气亏虚,则可致滑脱不固,散失不禁,甚至可危及生命。由于引起气、血、精、津液耗散滑脱的病因和病位的不同,临床表现出的证候亦不相同,治疗的重点也随之不同。根据固涩剂的不同作用,可分为固表止汗、敛肺止咳、涩肠止泻、涩精止遗、固崩止带五类,分别用于自汗盗汗、久咳不止、久泻不止、遗精滑泄、崩漏带下等病证。

由于固涩剂所治耗散滑脱之证皆因脏腑亏虚,正气不足所致,故组方时应根据气、血、精、津液耗散程度的不同,配伍相应的补益之品,以达标本兼顾之效。

固涩剂为本虚标实无邪者而设。凡有实邪者,非本类方剂所宜,用之不当,则有"闭门留寇"之弊。

牡蛎散(《太平惠民和剂局方》)

【组成】黄芪 30 g　麻黄根 9 g　煅牡蛎 30 g

【用法】为粗末,每服 9 g,用小麦 30 g,水煎。亦作汤剂,按原方比例酌减用量,加小麦适量,水煎服。

【功用】益气固表,敛阴止汗。

【主治】自汗、盗汗。常自汗出,夜卧尤甚,心悸惊惕,短气烦倦,舌淡红,脉细弱。

【方解】本方证乃因体虚卫外不固,心阴受损,心阳不潜所致。治宜益气固表,敛阴止汗。方中煅牡蛎咸涩微寒,长于敛阴止汗,又能潜阳,为君药。黄芪益气实卫,固表止汗,为臣药。煅牡蛎与黄芪合用,益气固表,敛阴潜阳。麻黄根专于止汗,小麦益心气,养心阴,共为佐药。诸药相伍,使气阴得养,肌表得固,心阳潜降,汗出可止。

【运用】

1. 本方主治卫外不固,心阳不潜之自汗、盗汗证。以汗出,心悸,气短,舌淡,脉细弱为辨证要点。

2. 加减法:若气虚甚者,加人参、白术等以加强益气之功;若阴伤甚者,加生地、白芍、龙眼肉等以益阴养心。

3. 本方现代常用于治疗病后、手术后及产后身体虚弱、肺结核等所致的自汗、盗汗属卫外不固,阴液外泄者。

【歌诀】牡蛎散中小麦芪,麻黄根入研末细;
　　　　自汗盗汗出不止,固表敛汗此方宜。

【趣记】妈卖力气(麻麦蛎芪)。

金锁固精丸(《医方集解》)

【组成】沙苑蒺藜 60 g　芡实 60 g　莲须 60 g　煅龙骨 50 g　煅牡蛎 60 g

【用法】莲子粉糊丸,每日 1~2 次,每服 9 g,淡盐水送服。亦作汤剂,用量按原方比例酌减,加莲子肉适量,水煎服。

【功用】补肾涩精。

【主治】遗精。遗精滑泄,腰酸耳鸣,神疲乏力,四肢酸软,舌淡苔白,脉细弱。

【方解】本方乃因肾虚封藏失职,精关不固所致。治宜补肾涩精。方中沙苑蒺藜补肾固精止遗,为君药。莲肉、芡实固肾涩精,且能培补后天以充养先天,使肾中精气充足,共为臣药。莲须为收敛固精之佳品,龙骨、牡蛎煅后收敛固涩之功尤佳,三药共为佐药,以涩精止遗。诸药相伍,标本兼顾,使肾中精气充盈,精关固秘,遗精之证可愈。

【运用】

1. 本方主治肾虚精关不固之证。以遗精滑泄,腰酸耳鸣,舌淡苔白,脉细弱为辨证要点。

2. 加减法:若肾阳虚者,可加鹿角胶、补骨脂等以温肾固涩;若肾阴虚者,可加龟板、女贞子等以滋养肾阴;若阴虚火旺者,可加生地、知母、黄柏等以滋阴清热。

3. 本方现代常用于治疗性神经衰弱、慢性前列腺炎、精囊炎等所致之遗精属肾虚不固者。

【歌诀】金锁固精芡莲须,沙苑蒺藜龙牡需;
　　　　莲粉糊丸开水下,补肾涩精此方取。

【趣记】龙母须及时(龙牡须蒺实)。

桑螵蛸散(《本草衍义》)

【组成】桑螵蛸 30 g　远志 30 g　菖蒲 30 g　龙骨 30 g　人参 30 g　茯神 30 g　当归 30 g　龟板 30 g

【用法】上药研末,每服 6 g,睡前人参汤调下。亦作汤剂,用量按原方比例酌减,水煎服。

【功用】调补心肾,涩精止遗。

【主治】心肾两虚证。小便频数,或尿如米泔,或遗尿遗精,心神恍惚,健忘,舌淡苔白,脉细弱。

【方解】本方证乃因心气不足,肾虚不摄所致。治宜调补心肾,涩精止遗。方中桑螵蛸补肾助阳,固精缩尿,标本兼顾,为君药。龙骨镇惊安神,缩尿固精;龟板滋阴潜阳,滋补心肾,共为臣药。人参、当归补益气血,养心安神;茯神宁心安神;石菖蒲、远志交通心肾,五药共为佐药。诸药合用,心肾两调,交通上下,共奏调补心肾,补益气血,涩精止遗之效。

【运用】

1. 本方为治疗心肾两虚之小便频数或遗尿、遗精的常用方剂,以尿频或遗尿、遗精,心神恍惚,舌淡苔白,脉细弱为辨证要点。

2. 加减法:若肾阳虚者,加补骨脂、菟丝子等以温补肾阳;若小儿遗尿,加益智仁、乌药、山药以缩尿止遗;若遗精滑泄者,加金樱子、山茱萸、沙苑蒺藜等以固肾涩精。

3. 本方现代常用于治疗小儿遗尿、神经性尿频、神经衰弱之梦遗滑精等属心肾两虚者。

【歌诀】桑螵蛸散苓龟甲,菖志参归龙骨加;
　　　　健忘恍惚心肾虚,涩精止遗比方佳。

【趣记】神龙质朴,归龟伤人(神龙志蒲,归龟桑人)。

第十二节　治风剂

凡以祛风药或息风药为主要组成,具有疏散外风或平息内风的作用,主治风病的方剂,统称为治风剂。

风病的范围很广,病情变化亦较复杂,可概括为外风与内风两大类。外风病证多由外界风邪侵袭人体肌表、筋肉、经络、关节所致;内风病证则因脏腑功能失调,特别是肝的功能失调所致。风病的治疗,外风宜疏散,内风宜平息。因此,治风剂相应地分为疏散外风和平息内风两类。

临床运用治风剂,首先应辨别风病之属内属外,并应分清病邪的兼夹和病情的虚实,进行适当的配伍。

川芎茶调散(《太平惠民和剂局方》)

【组成】川芎 120 g　荆芥 120 g　白芷 60 g　羌活 60 g　炙甘草 60 g　细辛 30 g　防风 45 g　薄荷 240 g

【用法】共为细末,每服 6 g,清茶调下。亦作汤剂,用量按原方比例酌减。

【功用】疏风止痛。

【主治】外感风邪头痛证。偏正头痛或巅顶作痛,恶寒发热,目眩鼻塞,舌苔薄白,脉浮。

【方解】本方乃因风邪侵袭清空之府,经隧闭阻不通所致。治宜疏风邪,止头痛。方中川芎疏风行血,为诸经头痛之要药,尤其善治少阳、厥阴头痛;白芷祛风止痛,善治阳明经头痛;羌活散风止痛,善治太阳经头痛。三药合用,祛风止痛之效更宏,共为君药。细辛芳香浓烈,祛风散寒止痛;薄荷搜风散邪,清利头目;荆芥、防风辛散在表、在上之风邪以止痛,共为臣药。薄荷与大队辛温之药合用,尚可防止过于温燥而伤阴,是兼佐药之用。清茶取其苦寒清上降下之性,既可上清头目,又能防止风药过于温燥升散之性,为佐药。甘草和中调药,为使药。诸药相伍,温中有清,升中有降,共奏疏风邪、止头痛之功。

【运用】

1. 本方为治疗外感风邪头痛的常用方剂,以头痛,恶风寒(头部吹风则痛甚或头痛发作),鼻塞,脉浮为辨证要点。

2. 加减法:若头痛属风寒者,可加生姜、苏叶以加强祛风散寒之功;属风热者,去羌活、细辛,加菊花、蔓荆子等以散风热;头痛日久不愈者,可加全蝎、僵蚕、红花、桃仁等以搜风活血止痛。

3. 本方现代常用于治疗血管神经性头痛,以及慢性鼻炎、鼻窦炎、感冒、脑外伤综合征等引起的头痛属外感风邪者。

【歌诀】川芎茶调有荆防,辛芷薄荷甘草羌;
目昏鼻塞风攻上,偏正头痛悉能康。

【趣记】金姐穷仔细,防呛搽薄荷(荆芥芎芷细,防羌茶薄荷)。

【附方】

菊花茶调散(《丹溪心法》):菊花60 g 川芎60 g 荆芥穗60 g 羌活60 g 甘草60 g 白芷60 g 细辛30 g 防风45 g 蝉蜕15 g 僵蚕15 g 薄荷15 g

用法:共为细末,每服6 g,食后清茶调服。亦可作汤剂,用量酌减。

功用:疏风止痛,清利头目。

主治:风热上扰头目之偏正头痛证。

歌诀:上方再加僵蚕菊,菊花茶调力更强。

镇肝息风汤(《医学衷中参西录》)

【组成】怀牛膝30 g 生赭石30 g 生龙骨15 g 生牡蛎15 g 生龟板15 g 生杭芍15 g 玄参15 g 天冬15 g 川楝子6 g 生麦芽6 g 茵陈6 g 甘草4.5 g

【用法】水煎服。

【功用】镇肝息风,滋阴潜阳。

【主治】类中风。头目眩晕,目胀耳鸣,脑部热痛,心中烦热,面色如醉;或时常噫气,或肢体渐觉不利,口角渐形㖞斜;甚或眩晕跌仆,昏不知人,移时始醒;或醒后不能复原,精神短少,脉弦长有力者。

【方解】本方证乃因肝肾阴虚,阴不制阳,肝阳上亢,肝风内动,气血上逆所致。治宜镇肝息风,滋阴潜阳。方中重用牛膝引血下行,兼益肝肾,为君药。代赭石、龙骨、牡蛎镇摄上逆之气血,平抑亢盛之风阳,为臣药。白芍、龟板、玄参、天冬滋阴柔肝,潜阳清热,以制阳亢;茵陈、川楝子、生麦芽清泄肝阳之有余,条达肝气之郁滞,共为佐药。甘草和中调药,为使药。诸药相伍,刚柔相济,标本兼顾,共奏镇肝息风,滋阴潜阳之功。

【运用】

1. 本方为治疗类中风的常用方剂。凡中风前后,辨证为阴虚阳亢,肝风内动者均可使用,以头目眩晕,脑部热痛,面色如醉,脉弦长有力为辨证要点。

2. 加减法:原书有"心中热甚者,加生石膏一两;痰多者,加胆星二钱;尺脉重按虚者,加熟地八钱、净萸肉五钱；大便不实者,去龟甲、赭石,加赤石脂一两"的加减法。此外,若血压过高,头痛剧烈者,可加夏枯草、钩藤、黄芩等以清热平肝降压；大便燥结者,可加大黄以泻热通便。

3. 本方现代常用于治疗高血压病、脑血管意外、血管性头痛、脑动脉硬化、帕金森病等属阴虚阳亢,肝风内动者。

【参考资料】本方煎剂对麻醉猫有明显的降压作用,最显著时能平均降压 30 mmHg (4.0 kPa),维持 40~100 分钟。此外,本方还具有提高肝阳上亢证型动物 T 淋巴细胞亚群及红细胞免疫功能的作用。

【歌诀】镇肝息风芍天冬,玄参龟板赭茵从；
　　　　龙牡麦芽膝草楝,肝阳上亢能奏功。

天麻钩藤饮(《杂病证治新义》)

【组成】天麻 9 g　钩藤 12 g　石决明 18 g　山栀 9 g　黄芩 9 g　川牛膝 12 g　杜仲 9 g　益母草 9 g　桑寄生 9 g　夜交藤 9 g　朱茯神 9 g

【用法】水煎服。

【功用】平肝息风,清热活血,补益肝肾。

【主治】肝阳偏亢,肝风上扰证。头痛,眩晕,失眠,舌红苔黄,脉弦。

【方解】本方证乃因肝肾不足,肝阳偏亢,肝风上扰所致。治宜平肝息风,潜阳降逆。方中天麻"为治风之神药"(《本草纲目》),钩藤平肝清热,二药合用,平肝息风之力大增,共为君药。石决明重镇潜阳,凉肝清热；牛膝活血并引血下行,共为臣药。黄芩、栀子苦寒降泄,清热泻火；益母草行血而利水；杜仲、桑寄生补益肝肾,扶正固本；夜交藤、朱茯神安神定志,俱为佐药。诸药相伍,共奏平肝息风,清热活血,益神宁心之效。

【运用】

1. 本方为治疗肝阳偏亢,肝风上扰证的常用有效方剂,以头痛,眩晕,舌红苔黄,脉弦为辨证要点。

2. 加减法：若肝阳化风,眩晕较甚,伴唇舌肢体麻木者,可加龙骨、牡蛎、代赭石等以镇肝潜阳息风；若肝火偏盛,头痛较甚,面红目赤,烦躁易怒者,可加龙胆草、夏枯草、黄芩等以清泻肝火；若肝肾阴虚明显者,可加枸杞、白芍、制首乌等以滋补肝肾。

3. 本方现代常用于治疗高血压病属肝阳偏亢,肝风上扰者。

【歌诀】天麻钩藤石决明,栀杜寄生膝与芩；
　　　　夜藤茯神益母草,平肝息风治眩晕。

【趣记】天沟夜神决定擒钟山母牛(天钩夜神决定芩仲山母牛)。

第十三节　安神剂

凡以安神药为主要组成,具有安神定志作用,主治神志不安疾患的方剂,统称安神剂。

神志不安的病证,是指以心悸、失眠、多梦、烦躁、惊狂为主要临床表现的一类证候。其病位在心,与肝、肾有关。其基本病机或为阳亢火动,内扰心神；或为阴血不足,心神失养。其临床表现有虚实之别。惊狂善怒,躁扰不安者,多属实证,治宜重镇安神；心悸健忘,虚烦不眠者,多属虚证,治宜补养安神。故安神剂又可分为重镇安神剂和补养安神剂两类。

安神剂多由金石类药物或滋腻补养类药物为主组成,故只宜暂用,不可久服,对素体脾胃虚弱者尤应注意。必要时可配合服用健脾和胃、理气之品。

朱砂安神丸(《医学发明》)

【组成】朱砂 15 g　黄连 8 g　炙甘草 16 g　生地 8 g　当归 8 g

【用法】上药为丸,每服 6～9 g,睡前开水送服。亦作汤剂,用量按原方比例酌情增减,朱砂水飞,以汤药送服。

【功用】镇心安神,清热养血。

【主治】心火偏亢,阴血不足证。心神烦乱,失眠多梦,惊悸怔忡,舌尖红,脉细数。

【方解】本方证乃因心火偏亢,灼伤阴血,心神失养所致。治宜镇心安神,清热养血。方中朱砂味甘性寒而质重,既能安心神,又能清心火,为君药。黄连苦寒泻火,清心除烦,为臣药。当归、生地养血滋阴,补充被耗伤之阴血,为佐药。甘草安中护胃,调和诸药,是为佐使之用。诸药合用,标本兼顾,使心火下降,阴血上承,神志安宁。

【运用】

1. 本方为治疗心火偏亢,阴血被灼之失眠、心悸的常用方剂,以惊悸失眠,舌尖红,脉细数为辨证要点。

2. 加减法:若兼夹痰热,胸闷苔黄腻者,加瓜蒌、竹茹等以清热化痰;若惊悸、失眠较重,加磁石、龙骨、珍珠母等以加强重镇安神之功。

3. 本方现代常用于治疗神经衰弱、精神抑郁症等属心火偏亢,阴血不足者。

【歌诀】安神朱地草归连,镇心安神治失眠;
　　　　清热养血宁神志,心烦懊恼用之验。

【趣记】黄砂归草地。

天王补心丹(《校注妇人良方》)

【组成】生地黄 120 g　当归 60 g　天门冬 60 g　麦门冬 60 g　柏子仁 60 g　酸枣仁 60 g　五味子 60 g　人参 15 g　玄参 15 g　丹参 15 g　白茯苓 15 g　远志 15 g　桔梗 15 g

【用法】上药研末,炼蜜为小丸,朱砂水飞 9～15 g 为衣,每服 9 g,温开水送下。亦作汤剂,用量按原方比例酌减。

【功用】滋阴养血,补心安神。

【主治】阴虚血少,神志不安证。心悸失眠,虚烦神疲,梦遗健忘,手足心热,口舌生疮,舌红少苔,脉细数。

【方解】本方证乃因心肾两虚,阴亏血少,虚火内扰所致。治宜滋阴养血,补心安神。方中生地滋心肾之阴而清热,使水盛能伏火,为君药。天冬、麦冬、玄参皆性寒多液之品,助君药养阴清热;酸枣仁、柏子仁养心安神,共为臣药。当归、丹参补血活血,使补而不滞;人参补气生血,宁心益智;远志、茯苓宁心安神,交通心肾;朱砂镇心安神;五味子益气敛阴,共为佐药。桔梗载药上行,为使药。诸药相伍,共奏滋阴清热,养心安神之效。

【运用】

1. 本方为治疗阴虚血少,心神不安的代表方剂,以心悸失眠,手足心热,舌红少苔,脉细数为辨证要点。

2. 加减法：若心悸怔忡甚者，可加龙眼肉、夜交藤等以增强养心安神之功；若伴遗精滑泄者，可加金樱子、煅牡蛎等以固肾涩精。

3. 本方现代常用于治疗神经衰弱、精神分裂症、甲状腺功能亢进等属阴虚血少，神志不安者。

【歌诀】补心丹内远归身，生地二冬柏枣仁；
　　　　三参苓桔朱砂味，滋阴养血安心神。

【趣记】三婶早搏，当地住五院，即服天麦冬（三参枣柏，当地住五远，桔茯天麦冬）。

酸枣仁汤（《金匮要略》）

【组成】酸枣仁 20 g　甘草 3 g　知母 6 g　茯苓 6 g　川芎 6 g

【用法】水煎服。

【功用】养血安神，清热除烦。

【主治】虚劳，虚烦不眠证。心悸，失眠，烦躁，盗汗，头目眩晕，咽干口燥，舌红，脉细弦。

【方解】本方证乃因肝血不足，虚热内扰，心神失养所致。治宜养肝血，清虚热，安心神。方中酸枣仁养肝血，安心神，为君药。知母滋阴清热；茯苓宁心安神，共为臣药。川芎辛散调肝行气，与酸枣仁同用，酸辛并用，相反相成，补肝体，遂肝用，用以为佐药。甘草和中缓急，调和诸药，是为佐使药。诸药合用，使阴血得补，心神得养，虚热得清，虚劳虚烦不眠之证可除。

【运用】

1. 本方为治疗肝血不足，虚烦不眠之证的主要方剂。以虚烦不眠，咽干口燥，舌红，脉弦细为辨证要点。

2. 加减法：若阴虚内热，虚烦不眠较甚者，可加生地、白芍、女贞子等以滋阴清热；心悸怔忡者，可加珍珠母、磁石等以镇惊安神；若肝郁血虚，情志抑郁者，可加合欢皮、夜交藤等以疏肝解郁安神。

3. 本方现代常用于治疗神经衰弱、更年期综合征以及精神障碍等属肝血不足，虚热内扰，心神不安者。

【歌诀】酸枣仁汤治失眠，川芎知草茯苓煎；
　　　　虚烦眩晕心悸汗，养血安神除热烦。

【趣记】母熊敢服酸枣（母芎甘茯酸枣）。

第十四节　温里剂

凡以温热药为主组成，具有温里助阳，散寒通脉等作用，主治里寒证的方剂，统称温里剂，属"八法"中的"温法"。

里寒证的形成，有因素体阳虚，阴寒内生者；有外寒直中，深入脏腑经络者；有因误治损伤阳气者。总之，里寒证的成因不外寒邪直中或寒从内生两个方面，其治疗皆应以"寒者热之"为原则。由于里寒证有脏腑经络部位之异，病情有缓急轻重之别，故温里剂可分为温中祛寒、回阳救逆和温经散寒三类。

由于寒为阴邪，易伤阳气，因此里寒证的临床表现多伴有阳虚气弱之症。治疗里寒证时要时时顾护阳气,故本类方剂除以温热药为主外,常常配伍助阳补气之品。尤其在治疗阴寒内盛,阳气欲脱,证属危急者,须加入补气固脱的药物,方能胜任。

使用温里剂,应明辨寒热真假,真热假寒者切勿误用。本类方剂中药物多辛温燥热,对阴虚、血虚、血热妄行者均忌用。

理中丸(《伤寒论》)

【组成】人参9g 干姜9g 炙甘草9g 白术9g

【用法】上四味研末,炼蜜为丸。每服9g,每日2~3次,温开水送服。亦作汤剂,水煎服。

【功用】温中散寒,益气健脾。

【主治】脾胃虚寒证。呕吐下利,脘腹冷痛,喜温喜按,不欲饮食,畏寒肢冷,舌淡苔白,脉沉细;或用于阳虚失血、小儿慢惊风、因脾胃虚寒所致病后喜唾涎沫、胸痹等者。

【方解】中焦脾胃虚寒,运化失司,升降失常。治宜温中散寒,补气健脾。方中干姜辛热,温脾胃,散寒凝,以达温中散寒,扶阳抑阴之功,用以为君。人参益气健脾,培补后天,助干姜以复中阳,为臣药。脾虚则湿生,故以白术健脾燥湿,为佐药。炙甘草益气和中,调和诸药,为佐使药。四药合用,温中焦之阳,补脾胃之虚,复升降之常,使寒散阳复,清升浊降,则诸症自除。

【运用】

1. 本方为温中散寒的代表方剂,以便溏溲清,脘腹冷痛,畏寒肢冷,舌淡苔白,脉沉细无力或沉迟为辨证要点。

2. 加减法:若虚寒甚者,加附子,名"附子理中丸"(《阎氏小儿方论》),以增强温阳祛寒之力。反胃呕吐者,加生姜、吴茱萸以温中和胃,降逆止呕。下利甚者,加肉豆蔻、诃子以涩肠止泻。阳虚失血者,加黄芪、阿胶、当归以养血摄血。

3. 现代常用以本方治疗胃及十二指肠溃疡、急慢性胃肠炎、慢性结肠炎、慢性肾炎等属脾胃虚寒者。

【参考资料】理中丸可显著促进实验性胃溃疡的愈合,并有提高人体免疫功能和增强体力的作用。

【歌诀】理中丸主理中乡,人参甘草术干姜;
呕利腹痛阴寒盛,再加附子更扶阳。

【趣记】白鼠人参炒(草)干姜(白术人参草干姜)。

小建中汤(《伤寒论》)

【组成】桂枝9g 炙甘草6g 大枣4枚 芍药18g 生姜9g 饴糖30g

【用法】水煎取汁,兑入饴糖烊化温服。

【功用】温中补虚,和里缓急。

【主治】虚劳里急证。腹中时痛,喜温欲按;或虚劳心悸,虚烦不宁;或虚劳阳虚发热,伴面色无华,舌淡苔白,脉细弦。

【方解】虚劳里急证是由于中焦脾胃虚寒,化源不足,营卫失和,气血虚损所致。治宜温脾胃,调阴阳,和营卫。方中重用甘温质润之饴糖为君,以温中补虚,和中缓急。桂枝温阳散寒,芍药益阴和营,二者合用以调阴阳,和营卫,共为臣药。生姜、大枣健脾益胃,调和营卫,为佐药。炙甘草益气健脾,调和诸药,为佐使药。诸药合用,使中气健,化源足,气血生,营卫调,则虚劳里急之证可除。

【运用】

1. 本方为治疗虚劳里急腹痛的常用方剂。以腹痛喜温喜按,面色无华,舌淡红,脉细弦或沉弱为辨证要点。

2. 加减法:若寒重痛甚者,加蜀椒、干姜等以温中散寒止痛;若大便溏泄者,加白术、薏苡仁健脾除湿止泻;兼气滞者,加木香、陈皮行气消胀。

3. 本方现代常用于治疗胃及十二指肠溃疡、慢性胃炎、慢性肝炎、再生障碍性贫血、神经衰弱等属中虚阴阳不和者。

【歌诀】参见桂枝汤

【趣记】姨早将鬼赶少(饴枣姜桂甘芍)。

【附方】

1. 大建中汤(《金匮要略》):蜀椒6 g　干姜12 g　人参6 g　饴糖30 g

用法:水煎取汁,兑入饴糖烊化温服。

功用:温中补虚,降逆止痛。

主治:虚寒腹痛。

歌诀:大建中汤建中阳,蜀椒干姜参饴糖;
　　　呕吐胸寒痛拒按,上下攻冲欲断肠。

2. 黄芪建中汤(《金匮要略》):芍药18 g　桂枝9 g　炙甘草6 g　生姜9 g　大枣4枚　饴糖30 g　黄芪9 g

用法:水煎取汁,兑入饴糖烊化温服。

功用:温中补气,和里缓急。

主治:虚劳里急,诸不足。

歌诀:小建中汤加黄芪。

四逆汤(《伤寒论》)

【组成】附子15 g　干姜9 g　炙甘草6 g

【用法】水煎服。

【功用】回阳救逆。

【主治】少阴病寒厥证。四肢厥逆,恶寒蜷卧,呕吐不渴,腹痛下利,神疲欲寐,舌苔白滑,脉微;或太阳病误汗亡阳。

【方解】本方所治证候乃寒邪深入少阴所致的寒厥证。病至少阴,阳衰阴盛,脉微肢厥,非大辛大热之品,不足以破阴寒回阳气救厥逆。方中附子大辛大热,温肾散寒,救命门火衰,为回阳救逆之第一要药,用以为君。干姜辛热,温中阳除里寒,助附子升发阳气,为臣药。附、姜同用,则温壮脾肾之阳、破阴逐寒救逆之功倍增。炙甘草和中益气,并缓附、姜燥烈伤阴之弊,用以为佐使。三药合用,药简效宏,使脾肾之阳得补,寒凝之气得破,迅达回阳救逆之效。

【运用】

1. 本方为肾阳衰微,阴寒内盛而设。临证以四肢厥冷,神疲欲寐,舌淡苔白,脉微等为辨证要点。

2. 加减法:若寒气盛者,可重用附子、干姜;体虚脉微欲绝者,加用人参,名"四逆加人参汤"(《伤寒论》)。

3. 本方现代常用于治疗急性心力衰竭、心肌梗死、休克以及急慢性胃肠炎吐泻失水、急性病大汗出而见虚脱等属阳衰阴盛者。

【参考资料】本方对家兔晚期失血性休克具有抗休克作用,能保护休克小肠,阻断致死性休克不可逆发展的肠道因素的形成;对麻醉兔低血压状态具有强心、升压作用,且能减慢窦性心率;对应激性老年小鼠心脏具有显著的保护作用,能削弱应激引起的自由基损伤因素,增强自由基防御机制,改善心肌的血流灌注,克服应激引起的心肌缺血。

【歌诀】四逆汤中附草姜,少阴厥逆四肢凉;
　　　　腹痛吐利脉微细,救逆回阳第一方。

【趣记】附姜草。

第十五节　补益剂

凡以补益药为主要组成,具有补益人体气、血、阴、阳等作用,主治各种虚证的方剂,统称为补益剂。属"八法"中的"补法"。

虚证是指人体的正气不足,即气、血、阴、阳的亏损而产生的病证。虚证的成因不外乎先天不足和后天失调两个方面,其临床表现的种类很多,归纳起来有气虚、血虚、气血两虚、阴虚、阳虚、阴阳两虚,因此补益剂相应地可分为补气、补血、气血双补、补阴、补阳、阴阳并补等六类。

气虚益气,血虚补血,阴虚滋阴,阳虚壮阳,是临床治疗气、血、阴、阳不足诸证的常规。然而,由于气血同源,气与血两者关系非常密切。血虚补血时,宜加补气之品,以助生化;若大出血而致血虚者,尤应重用或急投补气之品,以达补气固脱,气旺生血之效。但气虚而血不虚者,一般较少配伍补血药,以免滋腻碍胃,影响脾运。阴阳之间互为其根,孤阴不生,独阳不长。因此,阳虚补阳,常辅以补阴之品;阴虚补阴,多配伍补阳之药。使所补之阳有所依附,欲补之阴生化有源。诚如张景岳所说:"善补阳者,必于阴中求阳,则阳得阴助而生化无穷;善补阴者,必于阳中求阴,则阴得阳升而泉源不竭"。由于补益剂是针对正气不足所致病证而设,因此,正气未虚,邪气亢盛者,不宜使用补益剂。对虚不受补者,宜先调理脾胃,或在补益剂中佐以健脾和胃、理气消导之品,使补而不滞。

四君子汤(《太平惠民和剂局方》)

【组成】人参9g　白术9g　茯苓9g　炙甘草6g

【用法】水煎服。

【功用】益气健脾。

【主治】脾胃气虚证。面色㿠白,语音低微,气短乏力,食少便溏,舌淡苔白,脉虚弱。

【方解】脾胃气虚,运化无力,治宜补气健脾。方中人参甘温,大补元气,健脾养胃,为君药。白术健脾益气燥湿,助人参益气补中,为臣药。茯苓甘淡,健脾渗湿,为佐药。苓、术合用,健脾祛湿之功益彰。炙甘草益气和中,调和诸药,用以为佐使。四药相合,药简力专,共奏健脾益气之效。

【运用】

1. 本方为治疗脾胃气虚的基础方剂,后世很多补气健脾方剂均从本方衍化而来。临证时以面色㿠白,食少,气短乏力,舌淡苔白,脉虚弱为辨证要点。

2. 加减法:若兼气滞,脘腹胀满者,可加陈皮,名"异功散"(《小儿药证直诀》);若兼痰湿,胸脘痞闷,呕逆,或咳嗽痰多稀白者,可加半夏、陈皮,名"六君子汤"(《医学正传》);若脾胃气虚,湿阻气滞而见呕吐痞闷,不思饮食,脘腹胀痛,消瘦倦怠者,可加半夏、陈皮、木香、砂仁,名"香砂六君子汤"(《古今名医方论》);若畏寒腹痛者,加温中散寒之品,如干姜、蜀椒等。

3. 本方现代常用于治疗慢性胃炎、胃及十二指肠溃疡、慢性肝炎、贫血等属脾胃气虚者。

【参考资料】四君子汤能调整胃肠激素失衡,具有抗乙酰胆碱作用,从而有利于食物的消化吸收;能刺激淋巴细胞转化,提高活性花斑形成率,促进萎缩胸腺的结构和功能恢复;具有抗自由基损伤的功能,从而可延缓衰老。

【歌诀】四君子汤中和义,参术茯苓炙草比;
　　　　面颜㿠白语声低,食少便溏脉缓细。

【趣记】白鼠服草人(白术茯草人)。

补中益气汤(《内外伤辨惑论》)

【组成】黄芪18g　炙甘草9g　人参6g　当归3g　橘皮6g　升麻6g　柴胡6g　白术9g

【用法】水煎服。或作丸剂,每服6~9g,每日2次,温开水送服。

【功用】补中益气,升阳举陷。

【主治】脾胃气虚,清阳不升证。头目眩晕,视物昏花,耳鸣耳聋,气短乏力,纳差便溏,面色萎黄,或脱肛,子宫脱垂,久泻久痢,舌淡脉弱;或气虚发热,身热自汗,渴喜热饮,神疲肢软,脉虚大无力。

【方解】本方所治之证乃因饮食劳倦损伤脾胃,以致脾胃气虚,清阳不升。治宜益气升阳,调补脾胃。方中黄芪补脾益肺,升阳举陷,实卫固表,为君药。人参、白术、甘草补气健脾,助君药加强补中益气之功,为臣药。当归养血和营;陈皮理气和胃,与补气养血药同用,使补而不滞;升麻、柴胡升阳举陷,助黄芪升举清阳,共为佐药。甘草调和诸药,兼为佐使药。诸药合用,使气虚得补,气陷得升,而气虚发热者得此甘温益气而除,则诸症自愈。

【运用】

1. 本方为补气升阳,甘温除热的代表方剂,以体倦乏力,少气懒言,面色萎黄,舌淡脉弱为辨证要点。

2. 加减法:若有气滞者,加枳壳或枳实;若兼腹痛者,加白芍以柔肝止痛;若伴失眠多梦者,加桑椹子、五味子、合欢皮以安神。本方亦可用于老年人气虚感冒,加防风、苏叶以增强辛散之力。

3. 本方现代常用于治疗内脏下垂、子宫脱垂、脱肛、重症肌无力、胃黏膜脱垂、慢性肝炎、乳糜尿、月经过多、胎动不安、眼睑下垂、麻痹性斜视等属脾胃气虚,清阳不升者。

【歌诀】补中参草术归陈。芪得升柴用更神；
　　　　劳倦内伤功独擅,气虚下陷此方珍。
【趣记】陈妈当差,白人敢欺(陈麻当柴,白人甘芪)。

玉屏风散(《究原方》,录自《医方类聚》)

【组成】防风6 g　黄芪(蜜炙)12 g　白术12 g
【用法】研为粗末,每服9 g,加大枣1枚煎服；亦作汤剂,水煎服。
【功用】益气固表止汗。
【主治】表虚自汗证。汗出恶风,面色㿠白,舌淡苔薄白,脉浮虚。亦治虚人腠理不固,易于感冒。
【方解】本方证乃因肺卫气虚,腠理失固所致。治宜益气实卫,固表止汗。方中黄芪补益脾肺,固表止汗,为君药。白术健脾益气,助黄芪以加强益气固表之功,为臣药。防风温而不燥走表祛风并御风邪,与黄芪相伍,益气固表而不留邪,御风祛邪而不伤正,为佐药。诸药合用,共奏益气固表止汗之功。
【运用】
1. 本方为治疗表虚自汗的常用方剂,以自汗恶风,面色白,舌淡脉虚为证治要点。
2. 加减法：若汗出较多,可加浮小麦、煅牡蛎等以加强固表止汗之功；若兼风寒袭表,可与桂枝汤合用,以益气固表,调和营卫。
3. 本方现代常用于治疗或预防小儿及成年人反复发作的上呼吸道感染、肾小球肾炎易于因伤风感冒而诱发病情反复者,以及过敏性鼻炎、慢性荨麻疹、支气管哮喘等每因感受风邪而致反复发作的过敏性疾病。
【歌诀】玉屏风散固卫功,芪术防风三足鼎；
　　　　表虚自汗营阴弱,益气固表止汗灵。
【趣记】白鼠齐放风(白术芪防风)。

生脉散(《医学启源》)

【组成】人参9 g　麦冬9 g　五味子6 g
【用法】水煎服。
【功用】益气生津,敛阴止汗。
【主治】气阴不足证。肢体倦怠,气短懒言,口渴多汗,咽干舌燥；或久咳肺虚,干咳少痰,短气自汗,舌红无津,脉虚。
【方解】本方原治暑热汗多,或久咳肺虚,致气阴两伤者。治宜益气生津,敛阴止汗。方中人参补肺益气生津,为君药。麦冬甘寒清热生津,为臣药。五味子敛肺止汗而生津,为佐药。三药相合,一补,一清,一敛,共奏益气养阴,生津止渴,敛阴止汗之功。
【运用】
1. 本方为治疗气阴两虚证的常用方剂,以体倦,气短,咽干,舌红脉虚为辨证要点。
2. 本方现代常用于治疗冠心病、心绞痛、急性心肌梗死、心律不齐、心肌炎、心力衰竭、肺心病、肺结核、慢性支气管炎、休克、中暑等属气阴两虚者。
【参考资料】生脉注射液能改善心脏功能,增加心肌收缩力和输出量,改善冠状动脉循环,有很好的抗休克作用;对心肌缺血再灌注损伤有明显的保护作用,其效果与超氧化物歧化酶相当;有促进损伤心肌 DNA 合成、加速损伤心肌修复的作用;其强心作用与毛花苷 C 对心肌的作用相似。

【歌诀】生脉人参与味麦,益气止汗生津来。

【趣记】人卖五味子(人麦五味子)。

四物汤(《仙授理伤续断秘方》)

【组成】熟地黄 12 g　当归 9 g　白芍药 9 g　川芎 6 g

【用法】水煎服。

【功用】补血和血。

【主治】营血虚滞证。心悸失眠,头晕目眩,面色无华,形瘦乏力,妇人月经不调,量少或经闭不行,脐腹作痛,舌淡,脉细弦或细涩。

【方解】本方证乃因营血亏虚,血行不畅所致。治宜补血养肝,调血行滞。方中熟地味甘微温,质润而腻,长于滋养肝血,为滋阴补血之要药,用以为君。当归补血养肝,活血行滞,为臣药。白芍敛阴和营,柔肝养血;川芎活血行气,调畅气血,共为佐药。四药合用,补中有通,补而不滞,养血活血,血虚者得之可收补血之功,血滞者得之可收行血之效。

【运用】

1. 本方为补血调血的基础方剂,以心悸头晕,面色无华,舌淡,脉细为辨证要点。

2. 加减法:若血虚有寒者,加炮姜、桂枝以温阳散寒通脉;若血虚有热者,将熟地易为生地,加丹皮、黄芩清热凉血;若血虚气滞之痛经,可加玄胡、香附以理气调经止痛;若妊娠胎漏者,加阿胶、艾叶以止血安胎。

3. 本方现代常用于治疗月经不调、胎产疾病、神经性头痛、骨伤科疾病、荨麻疹等属营血虚滞者。

【参考资料】通过实验研究表明,四物汤可增强造血细胞的功能,改善血液的高黏状态,抑制血栓形成。同时还具有抗缺氧、促进细胞免疫、抑制体液免疫和抗自由基损伤等作用。

【歌诀】四物汤归地芍芎,营血虚滞此方宗;
　　　　冲任虚损经病多,临证之时再变通。

【趣记】当地熊少(当地芎芍)。

【附方】

1. 圣愈汤(《脉因症治》):熟地 20 g　白芍 15 g　川芎 9 g　人参 15 g　当归 12 g　黄芪 12 g

用法:水煎服。

功用:益气补血摄血。

主治:气血两虚,气虚血失统摄之出血证。

歌诀:东垣方中有圣愈,四物汤内加黄芪;
　　　气虚血弱均能补,经期量多总能医。

2. 桃红四物汤(《医宗金鉴》):熟地 12 g　当归 9 g　白芍 9 g　川芎 9 g　桃仁 9 g　红花 6 g

用法:水煎服。

功用:养血活血。
主治:瘀血内阻,月经不调。
歌诀:四物汤内入桃红,养血活血此方用。

归脾汤(《济生方》)

【组成】白术9 g　茯神9 g　黄芪12 g　龙眼肉12 g　酸枣仁12 g　人参6 g　木香6 g　炙甘草3 g　当归9 g　远志6 g

【用法】加生姜、大枣,水煎服。

【功用】益气补血,健脾养心。

【主治】心脾气血两虚证。心悸怔忡,失眠健忘,盗汗虚热,体倦食少,面色萎黄,舌质淡,苔薄白,脉细弱;或脾不统血之便血,崩漏,月经先期、量多色淡或淋漓不尽等。

【方解】本方因心脾两虚,气血不足所致。治宜益气健脾,养血安神。方中人参甘温补气,为补益脾胃之要药,又能补心益智,助养精神;龙眼肉甘温味浓,既能健脾益气,又能补心养血,二药合用,补气生血,益脾养心之功甚佳,共为君药。黄芪、白术助人参补气健脾;当归助龙眼肉补血养心,为臣药。酸枣仁、茯神、远志养血宁心安神;木香行气醒脾,使补而不滞,共为佐药。生姜、大枣调和脾胃,炙甘草调和诸药,为使药。诸药合用,使脾气健,化源足,气旺而能生血,血足则心得所养,神有所舍,如是则诸症自愈。

【运用】

1. 本方为治疗心脾气血不足的常用方剂,以心悸失眠,体倦食少,便血及崩漏,舌淡,脉细弱为辨证要点。

2. 加减法:若崩漏下血偏寒者,可加炮姜、艾叶以温经止血;偏热者,加棕榈炭、生地以清热止血。

3. 本方现代常用于治疗胃及十二指肠溃疡出血、功能性子宫出血、再生障碍性贫血、血小板减少性紫癜、神经衰弱等属心脾气血两虚者。

【歌诀】归脾汤术茯神芪,酸枣参归草志齐;
　　　　龙眼木香姜枣引,气虚血少益心脾。

【趣记】四君归期早,远知龙眼香(四君归芪枣,远志龙眼香)。

炙甘草汤(《伤寒论》)

【组成】炙甘草12 g　生姜9 g　人参6 g　生地黄50 g　桂枝9 g　阿胶6 g　麦门冬10 g　麻仁10 g　大枣10枚

【用法】加清酒少许,水煎取汁,阿胶烊化温服。

【功用】益气养血,滋阴复脉。

【主治】阴血不足,心气虚弱证。脉结代,心动悸,虚羸少气,虚烦失眠,舌光少苔,或质干而瘦小。

【方解】本方证乃因阴血不足,心气虚弱所致。治宜滋心阴,养心血,益心气,温心阳。方中重用生地滋阴养血,为君药。炙甘草、人参、大枣益心气,健脾滋化源;阿胶、麦冬、麻仁甘润滋补心阴心血,共为臣药。桂枝、生姜、清酒温心阳,通血脉,为佐药。诸药合用,使阴血足而血脉充,阳气复而心脉通,气血充沛,血脉畅通,则悸可定,脉可复。

【运用】

1. 本方为治疗气血不足之脉结代、心动悸的常用方剂,以脉结代,心动悸,虚羸少气,舌光少苔为辨证要点。

2. 加减法:若心悸怔忡甚者,可加酸枣仁、柏子仁、龙齿等以安神定悸;若阴血虚甚者,可加当归、熟地等以滋补阴血。伴有血滞者,加川芎、丹参等以活血行滞。

3. 本方现代常用于治疗功能性心律不齐、期前收缩、冠心病、风湿性心脏病、心肌炎等见有心悸气短、脉结代,属阴血不足,心气虚弱者。

【歌诀】炙甘草汤地麦参,桂胶姜枣酒麻仁;

脉结代兮心动悸,虚劳肺痿气血贫。

【趣记】干妈叫人跪地卖姜枣(甘麻胶人桂地麦姜枣)。

六味地黄丸(《小儿药证直诀》)

【组成】熟地黄 24 g　山萸肉 12 g　山药 12 g　泽泻 9 g　丹皮 9 g　茯苓 9 g

【用法】作蜜丸,每服 9 g,每日 2 次,温开水送服。亦作汤剂水煎服。

【功用】滋阴补肾。

【主治】肾阴虚证。腰膝酸软,头晕目眩,耳鸣耳聋,盗汗,遗精,消渴,骨蒸潮热,手足心热,舌燥咽干,牙齿动摇,足跟作痛,以及小儿囟门不合,舌红少苔,脉沉细数。

【方解】本方证乃因肾阴亏虚所致。治宜滋阴补肾。方中重用熟地滋阴补肾,填精补髓,为君药。山茱萸养肝肾而涩精;山药益脾阴而固精,共为臣药。三药相伍,肾肝脾三阴并补,以补肾阴治本为主。泽泻利湿泄浊,并防熟地滋腻恋邪;丹皮清泻肝火,并制山茱萸之温;茯苓淡渗利湿,助山药以益脾。三药合用,渗湿浊,清虚热,平其偏性以治标,共为佐药。综观全方,三补三泻,以补为主,肝脾肾三阴并补,以补肾阴为主。补中有泻,寓泻于补,补不碍邪,泻不伤正,共奏滋补肾阴之功。

【运用】

1. 本方为治疗肾阴虚的基本方,以腰膝酸软,头晕目眩,口燥咽干,舌红少苔,脉沉细数为辨证要点。

2. 加减法:若阴虚火旺者,加知母、黄柏,名"知柏地黄丸"(《医宗金鉴》);若伴两目昏花,视物不清,加枸杞子、菊花,名"杞菊地黄丸"(《医级》);若肺肾阴虚而咳喘者,加麦冬、五味子,名"麦味地黄丸"(《寿世保元》)。

3. 本方现代常用于治疗慢性肾炎、高血压病、糖尿病、肺结核、甲状腺功能亢进、神经衰弱、中心性视网膜炎、无排卵性功能性子宫出血、更年期综合征等属肾阴亏损者。

【参考资料】本方煎剂对麻醉大鼠有明显的降压作用,但对心率和心电均无明显影响;有良好的脂质调节作用,能明显降低高脂饲料大鼠肝脏中脂肪含量;能改善和恢复肝脏的正常解毒排泄功能;能增加小鼠肝糖元的含量,明显降低实验性高血糖小鼠的血糖水平,对正常小鼠血糖水平无明显影响。

【歌诀】六味地黄益肾肝,山药茱萸泽苓丹;

小儿囟门不闭合,眩晕遗精腰膝软。

【趣记】这些煮熟地灵丹药是六味地黄丸(泽泻茱熟地苓丹药是六味地黄丸)。

一贯煎(《续名医类案》)

【组成】北沙参 9 g 麦冬 9 g 当归 9 g 生地黄 30 g 枸杞子 12 g 川楝子 5 g

【用法】水煎服。

【功用】滋养肝阴,疏理肝气。

【主治】肝阴亏虚,肝气不舒证。胸脘胁痛,吞酸吐苦,咽干口燥,舌红少津,脉细弱或虚弦。

【方解】本方证乃因肝阴不足,气机郁滞所致。治宜养肝阴而疏肝气。方中枸杞子味甘性平,长于滋阴补肝,为君药。当归补肝养血调血;生地滋阴补肾,滋水涵木,并可清虚热,生津液。二者与枸杞子相伍,补肝阴,养肝血之效益著,共为臣药。沙参、麦冬养胃生津,润燥止渴,为佐药。川楝子疏肝泻热,行气止痛,引诸药直达肝经,为佐使之用。诸药相伍,使肝体得养而阴血渐复,肝气得疏而诸痛可除。

【运用】

1. 本方为治疗阴虚气滞而致脘胁疼痛的代表方剂,以胁肋疼痛,吞酸吐苦,舌红少津,脉虚弦为辨证要点。

2. 加减法:若胁痛甚者,加合欢花、玫瑰花、白蒺藜等以疏肝理气止痛;若伴头晕,两目昏花者,加女贞子、桑椹子等以补益肝肾;若右胁胀痛,按之坚硬者,加鳖甲、穿山甲等以软坚散结。

3. 本方现代常用于治疗慢性肝炎、慢性胃炎、胃及十二指肠溃疡、高血压病、肋间神经痛、胸膜炎等属阴虚气滞者。

【歌诀】一贯煎中归枸杞,麦冬川楝沙参地;
　　　　舌无津液燥咽喉,胁痛吞酸脉弱细。

【趣记】一贯杀狗,当地零麦(一贯沙枸当地楝麦)。

百合固金汤(《慎斋遗书》)

【组成】百合 12 g 熟地 9 g 生地 9 g 当归 9 g 白芍 6 g 甘草 3 g 桔梗 6 g 玄参 3 g 贝母 6 g 麦冬 9 g

【用法】水煎服。

【功用】滋肾润肺,止咳化痰。

【主治】肺肾阴亏,虚火上炎证。咳嗽气喘,痰中带血,咽喉燥痛,眩晕耳鸣,骨蒸盗汗,舌红少苔,脉细数。

【方解】本方证乃因肺肾阴亏,虚热内生,虚火上炎所致。治宜滋补肺肾,清热化痰。方中百合养阴润肺止咳;生地、熟地滋阴养血。三药合用,滋肾润肺,金水并补,为君药。麦冬助百合滋阴清热,润肺止咳;玄参助二地滋肾壮水,均为臣药。当归、白芍养血敛阴;贝母润肺止咳化痰,为佐药。桔梗宣肺利气,并载药上行;甘草和中调药,与桔梗相伍又能利咽止痛,为佐使药。诸药相伍,使肺肾得滋,阴血得充,虚火降而咳痰止,诸症遂可得愈。

【运用】

1. 本方为治疗肺肾阴亏,虚火上炎而致咳嗽痰血证的常用方剂,以咳嗽,咽喉燥痛,舌红少苔,脉细数为证治要点。

2. 加减法:若痰多色黄者,加瓜蒌壳、桑白皮、胆南星等以清肺化痰;咳喘甚者,加杏仁、款冬花、五味子等以止咳平喘;若咳血重者,加白及、白茅根、仙鹤草等以凉血止血;若兼纳差食少者,加砂仁、白蔻仁、陈皮等以理气醒脾和胃。

3. 本方现代常用于治疗肺结核、慢性支气管炎、肺气肿、支气管哮喘、支气管扩张咯血、矽肺等属肺肾阴亏,虚火上炎者。

【歌诀】百合固金二地玄,冬归芍贝桔甘全;
　　　　咳痰带血咽喉燥,阴虚劳热皆可痊。

【趣记】弟弟卖草药,百元皆归母(地地麦草药,百元桔归母)。

五子衍宗丸(《证治准绳》)

【组成】菟丝子250 g　五味子30 g　枸杞子250 g　覆盆子125 g　车前子60 g

【用法】上药研末,炼蜜为丸,每服9 g,每日2次,开水或淡盐水送服。亦作汤剂,用量按原方比例酌定。

【功用】补肾益精。

【主治】肾精不足证。久不生育,遗精早泄,头晕耳鸣,腰膝酸软,或须发早白,牙齿动摇,舌淡红,脉细。

【方解】本方证乃因肾精亏虚所致。治宜补肾益精。方中菟丝子既能温补肾阳,又可补益肾阴,且可补脾以资化源;枸杞子味甘质润,滋补肝肾而益精。二药合用,补肾益精之功大增,共为君药。覆盆子补肾助阳,固肾涩精;五味子补肾固精,两者助君药加强补肾之功,且可固涩肾精,为臣药。车前子利湿泄浊,防诸药滋腻恋邪,为佐药。诸药相伍,使肾虚得补,肾精充盛,则诸症可愈。

【运用】

1. 本方为治疗肾精不足,久不生育之常用方剂。以久不生育,腰膝酸软,脉细为证治要点。

2. 加减法:若偏阳虚者,可加补骨脂、鹿角胶、仙灵脾等以温壮肾阳;若偏阴虚者,可加熟地、龟胶、女贞子等以滋肾填精。

3. 本方现代常用于治疗男性不育之弱精、少精属肾精不足者。

【歌诀】五子衍宗补肾精,枸菟车覆味丸灵。

【趣记】车夫喂狗兔(车覆味枸菟)。

肾气丸(《金匮要略》)

【组成】干地黄240 g　薯蓣(山药)120 g　山茱萸120 g　泽泻90 g　茯苓90 g　牡丹皮90 g　桂枝30 g　附子30 g

【用法】作蜜丸。每服6 g,每日2次,温开水或淡盐水送服。亦作汤剂,用量按原方比例酌减。

【功用】补肾助阳。

【主治】肾阳不足证。腰痛脚软,下半身常有冷感,少腹拘急,小便不利,或小便反多,入夜尤甚,阳痿早泄,舌淡胖,脉虚弱,尺部沉细。

【方解】本方证乃因肾阳虚衰,命门之火不足所致。治宜补肾助阳。方中附子、桂枝温补肾阳,助气化,为君药。生地滋阴补肾,山茱萸、山药补肝脾而益精血,共为臣药。君臣相伍,温肾助阳,补肾填精,乃阴中求阳之治。泽泻、茯苓利水渗湿,丹皮泄肝活血,三药助君药使气化复而水道通,共为佐药。综观全方,补阳之中配伍滋阴之品,阴中求阳,使阳有所化;少量补阳药与大队滋阴药为伍,旨在微微生火,少火生气。待肾阳振奋,气化复常,则诸症自除。

【运用】

1. 本方为治疗肾阳不足的常用方剂,以腰痛脚软,小便不利或反多,舌淡胖,脉虚弱为辨证要点。

2. 加减法:若畏寒肢冷者,可以肉桂易桂枝,以加强温补肾阳之力;若腰重脚肿者,加牛膝、车前子,名"加味肾气丸"(《济生方》),以利水消肿;若阳痿者,加仙灵脾、补骨脂、仙茅等以加强壮阳起痿之力。

3. 本方现代常用于治疗慢性肾炎、糖尿病、醛固酮增多症、甲状腺功能低下、肾上腺皮质功能减退、性功能减退、更年期综合征等属肾阳不足者。

【参考资料】肾气丸可提高肾阳虚模型动物血、脑中超氧化物歧化酶的活力,可改善自由基代谢异常状态和内分泌功能;能增强非特异性细胞免疫和体液免疫功能;有类性激素样作用,对生精障碍有明显的恢复作用。

【歌诀】肾气丸治肾阳虚,六味地黄桂附俱;
　　　　专温肾命虚寒证,水中生火在温煦。

【趣记】六味地黄加富贵(六味地黄加附桂)。

右归丸(《景岳全书》)

【组成】熟地黄240 g　山药120 g　山茱萸90 g　枸杞120 g　鹿角胶120 g　菟丝子120 g　杜仲120 g　当归90 g　肉桂60 g　制附子60 g

【用法】作蜜丸,每服6～9 g,温开水或淡盐水送服。亦作汤剂,用量按原方比例酌定。

【功用】温补肾阳,填精补髓。

【主治】肾阳不足,命门火衰证。久病气衰神疲,畏寒肢冷,腰膝酸软,阳痿遗精,或阳衰无子,或大便不实,或小便自遗,舌淡苔白,脉沉迟。

【方解】本方证乃因肾阳不足,命门火衰所致。治宜温补肾阳,益精填髓。方中附子、肉桂温补命门之火;鹿角胶甘咸性温,乃血肉有情之品,温肾填精养血,三药相辅相成,培补命门之火,共为君药。熟地、山茱萸、枸杞子、山药滋阴益肾,养肝补脾,益精填髓,与桂、附、鹿胶相伍以"阴中求阳",为臣药。菟丝子、杜仲补肝肾,强筋骨;当归养血和血,为佐药。诸药合用,温阳补肾,益精填髓,而收培补肾中元阳之功。

【运用】

1. 本方为治疗肾阳不足,命门火衰的常用方剂,以气衰神疲,畏寒肢冷,腰膝酸软,脉沉迟为辨证要点。

2. 加减法:若阳衰气虚者,加人参以培补元气;若阳衰滑精,或大便稀溏者,加补骨脂以补肾固涩;若阳痿不举者,加巴戟天、仙灵脾以补肾壮阳起痿。

3. 本方现代常用于治疗肾病综合征、老年骨质疏松、精少不育、贫血等属肾阳不足,命门火衰者。

【歌诀】右归丸是暖真元,肾气丸除茯泻丹;
　　　　加菟鹿胶归杞仲,温阳填精此方全。

【趣记】又归富贵路,山山地狗兔(右归附桂鹿,山山地枸菟)。

本章小结

方剂学是研究方剂配伍规律及其临床运用的一门学科,是中医学体系里的重要的基础课程之一。本章分为方剂基本知识和常用方剂两节,介绍了方剂总论及14类方剂,共68首,并附方剂歌诀、趣记以帮助记忆。

方剂学基本知识一节阐述了方剂学的概念及学习方剂学的意义。重点阐述方剂的组方原则与变化形式,以及方剂与治法的关系,方剂剂型的基本知识。常用方剂一节依据以法统方的原则将方剂分为解表、泻下、和解、清热等14类,选方具有代表性并且基本覆盖了辨证诊断中各个证型的治疗代表方。临床常用的基本方剂68首,以衍化方及组成或功用相近的为附方,计12首。根据教学要求,全部方剂可以分为三级,一级的方剂通过学习应全面掌握其组成、用法、功用、方义、主治,特别注意药物的配伍意义;二级的方剂,应熟悉其组成、功用、主治;三级的方剂,应了解其方名及分类。由于医学院校各专业中医课时悬殊较大,故而,具体各级方剂的数量,可由任课老师决定。

方剂学是沟通中医基础课和中医临床课的桥梁,更是前人几千年临床经验的结晶。通过本课程的学习,可培养学生分析、运用方剂以及临证组方的能力,并为将来学习中医临床课程,从事中西医结合奠定基础,对今后的临床工作有十分重要的意义。

典型习题解析指导

(一) A型选择题

1. 臣药的含义,下列哪一项是最贴切的 ( )
A. 辅助君药加强治疗作用
B. 针对兼病和兼证起主要治疗作用
C. 辅助君药加强治疗作用,并治疗次要症状
D. 辅助君药加强治疗作用和针对兼病和兼证起主要治疗作用
E. 治疗兼病、兼证和次要症状
答案:D
试题点评
本题的关键词是"最贴切"。五个选择项,或多或少都表达了臣药的含义,但要选出最全面的答案就需要认真地审题,这也是做每道题的要求。

2. 桂枝汤的功效是 ( )
A. 宣肺解表,祛痰止咳   B. 宣利肺气,祛风止咳   C. 解肌发表,调和营卫
D. 发汗祛湿,兼清里热   E. 发汗解表,宣肺平喘
答案:C
试题点评
本题主要是解答桂枝汤的功效。桂枝汤是解表剂,其功效是解肌发表,调和营卫,主治外感风寒表虚证,应选择C。

(二) B型选择题
A. 佐助药   B. 臣药   C. 君药   D. 使药   E. 佐制药

3. 针对兼证或兼病起主要治疗作用的药物是 （ ）
4. 用于消除或减缓君、臣药的毒性与烈性的药物是 （ ）
答案：3. B　4. E

试题点评

本题主要是从君、臣、佐、使药的功能去分析。它们是组成方剂的原则，不可混淆。

  A. 银翘散　　B. 桑菊饮　　C. 桑杏汤　　D. 杏苏散　　E. 止嗽散

5. 风热咳嗽宜选方剂为 （ ）
6. 风热表证宜选方剂为 （ ）
答案：5. B　6. A

试题点评

本题主要是根据不同的病证来选择相应的方剂。银翘散是治疗风热表证，桑菊饮是治疗风热犯肺之咳嗽，桑杏汤是治疗温燥咳嗽，杏苏散是治疗凉燥咳嗽，止嗽散是治疗风寒咳嗽，按各方剂的不同主治应分别选择 B 和 A。

  A. 生地黄　　B. 北沙参　　C. 熟地黄　　D. 人参　　E. 麦冬

7. 益胃汤的君药是 （ ）
8. 天王补心丹的君药是 （ ）
9. 生脉饮的君药是 （ ）
答案：7. E　8. A　9. D

试题点评

本题的关键词是"君药"。方剂组成的原则是君臣佐使，君药是针对病因、疾病本质或主证而起主要治疗作用的药物。益胃汤主治胃阴不足，故以麦冬为君药；天王补心丹主治心阴不足，故以生地为主药；生脉饮主治暑热伤气，气阴两伤，故以人参为主药。

  A. 二陈汤　　　　　　B. 阳和汤　　　　　　C. 黄连温胆汤
  D. 藿朴夏苓汤　　　　E. 半夏白术天麻汤

10. 不含半夏的汤剂是 （ ）
11. 含有枳实的汤剂是 （ ）
答案：10. B　11. C

试题点评

该类题主要是应掌握方剂的组成。在五个选择项中，阳和汤中没有半夏，黄连温胆汤有枳实，故应选择 B 和 C。

（三）C 型选择题

  A. 银花　　B. 连翘　　C. 两者都是　　D. 两者都不是

12. 桑菊饮中的药物组成中含 （ ）
13. 银翘散中的药物组成中含 （ ）
答案：12. B　13. C

试题点评

桑菊饮和银翘散均是辛凉解表剂，两方均用连翘、薄荷、桔梗、甘草、芦根。但银翘散中有银花、竹叶、荆芥、豆豉、牛蒡子以疏散表邪，清热解毒，而桑菊饮中用桑叶、菊花、杏仁旨在疏散风热，宣肺止咳。

  A. 补血　　B. 补气　　C. 两者都是　　D. 两者都不是

14. 四物汤在功效上有 （ ）
15. 归脾汤在功效上有 （ ）
答案：14. A　15. C

试题点评

四物汤的功效为补血调经,归脾汤的功效为益气补血,健脾养心。

(四) X型选择题

16. 能增强疗效的配伍是 （   ）

A. 相须   B. 相使   C. 相畏   D. 相杀   E. 相反

答案:A、B

试题点评

配伍是根据病情需要和药物的性能,有目的地将两种以上的药物配合应用,它是中医用药的主要形式,也是组成方剂的基础。不同的配伍有不同的作用,A和B项是能增强疗效的配伍。

17. 白虎汤的药物组成是 （   ）

A. 石膏   B. 知母   C. 甘草   D. 粳米   E. 芒硝

答案:A、B、C、D

试题点评

本题主要是写出白虎汤的药物组成。白虎汤是由石膏、知母、甘草、粳米四味药组成,不含芒硝,故应选择ABCD。

(五) 判断题

18. 桂枝汤由芍药、炙甘草、大枣、生姜组成。 （   ）

答案:×

试题点评

桂枝汤由芍药、桂枝、甘草、生姜、大枣组成,本题桂枝汤中少一味桂枝。另外,甘草生用以泻火解毒,炙用补益心脾,桂枝汤中的甘草是用来调和诸药的,故宜生用。

19. 六味地黄丸的配伍特点是"补中寓泻"。 （   ）

答案:√

试题点评

六味地黄丸重用熟地滋补肾阴;山茱萸滋肾益肝;山药滋肾补脾。三者同用,肝脾肾三阴并补,以补肾阴治本为主。配泽泻泄肾浊;丹皮泻肝火;茯苓渗脾湿,此所谓"三补"合"三泻",以补为主,补而不滞。

(六) 填空题

20. 肝火上炎证的治则是_____,代表方剂是_____。

答案:清泻肝火　龙胆泻肝汤

试题点评

本题主要是填出肝火上炎证的治疗原则和代表方剂。肝火上炎是肝中火热之邪炽盛,治疗原则是损其有余,清泻肝火,其主要代表方为龙胆泻肝汤。

21. 清营汤中的君药是_____、_____。

答案:水牛角　生地

试题点评

清营汤为治疗邪热传营的代表方。方中水牛角、生地清营凉血并能解毒,并为君药。

(七) 名词解释

22. 君药

答案:君药是指方剂中针对主病或主证,起主要治疗作用的药物。

23. 臣药

答案:臣药是指辅助君药加强治疗主病或主证以及针对兼病或兼证起治疗作用的药物。

试题点评

本题应答出君药和臣药概念中的几个关键点,即君药在方剂中是针对主病或主证的,并起着主要的治疗作用;而臣药一方面辅助君药加强治疗主病或主证的作用,一方面针对兼病或兼证起治疗作用。

(八) 问答题

24. 简述方剂组成变化的依据和形式。

答案:方剂的组成变化,主要依据病人的具体病情、体质、年龄、性别、生活习惯以及诊病时的季节、气候等。方剂的组成变化主要有三种形式,即药味加减变化,药量加减变化,剂型更换变化等。

试题点评

本题在回答时主要从两个方面进行阐述:一是变化的依据,二是变化的形式。这主要表明方剂的组成不是药物简单的相加和罗列,而是根据病情的需要,在辨证立法的基础上,按照一定的组成原则,选择适当的药物和剂量而成的。

25. 金匮肾气丸与六味地黄丸在药物组成、配伍特点及功效上有何异同?

答案:相同点是:药物组成均有地黄、山茱萸、山药、泽泻、丹皮、茯苓。二者均以地黄滋肾阴,为君药;以山茱萸、山药滋肾补肝健脾为臣药;以泽泻泄降肾浊、丹皮清泻肝火,茯苓渗湿健脾,共为佐药,使补而不滞,补中寓泻,以补为主。

不同的是:六味地黄丸用的是熟地黄;金匮肾气丸用的是干地黄,还有桂枝、附子。六味地黄丸用熟地黄为君药,滋肾阴、益精髓,与臣药、佐药相伍共奏滋补肾阴之功。金匮肾气丸用干地黄为君药,滋肾阴、补真水;佐以少量附子、桂枝补肾中之阳,意在阴中求阳,少火生气;诸药相配,阴阳并补,以补阳为主,而具有补肾助阳之功。

试题点评

肾气丸是温补肾阳的代表方剂,然善补阳者,当于"阴中求阳",故于六味地黄丸滋补肾阴之时,加少量桂枝、附子温助肾中之阳,使温而不燥,阴阳协调。故两方在组成上均有地黄、山茱萸、山药、泽泻、丹皮、茯苓。所不同的是六味地黄丸用熟地黄,而肾气丸用干地黄,加附子、桂枝。在配伍上两者均以地黄为君药,以山茱萸、山药为臣药,以丹皮、泽泻、茯苓共为佐药。不同的是肾气丸的佐药中加入了少量附子、桂枝。正是由于在药物组成上的差异,使肾气丸较之六味地黄丸具有了阴阳并补,以补阳为主的功效。

(王 钢)

第十章 针灸学概述

【教学目的与要求】

针灸学是以中医理论为指导,研究经络、腧穴及刺灸方法,探索运用针灸防治疾病规律的一门学科。本章教学目的是使学生系统学习针灸基本理论,掌握有关经络和腧穴基本知识及刺灸的基本技能,以便运用针灸的方法处理常见病、多发病。

1. 掌握经络系统的组成,十二经循行交接和流注规律及脏腑经络属络关系,了解奇经八脉、经别、别络、经筋、皮部的定义。
2. 掌握腧穴与脏腑的关系及其治疗作用,熟悉腧穴的命名、分类及定位方法。
3. 掌握针灸的治疗原则及取穴原则。
4. 掌握毫针的刺法(包括进针、行针、留针、出针等),掌握行针手法及得气的意义;熟悉针刺补泻的常用手法及针刺意外情况的处理和预防。
5. 熟悉艾炷灸、艾卷灸及温针灸的操作、适应证及注意事项。
6. 了解常见病的针灸治疗方法。

第一节 针灸的生理基础

一、经络学

(一) 经络系统的组成

1. **经络系统** 是由主要的经络部分和连属部分组成。所谓经络部分,是由经脉和络脉组成的。经脉是经络系统中直行的主干,分布在人体较深的部位,络脉是经脉别出的横行的分支,分布在人体较浅的部位;所谓连属部分,在内部为脏腑,并有经脉所属,在外部有十二经筋和十二皮部,它们都分属于十二经脉(图 10-1-1)。

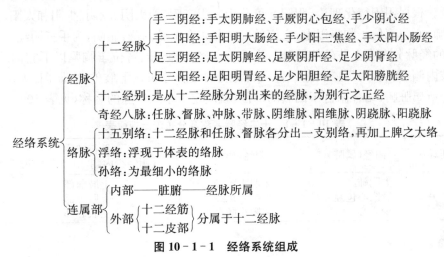

图 10-1-1 经络系统组成

2. 经脉　又分为十二经脉、奇经八脉、十二经别、十二经筋、十二皮部。

(1) 十二经脉：又称为十二正经，是由手三阴经、手三阳经、足三阴经、足三阳经共十二条经脉组成，是运行气血的主要通路。十二经脉有固定的起止部位和穴位。有一定的循行路线和交接顺序，在肢体的分布和走向有一定规律，同脏腑有直接的络属关系。

(2) 奇经八脉：奇经是相对正经而言，因其有八条经脉，故称为奇经八脉。即任脉、督脉、冲脉、带脉、阴维脉、阳维脉、阴跷脉、阳跷脉。奇经八脉具有统率、联络和调节十二经脉的作用。

(3) 十二经别：是从十二经脉分别出来的经脉，具有加强十二经脉中互为表里两经之间在体内的联系，到达某些十二正经不能循行到的器官、部位、肢体，以补充十二经脉之不足。

(4) 十二经筋：是十二经脉的经气结、聚、散、络于筋肉、关节的体系，有约束骨骼、主司关节屈伸运动的作用，以保持人体正常的运动功能。

(5) 十二皮部：是十二经脉的功能活动在体表皮肤的反应区域或反应部位。十二皮部居于人体的最外层，是机体的卫外屏障。

3. 络脉　又分为十五别络、孙络和浮络。

(1) 十五别络：是从十二正经及奇经八脉中的任、督二脉各分出一支别络，再加上脾经的一条大络，称为十五别络或十五络脉。具有加强表里两经在体表的联系和渗灌气血的作用。

(2) 浮络：浮现于体表的浅表部位的络脉。

(3) 孙络：是络脉中最为细小的分支。

(二) 十二经脉

十二经脉，即手三阴经和手三阳经，足三阴经和足三阳经，由于它们在人体中成对出现，左右对称分布于人体的两侧，是人体运行气血的主要通路，故又称为"十二正经。"

1. 十二经脉名称及分布、走行规律

(1) 十二经脉名称：十二经脉对称地分布在人体的躯干、上肢、下肢左右两侧的内侧面和外侧面。每一条经脉分别属于一个脏或一个腑。而脏腑分阴阳，上下肢包括手足。因此，十二经脉的名称是结合脏腑、阴阳、手足三个方面来决定的。脏属阴，凡是和脏相连的经脉叫做阴经，阴经循行于四肢的内侧。腑属阳，凡是和腑相连的经脉叫做阳经，阳经循行于四肢的外侧。根据阴阳衍化理论，阴阳又可分为三阴三阳，即太阴、厥阴、少阴和太阳、少阳、阳明。心、肺、心包都位于胸膈以上，它们的经脉分布在上肢内侧，属阴，为手三阴经。大肠、小肠、三焦的经脉分布在上肢外侧，属阳，为手三阳经。脾、肝、肾位于胸膈以下它们的经脉分布在下肢内侧，属阴，为足三阴经。胃、胆、膀胱的经脉分布在下肢外侧，属阳，为足三阳经。按照各经所属脏腑，结合循行于四肢的部位，就决定了十二经脉的名称（见表10-1-1）。

表10-1-1　十二经脉名称及分布走行规律表

肢体	阴经（属脏）	阳经（属腑）	循行部位（阴经行内侧，阳经行外侧）
手	太阴肺经	阳明大肠经	上肢前部
	厥阴心包经	少阳三焦经	上肢中部
	少阴心经	太阳小肠经	上肢后部

续表 10-1-1

肢体	阴经(属脏)	阳经(属腑)	循行部位 (阴经行内侧,阳经行外侧)
足	太阴脾经	阳明胃经	下肢前部
	厥阴肝经	少阳胆经	下肢中部
	少阴肾经	太阳膀胱经	下肢后部

（2）十二经脉分布规律：十二经脉在躯干四肢的分布走行有着一定的规律：阳经分布走行于四肢的外侧面、背侧面；阴经分布走行于四肢的内侧面、腹侧面。肢体外侧面的三条阳经其分布规律，从桡侧（前侧）、中间、到尺侧（后侧），分别为：阳明经、少阳经、太阳经。在肢体内侧面的三条阴经其分布规律，从前侧、中间、到后侧，分别为：太阴经、厥阴经、少阴经。在头面部，阳明经走行于面部、额部。太阳经走行于面颊、头项及头后部。少阳经循行于头侧部。在躯干部，手三阳经循行于肩胛部；足阳明经循行于前面胸腹部；足太阳经循行于后面腰背部；足少阳经循行于人体侧面。手三阴经均从腋下走出；足三阴经均循行于腹部。

（3）十二经脉名称及走行规律：十二经脉的具体名称及其走行，有着一定的规律性（见表 10-1-1）。

2. 十二经脉的走向和交接规律　十二经脉由手三阴经、手三阳经、足三阴经和足三阳经组成，它们的走向和交接有一定的规律。手三阴经起于胸中，走向手指末端，交手三阳经；手三阳经从手指末端走向头面部，交足三阳经；足三阳经从头面部向下走行，经过躯干、下肢，走向足趾末端，交足三阴经；足三阴经从足趾沿小腿、大腿，走向腹部、胸部，交手三阴经。手足三阴三阳经脉如此交接循行，阴阳相贯、如环无端（见图 10-1-2）。

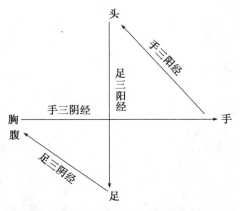

图 10-1-2　手足三阴、三阳经交接规律

3. 十二经脉表里属络关系　十二经脉通过经别和别络互相沟通，组合成六对表里相合的关系。手太阴肺经和手阳明大肠经互为表里；手厥阴心包经和手少阳三焦经互为表里；手少阴心经和手太阳小肠经互为表里；足太阴脾经和足阳明胃经互为表里；足厥阴肝经和足少阳胆经互为表里；足少阴肾经和足太阳膀胱经互为表里。

脏为里，腑为表。凡有表里关系的经脉，循行于四肢内外侧相对应的位置。在四肢末端，有表里阴阳关系的两条经脉相交接；头面部，同名属阳的两腑的经脉相互交接。在胸腹部，两条阴经相互交接。互为表里的经脉，在生理上相互联系，在病理上相互影响。

互为表里的阴经与阳经在体内与脏腑有属络关系，即阴经属脏络腑，阳经属腑络脏。

如:手太阴肺经属于肺络大肠,手厥阴心包经属心包络三焦,手少阴心经属心络小肠;手阳明大肠经属于大肠络肺,手少阳三焦经属于三焦络心包,手太阳小肠经属小肠络心;足太阴脾经属脾络胃,足厥阴肝经属肝络胆,足少阴肾经属肾络膀胱;足阳明胃经属胃络脾,足少阳胆经属胆络肝,,足太阳膀胱经属膀胱络肾。

4. 十二经脉流注次序 十二经脉中的气血运行是循环流注的。从手太阴肺经开始,依次流注,最后传至足厥阴肝经,再重新传至手太阴肺经,阴阳相通,首尾相贯,如环无端。其流注次序详见图 10-1-3。

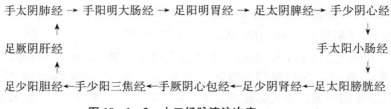

图 10-1-3 十二经脉流注次序

5. 十二经脉循行部位

(1) 手太阴肺经:起始于脾胃,向下联络大肠后,又返回通过幽门、贲门,穿过膈肌上属于肺。再至咽喉,横行至胸部外上方中府穴,沿上肢掌侧面前缘下行,经过肘关节、腕关节至大鱼际,直出拇指端。

支脉:从手腕后方列缺穴分出,沿掌背侧走向食指桡侧端商阳穴,和手阳明大肠经相交接(图 10-1-4)。

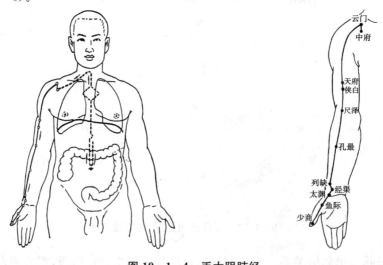

图 10-1-4 手太阴肺经

(2) 手阳明大肠经:起始于食指桡侧端的商阳穴,经过手背,走行在上肢背侧面前缘,经过肩部、肩关节前缘,向后至第七颈椎棘突下方,再向前进入锁骨上窝,入胸腔联络肺脏,再向下通过膈肌下行入属大肠。

支脉:从锁骨上窝上行经颈部至面颊,入下齿中,再回绕夹口角两旁,左右交叉于人中穴,到达对侧鼻翼旁迎香穴,交接于足阳明胃经(图 10-1-5)。

(3) 足阳明胃经:起始于鼻翼旁迎香穴,沿鼻两侧上行入眼内角,与膀胱经相交会,再向

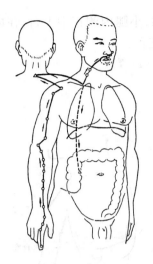
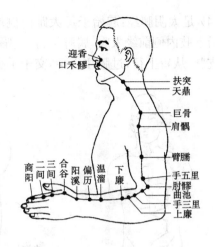

图 10-1-5 手阳明大肠经

下行,入上齿中,返回来环绕口唇。在颏唇沟承浆穴左右相交,再返回沿下颌骨后下缘到大迎穴,上行过耳前,沿发际到额前。

支脉:从下颌骨下行沿喉咙下行,入胸腔穿膈肌,属胃络脾。

直行主干,从锁骨上窝出体表沿锁骨中线下行,在腹部沿旁开正中线左右2寸处向下行至腹股沟。

支脉,从幽门处分出,从腹腔内下行至腹股沟与直行主干会合,再下行到大腿前外侧和髌骨外侧缘,再沿胫骨前缘下行至足背,入足第二趾外侧端(厉兑穴)。

支脉:从足三里穴分出,下行入中趾外侧端。

支脉:从足背上的冲阳穴分出,前行入大趾内侧端隐白穴,交于足太阴脾经(图 10-1-6)。

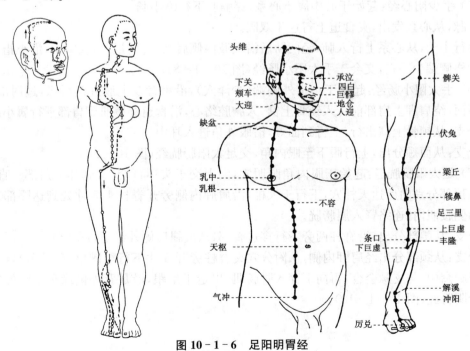

图 10-1-6 足阳明胃经

(4) 足太阴脾经：起始于足大趾内侧端。沿足背内侧、小腿内侧正中上行，在内踝上 8 寸处沿下肢内侧前缘入腹，属脾络胃，过膈肌夹食道两旁连舌。

支脉：从胃上行，过膈注心中，交于手少阴心经(图 10-1-7)。

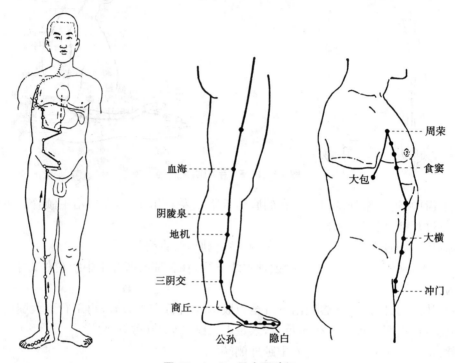

图 10-1-7 足太阴脾经

(5) 手少阴心经：起始于心中属于心系，穿膈肌下行络小肠。

支脉，从心系发出，夹食道上行连于双眼。

直行主干，从心系上行入肺，经两胁后沿上肢内侧后缘，过肘抵掌，入掌中，沿小指桡侧，出小指桡侧端少冲穴，交会于手太阳小肠经(图 10-1-8)。

(6) 手太阳小肠经：起始于小指外侧端(少泽穴)，沿手背及上肢外侧后缘，过肘部到肩关节后面，绕肩胛上肩部前行入锁骨上窝，入胸腔络心，沿食道穿膈肌到胃部下行属小肠。

分支：从锁骨上窝出行，上行到面颊，沿眼外角进入耳中。

分支：从面颊分出，上行眼下至眼内角，交足太阳膀胱经(图 10-1-9)。

(7) 足太阳膀胱经：起始于眼内角睛明穴，向上交于头顶百会，又到耳上角部。直行主干从头顶部分别向后达天柱穴，下行于大椎，沿肩胛内侧旁开脊柱 1.5 寸处到达腰部肾俞，进入两侧腰肌内，连络肾入属膀胱。

分支：从腰部分出，沿脊柱两旁下行穿过臀部，从大腿后侧外缘下行至腘窝中。

分支：从颈部分出经肩胛内侧，从附分穴夹脊柱旁开 3 寸下行至髀枢(髋关节)，经大腿后侧至腘窝中，与支脉会合，再向下穿入腓肠肌，出走于足跟，沿足背外侧缘至小趾外侧，交于足少阴肾经(图 10-1-10)。

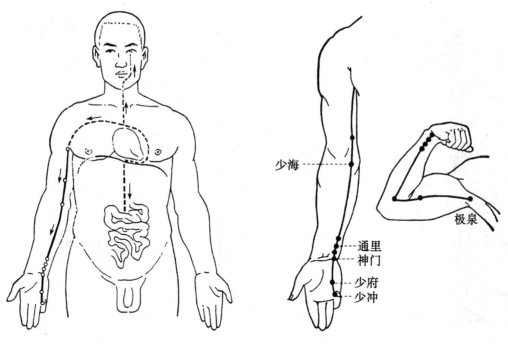

图 10-1-8 手少阴心经

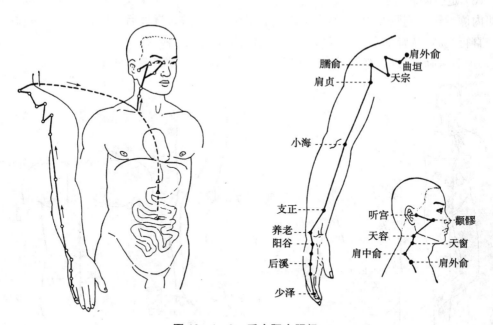

图 10-1-9 手太阳小肠经

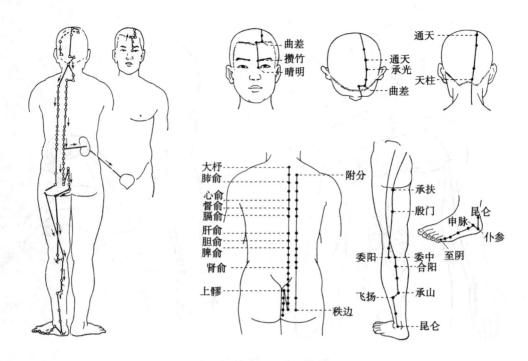

图 10-1-10　足太阳膀胱经

(8) 足少阴肾经：起始于足小趾下，斜向足心走行，从舟骨粗隆下沿内踝后走向足跟，沿小腿内侧后缘达到腘窝内侧，经大腿内侧后缘到会阴部，入脊柱后上属于肾连络膀胱。

直行经脉，从肾部上行，穿肝过膈上入肺，沿喉咙到舌根。

分支：从肺中分出，络心，注于胸中交接于手厥阴心包经（图 10-1-11）。

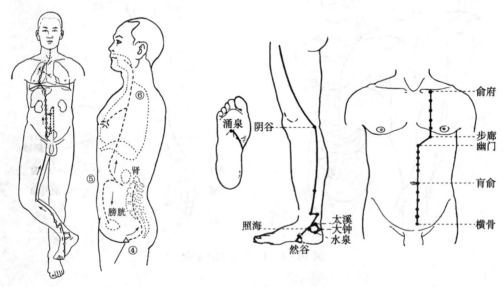

图 10-1-11　足少阴肾经

(9) 手厥阴心包经：起始于胸中，属于心包络，向下过膈联络上、中、下三焦。

分支：从胸中分出，沿胸外侧向上至腋窝下，沿上肢内侧中线入肘关节，至腕部入掌中，沿中指桡侧至中指尖端。

分支：从掌中分出沿无名指尺侧端交于手少阳三焦经(图10-1-12)。

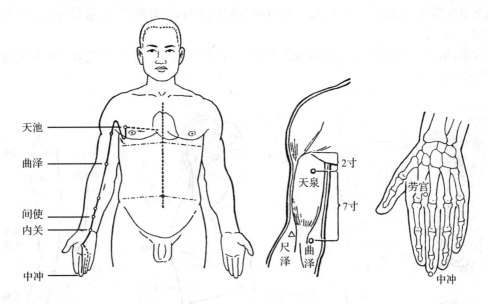

图10-1-12 手厥阴心包经

(10) 手少阳三焦经：起始于无名指尺侧端，向上沿无名指尺侧至手腕背面，上行至尺、桡骨之间，通过肘尖，沿上臂外侧向上，至肩入胸腔，联络心包，过膈肌入属上、中、下三焦。

分支：从胸上肩交会于大椎，上行到项，沿耳后上耳角，屈曲向下至目眶下。

分支：从耳后分出进入耳中，出于耳前颊部，与分支相交于眼外角的瞳子髎穴，交接于足少阳胆经(图10-1-13)。

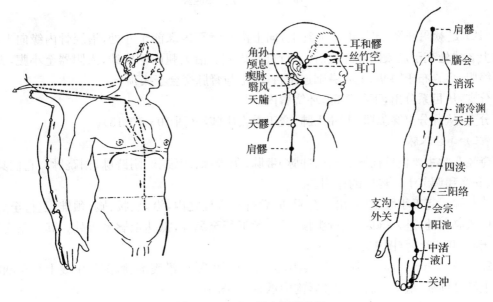

图10-1-13 手少阳三焦经

(11) 足少阳胆经：起始于目外眦，上至头角，再向下到耳后，再折回上到额部眉上，又向后折至风池穴，沿颈下行至肩部交会于大椎，入胸腔至腋下，沿侧胸部到肋部，下行到环跳，再向下沿大腿外侧、膝关节外缘，行于腓骨前外侧向下行，出外踝前面，沿足背出于第四足趾外侧端。

分支：从足背分出，前行至足大趾外侧端，返回足大趾（指）甲上丛毛处，交于足厥阴肝经（图10-1-14）。

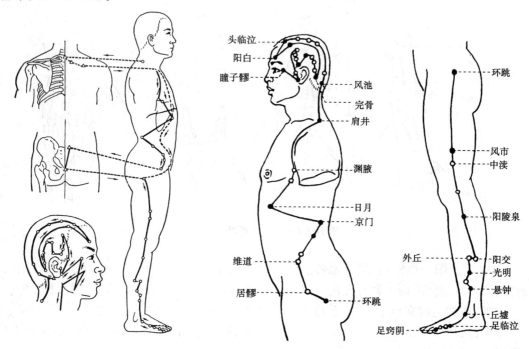

图10-1-14 足少阳胆经

(12) 足厥阴肝经：起始于足大趾上，向上沿足背至内踝前1寸处，沿胫骨内缘向上，在内踝上8寸处交于足太阴脾经之后，上行过膝内侧。沿大腿内侧中线，入阴器至小腹，夹胃属肝络胆，穿膈布于胁肋，上入鼻咽连于目，向上与督脉交会于头顶。

分支：从目系分出，下行颊部，环绕唇内。

分支：从肝分出穿膈肌，上注入肺，交于手太阴肺经（图10-1-15）。

（三）奇经八脉

奇经八脉主要包括任脉、督脉、冲脉、带脉、阴维脉、阳维脉、阴跷脉、阳跷脉。它们具有统帅、联络和调节十二经脉的作用。

1. 督脉 起于小腹胞中，出于会阴，向后行于脊柱之内，沿骶、腰、胸、颈椎，上行至后头部正中风府穴处，进入脑内，上行头顶，沿前额下行至鼻柱，抵达上唇系带处。其一条支脉，贯通于心，联络至肾（图10-1-16）。

2. 任脉 起于小腹胞中，出于会阴，上入耻骨阴毛际，沿腹部、胸部正中线上行至咽喉，再向上经过颈部，抵达下唇下方颏唇沟中承浆穴（图10-1-17）。

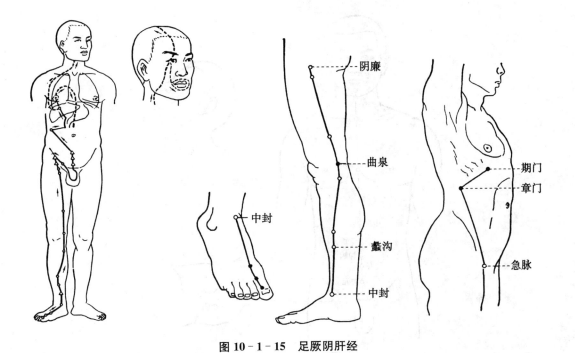

图 10-1-15 足厥阴肝经

图 10-1-16 督脉

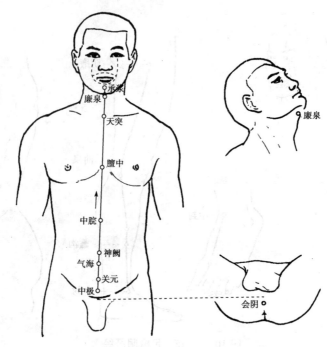

图 10-1-17　任脉

（四）经别、别络、经筋、皮部

1. 十二经别　别行的正经，即从十二经脉分别出来的经脉，其循行特点可用"离、入、出、合"来概括。即十二经别从十二经脉的四肢部离分别出，称为"离"；深入体腔脏腑深部，称为"入"；然后浅出体表，称之为"出"；最后上于头面部，阴经的经别和阳经的经别相合而分别注入六阳经脉，称为"合"。

十二经别具有加强十二经脉中互为表里的两经之间体内联系的作用，到达某些十二正经不能循行到的器官、部位、肢体，以补充十二经脉之不足。

2. 十二经筋　是十二正经分布在筋肉、肌腱、关节等部位的体系，具有加强十二经脉在筋肉之间的联系，约束骨骼、主司关节肌肉运动的作用。

3. 十五别络　是从十二经脉及任、督二脉中各分出一支别络，再加上脾经的一条大络，称为十五别络。它具有加强表里两经在体表的联系和渗灌气血的作用。十五络脉又称为十五络穴，即当络脉自经脉上的某个穴位分出后，这支络脉的名称就以分出之处的穴名来定名。

二、腧穴学

（一）概述

腧穴是脏腑经络之气输注于体表的部位。在古代文献中称作"节"、"会"、"骨孔"、"气府"、"气穴"、"砭灸处"、"孔穴"、"穴位"等。

1. 腧穴与脏腑的关系　腧穴和经络都归属于脏腑，受脏腑的统辖。一般而言，腧穴各归属于某一条经脉，而每一条经脉又各隶属于某一脏或腑，所以经络和腧穴与脏腑之间有着归属关系。脏腑有病，可以在相应的腧穴上有所反映，而在体表的穴位上施以针灸，就能治疗该腧穴所属脏腑的某些疾病,这是以经络学说为基础的,而经络又是与脏腑相关联的,所以腧穴、经络、脏腑三者有着不可分割的必然联系。

2. 腧穴的命名　腧穴各有其固定的名称和部位,而腧穴的名称,不仅具有医学的特定意义,也是我国古代灿烂文化的部分体现,它是古人以其部位及主治作用为基础,将自然界的事物与医学理论有机的结合起来,采用取类比象的方法而制定的。主要命名方法有以下几种:

(1) 自然类:以日月星辰命名的穴位,如日月、上星、天枢等;以地理名称结合腧穴形象而命名的穴位,如大陵、梁丘、水沟、少海、曲池、涌泉、气街、关冲等。

(2) 物象类:是以动植物名称及建筑物之类形容穴位,如鱼际、鸠尾、犊鼻、攒竹、天井、地机等。

(3) 人体类:依据所在解剖部位命名,如腕骨、乳根、脊中、心俞、肝俞等;以生理功能命名,如听会、承浆、关元、血海等;依据治疗作用命名,如治疗目疾的睛明、光明,治疗水肿的水分、水道,治疗鼻部疾患的迎香等;以人体部位和经脉分属阴阳来命名,如阳陵泉、阴陵泉;以经脉交会来命名,如三阴交、百会等。

3. 腧穴的分类　人体的腧穴大体上可以分为三类,即经穴、奇穴和阿是穴。

(1) 经穴:即十四经穴。是指归属于十二经脉和任脉、督脉循行线上的腧穴,简称"经穴"。经穴有固定的名称、固定的位置和归经,因其分布在十四经循行线上,所以与经脉的关系非常密切,既能反映十四经及其所属脏腑的病证,又有主治本经病证的作用,是腧穴的主要部分。经穴随着针灸历史的发展,经历了一个数量由少到多的发展过程,现共计有经穴361个。

(2) 奇穴:是指既有一定的名称,又有明确的位置,但尚未列入或不便列入十四经系统的腧穴(包括近代发现、认可的腧穴),又称"经外奇穴"。这类腧穴的主治范围比较单一,多数对某些病证有特殊疗效,如四缝主治小儿疳积、阑尾穴主治阑尾炎等。奇穴的分布比较分散,有的在十四经循行线上,有的虽然不在十四经循行线上,但和经络系统的联系也非常密切,有些奇穴并不是指一个部位,而是多个穴位的组合,如十宣、八风等。

(3) 阿是穴:这类腧穴既无固定名称,亦无固定位置,而是以压痛点或其他反应点作为针灸施术部位。又称"天应穴"、"不定穴"、"压痛点"等。《内经》言之"以痛为腧"。

4. 特定穴　特定穴是指十四经中具有特殊的治疗作用,按照它们不同的功能主治特点分别给予特定称号的腧穴。包括在四肢肘膝以下的五腧穴、原穴、络穴、郄穴、八脉交会穴、下合穴,在胸腹腰背部的背俞穴、募穴,以及分布于四肢躯干的八会穴和全身经脉的交会穴。

(1) 五腧穴:五腧穴是指十二经脉分布在四肢肘、膝关节以下的分别冠以"井、荥、输、经、合"的五个重要腧穴,简称"五腧"。《灵枢·九针十二原》记载:"所出为井、所溜为荥、所注为输、所行为经、所入为合。"古人把经气运行喻作自然界的水流由小到大、由浅入深,故五腧穴的分布次序是从四肢末端向肘膝方向排列的,说明气血在经脉中流注是由小到大、由浅到深、由远到近。经气之源为"井",经气动出为"荥",经气灌注为"输",经气所过为"经",经气所汇为"合"。说明经气运行过程中每穴所具有的特殊作用。《难经·六十八难》指出:"井主心下满、荥主身热、输主体重节痛、经主喘咳寒热、合主逆气而泄"。这一理论一直指导针灸临床,如井穴可用于治疗神志昏迷,荥穴用于治疗热病,输穴可用于治疗关节痛,经穴可治疗咽喉病证,合穴可用于胃肠疾病等。

(2) 原穴:原穴是脏腑经络中原气经过和留止的部位,大部分原穴分布在四肢腕踝关节附近。主治五脏六腑的病证,十二经脉在四肢各有一个原穴,又名"十二原"。六阴经的原穴即五腧穴中的"输穴";六阳经的原穴则在五腧穴之外另有原穴。

(3) 络穴:络穴大部分分布在四肢腕踝关节附近。络脉从经脉分出的部位各有一个穴位,称之为络穴。大多位于表里两经相接近之处,具有联络表里两经的作用。十四经各有一个络穴,加上脾之大络,共十五络穴。原穴、络穴可单独应用,亦可配合应用,称为"主客配穴法",又叫"原络配穴法",也叫"主客原络配穴法"。即络穴可以和与其相表里的原穴相配合使用。

(4) 俞穴:俞穴是脏腑经气输注于背腰部的腧穴,又叫"背俞穴";背俞穴不但可以治疗其相应的内脏病证,也可以治疗与内脏相关的五官九窍、皮肉筋脉等组织器官的疾病,俞穴既可以单独使用,也可以与相应的募穴配合使用。

(5) 募穴:募穴是脏腑经气汇聚于胸腹部的腧穴。募穴的主治功能和俞穴有共同之处。俞穴、募穴是脏腑之气通达体表的部位,它们均分布于躯干部,与脏腑有密切的关系。募穴和俞穴相配合使用称为"俞募配穴",是临床上很常用的一种治疗配穴方法。

(6) 八会穴:八会穴是指人体全身脏、腑、气、血、筋、脉、骨、髓的精气聚会之处的八个腧穴,分布于躯干部和四肢部。八会穴与所属的八个脏器组织的生理功能有着密切的关系,在治疗方面,凡是与这八者有关的病变,均可取相关的八会穴来治疗。

(7) 郄穴:郄穴是经脉之气血汇集深入的部位。十二经脉,阴、阳维脉,阴、阳跷脉各有一个郄穴,共十六郄穴,多分布于四肢的肘膝关节以下。临床上,郄穴多治疗本经循行及所属脏腑的急性病症。阴经郄穴多治疗血证,阳经郄穴多治疗急性疼痛。

(8) 下合穴:指手足三阳六腑之气下合于足三阳经的六个腧穴,主要分布于下肢膝关节附近。《灵枢·邪气脏腑病形》中记载:"合治内腑",说明下合穴是治疗六腑病症的主要穴位。

(9) 八脉交会穴:八脉交会穴是指奇经八脉与十二经脉之气相交会的八个腧穴,分布于腕踝关节的上下,因八脉与八穴有会通关系,所以八脉交会穴既能治疗正经病,又能治疗奇经病。

(10) 交会穴:交会穴是指两经以上的经脉相交或会合处的腧穴,多分布于躯干部。交会穴既可以治疗本经的病,又可以治疗所交会经脉的病症。

(二) 腧穴的治疗作用

1. 近治作用　这是一切腧穴主治作用所具有的共同特点,一切腧穴均可治疗其所在部位局部及邻近组织、器官的病症,如眼区的睛明穴能治疗眼部疾患。

2. 远治作用　这是十四经腧穴主治作用的基本规律,在十四经穴中,尤其是十二经脉在四肢肘、膝关节以下的腧穴,不仅能治疗局部病症,而且还能治疗本经循行所过之处远端部位的脏腑、组织器官的病症,例如合谷穴不仅能治疗手部局部病症,还能治疗本经经脉循行所及的头面五官部位的病症。

3. 特殊作用　临床实践证明,某些腧穴针对机体的不同状态,有着双向良性调节作用。如腹泻时针灸天枢可止泻,便秘时针灸天枢则可以通便。有些穴位的治疗作用还具有相对的特异性。

(三) 腧穴的定位方法

1. 骨度分寸定位法　将人体不同部位的骨骼尺寸用作定取腧穴的折算长度,不论男女、老少、高矮、胖瘦均可按这一标准测量,这种腧穴定位方法,称为骨度分寸法。常用骨度分寸说明如下:前发际中点至后发际中点12寸;天突穴至歧骨(胸剑联合)9寸;胸剑联合至脐中8寸;脐中至耻骨联合上缘中点5寸;大椎以下至尾椎21寸;背部两肩胛骨之间6寸;肘横纹至腕横纹12寸;腋下横纹至肘横纹9寸;股骨大转子至膝中19寸;臀横纹至膝中14寸;膝中至外踝高点16寸;外踝高点至足底3寸(图10-1-18)。

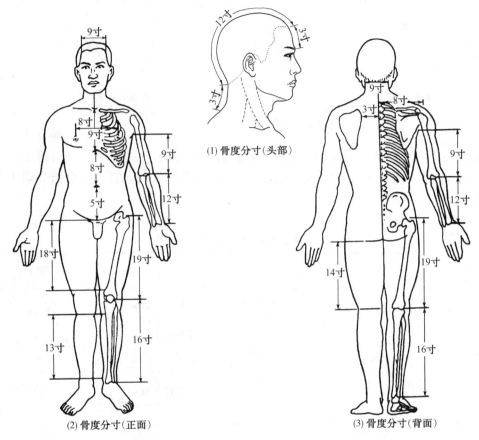

图 10-1-18 常见骨度分寸折量法

2. 自然标志取穴法 根据人体自然标志而定取穴位的方法称"自然标志定位法"。人体的自然标志分固定标志和活动标志两类。固定标志是不受人体活动影响的固定不移的标志,如五官、指甲、乳头等,如脐旁2寸取天枢。活动标志是需要采取相应的动作姿势才会出现的标志,包括皮肤的皱襞、肌肉部的凹陷,肌腱的显露以及某些关节间隙等,如耳门、听宫、听会等穴当开口时有空隙,故应张口取穴。

3. 手指同身寸法 是以患者的手指为标准来定取穴位的方法。因各人手指的长度和宽度与其他部位有着一定的比例,所以可用患者本人的手指来测量定穴,医者也可用自己的手指来测定穴位,须根据病人的高矮胖瘦增减比例。具体方法不一,各有一定的适应范围,以患者的中指中节屈曲时内侧两端纹头之间作为一寸的长度,来衡量其他部位,这种方法为中指同身寸法,适用于四肢部取穴的直寸和背部取穴的横寸;以患者拇指指关节的横度作为一寸长度,来量取其他部位,为拇指同身寸法,适用于四肢部的直寸取穴;让患者将食指、中指、无名指和小指并拢,以中指中节横纹处为准,四指横量作为3寸,此种方法称为横指同身寸法,又名"一夫法"(图 10-1-19)。

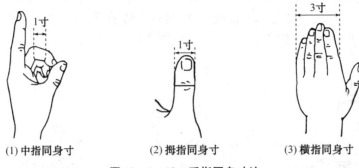

(1) 中指同身寸　　(2) 拇指同身寸　　(3) 横指同身寸

图 10-1-19　手指同身寸法

4.简便取穴法　是临床上常用的一种简便易行的取穴方法,如垂手中指端所指处取风市穴;两手虎口自然平直交叉,在食指端到达处取列缺;取劳宫穴时,微握拳,中指尖端压在手心上的第一横纹上,当第二、三掌骨之间就是本穴。

(四)常见腧穴一览表

表 10-1-2　手太阴肺经常用腧穴一览表

穴　名	国际标准穴名	定　位	主　治	刺灸法	备　注
中府	LU1	在胸壁外上方,平第一肋间隙,距胸骨正中线旁开 6 寸	咳嗽,气喘,喉痹,胸中烦闷,胸痛	斜刺 0.5 寸	切忌深刺,以免伤及肺脏
尺泽	LU5	微曲肘,在肘横纹上,肱二头肌肌腱的桡侧缘	咳嗽,咯血,气喘,咽喉肿痛,胸部胀满,潮热,小儿惊风,肘臂挛痛,急性吐泻	直刺 0.5~0.8 寸,或点刺出血。可灸	手太阴肺经"合"穴
孔最	LU6	前臂掌侧,当太渊穴与尺泽穴的连线上,腕横纹上 7 寸处	咳嗽,气喘,咳血,咽喉肿痛,肘臂挛痛,痔疾	直刺 0.5~1 寸。可灸	手太阴肺经"郄"穴
列缺	LU7	桡骨茎突上方,腕横纹上 1.5 寸,侧掌取穴。简便取法:两手虎口相交,一手食指压在另一手的桡骨茎突上,当食指尖端到达的凹陷中	咳嗽,气喘,咽喉肿痛,牙痛,口眼歪斜,半身不遂,偏正头痛,惊痫,项强	向肘部斜刺 0.2~0.3 寸。可灸	手太阴肺经"络"穴
经渠	LU8	仰掌,在腕横纹上 1 寸,当桡骨茎突内侧与桡动脉之间凹陷中	咳嗽,气喘,喉痹,胸部胀满,胸背痛	直刺 0.2~0.3 寸。禁灸	手太阴肺经"经"穴
太渊	LU9	掌侧腕横纹上,桡动脉桡侧凹陷中	咳嗽,咳血,气喘,咽喉肿痛,心悸,无脉症	直刺 0.2~0.3 寸。可灸	手太阴肺经"输"穴,原穴,八会穴之一,"脉"之会
鱼际	LU10	仰掌,在第一掌指关节后,掌骨中点,赤白肉际处	咳嗽,咳血,咽干,喉痹,失喑,身热,乳痈,肘挛,掌心热	直刺 0.5~0.8 寸。可灸	手太阴肺经"荥"穴
少商	LU11	拇指桡侧,甲角旁 0.1 寸	心下满,中风昏迷,中暑呕吐,热病,小儿惊风,癫狂,喉痹,咳嗽,气喘,鼻衄,指腕挛急	直刺 0.1~0.2 寸或用三棱针点刺出血。可灸	手太阴肺经"井"穴

参见图 10-1-4。

表 10-1-3　手厥阴心包经常用腧穴一览表

穴名	国际标准穴名	定位	主治	刺灸法	备注
天池	PC1	乳头外侧1寸,当第四肋间隙	胸闷,咳嗽,喘息,乳病,胁痛,腋下肿痛,瘰疬	斜刺0.3～0.5寸。可灸	不可深刺,以免伤及肺脏
曲泽	PC3	肘横纹中,肱二头肌腱尺侧缘。伸臂仰掌微曲肘取穴	胃痛,急性吐泻,高热,心痛,心悸,肘臂痛	直刺1～1.5寸。可灸	手厥阴心包经"合"穴
间使	PC5	腕横纹上3寸,掌长肌腱与桡侧腕屈肌肌腱之间	心痛,心悸,癫狂痫症,热病,烦躁,胃痛,呕吐,肘挛臂痛	直刺0.5～1寸。可灸	手厥阴心包经"经"穴
内关	PC6	仰掌,腕横纹上2寸,当掌长肌腱与桡侧腕屈肌腱之间	心痛,心悸,失眠,癫狂,痫证,郁证,胸痛,胃痛,呕吐,呃逆,眩晕,哮喘,偏头痛,热病,产后血晕,肘臂挛痛,对心率有双向调整作用	直刺0.5～1寸。可灸	手厥阴心包经"络"穴。八脉交会穴,通阴维脉
中冲	PC9	手中指尖端中央	中风昏迷,中暑,昏厥,小儿惊风。舌下肿痛。舌强不语,热病	浅刺0.1寸,或用三棱针点刺出血。可灸	手厥阴心包经"井"穴

参见图10-1-12。

表 10-1-4　手少阴心经常用腧穴一览表

穴名	国际标准穴名	定位	主治	刺灸法	备注
少海	HT3	屈肘成直角,在肘横纹尺侧端与肱骨内上髁之间凹陷中	心痛,癫狂痫,失眠,瘿病,瘰疬,手臂麻木	直刺0.3～0.5寸。可灸	手少阴心经"合"穴
神门	HT7	腕横纹尺侧端,尺侧腕屈肌腱的桡侧凹陷中	心痛,心悸,怔忡,健忘,失眠,癫狂痫,瘿病。胸胁痛	直刺0.3～0.5寸。可灸	手少阴心经"输"穴、"原"穴
少府	HT8	在手掌内侧,第四、五掌骨之间,屈指握拳时当小指端与无名指端之间	心痛,心烦,掌中热,遗尿,小便不利,皮肤瘙痒,手小指拘挛	直刺0.3～0.5寸。可灸	手少阴心经"荥"穴
少冲	HT9	小指桡侧指甲角旁0.1寸	癫狂痫,中风昏迷,心悸,心痛,胸胁痛,肩背痛,热病	斜刺0.1寸,或用三棱针点刺出血。可灸	手少阴心经"井"穴

参见图10-1-8。

表 10－1－5　手阳明大肠经常用腧穴一览表

穴　名	国际标准穴名	定　位	主　治	刺灸法	备　注
商阳	LI 1	食指桡侧指甲角旁0.1寸	咽喉肿痛,喘咳,肩痛引缺盆,热病汗不出,昏厥,中风昏迷	直刺0.1寸或点刺出血。可灸	手阳明大肠经"井"穴
二间	LI 2	微握拳,在第二掌指关节前缘桡侧,当赤白肉际处	喉痹,目痛,衄血,齿痛,口干,口眼歪斜,大便脓血,身热,嗜睡,肩背痛	直刺0.2~0.3寸。可灸	手阳明大肠经"荥"穴
合谷	LI 4	手背,第一、二掌骨之间,约当第二掌骨桡侧缘之中点	双向调整作用:治疗无汗,多汗;鼻衄,齿痛,鼻渊,耳聋,痄腮,咽喉肿痛,失音,牙关紧闭,头痛,眩晕,目赤肿痛,胃痛,腹痛,通经活络;口眼歪斜,肩臂痛,半身不遂,滞产,经闭,镇静安神,小儿惊风,疏风解表,发热恶寒,咳嗽,面肿,瘾疹,疟疾	直刺0.5~0.8寸。可灸	手阳明大肠经"原"穴
曲池	LI 11	屈肘90°,在肘横纹桡侧凹陷处。约当尺泽穴与肱骨外上髁连线之中点	祛风解表:热病,咽喉肿痛,风疹;手臂肿痛,上肢不遂,手肘无力,齿痛,调和气血,月经不调,高血压;清热利湿,疮疖,丹毒,腹痛吐泻,痢疾	直刺0.8~1.2寸。可灸	手阳明大肠经"合"穴
肩髃	LI 15	肩峰端下缘,当肩峰与肱骨大结节之间,三角肌上部中央。上臂外展平举时,肩部出现两个凹陷,前方的凹陷中	肩臂挛痛不遂,瘾疹,瘰疬	直刺或向下斜刺0.5~0.8寸。可灸	
迎香	LI 20	鼻翼外缘中点,旁开0.5寸,当鼻唇沟中	鼻塞,衄血,口㖞,面痒,胆道蛔虫症	斜刺或平刺0.3~0.5寸。可灸	

参见图 10－1－5。

表 10－1－6　手少阳三焦经常用腧穴一览表

穴　名	国际标准穴名	定　位	主　治	刺灸法	备　注
关冲	SJ1	无名指尺侧,指甲角旁0.1寸	中风昏迷,心烦,头痛,目赤,耳聋耳鸣,喉痹,舌强,热病	浅刺0.1寸,或用三棱针点刺出血。可灸	手少阳三焦经"井"穴
外关	SJ5	手背横纹上2寸,当桡、尺骨之间	热病,头痛,颊痛,耳鸣,耳聋,目赤肿痛,胁痛,肩背痛,肘臂屈伸不利,手指疼痛,手颤	直刺0.5~1寸。可灸	手少阳三焦经"络"穴。八脉交会穴,通阳维脉
支沟	SJ6	手背横纹上3寸,当桡、尺骨之间	耳鸣,耳聋,瘰疬,热病,胁肋痛,便秘,肩背酸痛	直刺0.8~1.2寸。可灸	手少阳三焦经"经"穴
翳风	SJ17	耳垂后,下颌角与乳突之间凹陷中	耳鸣,耳聋,瘰疬,口眼歪斜,口噤	直刺0.8~1.2寸。可灸	
角孙	SJ20	当耳尖上的发际处	耳部肿胀,目赤肿痛,项强头痛	平刺0.3~0.5寸。可灸	
耳门	SJ23	耳屏上切迹前,下颌骨髁状突后缘凹陷中,张口取穴	耳鸣,耳聋,齿痛,颈颌痛	直刺0.5~1寸。可灸	

参见图 10－1－13

表 10-1-7 手太阳小肠经常用腧穴一览表

穴 名	国际标准穴名	定 位	主 治	刺灸法	备 注
少泽	SI 1	小指尺侧指甲角旁0.1寸处	发热,中风昏迷,乳汁少,乳痈,咽喉肿痛,目翳,头痛,耳鸣,耳聋,目翳	斜刺0.1寸。或点刺放血。可灸	手太阳小肠经"井"穴
后溪	SI 3	握拳,当第五掌骨小头后方尺侧,赤白肉际处	头痛,项强,急性腰扭伤,热病,癫痫,疟疾,耳聋,耳鸣,盗汗	直刺0.5～1寸。可灸	手太阳小肠经"输"穴
养老	SI 6	掌心向胸屈腕,当尺骨小头桡侧缘的骨缝中	视物不明,肩背肘臂酸痛。落枕	直刺0.5～0.8寸。可灸	手太阳小肠经"郄"穴
小海	SI 8	当尺骨鹰嘴与肱骨内上髁之间	上肢痹症,颊肿,痫症	直刺0.3～0.6寸。可灸	手太阳小肠经"合"穴
听宫	SI 19	耳屏与下颌关节之间,张口取穴	耳鸣,耳聋,中耳炎	直刺1～1.5寸。可灸	

参见图10-1-9。

表 10-1-8 足阳明胃经常用腧穴一览表

穴 名	国际标准穴名	定 位	主 治	刺灸法	备 注
承泣	ST1	两目正视,瞳孔直下,当眼球与眶下缘之间	眼睑痉挛,夜盲,目赤肿痛,迎风流泪,口眼歪斜	沿眶下缘直刺0.3～0.5寸。禁灸	不宜大幅度捻转,不宜提插,出针后按压局部,防止出血
四白	ST2	两目正视,瞳孔直下,当眶下孔处取穴	目赤肿痛,口眼歪斜,眼睑痉挛,头面疼痛。鼻部疾患,三叉神经痛	直刺0.4～0.6寸。可灸	
地仓	ST4	承泣直下,口角旁	口角歪斜,流涎	直刺0.2寸,或向颊车方向平刺0.5～1寸。可灸	
颊车	ST6	在下颌角前下方一横指处,上下齿咬紧时,咬肌隆起处	牙痛,面瘫,三叉神经痛,牙关紧闭,痄腮	直刺0.3～0.4寸。也可向地仓方向平刺。可灸	
下关	ST7	耳屏前一横指,当颧弓与下颌切迹所形成的凹陷中	牙痛,下颌关节痛,三叉神经痛,耳聋,耳鸣,口眼歪斜	直刺0.8～1.2寸。可灸	
头维	ST8	额角发际直上0.5寸,头正中线旁开4.5寸	感冒头痛,视力下降,急性结膜炎	平刺0.5寸	

续表 10-1-8

穴 名	国际标准穴名	定 位	主 治	刺灸法	备 注
梁门	ST21	脐上4寸,前正中线左右旁开2寸	胃脘痛,呕吐,食欲不振,大便稀薄	直刺0.6~1.2寸。可灸	
天枢	ST25	脐旁2寸	腹胀肠鸣,泄泻,痢疾,便秘,月经不调,水肿,腹痛	直刺1~1.6寸。可灸	大肠之"募"穴
大巨	ST27	脐下2寸,前正中线左右旁开2寸	小腹胀满,小便不利,疝气,遗精,早泄	直刺0.5~1寸。可灸	
归来	ST29	脐下4寸,前正中线左右旁开2寸	腹痛,疝气,阴挺,月经不调	直刺0.5~1寸。可灸	
梁丘	ST34	髌骨外上缘上2寸	胃痛,腹痛,膝关节周围组织疾患	直刺0.5~1寸。可灸	足阳明胃经"郄"穴
犊鼻	ST35	屈膝,髌骨下缘,髌韧带外侧缘凹陷中	膝关节周围组织疾患	向内上方斜刺0.7~1寸。可灸	
足三里	ST36	犊鼻穴下3寸,胫骨前嵴外一横指处	胃痛,呕吐,腹胀,泄泻,痢疾,便秘,乳痈,下肢痹痛,水肿,脚气,虚劳羸瘦,癫狂,失眠,月经不调,强壮保健穴		足阳明胃经"合"穴
丰隆	ST40	外踝高点上8寸,距胫骨前缘2横指处	痰多,哮喘,咳嗽,头晕目眩,头痛,大便难,癫狂痫证,下肢痿痹肿痛	直刺0.5~1.2寸。可灸	足阳明胃经"络"穴
厉兑	ST45	足第二趾外侧,距指甲角旁约0.1寸	癔病,牙痛,面瘫,失眠,癫狂	直刺0.1寸,或点刺出血。可灸	足阳明胃经"井"穴

参见图 10-1-6。

表 10-1-9　足少阳胆经常用腧穴一览表

穴 名	国际标准穴名	定 位	主 治	刺灸法	备 注
听会	GB2	耳屏间切迹前下方,下颌髁状突的后缘	耳聋,耳鸣,精神病的幻听,面瘫,下颌关节炎	直刺0.5~1寸。可灸	
率谷	GB8	头颞部,耳尖直上入发际1.5寸	血管神经性头痛,耳源性眩晕,小儿急慢惊风	平刺0.5~0.8寸。可灸	
阳白	GB14	目正视,瞳孔直上,眉上1寸	前额痛,迎风流泪,眼睑痉挛	平刺0.3~0.5寸。可灸	
风池	GB20	项后,与风府穴相平,当胸锁乳突肌与斜方肌上端之间的凹陷中	头痛,眩晕,颈项强痛,目赤痛,流泪,鼻渊,耳聋,中风,口眼歪斜,疟疾,热病,感冒,瘿气	向鼻尖方向斜刺0.5~0.8寸。可灸	

续表 10-1-9

穴 名	国际标准穴名	定 位	主 治	刺灸法	备 注
肩井	GB21	大椎穴与肩峰连线的中点	肩背疼痛,乳腺炎,难产,乳汁不下,中风	直刺 0.2~0.8寸。可灸	
日月	GB24	在乳头下方,当第七肋间隙取穴	腹胀,呕吐,吞酸,呃逆,胁肋疼痛,黄疸	直刺 0.5~0.8寸。可灸	胆之"募"穴
带脉	GB26	第11肋端直下平脐处	腹痛,经闭,月经不调,带下,疝气,腰胁痛	直刺 1~1.5寸。可灸	
环跳	GB30	股骨大转子高点与骶管裂孔连线的外1/3与内2/3交界处	下肢痿痹,腰痛	直刺 2~3寸。可灸	
风市	GB31	大腿外侧中线上,腘横纹上7寸,直立垂手中指尖处	下肢瘫痪,风疹,坐骨神经痛	直刺 1~2寸。可灸	
阳陵泉	GB34	腓骨小头前下方凹陷中	胁痛,口苦,呕吐,黄疸,下肢痿痹,脚气,小儿惊风	直刺 1~1.5寸。可灸	足少阳胆经"合"穴,八会穴,"筋会"
悬钟	GB39	外踝中点上3寸,腓骨前缘	胸胁痛,落枕,下肢痿痹	直刺 0.5~1寸。可灸	八会穴,"髓会"
足窍阴	GB44	足第四趾外侧,距指甲角0.1寸处	偏头痛,耳聋耳鸣,心烦,热病,月经不调	浅刺 0.1寸。可灸	足少阳胆经之"井"穴

参见图 10-1-14。

表 10-1-10 足太阳膀胱经常用腧穴一览表

穴 名	国际标准穴名	定 位	主 治	刺灸法	备 注
睛明	BL1	目内眦上方0.1寸	目赤肿痛,迎风流泪,夜盲,色盲。视神经萎缩	沿眼眶边缘直刺0.3寸,不作大幅度提插捻转。禁灸	出针时按压穴位,以免出血
攒竹	BL2	眉头凹陷中,眶上切迹处	视物昏花,急性结膜炎、血管神经性头痛、鼻窦炎、面瘫	平刺 0.5寸。禁灸	
大杼	BL11	第一胸椎棘突下,督脉旁开1.5寸	感冒,咳嗽发热,鼻塞,头痛,喉痹。肩胛痛,颈项强急	斜刺 0.5~0.8寸。可灸	八会穴,"骨会"
风门	BL12	第二胸椎棘突下,旁开1.5寸	伤风,咳嗽,发热,头痛。项背部疼痛	斜刺 0.5~0.8寸。可灸	

续表 10-1-10

穴 名	国际标准穴名	定 位	主 治	刺灸法	备 注
肺俞	BL13	第三胸椎棘突下,旁开1.5寸	咳嗽,气喘,胸满,吐血,喉痹,骨蒸潮热,腰脊痛。荨麻疹	斜刺 0.5 寸。不宜深刺,以免伤及内脏。可灸	
厥阴俞	BL14	第四胸椎棘突下,旁开1.5寸	心痛,心悸,咳嗽,胸闷,呕吐	斜刺 0.5～0.8 寸。不宜深刺,以免伤及内脏。可灸	
心俞	BL15	第五胸椎棘突下,旁开1.5寸	心痛,心悸,失眠,健忘,癫痫,胸闷,气短,咳嗽,吐血,梦遗,盗汗	0.5～0.8 寸。不宜深刺,以免伤及内脏。可灸	
膈俞	BL17	第七胸椎棘突下旁开1.5寸	呕吐,呃逆,吐血,潮热	斜刺 0.5 寸～1 寸。不宜深刺,以免伤及内脏。可灸	八会穴之一,"血会"
肝俞	BL18	第九胸椎棘突下旁开1.5寸	肝胆疾患,胸胁胀痛,目疾,癫狂痫。夜盲,脊背痛	斜刺 0.5～1 寸。不宜深刺,以免伤及内脏。可灸	
脾俞	BL20	第十一胸椎棘突下旁开1.5寸	腹胀,水肿,便血,腹泻,贫血,月经不调。背痛	斜刺 0.5 寸。不宜深刺,以免伤及内脏。可灸	
胃俞	BL21	第十二胸椎棘突下,旁开1.5寸	胃寒,呕吐清水,完谷不化,不思饮食,虚劳,胸胁痛,水肿	斜刺 0.5 寸。不宜深刺,以免伤及内脏。可灸	
三焦俞	BL22	第一腰椎棘突下,旁开1.5寸	腹胀,肠鸣,呕吐,黄疸,小便不利,水肿,痢疾	斜刺 0.5 寸。不宜深刺,以免伤及内脏。可灸	
肾俞	BL23	第二腰椎棘突下,旁开1.5寸	腰痛,遗尿,遗精,阳痿,月经不调,白带多而稀薄,水肿,耳鸣耳聋。目昏	直刺 0.5～1 寸。可灸	
关元俞	BL26	第五腰椎棘突下,旁开1.5寸	腹胀,泄泻,小便频数或不利,遗尿	直刺 0.7～1 寸。可灸	
委中	BL40	当腘横纹中央,于股二头肌腱与半腱肌腱的中间,俯卧屈膝取穴	腰痛,髋关节屈伸不利,肢体挛急,下肢痿痹瘫。腹痛,腹泻,疟疾,遗尿,小便难,自汗,盗汗,丹毒,疔疮,中风昏迷,中暑	直刺 0.5～1 寸。或三棱针点刺出血。可灸	足太阳膀胱经"合"穴
膏肓	BL43	第四胸椎棘突下,旁开3寸	咳嗽,气喘,吐血,盗汗,肺痨。健忘,遗精,完谷不化	斜刺 0.5～0.8 寸。可灸	
意舍	BL49	第十一胸椎棘突下,旁开3寸	腹胀,肠鸣,呕吐,泄泻	斜刺 0.5～0.8 寸。可灸	
志室	BL52	第二腰椎棘突下,旁开3寸	遗精,阳痿,小便不利,水肿,腰脊强痛	斜刺 0.5～0.8 寸。可灸	

参见图 10-1-10。

表 10-1-11 足太阴脾经常用腧穴一览表

穴 名	国际标准穴名	定 位	主 治	刺灸法	备 注
隐白	SP1	踇趾内侧趾甲角旁约0.1寸	腹胀,便血,尿血,月经过多,崩漏,癫狂,多梦,惊风	直刺0.1寸或点刺出血。可灸	足太阴脾经"井"穴
公孙	SP4	第一跖骨基底部前下缘,赤白肉际	胃疼,呕吐,肠鸣腹胀,泄泻,腹痛,痢疾	直刺0.5~0.8寸。可灸	足太阴脾经"络"穴。八脉交会穴,通冲脉
商丘	SP5	内踝前下方凹陷中	肠鸣,腹胀,便秘,泄泻,黄疸,倦怠嗜卧,舌根强痛,足踝疼痛	直刺0.3~0.5寸。可灸	足太阴脾经"经"穴
三阴交	SP6	内踝高点上3寸,胫骨内侧面后缘	肠鸣腹胀,大便溏泻,完谷不化,月经不调,带下,阴挺,不孕,滞产,遗精,阳痿,遗尿,疝气,失眠健忘,下肢痿痹,脚气	直刺0.5~1寸。可灸	
地机	SP8	阴陵泉下3寸	腹胀,食欲不振,泄泻,痢疾,月经不调,小便不利,水肿	直刺0.5~1寸。可灸	足太阴脾经"郄"穴
阴陵泉	SP9	胫骨内侧髁下缘凹陷中	腹胀,泄泻,水肿,小便不利或失禁,遗精,黄疸,膝痛	直刺0.7~1.5寸。可灸	足太阴脾络"合"穴
血海	SP10	髌骨内上缘上2寸,当股四头肌内侧头隆起处	月经不调,崩漏,痛经,经闭,瘾疹,湿疹,丹毒,股内侧痛	直刺0.7~1.2寸。可灸	
大横	SP15	脐中旁开4寸	泄泻,便秘,腹痛,痢疾	直刺0.7~1寸。可灸	

参见图10-1-7。

表 10-1-12 足厥阴肝经常用腧穴一览表

穴 名	国际标准穴名	定 位	主 治	刺灸法	备 注
大敦	LR1	踇指外侧趾甲角0.1寸	疝气,遗尿,崩漏,阴挺,经闭,癫痫,阴肿	斜刺0.1~0.2寸,或点刺出血。可灸	足厥阴肝经"井"穴
行间	LR2	足背,第一、二趾间缝纹端	头痛,目眩,目赤肿痛,胁痛,口眼歪斜,中风,胁痛,癫痫,月经不调,疝气,小儿惊风,下肢痿痹	直刺0.5~0.8寸。可灸	足厥阴肝经"荥"穴
太冲	LR3	足背第一、二趾骨结合部之前凹陷中	头痛,眩晕胁痛,呃逆,月经不调,疝气,惊痫,遗尿,小便不通,失眠	直刺0.6~0.8寸。可灸	足厥阴肝经"输"穴"原"穴
期门	LR14	乳头直下,第六肋间隙	胸闷,胁痛,呃逆,胃痛	斜刺0.8~0.5寸。可灸	肝之"募"穴

参见图10-1-15。

表 10-1-13 足少阴肾经常用腧穴一览表

穴 名	国际标准穴名	定 位	主 治	刺灸法	备 注
涌泉	KI1	足底二、三趾间至足跟连线的前 1/3 与后 2/3 的交点	高血压,精神病,昏迷,惊厥,癫病,头痛,呕吐	直刺 0.5 寸。可灸	足少阴肾经"井"穴
然谷	KI2	足舟骨粗隆前下缘凹陷中	阴痒,阴挺,月经不调,遗精,消渴,泄泻,咳血,气喘,咽喉肿痛。足跗肿痛,小儿脐风,口噤		足少阴肾经"荥"穴
太溪	KI3	内踝尖与跟腱连线中点	糖尿病,神经衰弱,男性性功能障碍,肺结核,月经不调	直刺 0.5 寸。可灸	足少阴肾经"输"穴、"原"穴
大钟	KI4	太溪穴下 0.5 寸稍后,跟腱内缘	癃闭,遗尿,便秘,痴呆,腰脊强痛,足跟痛,咳血,气喘	直刺 0.3~0.5 寸。可灸	足少阴肾经"络"穴
照海	KI6	内踝下缘凹陷中	月经不调,带下,阴挺,小便频数,癃闭,便秘,咽喉干痛,癫痫,失眠	直刺 0.3~0.5 寸。可灸	八脉交会穴,通阴跷脉
复溜	KI7	太溪穴上 2 寸	水肿,泄泻,肠鸣,热病汗不出,盗汗,下肢痿痹	直刺 0.5~1 寸。可灸	足少阴肾经"经"穴
横骨	KI11	脐下 5 寸,耻骨联合上际,前正中线旁开 0.5 寸	少腹胀痛,小便不利,遗尿,遗精,阳痿,疝气	直刺 0.8~1 寸。可灸	
大赫	KI12	脐下 4 寸,前正中线旁开 0.5 寸	遗精,阳痿,阴茎痛,阴挺,带下	直刺 0.5~1 寸。可灸	
肓俞	KI16	脐旁 0.5 寸	腹痛,腹胀,呕吐,便秘,泄泻	直刺 1~1.5 寸。可灸	

参见图 10-1-11。

表 10-1-14 督脉常用腧穴一览表

穴 名	国际标准穴名	定 位	主 治	刺灸法	备 注
长强	DU1	在尾骨尖端下方的凹陷中,俯卧取之	痔疾,脱肛,便秘,腰脊痛	紧靠尾骨前面斜刺 0.8~1 寸	督脉"络"穴
命门	DU4	第二腰椎棘突下	阳痿,遗精,带下,月经不调,泄泻,腰脊强痛	直刺 0.5~1 寸,可灸	
至阳	DU9	第七胸椎棘突下,约与肩胛下角相平	咳嗽,气喘,胸背痛,黄疸	向上斜刺 0.5~1 寸。可灸	

续表 10-1-14

穴 名	国际标准穴名	定 位	主 治	刺灸法	备 注
大椎	DU14	俯卧或正坐低头,在第七颈椎棘突下凹陷中	退热,治疗热病。疟疾,骨蒸潮热。中暑。咳喘,项强,肩背痛,腰脊强,角弓反张,小儿惊风,癫狂痫证、风疹等	斜刺0.5~1寸。可灸	
风府	DU16	后发际正中直上1寸,两侧斜方肌之间的凹陷中	头痛,项强,目眩,咽喉肿痛,癫狂	直刺或向下斜刺0.5~1寸。禁灸	
百会	DU20	后发际正中直上7寸	头痛,眩晕,中风失语,癫狂,脱肛,阴挺	平刺0.5~0.8寸。可灸	
上星	DU23	前发际中点直上1寸	头痛,急性结膜炎,鼻窦炎,精神病,发热	平刺0.5寸。禁灸	
水沟	DU26	在人中沟的上1/3与中1/3的交界处	癫狂痫,小儿惊风,昏迷,口眼歪斜,腰脊强痛	向上斜刺0.3~0.5寸。可灸	

参见图10-1-16。

表 10-1-15 任脉常用腧穴一览表

穴 名	国际标准穴名	定 位	主 治	刺灸法	备 注
曲骨	RN2	耻骨联合上缘中点处	小便不利,遗尿,遗精,阳痿,月经不调,带下	直刺1~1.5寸。可灸	
中极	RN3	脐下4寸,前正中线上	遗尿,小便不利,疝气,遗精,阳痿	直刺1~1.5寸。可灸	膀胱"募穴"
关元	RN4	脐下3寸	遗尿,小便频数,尿闭,泄泻,腹痛,遗精,阳痿,疝气,月经不调,带下,不孕,虚劳羸瘦	直刺1~1.5寸。可灸	
气海	RN6	在脐下1.5寸,腹中线上,仰卧取穴	绕脐腹痛,水肿鼓胀,水谷不化,大便不通,泄痢不禁	直刺0.5~1寸。可灸	
神阙	RN8	脐窝正中	腹痛,泄泻,脱肛,水肿,虚脱。月经不调,崩漏,带下,阴挺,不孕	禁针,宜灸	
水分	RN9	前正中线上,脐上1寸	腹痛肠鸣,水肿,小便不通,反胃呕吐	直刺1~2寸。可灸	
下脘	RN10	在脐上2寸,腹中线上,仰卧取穴	脘痛,腹胀,呕吐,呃逆,食谷不化,肠鸣,泄泻,痞块,虚肿。	直刺0.5~1寸。可灸	

续表 10-1-15

穴 名	国际标准穴名	定 位	主 治	刺灸法	备 注
建里	RN11	前正中线,脐上3寸	胃痛,呕吐,食欲不振	直刺1～2寸。可灸	
中脘	RN12	在脐上4寸	胃脘痛,腹胀,呕吐,呃逆,吞酸,纳呆,食不化,痞积,黄疸,肠鸣,泄泻,便秘,便血,哮喘,失眠,心悸	直刺0.5～1寸。可灸	胃"募穴";八会穴,"腑"穴
巨阙	RN14	脐上6寸	胸痛,心悸,呕吐,吞酸,癫狂	向下斜刺0.5～1寸。可灸	心募穴
鸠尾	RN15	剑突下凹陷中	心绞痛,膈肌痉挛,精神病	向上斜刺0.5寸。可灸	络穴
膻中	RN17	前正中线,平第四肋间隙	咳嗽,气喘,胸痛,心悸,乳少,呕吐,噎膈	平刺0.3～0.5寸。可灸	心包募穴;八会穴,"气"穴
天突	RN22	胸骨上窝正中	咳嗽,气喘,胸痛,咽喉疼痛,暴喑,瘿气,梅核气,噎膈	先直刺0.2寸,然后将针尖转向下方,紧靠胸骨后方刺入1～1.5寸	

参见图10-1-17。

表 10-1-16 常用经外奇穴一览表

穴 名	国际标准穴名	定 位	主 治	刺灸法	备 注
四神聪	EX-HN1	百会前后左右各1寸,共四穴	高血压,神经衰弱,头痛,眩晕	平刺0.5寸	
印堂	EX-HN3	两眉中点	高血压,神经衰弱,鼻炎,惊厥	毫针平刺0.5寸,或点刺放血	
鱼腰	EX-HN4	两目正视,瞳孔直上,眉毛中点处	眼科病症,面瘫,三叉神经痛	向内或外侧平刺0.4～0.6寸	
太阳	EX-HN5	头颞部,眉梢与目外眦之间中点向后约一横指凹陷处	血管神经性头痛,急性结膜炎,视力下降	平刺0.5寸,或点刺出血	
球后	EX-HN7	眼眶下缘外1/4与内3/4交界处	结膜炎,青光眼,视神经萎缩,复视	头后仰,左手食指将眼球推向内侧,沿眶下缘缓刺0.5～1.5寸。出针时压迫局部以防出血	注意掌握针刺的角度和深度

续表 10-1-16

穴名	国际标准穴名	定位	主治	刺灸法	备注
金津	EX-HN12	在口腔内,当舌下系带左侧为金津,右侧为玉液	口疮,舌肿,舌强,呕吐	点刺出血	
玉液	EX-HN13				
翳明	NH14	乳突下缘,翳风后1寸处	近视,远视,白内障	直刺0.6~1寸	
安眠		风池与翳风连线中点	神经衰弱	向下斜刺0.5寸	
定喘	EXB1	大椎旁开0.5寸	咳嗽,喘息	直刺0.6~1寸	
夹脊	EXB2	从第一颈椎到第四骶椎棘突下各旁开0.5寸,左右各28个穴位	头颈,上肢,胸背,上腹,腰骶,下肢及胸腹腔内脏的疾患	颈椎、胸椎都直刺0.5~1寸。腰椎部直刺1~1.5寸	治疗时,每次选1~2个穴
落枕		手背第二、三掌指关节后凹陷	斜方肌痉挛,腱鞘炎,胃炎	直刺0.5寸	
八邪	EX-UE9	手背指缝间,左右共8穴	指关节疾患,手背肿麻,蛇咬伤	向上斜刺0.6~1寸	
四缝	EX-UE10	第二、三、四、五指掌面,近端指关节横纹中点	小儿消化不良,营养不良,百日咳	浅刺,从针处挤出少许黄白色透明液体	
十宣	EX-UE11	十指尖端,距指甲游离缘0.1寸	昏迷,发热,癫痫	毫针浅刺0.1寸,或点刺出血	
胆囊穴	EX-LE6	腓骨小头前下方凹陷直下1~2寸压痛点	胆囊炎,胆结石,胆道蛔虫症	直刺1寸	
阑尾穴	EX-LE7	足三里直下1~2寸压痛点	阑尾炎,消化不良	毫针直刺1寸	
八风	EX-LE10	足背的趾缝间,左右共8穴	头痛,足背肿痛,蛇咬伤	向上斜刺0.5~1寸	

附图 10-1-20 常用经外奇穴分布

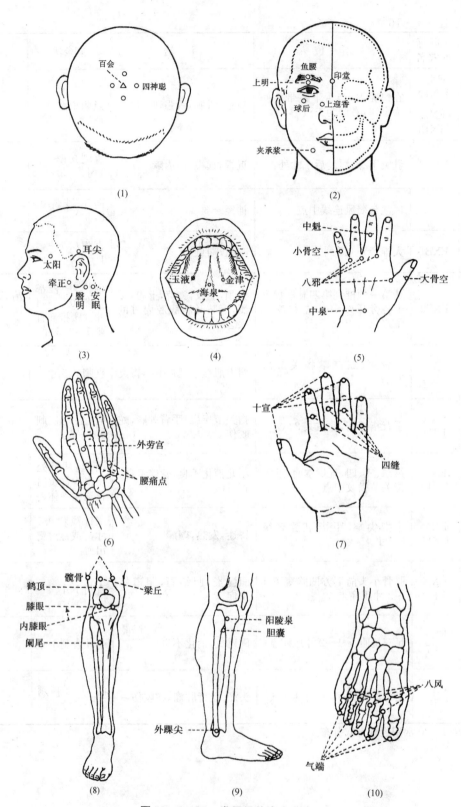

图 10-1-20 常用经外奇穴分布

第二节 针灸的治疗概要

一、针灸的治疗原则与取穴原则

(一) 治疗原则

针灸治病是依据脏腑经络学说,运用四诊、八纲的辨证方法,对临床证候进行分析、综合,以确定疾病的性质,然后选穴处方,进行施治。即按八纲辨证,分清表、里、寒、热、虚、实、阴、阳不同证候,按标本缓急、主次先后确定具体的针灸治疗方法。概括起来正如《灵枢·经脉篇》中所说:"实则泻之,虚则补之,热则疾之,寒则留之,陷下则灸之,不盛不虚,以经取之。"说明针灸的治疗原则是以八纲辨证为指导的。临床上的常用刺法原则见表10-2-1:

表10-2-1 刺法原则

阴 证		阳 证	
里证	宜深刺	表证	宜浅刺
寒证	留针,宜灸	热证	浅刺疾出
虚证	补法,少针多灸	实证	泻法,多针少灸

(二) 处方取穴原则

根据经穴主治特点和经络的关系,针灸治疗处方取穴的基本原则有:

1. 远部取穴(循经取穴) 根据脏腑经络学说,在离病痛部位的远端(特别是在该经肘膝关节以下的部位)取穴。可以本经取穴,也可以异经取穴。如胃痛取足三里,也可取胃俞;头痛取合谷等。

2. 近部取穴 在病痛部位的附近取穴进行治疗。既可单一经取穴,也可数经同用。因为一切腧穴都有近治作用,如目疾取风池、头痛取百会等。

3. 局部取穴 就是在病痛处取穴(包括阿是穴)。大部分穴位都有局部治疗作用。局部取穴适宜于体表各部的局部疼痛治疗。

4. 对症取穴 针对全身性的某些疾病,结合腧穴的特殊治疗作用,选取具有对症治疗作用的腧穴。如发热可取大椎、合谷、曲池;人中可苏厥;身体虚弱取足三里、气海、膏肓等。

针灸治疗处方取穴的这几种方法可单独应用,也可以配合使用,根据具体病情而定。

二、刺法

刺法是用针刺治疗疾病的方法,也称"针法"。是利用不同的金属针具,在人体一定的穴位上,施以不同的手法,或刺入机体,或刺放瘀血,或叩击体表,通过刺激腧穴,激发脏腑经络之气,达到调和阴阳、扶正祛邪、疏通经络,行气活血等防病治病的目的。

(一) 针刺的工具

现代的针具源于古代的九针,目前临床上最常用的针具有毫针、三棱针、皮肤针、皮内针、眼针等多种。

毫针是针刺治疗的主要针具,临床应用最广,以不锈钢为原料制成,具有硬度强、坚韧而富有弹性,不易锈蚀的特点。也有用金、银各种金属为原料制成的针具,但不如不锈钢针具应用的广泛。毫针的结构可分为针尾、针柄、针尖、针身、针根五个部分,其规格按粗细和长短划分(图10-2-1)。

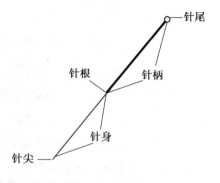

图10-2-1 毫针的结构

(二)针刺前的准备

1. 指力与针刺练习法　指力是指医者持针之手的力度。指力与手法的锻炼是针刺技术的基本训练,是进针顺利、减少疼痛、提高疗效的基本保证。指力练习的具体操作方法:用松软的细草纸或厚布折叠30～50层,大约2 cm的厚度,用线扎紧。练习时多用执笔式持针法,用1～2寸的毫针不断地练习直刺,使针体垂直于纸垫或布垫,针尖抵于纸垫或布垫后,手指逐渐加大压力,刺透纸垫或布垫后再另换一处如前练习刺之。反复练习至能灵活迅速刺入,说明指力已足。在指力已足的基础上,再进行针刺手法的练习,包括刺速、捻转、提插的练习。

(1)速刺的练习法:是以左手拇指或食指爪切,右手持针,使针体垂直快速地刺入,反复练习以掌握进针手法。

(2)捻转的练习法:是以右手拇、食、中指持针,刺入以后,拇指与食、中二指做向前、向后的来回捻转。要求捻转的角度均匀,快慢自如。一般每分钟捻转150～200次,方能达到灵活自如的程度。

(3)提插的练习法:以右手拇、食、中指持针,刺入后,作上下提插的动作。要求提插的深浅适宜,以能达到所要进入的深浅度为宜。

在能熟练掌握上述几种基本手法的基础上,可进一步进行综合手法的练习,即将上述手法结合在一起练,手法熟练后,最后在自己身体的穴位上练习进针和行针,同学之间也可以互相练习。

2. 患者的体位　患者在针刺时所采取的体位是否适当,对于腧穴的正确定位,针刺的施术操作,持久的留针以及防止晕针、滞针、弯针等都具有很大影响。针刺时患者体位的选择,应该以便于医者操作施术,同时病人又感到舒适自然并能持久为原则。就体位而言,基本上分两类,即卧位和坐位。临床上,对于初诊、精神紧张或年老体弱及病重的患者,均应尽量采取卧位。其中仰卧位适宜于取头、面、胸、腹部及上下肢部分腧穴;侧卧位则适宜于取身体侧面少阳经腧穴和上、下肢的部分腧穴;伏卧位适宜于取头、项、脊背、腰尻、下肢背侧及上肢部分腧穴;俯伏坐位适宜于取头和项肩背部的腧穴;侧伏坐位适宜于取头部的一侧,面颊及耳前后部位的腧穴;仰靠坐位适宜于取前头、颜面和颈前等部位的腧穴。

3. 针具的选择　《灵枢·官针》篇中说:"九针之宜,各有所为,长短大小,各有所施也。"说明选择针具时,必须根据病情及病人的性别、年龄、胖瘦、体质、病位、腧穴情况,选择长短、粗细适宜的针具。如男性、形肥、体壮、病位深者,用针可稍长稍粗,而女性、形瘦、体弱、而病变部位较浅者,则所选针具宜短宜细。

4. 消毒　针刺前的消毒包括针具消毒、腧穴部位的消毒和医者手指的消毒。其中针具的消毒方法包括高压消毒、煮沸消毒和药物消毒。

(三) 毫针刺法

1. 刺手和押手　进针时，常需左右手配合操作。其中用于持针操作的手称为刺手，主要作用是掌握针具，进针时使针尖迅速刺透皮肤进入身体，然后进行适当的行针手法。持针时一般以拇、食、中指挟持针柄，以无名指抵住针体，在进针时帮助着力，防止针体弯曲，其状如持毛笔；按压所刺部位或辅助进针的手称为押手，其作用在于固定腧穴位置，减少进针时的痛感，同时使针体有所依靠，不至于摇晃和弯曲，协助刺手操作。对于右手操作的人，一般右手称为刺手，左手称为押手。

2. 进针法　进针法是将针刺入穴位的方法。常用的进针方法有如下四种：

(1) 指切进针法：又称爪切进针法。用左手拇指或食、中指的爪甲切按在腧穴的旁边，右手持针，紧靠左手指甲缘将针刺入皮肤(图10-2-2)。此法适用于短针的进针。

(2) 挟持进针法：即以左手拇、食二指持捏消毒干棉球，挟持住针身下端，将针尖固定在所刺腧穴的皮肤表面部位，右手持针柄，使针体垂直，左右手同时用力，将针刺入皮肤(图10-2-3)。此法适用于长针的进针。

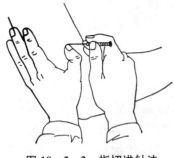

图10-2-2　指切进针法

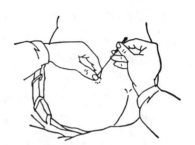

图10-2-3　挟持进针法

(3) 舒张进针法：用左手拇、食二指或食、中两指将所刺腧穴部位的皮肤向两侧撑开绷紧，右手持针，使针从左手拇、食二指或食、中两指的中间刺入(图10-2-4)。此法适用于皮肤松弛部位或有皱纹部位的进针。

(4) 提捏进针法：用左手拇、食二指将针刺腧穴部位的皮肤捏起，右手持针，从捏起的上端将针刺入(图10-2-5)。此法主要用于皮肉浅薄部位的进针。

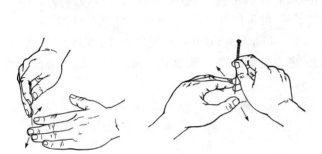

图10-2-4　舒张进针法

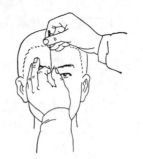

图10-2-5　提捏进针法

在临床上应根据腧穴所在部位的具体特点，及针刺深浅和手法的要求，灵活选用各种不同进针方法，以利于进针和减少进针时病人的疼痛。

3. 进针的角度和深度　在针刺操作过程中,掌握正确的针刺角度和深度以及针刺的方向是增强针感、提高疗效、防止意外事故发生的关键所在。针刺同一腧穴,由于针刺的角度、方向、深度不同,所产生针感的强弱、传感方向、治疗效果也有明显的差异。在临床上,要根据施术腧穴所在的具体位置、病人体质、病情需要和针刺手法实际情况,灵活掌握。

(1) 针刺的角度:针刺的角度是指进针时针身与皮肤表面所形成的夹角。分直刺、斜刺和平刺三种。直刺是针体与皮肤表面呈90°左右垂直刺入,适用于人体大部分腧穴;斜刺是针体与皮肤表面呈45°左右倾斜刺入,适用于肌肉浅薄处或内有重要脏器或不宜于直刺、深刺的腧穴;平刺即横刺,也称沿皮刺,是针身与皮肤表面呈15°左右沿皮刺入,适用于皮肉浅薄部位的腧穴。

(2) 针刺的深度:是指针身刺入人体内的深浅程度。《灵枢·刺要论篇》指出"刺有深浅,各至其理……深浅不得,反为大害",说明了针刺深浅的重要性。每一腧穴的针刺深度是各不相同的,需遵循下列原则:身体瘦弱,年老体弱及小儿娇嫩之体,头面、胸背、皮薄肉少之处的腧穴应浅刺;身强体肥者,中青年,四肢、臀、腹及肌肉丰满处的腧穴应深刺。另外,不同的季节,对针刺深浅也有影响,春夏季宜浅刺,秋冬季宜深刺。

针刺的角度和深度关系极为密切,一般深刺多用直刺,浅刺多用斜刺或平刺。一些特殊穴位如天突、哑门、风府等穴,以及眼区、胸背、重要脏器(如心、肝、肺等)部位的腧穴,尤其应注意掌握好针刺的角度和深度。

4. 得气与行针

(1) 得气:得气是指当针刺入肌体后所产生的特殊感觉和反应,又称为"针感"。得气时,医者会感到针下有徐和沉紧的感觉,同时病人也会在针下出现相应的酸、麻、胀、重等的感觉,甚或沿着一定部位,向一定方向扩散传导。针刺之所以能治疗疾病,就是因为其具有调气的作用。《灵枢·始终篇》指出"凡刺之道,气调而止";《类经》中说"用针之道,以气为主",均说明了"气"在针刺治疗中的重要作用。《针灸大成》说"用针之法……得气为度,如此而终不至者,不治也",说明了得气在针灸治疗中的重要意义。在临床上,针刺得气与否以及气至的快慢,不仅直接关系到针刺的治疗效果,而且由此可以窥视疾病的预后。一般得气迅速,疗效较好;得气较慢,疗效较差;若不得气,就可能无治疗效果。若不得气,应分析经气不至的原因:或因取穴定位不准确,手法应用不当,或为针刺角度有误,深浅失度,对此应重新调整腧穴的针刺部位、角度、深度,运用必要的针刺手法,一般即可得气。若病人病久体虚,正气虚惫,或因其他病理因素,以致经气不足,可采用行针催气,或留针催气,或用温针,或加艾条,以助经气来复,以促使得气。或因治疗而随着疾病的向愈,经气可逐步得到恢复,针刺时则可迅速得气。若用上法仍不得气者,多为脏腑经络之气虚衰已极,对此,当考虑配合或改用其他治疗方法。

(2) 行针:行针是指将针刺入腧穴后,为使针刺得气,调节针感以及进行补泻而施行的各种针刺手法。行针手法分为基本手法和辅助手法。行针的基本手法主要有提插和捻转两种。

① 提插法:是将针刺入腧穴一定深度后,使针在腧穴内进行上下、提插的操作方法。针从浅层向下刺入深层为插,由深层向上退到浅层为提。提插的幅度要相等,指力要均匀,防止针身弯曲。

② 捻转法:是将针刺入腧穴一定深度后,以右手拇、食、中三指夹住针柄,进行一前一后

的来回旋转捻动的操作方法。捻针时必须注意不能单向转动,以免针身牵缠肌纤维,造成疼痛或滞针。捻转的角度、频率决定不同的刺激量,亦需根据病情、腧穴特性及治疗目的而灵活掌握。

上述两种基本手法,既可单独应用,也可相互配合应用,在临床上必须根据病人的具体情况,灵活掌握,才能发挥其应有的作用。

行针的辅助手法是进行针刺时用以辅助行针的操作方法。主要有循法、刮柄法、弹柄法、搓柄法、摇柄法、震颤法。

① 循法:是以左手或右手于所刺腧穴的四周或沿经脉的循行部位,进行徐和的循按或循摄的方法。此法在未得气时使用,可以达到通行气血、行气催气之效。如果针下过于沉紧或滞针时使用,可达到宣散气血,使针下徐和的目的。

② 刮柄法:是以左手或右手的拇指或食指指腹抵住针尾,用食指或拇指的指甲缘,由上而下或由下而上地频频刮动针柄,产生轻微震颤的方法。该法在不得气时,用之可激发经气,加强得气和促使得气传散。注意按触针尾的指腹只起到固定针尾的作用,不应用力下压。

③ 弹柄法:是将针刺入人体腧穴一定深度后,以手指轻轻叩弹针柄,使针身产生轻微的震动,使经气运行。

④ 搓柄法:是将针刺入腧穴一定深度后,以右手拇、食、中指持针柄单向捻转,如搓线状,每搓2～3周或3～5周的同时,应与提插法同时配合应用,以免发生肌纤维缠绕针身而发生缠针。此法有行气、催气和补虚泻实的作用。

⑤ 摇柄法:是将针刺入人体腧穴一定深度后,手持针柄进行摇动。本法既可自深而浅随摇随提,也可不进不退,左右摇摆。用于行气、催气或泻邪。

⑥ 震颤法:是将针刺入人体腧穴一定深度后,右手持针柄,用小幅度、快频率的提插捻转动作,使针身产生轻微的震颤。此法可促使得气或增强扶正祛邪之功。

5. 针刺补泻 《灵枢·经脉》说:"盛则泻之,虚则补之,热则疾之,寒则留之,陷下则灸之。"这一理论确定了针灸治病的基本原则。《灵枢·九针十二原》说:"虚实之要,九针最妙,补泻之时,以针为之一"。《千金要方》也云:"凡用针之法,以补泻为先"。都强调了针灸治疗当中针刺补泻的重要性。

补法是指能增强人体正气,使低下的功能恢复旺盛的方法。泻法是指能疏泄病邪使亢进的功能恢复正常的方法。针刺补泻就是在针刺治疗过程中,通过采用适当的手法针刺腧穴,以激发经气,最终实现扶正祛邪,使机体的阴阳失衡状态恢复正常。补泻效果的产生,主要在于针刺可以产生不同的作用而有补和泻的不同效果。如机体处于虚惫状态而呈虚证时,针刺可以产生补虚的作用;若机体处于邪盛而呈实热、闭证的情况下,针刺可以泻邪,而起清热、启闭泻实作用。如胃肠痉挛时,针刺可以止痉,缓解疼痛;胃肠蠕动缓慢而呈弛缓时,针刺可以增强胃肠蠕动,使其功能恢复正常。二是腧穴的特性,即腧穴的功能不仅具有普遍性,且具有相对的特殊性,有些腧穴本身适合于补虚,如关元、气海、足三里等均具有强壮作用,有些则适宜于泻实,如少商、十宣等具有泻实的作用。三是针刺手法,通过针刺时采用一些手法达到补泻作用,是促使机体内在因素转化的主要手段。古代针灸医家在长期的医疗实践过程中,创出了不少的针刺补泻手法,现将临床上常用的几种主要针刺补泻手法介绍如下:

(1) 捻转补泻：针下得气后，捻转角度小，用力轻，频率慢，操作时间短者为补法；捻转角度大，用力重，频率快，操作时间长者为泻法。

(2) 提插补泻法：针下得气后，先浅后深，重插轻提，提插幅度小，频率慢，操作时间短者为补法；先深后浅，轻插重提，提插幅度大，频率快，操作时间长者为泻法。

(3) 徐疾补泻：进针时徐徐刺入，少捻转，疾速出针者为补法；进针时疾速刺入，多捻转，徐徐出针者为泻法。

(4) 迎随补泻：进针时针尖随着经脉循行方向刺入为补法；针尖迎着经脉循行方向刺入为泻法。

(5) 呼吸补泻：病人呼气时进针，吸气时出针为补法；吸气时进针，呼气时出针为泻法。

(6) 开阖补泻：出针后迅速揉按针孔为补法；出针时摇大针孔而不立即揉按为泻法。

(7) 平补平泻：进针得气后均匀地提插、捻转后即可出针为平补平泻。

此外还有烧山火、透天凉、青龙摆尾、白虎摇头、仓龟探穴、赤凤迎源等多种复式手法。

6. 留针与出针　留针是将针刺入腧穴行针施术后，将针留置穴内称为留针，目的是为了加强针刺的作用和便于继续行针施术。留针时间一般为得气后10~20分钟，但对特殊病症，如破伤风、急性腹痛、顽固性疼痛或痉挛性病症，可适当地延长留针时间，有时可长达数小时。总之，留针时间当视病情的实际需要，灵活掌握。

出针时先以左手拇、食指按住针孔周围皮肤，右手持针作轻微捻转，慢慢将针提至皮下，然后将针起出，用消毒干棉球揉按针孔，以防出血。出针后应嘱病人稍作休息后方可离开，并检查针数，以防遗漏。

7. 常见针刺异常情况及处理　针刺治病，虽然比较安全，但如果操作不当，或不注意针刺禁忌等也会发生一些异常情况，常见的异常情况有晕针、滞针、弯针等。

(1) 晕针：是指针刺过程中病人突然发生的晕厥现象。常见的原因是患者虚弱，精神紧张或饥饿、疲劳、大汗、大泻、大出血，以及施术手法过重等。一旦发生晕针，应立即停止施术，使患者平卧于床，头部稍低，给予饮温开水或糖水后即可恢复，重者可刺人中、内关、足三里、关元等，若病情急重，亦可考虑配合其他急救措施。

(2) 滞针：滞针是在行针时或留针后医者感觉针下涩滞，捻转、提插、出针等均感困难，病人感觉疼痛。其原因是病人精神紧张，当针刺入腧穴后，病人局部肌肉强烈收缩；或行针手法不当，向单一方向捻转角度过大，以致肌肉组织缠绕针体而成滞针。若留针时间过长，有时也可出现滞针。处理：若病人精神紧张，局部肌肉过度收缩时，可稍延长留针时间，或于滞针腧穴附近，进行循按、叩弹针柄；或在附近再刺一针，以宣散气血，缓解肌肉的紧张；若因行针不当或单向捻针而致者，可向相反方向将针捻回，并用刮柄、弹柄法，使缠绕的肌纤维回释，即可消除滞针。

(3) 弯针：弯针是指进针时或将针刺入腧穴后，针身在体内弯曲，造成提插、捻转或出针均困难，病人感觉疼痛。多因医生进针手法不熟练，用力过猛、过速，以致针尖碰到坚硬组织器官，或病人在针刺或留针时移动体位，或因针柄受到某种外力压迫、碰击等，均可造成弯针。出现弯针后，不得再行提插、捻转等手法。若针为轻微弯针，应慢慢将针起出；若弯曲角度过大时，应顺着弯曲方向将针起出；若因病人移动体位所致，应使病人慢慢恢复原来体位，局部肌肉放松后，将针缓缓起出，切忌强行拔针，以免针断入体内。

此外，操作不当也会发生断针、血肿、气胸、感染等情况，临床针刺治疗必须细心、准确、规范施术,避免意外事故的发生。

8. 针刺注意事项　由于人的生理状态和生活环境条件等因素,在针刺治病当中,还应该注意以下几个方面:

（1）饥饿、疲劳、精神过于紧张者不宜针刺;体质虚弱者刺激不宜过强,应取卧位。

（2）妊娠3个月以下者,下腹部的穴位禁针;妊娠3个月以上者,上下腹部、腰骶部的腧穴也不宜针刺;另外能引起子宫收缩的穴位如三阴交、合谷、昆仑、至阴等均不宜针。妇女行经时,非调经治疗者一般不予针刺。

（3）小儿囟门未合,头项部穴位不宜针刺。

（4）常有自发性出血或损伤后出血不止的病人,不宜针刺;血液病患者不宜针刺。

（5）皮肤有感染、溃疡、瘢痕或肿瘤的部位不宜针刺。

（6）对于眼区的腧穴要掌握好针刺的角度和深度,切忌大幅度捻转提插,防止伤及眼球和血管。

（7）对胸背、胁肋部及腰部的腧穴,应禁止直刺和深刺,防止刺伤内脏。对肝脾肿大及肺气肿的病人更应谨慎。

（8）颈项部的腧穴如风府、哑门及背部正中线第一腰椎以上腧穴,针刺时尤其注意针刺角度和深度,防止刺伤延髓和脊髓,产生严重后果。

（9）对于尿潴留病人,在针刺小腹腧穴时要掌握好针刺的方向、深度、角度,以免误伤膀胱等脏器。

（10）胃溃疡、肠粘连、肠梗阻病人的腹部腧穴要注意针刺方向、角度和深度,以免损伤胃肠道,引起不良后果。

三、灸法

灸法是借灸火的热力给人体以温热性刺激,通过经络腧穴的作用,以达到治病防病目的的一种方法。施灸的原料很多,但以艾叶为主。其气味芳香,辛温味苦,容易燃烧,火力温和,具有温通经络、行气活血、祛湿逐寒、消肿散结、回阳救逆及防病保健的作用。

（一）常用灸法

1. 艾柱灸　用干燥的艾叶,捣制后去除杂质,即可成纯净细软的艾绒,将艾绒制成形状和大小不同的艾柱。常见的艾柱或如圆锥状,或如麦粒状,或如苍耳子,或如莲子,或如橄榄等大小。灸时每燃完一个艾柱,叫做一壮。艾柱灸分直接灸与间接灸两种。

（1）直接灸:是选择大小适宜的艾柱直接放在皮肤上施灸。分瘢痕灸和非瘢痕灸。瘢痕灸是在施灸时需将皮肤烧伤化脓,愈后留有瘢痕者,常用于肺痨、瘰疬、哮喘等慢性疾病的治疗;非瘢痕灸是施灸时不使皮肤烧伤化脓,不留瘢痕者,常用于虚寒病症的治疗。

（2）间接灸:是将艾柱与施灸部位之间隔放一定药物来进行施灸的方法。根据隔放药物的不同冠以不同的名称,如隔放生姜片者称隔姜灸,适用于寒邪导致的腹痛、腹泻和呕吐等病症;以食盐间隔者称隔盐灸,多用于治疗伤寒阴证,或中风脱证等;隔放蒜片者称为隔蒜灸,适用于瘰疬、肺痨等;隔附子饼者称隔附子饼灸,多用于治疗命门火衰所致的阳痿、早泄等。

2. 艾卷灸　即艾条灸。是将艾绒掺入温阳散寒、活血通络的药物粉末,以细草纸卷成直径1.5 cm的圆柱形艾卷后,点燃施灸的方法,分为温和灸和雀啄灸。温和灸即施灸时将艾条的一端点燃,对准施术部位或患处,距皮肤 2~3 cm 进行熏烤,使病人局部有温热感而无灼痛为宜,一般每处灸 5~7 分钟,至皮肤红晕为度,多用于治疗慢性疾病;雀啄灸即施灸时,将艾条点燃的一端与施灸部位皮肤的距离并不固定,而是像鸟雀啄食一样,一上一下活动地施灸,多用于治疗急性病。

此外,艾卷灸的范围还包括太乙针灸、雷火针灸等。

3. 温针灸　是将针刺与艾灸结合应用的一种方法,是在针刺得气后留针时,将一艾柱插放在针柄上,点燃施灸,使温热的刺激随针体传到穴位上,适用于寒湿痹等证。

另外还有温灸器灸、灯草灸、白芥子灸等多种灸法。

(二) 灸疗的注意事项

施灸时,在中医基本理论和辨证论治的原则指导下,还应注意以下几点:

1. 施灸的先后顺序　一般是先灸阳部,后灸阴部,即先上后下、先外后内、先背后腹等。壮数先少后多,艾柱先小后大。

2. 施灸的补泻方法　对艾灸的补泻,可结合病人的具体情况,根据腧穴性能酌情运用。疾吹艾火为泻;毋吹其火,待火自灭为补。

(三) 施灸的禁忌

1. 对实热证、阴虚发热者,不宜灸疗。
2. 对颜面、五官和有大血管的部位,不宜采用瘢痕灸。
3. 施灸部位的常规护理也应注意。

附篇:推拿

一、推拿基础知识

推拿,古称按摩、按跷等,其中以按摩一词应用较广,有些地区至今仍在沿用。原因是早期的推拿手法种类较少,且以按和摩两法较为常用,故常称按摩。推拿一词首见于明代,如《小儿推拿方脉活婴秘旨全书》、《小儿推拿秘诀》等著作将推拿一词应用于书名。随着治疗范围的扩大,经验的积累,手法的丰富,以及手法分类的渐趋合理,按摩一词逐渐被推拿所取代。

推拿是中医治疗疾病的方法之一,在人类与自然作斗争的生产和生活实践中,发现作用于身体的某种手法能减轻或消除某些疼痛,随着有意识、有目的地将其应用于医疗实践,经历数千年的不断总结、丰富、完善和提高,逐渐形成了推拿治疗体系。早在战国秦汉时期,推拿疗法已被普遍应用,在《黄帝内经》中就有推拿治疗痹证、痿症、口眼歪斜和胃痛等记载,此期成书的《黄帝岐伯按摩十卷》为我国第一部按摩专著,后来逐渐发展有按摩专科和专科医生,并相继传入朝鲜、日本、印度等国家。明代《小儿推拿方脉活婴密旨全书》、《小儿推拿秘诀》等著作将按摩改为推拿,此期在治疗小儿疾病方面有所发展,诸多小儿推拿专著问世,其中《小儿按摩经》为我国现存最早的推拿书籍。其后推拿疗法在民间发展及应用广泛,20 世纪 70 年代以来,推拿疗法发展迅速,各地先后成立了训练班、专科门诊、专科学校,很多中医院校开设了推拿专业的高等教育,并多次举行推拿学术经验交流。在崇尚回归自然的今天,推拿疗法将更加发扬光大。

二、推拿的作用原理

推拿疗法是通过一定的手法作用于人体体表的特定部位,调节机体的生理和病理状态的一种治疗方法。其作用原理,分为基本原理、对伤筋的治疗原理、对调整气血及内脏功能的原理。

推拿治疗的基本原理:① 纠正解剖位置的异常,主要是借助外力作用,治疗如关节错位、肌腱滑脱等因解剖位置异常而致的病症。② 调整系统内能,通过推拿对失调的系统进行调整使其恢复正常而治愈疾病。③ 调整信息,通过适当的刺激和能量传递作用于体表的特定部位,对机体失常的生物信息加以调整,从而起到对病变脏器的调整作用。因此,推拿治疗实质是"力"、"能"和"信息"三方面的综合,它们作用于人体,最终发挥治疗作用。

推拿疗法对伤筋具有独特的治疗作用。伤筋是指关节、筋络、肌肉等受暴力撞击,强力扭转、牵拉压迫、跌扑闪挫或劳力过度等因素所引起的损伤,而无骨折、脱位或皮肉破损者称为伤筋。伤筋多以疼痛为主要症状,为经脉受损,气血不通所致,依据"不通则痛"、"通则不痛"的原理,故治疗的关键在于"通"。在伤筋的推拿治疗中可具体化为"松则通"、"顺则通"、"动则通"三个方面,"松"、"顺"、"动"三者有机结合作用于伤痛部位,通过舒筋通络,理筋整复,活血祛瘀等机制,使经脉畅达,气血通畅,经气周流,宗筋舒缓,从而缓解疼痛,治愈伤筋。

推拿疗法又能较好地调整机体的气血功能和内脏状态。通过推拿的治疗方法,达到通经络、行气血、濡筋骨、利关节的作用;推拿又可健运脾胃,加强胃腑功能,以旺气血生化之源;疏通经络,加强肝的疏泄功能,促进气机的调畅,使人体气血充盈顺畅。

推拿手法有补、泻之别,应根据病情及治疗需要,把手法的轻重、方向、快慢、刺激的性质及治疗的部位结合起来。一般认为,作用时间较短的重手法,多产生泻的作用,可抑制脏腑亢奋状态;作用时间较长的轻手法,多产生补的作用,可增加脏腑的功能。此外,手法的频率和作用方向与"补"、"泻"也有一定的关系。

三、推拿的基本治法

推拿的治疗作用,是通过不同的手法作用于患者体表的特定部位或穴位而实现的。其疗效的取得与手法作用的性质和量,以及被刺激部位或穴位的特异性有密切关系,因此手法和部位的适宜结合,方能取得良好的效果。

根据手法的性质和作用量,及对治疗部位所产生治疗作用的不同,治法又分为温、补、通、泻、汗、和、散、清八法。

（一）温法

本法有补益阳气的作用。

手法类型:多运用摆动类、摩擦类、挤压类等手法。

作用部位:腹部、腰部及关元、气海、足三里、中脘、肾俞、命门等腧穴。

适用于阴寒虚冷的病证。治疗时以较缓慢而柔和的节律施术,手法连续作用时间稍长,患者有较深沉的温、热等刺激感,如按、摩、揉中脘、气海、关元,擦肾俞、命门,可以温补肾阳,健脾和胃,扶助正气,散寒止痛。

（二）通法

本法有祛除病邪壅滞之作用。

手法类型:多运用挤压类和摩擦类手法。

作用部位:直接施术于病痛部位,或肩井、脾俞、胃俞、肝俞等背俞穴。

治疗经络不通所引起的疾病。施术中宜刚柔兼施,取位准确,多有佳效。如推、拿、搓法作用于四肢能通调经络,如拿肩井可以通气机、行气血;点、按背部俞穴可通畅脏腑之气血。

（三）补法

手法类型:通常以摆动类、摩擦类手法为主。

作用部位:轻柔作用于腹部、腰部以及脾经、胃经、膀胱经、肾经等经穴。

适用于脏腑功能不足或气血亏损等虚证。施术时,手法宜轻柔、持久,不宜过重刺激。临床应用上,补益脾胃时,常以一指禅推法、摩法、揉法在腹部,特别是中脘、天枢、气海、关元等腧穴顺时针方向施术,再于背部重点是胃俞、脾俞等穴施用按法、擦法,可以健脾和胃,补中益气;补腰肾时,可在命门、肾俞、志室等穴施用一指禅推法或擦法,再用摩法、揉法、按法治疗腹部的关元、气海,可以培补元气以壮命门之火。

（四）泻法

手法类型：多应用摆动类、摩擦类、挤压类手法。

作用部位：施术于腹部及胃经、脾经等部位。

本法具有通腑泻实的作用。施术时手法频率由慢逐渐加快,刺激量可稍强,适用于下焦实证。由于其作用和缓,故体质虚弱、津液不足而大便秘结者,亦能应用,这也是推拿泻法之特长。临床上对于食积便秘,可用一指禅推、摩神阙、天枢两穴,再揉长强,以通腑泻实；阴虚火盛,津液不足,大便秘结者,可用摩法以顺时针方向在腹部治疗,通便而不伤阴。

（五）汗法

手法类型：多应用挤压类和摆动类手法中的拿法、按法、一指禅推法等。

作用部位：施术于膀胱经、督脉及其腧穴。

本法具有祛风散寒的作用。如风池、风府、合谷、外关、大椎、肺俞等,适用于风寒外感和风热外感两类病证。对于风寒外感者,施术时,先以轻至重的拿法,宜持久而深入,使全身汗透以达祛风散寒的目的；对于风热外感者,施术时,多用轻拿法,宜柔和而轻快,使腠理疏松,汗毛竖起,肌表微汗潮润而病解。

（六）和法

手法类型：常运用振动类及摩擦类手法。

作用部位：施术于肝经、胆经、脾经、胃经、膀胱经、任脉和督脉等部位及其腧穴。

本法具有调脉气、和气血、和解表里的作用。适用于邪在半表半里证,或气血不和、经络不畅所引起的肝胃气滞、月经不调、脾胃不和、周身胀痛等证。施术时多平稳而柔和,频率稍缓。临床上治疗经络不畅,可在四肢及背部施以㨰法、一指禅推、按、揉、搓等方法,或用轻柔的拿法作用于肩井等；若用于和脾胃、疏肝气,则可用一指禅推、摩、揉、搓等手法施术于两胁部的章门、期门,腹部的上脘、中脘,背部的肝俞、胃俞、脾俞等部位,达到气血调和,表里疏通,阴阳平衡的目的。

（七）散法

手法类型：多以摆动类及摩擦类手法为主。

作用部位：施术于积结瘀滞部位。

本法具有消结散瘀之功。适用于脏腑结聚,气血瘀滞诸证。施术时,手法要求轻快而柔和。推拿中散法有其独到之处,其主要作用是疏通结聚,不论有形或无形的积滞,散法都可使用。

（八）清法

手法类型：手法一般是用挤压类、摩擦类手法。

作用部位：施术于督脉、膀胱经及具有泻热作用的腧穴。

本法具有清热泻火作用。适用于气分或血分实热诸证。施术时,运用刚中有柔的手法,在所取的穴位、部位上进行操作,达到清热除烦的目的。临床治疗时,气分实热者轻推督脉以清泻气分实热；气血虚热者轻擦腰部,以养阴清火；血分实热者,重推大椎至尾椎,以清热凉血；有实热者,轻推背部膀胱经,以清热解表。

四、推拿手法简介

推拿手法是指用手或肢体的其他部分,按各种特定的技巧动作,在机体体表进行治疗操作的方法。

推拿手法的基本要求可概括为八个字,即持久、有力、均匀、柔和。持久是指手法能按要求持续运用一定时间；有力是指手法必须具有一定的力量,并按病人体质、病证、病位等不同情况而增减；均匀是指手法动作要有节奏规律,速度及压力均匀；柔和是指手法要轻而不浮,重而不滞,不生硬粗暴或用蛮力,动作变换自然。

推拿手法种类繁多,名称各异,较为混乱,有些手法相似而名称不同,如按法,压法等；有些名称相同,而手法相异,如一指禅推法与推法;有由两种手法组成的复合手法,如按摩、按揉等;有些以手法命名,包括推、拿、按、摩、擦、拍等;有些以手法作用命名,包括顺、理、疏、和等,目前根据推拿手法的运用形态,将其归纳为摆动类、摩擦类、振动类、挤压类、叩击类和运动关节类等六大类手法。

以指或掌、腕关节协调的连续摆动为主要动作的手法,称摆动类手法,包括一指禅推法、缠法、㨰法、揉法等。

以掌、指或肘部附在体表,作直线或环旋移动为主要动作的手法,称摩擦类手法,包括摩法、擦法、推法、搓法、抹法等。

以较高频率的节律性轻重交替刺激,持续作用于人体为主要动作的手法,称振动类手法,包括抖法、振法等。

用指、掌或肢体其他部分按压或对称性挤压体表为主要动作的手法,称挤压类手法,包括按、点、捏、拿、捻和踩跷等法。

以手掌、拳背、手指、掌侧面、桑枝棒等叩打体表为主要动作的手法,称叩击类手法,包括拍、击、弹等法。

对关节做被动性活动为主要动作的一类手法,称运动关节类手法,包括摇法、背法、扳法、拔伸法等。

第三节 常见病的针灸治疗

一、血管神经性头痛

血管神经性头痛又称血管性头痛,一般认为是脑血管神经功能紊乱所致,与血液中多种血管活性物质有关,祖国医学称为"头痛"或称"厥头痛"、"头风"、"偏头痛"等病证。临床表现为偏于一侧的头痛,呈反复发作性,常伴有恶心、呕吐,多见于女性。

【病因病机】

血管神经性头痛有外感与内伤两类。外感头痛多因起居不慎,坐卧当风,外邪上犯巅顶,经络受阻,清阳不展,而成头痛。内伤头痛则与肝、脾、肾三脏关系最为密切,肝阳上亢或痰浊上蒙,或瘀血阻滞,或气血不能上荣,多可发生头痛。

【辨证施治】

1. 风寒头痛

症状:起病较急,痛连项背,遇风尤剧,常喜裹头,形寒畏风,鼻塞流清涕。舌苔薄白,脉浮或浮紧。

治则:疏风散寒。

处方:风府、列缺、外关。

2. 风热头痛

症状:头痛如裂,有灼热感,恶风发热,面红目赤,口干欲饮,便秘尿赤。舌红苔黄,脉浮数。

治则:疏风清热。

处方:曲池、合谷、风池、太阳。

3. 风湿头痛

症状:头痛如裹,昏胀沉重,身重倦怠,胸闷纳呆,大便溏薄。舌苔白腻,脉濡。

治则:祛风化湿止痛。

处方:风池、印堂、中脘、三阴交。

4. 肝阳头痛

症状:头目胀痛,头昏眩晕,常因情绪紧张而诱发,心烦易怒,睡眠不安,面红口苦。舌红,脉弦。

治则:平肝潜阳。

处方:百会、风池、悬颅、太冲。

5. 痰浊头痛

症状:头痛昏重,或兼目眩,胸脘满闷,头痛甚则恶心呕吐痰涎。舌苔白腻,脉滑。

治则:健脾化痰,祛湿止痛。

处方:风池、中脘、丰隆、内关。

6. 肾虚头痛

症状:头脑空痛,眩晕耳鸣,神疲健忘,腰膝酸软,遗精带下。舌红,脉细。

治则:滋补肾精。

处方:风池、百会、肾俞、太溪。

7. 气滞血瘀

症状:头痛如刺,时时发作,痛有定处,经久不愈,或有头部外伤史。舌质紫暗,或有瘀斑,脉细涩。

治则:活血化瘀。

处方:风池、百会、太阳、合谷、太冲、膻中、膈俞。

若患者头痛部位比较明确,诊疗时结合经脉循行路线选穴往往能提高治疗效果。前额痛加印堂、上星;侧头痛加头、外关、侠溪;后头痛加、后溪、昆仑;头顶痛加四神聪。

8. 气血两虚

症状:头痛绵绵,头晕目眩,遇劳则发,神疲乏力,面色无华,心悸气短。舌淡,脉细弱。

治则:补益气血。

处方:百会、气海、足三里、脾俞、胃俞。

【操作】

随证每次选用4~6穴。气血两虚证予补法并灸,其余诸证用泻法或平补平泻法,瘀血者可点刺太阳出血。

二、三叉神经痛

三叉神经痛,是指三叉神经分支范围内反复发作的阵发性短暂的剧烈疼痛,疼痛呈刀割样或烧灼样,无感觉缺失等神经功能障碍,病理检查亦无异常。通常发于一侧的第二支与第三支,多发于40岁以上的人,女性较多见。祖国医学属"面痛"范畴。

【病因病机】

风寒或风热等外邪侵袭手足三阳之络,闭阻经络,气血阻滞,不通则痛;或由情志郁结,化火上炎;或由气血亏损,脉络瘀滞而作痛。

【辨证施治】

1. 风袭经络

症状:面痛阵作,如刺如灼,痛势剧烈,伴风寒或出汗,鼻塞流涕。舌苔薄白,脉弦滑或弦紧。

治则:疏风通络。

处方:合谷、外关、风池。

2. 肝火上炎

症状:面痛阵作,如炸如割,剧烈难忍,面红目赤,心烦易怒,口干口苦,尿黄便结。舌红苔黄,脉弦滑数。

治则:清肝泻火。

处方:液门、行间、侠溪、曲泉。

3. 气虚络阻

症状:病久不愈,痛势较缓,抽掣作痛,神疲乏力,面色无华,少气懒言。舌淡苔白或有紫气瘀点,脉细弱。

治则:补气活血,化瘀通络。

处方:膈俞、肝俞、关元、三阴交、足三里。

针灸治疗本病一般均采用对症治疗与辨证施治相结合的方法。

对症治疗处方:

1. 第1支痛:攒竹、丝竹空、阳白、头维、中渚。
2. 第2支痛:迎香、四白、禾髎、角孙、合谷。
3. 第3支痛:下关、大迎、颊车、翳风、内庭。

【操作】

局部用穴,可根据病情适当精简,用捻转泻法或平补平泻法。局部诸穴手法宜轻,远端穴位手法宜重。留针30分钟,痛势剧烈者可延长到1小时;留针期间可依病情间歇行针数次。

三、周围性面神经麻痹(Bell's 面瘫)

周围性面神经麻痹是指茎乳孔内面神经的急性非化脓性炎症,引起周围性面神经麻痹,又称贝尔麻痹。本病主要表现为病侧面部肌肉运动障碍,发生口眼歪斜,亦称面神经炎。应与中枢性面瘫相鉴别。本病相当于中医的"口㖞"、"口僻"、"风口㖞"、"㖞僻"、"吊线风"、"口眼㖞斜"等。

【病因病机】

本病因正气不足,络脉空虚,卫外不固,风邪乘虚入中经络,气血痹阻,面部足阳明经筋失于濡养,以致肌肉纵缓不收所致。面部受凉所致者为风寒证;继发于感冒、带状疱疹(耳部、面部)者为风热证;此两者为感外风之邪。风痰瘀血阻滞经脉而致面瘫者为感内风之邪。

【辨证施治】

1. 风邪外袭

症状:突然口眼歪斜,面部感觉异常,耳后隐痛,或伴恶寒发热,头痛酸楚。舌淡红,苔薄白或薄黄,脉浮数或浮紧。

治则:祛风通络。

处方:风池、合谷、翳风、太阳、颧髎、迎香、地仓、颊车、下关、阳白、瞳子髎、丝竹空,局部取穴。

2. 血虚风动虚风内动

症状：口眼㖞斜，面部麻木或有板紧之感，面肌瞤动，每于情绪激动或说话时发生口眼抽动，或闭目难睁。舌质淡，苔薄白或少苔，脉弦细。

治则：养血息风。

处方：风池、足三里、太冲、局部取穴。

注：发病一周内选穴宜少而精，避免强刺激倒错现象（面神经麻痹后遗症，即瘫痪面肌的挛缩，面肌痉挛或联带运动）。

【操作】

面部诸穴用平补平泻法，病初起针刺手法宜轻。

四、坐骨神经痛

坐骨神经痛是指在坐骨神经通路及其分布区内的疼痛。其临床表现为疼痛由腰部经臀部、大腿后侧、小腿后外侧向足部放散，为多种疾病引起的一种症状。发病初期常为一侧腰痛，也可腰痛与腿痛并见，弯腰或活动下肢时加重。有原发性与继发性两类，后者按受损部位又可分为根性与干性两种。祖国医学属"痹症"、"腰痛"、"腰腿痛"等范畴。

【病因病机】

导致本病不外乎内因和外因。内因主要为禀赋不足，素体虚弱，加之劳累过度；或久病体虚，肝肾不足，气血耗伤，腠理空疏，致使外邪容易乘虚入侵。外因或为感受风寒湿邪，经络闭阻；或外伤闪挫，经络气血瘀滞，而致腰腿疼痛。

【辨证施治】

1. 风寒痹阻

症状：腰腿疼痛剧烈，沿经脉上下走窜，屈伸不便。多发于感受寒湿之后，自觉患部寒凉，喜暖畏寒，遇阴雨寒冷气候疼痛尤甚。苔白或白腻，脉沉。

治则：祛寒行湿。

处方：肾俞、委中、命门、腰阳关。可用温针灸或艾条灸，并可加拔火罐。

2. 气滞血瘀

症状：多由腰部外伤史，腰腿疼痛如刺，活动则痛甚。舌质紫暗或有瘀斑，脉弦或涩。

治则：活血祛瘀，通络止痛。

处方：肾俞、气海俞、膈俞、委中。

3. 肾气亏虚

症状：起病缓慢，迁延不愈，反复发作，腰部酸痛，喜揉喜按，每遇劳累后则痛剧，休息后疼痛减轻，腰腿乏力，面色不华，精神疲乏。舌淡，脉沉细。

治则：益肾强腰，通经活络。

处方：肾俞、足三里、太溪、昆仑。

注：循经治疗指按疼痛部位及放射路径，循经选足太阳、足少阳经穴为主。

处方：主穴为腰2至腰5夹脊、秩边、环跳、阳陵泉。

加减：足太阳经分布部位疼痛加殷门、委中、承山、昆仑；足少阳经分布部位疼痛加风市、悬钟、丘墟等。

【操作】

根据病情每次选用4~9穴。风寒者针用泻法,温针灸或艾条灸,并可加用拔火罐;气血淤滞用泻法;肾气虚者用补法,温针灸或艾柱灸。

五、急性脑血管疾病

急性脑血管疾病又称脑血管意外,为中老年人常见的一种急性疾病,临床以意识障碍和肢体瘫痪为特征。出血性脑血管意外有脑出血和蛛网膜下腔出血,缺血性脑血管意外有脑血栓形成和脑栓塞。脑梗死又称缺血性脑卒中,是指由于脑组织局部动脉血液供应障碍或血流突然完全中断,停止供血、供氧而引起该供血区的脑组织坏死、软化。脑出血又名脑溢血,通常是指非外伤性的原发性脑实质血管破裂所致的出血。根据本病的发病特点和临床表现,急性脑血管疾病相当于中医的"中风"范畴,又名"卒中"、"偏枯"、"偏风"、"风痱"、"喑痱"等。

【病因病机】

患者多因忧思恼怒等精神因素;或因嗜酒及过食肥甘厚味等饮食因素;或因房室不节及劳累太过等生活因素,导致肾阴亏于下,肝阳亢于上,气血逆乱,夹痰夹火而发为中风。总之,本病的形成与风、火、痰、瘀等病理因素有关。本病分为中经络和中脏腑。

中经络仅为肝风夹痰,横窜经络,影响经络的气血运行,其病位较浅。病情较轻,临床表现仅为半身不遂,语言不利等症。中脏腑又分为闭证和脱证,闭证的主要症状是突然跌仆,不省人事,牙关紧闭,口噤不开,两手握固,大小便闭,肢体强痉;脱证表现为突然昏仆,不省人事,目合口张,鼻鼾息微,手撒肢冷,汗多,大小便自遗,肢体软瘫,舌萎,脉细弱或脉微欲绝。

【辨证论治】

(一) 中经络

1. 风阳上扰

症状:平素有头晕头痛,耳鸣目眩,失眠多梦等症。突然一侧肢体麻木,口眼歪斜,半身不遂,舌强语謇,但神志清晰。舌质红,苔白或薄黄,脉弦滑或弦数。

治则:平息内风,滋养肝肾。

处方:风池、内关、太冲、太溪。

上肢瘫痪加肩髃、肩髎、曲池、合谷、内关。

下肢瘫痪加环跳、阳陵泉、足三里、三阴交。

2. 风痰阻络

症状:突然肢体麻木,口眼歪斜,半身不遂,口角流涎,头晕或痛,痰多而粘,或朦胧嗜卧,或微发热,便干或秘,舌謇,语言不清。舌苔黄腻,脉弦滑。

治则:化痰息风,疏通经络。

处方:百会、合谷、曲池、阳陵泉、太冲、丰隆。

失语加通里、廉泉;瘫痪穴位同上;口眼歪斜(面瘫)对症取穴。

方法:虚证用补法,实证用泻法,患肢针刺手法宜重。

(二) 中脏腑

1. 闭证

处方:水沟、十宣、涌泉、内关、合谷、太冲、丰隆。

配穴：身热加曲池、大椎；便秘加支沟、上巨虚、天枢；舌蹇加廉泉；牙关紧闭加颊车、下关。

方法：水沟向上斜刺，进针可稍深。十宣可分组用粗针点刺出血，针刺宜促使得气，但又不宜引起病人躁动。每日可治疗2～3次。

2. 脱证

处方：素髎、涌泉、神阙、关元。

配穴：虚汗出加阴郄；酣睡不醒加申脉；二便自遗加水道、三阴交、足三里。

方法：先针素髎，用提插法，持续行针，加强针感。涌泉用补法，反复行针。神阙、关元用隔盐、隔姜大艾柱灸，连续数十壮。

急性脑出血病情稳定后，早期配合针灸治疗十分重要，一般在发病1周后即可开始。

六、神经衰弱

神经衰弱是指由于精神忧虑或创伤，长期繁重的脑力劳动，以及睡眠不足等原因引起的精神活动能力减弱，是一种常见的神经官能症。临床表现复杂，患者所诉症状涉及许多系统和器官，除常见的失眠、多梦外，还出现头昏头痛、精神疲乏、健忘、情绪异常等其他神经系统症状。

失眠是本病的主要症状，轻者入寐困难或寐而不酣，时寐时醒，醒后难以再寐，重者可通宵达旦不能入睡。本病相当与祖国医学"不寐"、"郁证"、"头痛"、"眩晕"、"惊悸"、"健忘"、"虚劳"等的范畴。

【病因病机】

《内经》认为随着自然界昼夜交替，人体阴阳之气本应随之而有规律地转化，阳气不得入阴而致失眠。平素体弱或久病体弱，肾阴耗伤，水不济火，则心阳独亢；五志过极，心火内盛，不能下交于肾；情志不调，郁怒不解，肝失条达，久郁化火，扰动心神；足阳明胃经上通于心，饮食不节，恣食辛辣肥甘，食滞胃肠，酿成痰热，上扰心神即"胃不和则卧不安"。

【辨证施治】

1. 心肾不交

症状：心烦不寐或稍寐即醒，心悸不安，五心烦热，口干津少，头晕耳鸣，健忘，腰膝酸软，遗精。舌红，脉细数。

治则：滋阴降火，交通心肾。

处方：太溪、三阴交、神门、内关、心俞、肾俞。

2. 心脾两虚

症状：失眠，多梦易醒，醒后难以入睡，心悸健忘，饮食无味，或腹胀便溏，倦怠乏力，面色萎黄无华。舌淡，苔薄白，脉细弱。

治则：补益心脾，宁心安神。

处方：三阴交、足三里、神门、心俞、脾俞。

3. 肝郁化火

症状：失眠，多梦易惊，性情急躁易怒，头昏脑胀，胸胁胀满，善叹息，口渴，小便黄赤，大便秘结。舌红，苔黄，脉弦数。

治则：疏肝泄热安神。

处方:太冲、风池、神门、心俞、肝俞。
4. 痰热内扰
症状:失眠,头重,心烦口苦,痰多,胸闷,恶心,厌食,目眩。舌质偏红,苔黄腻,脉滑数。
治则:清热化痰,和中安神。
处方:足三里、丰隆、三阴交、内关、神门。
【操作】
每次随证选用3~5穴。实证用泻法,虚证用补法。

七、胃炎

胃炎是指各种原因所致的急性或慢性胃黏膜的炎性变化,临床上分急性胃炎和慢性胃炎两种。急性胃炎中只有单纯性胃炎和感染性胃炎适合针灸治疗,一般以上腹部疼痛不适、食欲减退或饱胀嗳气、恶心呕吐为主要临床表现,相当于祖国医学中的"胃脘痛"和"呕吐"。慢性胃炎根据其病理改变分为浅表性、萎缩性和肥厚性三种。临床表现一般不典型,主要症状有长期反复发作的中上腹部饱闷感、疼痛、食欲不振、消化不良、恶心、呕吐、嗳气等,相当于祖国医学中的"胃脘痛"、"痞满"等。

【病因病机】
急性胃炎的发生,大多是由于外邪犯胃或饮食不慎等导致脾胃纳运失常,胃失和降,浊气上逆所致。慢性胃炎的发生,多由情志不舒、饮食失调、劳倦过度、久病体弱导致肝郁气滞、中焦虚寒等而发病。

【辨证施治】
(一)急性胃炎
1. 寒滞胃脘
症状:胃痛暴作,痛势较剧,畏寒喜暖,得热痛减,恶心呕吐,或畏寒伴发热,喜热饮。舌淡苔白,脉弦紧。
治则:温中散寒,和胃止痛。
处方:中脘、内关、足三里、公孙、合谷。
2. 湿热中阻
症状:胃脘灼热胀痛,得食加剧,或食入即吐,口苦而干,口气重浊。舌红,苔黄腻,脉滑数。
治则:清热燥湿,和胃降逆。
处方:中脘、内关、足三里、内庭、三阴交、阴陵泉。
3. 食滞胃脘
症状:胃脘胀痛,疼痛拒按,嗳腐酸臭,恶心呕吐,吐后痛减,口气重浊。舌淡红,苔厚腻,脉弦滑。
治则:消食导滞,和胃畅中。
处方:内关、中脘、下脘、天枢、足三里。
(二)慢性胃炎
1. 肝气犯胃
症状:胃脘胀痛,连及两胁,痛无定处,嗳气频作,善太息,每因烦恼而诸症加重。舌红,苔薄黄,脉弦数。

治则:疏肝理气,和胃止痛。

处方:中脘、肝俞、期门、内关、足三里、阳陵泉、太冲。

2. 脾胃虚寒

症状:胃痛隐隐,喜温喜按,纳呆脘胀,面色少华,形瘦神疲,畏寒肢冷,大便溏薄。舌淡形胖,苔薄白而滑,脉细弦。

治则:健脾益气,温中和胃。

处方:脾俞、胃俞、中脘、足三里。

3. 胃阴不足

症状:胃痛无定时,嘈杂如饥,饥不欲食,口干思饮。舌红少苔,脉弦细或细数。

治则:养阴益胃,清热润燥。

处方:胃俞、中脘、内关、三阴交、太溪、内庭。

【操作】

实证用泻法,虚证用补法,寒证用灸。急性发病者每日治疗1～2次,慢性者每日或隔日治疗一次。

八、习惯性便秘

习惯性便秘是指排便艰涩不畅,粪质干燥硬结。排便间隔时间超过48小时以上,并有不适感的一种疾病。相当于祖国医学中的"便秘"、"大便难"、"阳结"、"阴结"、"脾约"等病症。

【病因病机】

素体阳盛,嗜食辛辣厚味,烟酒过度;或情志不舒;或劳倦内伤,年老体弱,病后或产后气血未复,导致肺、脾、胃、肾等脏腑功能失调,津液不足,大肠传导失职,糟粕内停而成便秘。

【辨证施治】

1. 实秘

症状:脘腹胀满,疼痛拒按,大便干结,身热面赤,口干口臭。舌质红,苔黄燥,脉洪大而数。

治则:清热顺气导滞。

处方:天枢、中脘、上巨虚、大横、曲池、支沟、内庭。

2. 虚秘

症状:大便干燥,或并不干硬但数日不行,虽有便意而努则不出,便后疲惫,倦怠懒言,面色无华或两颧泛红。舌淡苔白,脉细无力。

治则:益气养血润肠。

处方:气海、脾俞、大肠俞、天枢、足三里、三阴交、支沟。

3. 寒秘

症状:大便艰涩,排出困难,腹中冷痛,畏寒肢冷,小便清长。舌淡苔白,脉沉紧。

治则:温通开结。

处方:肾俞、气海、关元、大横。

【操作】

实秘用泻法,虚秘用补法,寒秘、虚秘可加用灸法。

九、单纯性肥胖

当进食热量多于人体消耗量,而以脂肪形式储存体内,导致体重超常的疾患。肥胖是体内脂肪堆积过多和(或)分布异常的一种状态。体内储积的脂肪量超过理想体重20%以上即为肥胖,据病因分为单纯性与继发性两类,中医称之"肥庸"。肥胖往往有食欲异常、睡眠异常、出汗、口干、大便异常等症状。

【病因病机】

肥胖是由于先天禀赋不足,脾肾亏虚或因饮食不节、过食肥甘厚味,或因七情过度,疏于劳作等损伤脾胃及肾,脾胃运化失职,肾的气化不利,水谷精微不能正常输布,聚湿生痰,而致肥胖。

【辨证施治】

1. 胃热亢盛

症状:食欲旺盛,消谷善饥,口干喜饮,畏热多汗,面色红润,腹胀便秘,多急躁怒。舌质正常或偏红,苔黄腻,脉滑有力或滑数。

治则:泻火伐胃,通泻大肠。

处方:中脘、足三里、丰隆、三阴交、阳陵泉、曲池、合谷、内庭。

2. 脾虚湿盛

症状:纳食不多,食后腹胀,面色少华,神疲乏力,心悸气短,嗜睡懒言,腹胀便秘,动则少气不足,或见尿少浮肿。舌淡,边有齿印,苔薄白,脉沉细而迟。

治则:益气健脾,祛痰利湿。

处方:脾俞、胃俞、足三里、三阴交、阴陵泉、中脘、气海、关元。

3. 脾肾阳虚

症状:面色无华,神疲乏力,喜静恶动,胃纳正常或偏少,稍动则少气汗出,头晕腰酸,畏寒肢冷。女性多伴月经不调,男子或见阳痿。舌质淡嫩,边有齿印,苔薄白,脉沉细无力。

治则:温肾壮阳,健脾利湿。

处方:三焦俞、中脘、关元、命门、三阴交、太溪。

【操作】

实证用泻法,虚证用补法。开始针刺时以每次取4~5穴为宜,以后可每次增加10余穴。四肢除末端穴位外均要求深刺。

十、颈椎病

颈椎病又称颈椎综合征,是因颈椎长期老损,骨质增生,椎间盘突出、韧带增厚,压迫颈脊髓、神经根和血液循环功能障碍所致的综合征。本病的主要临床症状有头、颈、臂、手及前胸等部位的疼痛,并可有进行性肢体感觉和功能障碍。好发于40~60岁的成人。本病属于祖国医学的"骨痹"、"阴痹"、"肩颈痛"、"肩背痛"等范畴。

【病因病机】

体虚气血不足,复感风寒湿邪,或因跌仆损伤,久劳筋脉受损,而致气血运行不畅,经脉闭阻,引发本病。

【辨证施治】
1. 风寒外袭

症状：颈项强痛，活动受限，肩臂酸楚，肢冷手麻，或觉沉重，遇寒加重，伴形寒怕冷，全身酸楚。苔薄白，脉弦紧。

治则：祛风散寒，温经祛湿。

处方：大椎、风门、风池、相应病变颈椎夹脊、肩井、外关、合谷。

2. 气滞血瘀

症状：有外伤史及久坐垂首史者，颈项、肩背疼痛或刺痛，甚则放射至前臂，手指麻木，劳累后加重，颈部僵直或肿胀，活动不利。舌质紫暗瘀斑，苔薄白，脉弦而涩。

治则：活血化瘀，行气通络。

处方：相应病变颈椎夹脊、风池、大椎、肩髃、曲池、合谷、养老、阿是穴。

3. 肝肾亏虚

症状：起病缓慢，颈项、肩背疼痛、麻木，日久不愈，劳累后加重，伴头晕眼花，耳鸣耳聋，腰膝酸软。舌嫩，苔少，脉沉细无力。

治则：补益肝肾，温养经脉。

处方：大椎、肝俞、肾俞、阳陵泉、养老，以及相应病变颈椎夹脊。

【操作】

肝肾精亏者用补法，其余两证用泻法。颈项背诸穴施捻转手法。可用灸法，配合拔火罐。

十一、肩关节周围炎

肩关节周围炎是关节囊和关节周围软组织的一种退行性炎症性疾病，以50岁左右者多见，故有"五十肩"之称。临床表现为肩部酸重疼痛和不同程度的肩关节活动障碍。属祖国医学"肩背痛"、"漏肩风"和"肩凝"等范畴。

【病因病机】

年老体弱，肝肾两亏，精血衰少，筋骨失养，风寒湿邪乘虚而入；或脾虚生湿，湿凝成痰，痰湿留着；或因过力劳伤，血瘀凝滞，经络闭阻，气血不行，经筋失用发生本病。

【辨证施治】
1. 风寒阻络

症状：病程较短，肩部疼痛酸重，日轻夜重，举肩及后转时疼痛加剧，活动受限，局部畏寒，得温则舒，受风遇寒加重。舌脉正常。

治则：疏风散寒，温经通络。

处方：肩髃、肩髎、肩井、臂臑、曲池、外关、合谷。

2. 正虚络瘀

症状：病延日久，上举外展内旋活动明显受限，或局部肌肉萎缩，酸痛乏力，局部畏寒，得温则减，受凉则剧。

治则：温经活血，强筋壮骨。

处方：肩髃、肩髎、臂臑、天宗、秉风、曲池、外关、手三里、足三里。

【操作】

每次依病情选用数穴，风寒外袭者用泻法，正虚邪阻用平补平泻法。针刺用手法同时让患者主动活动肩关节。可加用灸法,配合拔火罐。

十二、痛经

痛经是指妇女在行经前或经期腹部疼痛,以致影响工作和日常生活并需要治疗者。痛经可分为原发性和继发性两类,生殖器官无明显异常者称原发性痛经,因生殖器官的器质性病变而致者称为继发性痛经。临床主要表现为在行经前后或正值行经期间,少腹及腰部疼痛,甚至剧痛难忍,并随月经周期而发作。本病属祖国医学"经行腹痛"、"经前腹痛"、"经后腹痛"等范畴。

【病因病机】

引起痛经的原因不外乎外感风寒、情志过极和劳倦体虚等原因,而致寒邪凝滞,肝郁气滞,气血不畅,不通则痛;或肝肾不足,气血虚弱,胞脉失养,虚滞作痛。

【辨证施治】

1. 寒湿凝滞

症状:经前或经期少腹绞痛,并有冷感,拒按喜热,经行不畅,量少,色紫黑有块,可伴形寒、肢冷、关节酸痛。苔白腻,脉沉紧。

治则:温经散寒祛湿。

处方:关元、中极、三阴交、肾俞、十七椎下、次髎。

2. 气滞血瘀

症状:经前或经期小腹胀痛或阵发性绞痛,放射到腰部或骶部,经行不畅,量少,色紫黑有块,伴胸胁乳房胀痛。舌质紫或有瘀点,脉细弦。

治则:调气化瘀,活血止痛。

处方:气海、太冲、地机、三阴交。

3. 气血两虚

症状:经期或经后小腹绵绵作痛,且有空坠不适感,喜按,经量或多或少,色淡红,无血块,伴面色少华、倦怠无力、心悸少寐、头晕眼花。舌淡胖,苔薄,脉细弱。

治则:补益气血。

处方:气海、足三里、脾俞、胃俞、三阴交。

4. 肝肾亏虚

症状:经后小腹隐隐作痛,月经先后无定期,色淡红,无血块,伴腰膝酸软、夜寐不宁、头晕耳鸣、目糊。舌红少苔,脉细。

治则:补益肝肾。

处方:太溪、三阴交、血海、肝俞、肾俞。

【操作】

经前3~5天开始治疗,次髎用泻法,应倾斜向脊柱,沿骶后孔刺入1.5寸,反复行针,使热感传入小腹,痛甚者加用电针。寒湿凝滞,针用泻法,局部穴位温针灸或艾条灸;气滞血瘀针用泻法,不灸;气血虚弱、肝肾不足用补法,加灸。

十三、顽固性呃逆

顽固性呃逆是多种原因造成膈神经受刺激而引起的膈肌痉挛。临床主要表现为呃逆连声,不能自止,并妨碍谈话、咀嚼、呼吸、睡眠等的一种疾病。祖国医学称"呃逆",俗称"打嗝"。

【病因病机】

多因饮食不节,损伤脾胃,食滞不化,或因忧思恼怒,肝失条达、横逆犯胃,或因胃阳不振、和降失职等均可引起胃气上逆,上冲胸膈而发呃逆。

【辨证施治】

1. 食滞内停

症状:呃声洪亮,脘腹胀痛,疼痛据按,嗳气厌食,大便或溏或秘。苔厚腻,脉滑实。

治则:消食化积,导滞降逆。

处方:中脘、内关、膈俞、足三里、内庭。

2. 肝郁犯胃

症状:呃声连连,胸胁胀痛,烦闷不舒。舌淡,苔薄,脉弦。

治则:疏肝理气,降逆止呃。

处方:膻中、中脘、气海、内关、太冲。

3. 寒滞胃脘

症状:呃声沉缓有力,时作时止,得热则减,得寒愈甚,兼见胃脘不舒,四肢不温,倦怠乏力。舌质淡,苔白润,脉迟缓。

治则:温中和胃,理气止呃。

处方:中脘、关元、内关、膈俞、胃俞。

【操作】

毫针刺用泻法,胃寒者行温针灸或艾条灸。

本章小结

针灸学是在中医理论的指导下,研究经络、腧穴及刺灸方法,探索运用针灸预防治疗疾病的一门学科。本章节包括针灸的生理基础、治疗概要及常见病的针灸治疗三部分内容,主要介绍了经络系统的组成及各部分的定义(重点强调十二经脉的名称、分布、走行规律),腧穴的命名、分类、治疗作用、定位方法及常用穴位,针灸的治疗原则与取穴原则,毫针刺法、得气与行针、针刺补泻等及常用灸法,以及临床常见病的针灸辨证施治。

针灸学是一门临床课程,目的是使学生掌握有关经络和腧穴及刺灸的基本技能,以便指导临床运用针灸的方法处理常见病。因此,其教学范围以教材为主,注意理论与实践相结合,坚持以临床为中心,培养学生动手能力,并应根据教学内容,辅以多媒体、图表、模型、操作等手段,加强直观教学,提高教学效果,强调理论讲授结合操作方法示范及利用临床见习进行实践操作练习。

典型习题解析指导

(一) A 型选择题

1. 正经是指 ( )

A. 十二经筋 B. 十二经别 C. 任脉和督脉 D. 十二皮部 E. 十二经脉

答案:E

试题点评

本题主要是经络系统中经脉的组成。经脉又分为十二经脉、奇经八脉、十二经别、十二经筋、十二皮部。其中,十二经脉,又称十二正经。

2. 手三阴经的走向是 ( )

   A. 从头走手   B. 从手走头   C. 从胸走手   D. 从手走胸   E. 从头走足

答案:C

试题点评

本题主要是十二经脉的走向规律。手三阴经起于胸腔,走向手指末端,交给手三阳经,即从胸走手。

3. 腧穴可分为三类 ( )

   A. 十二经穴　经外奇穴　阿是穴　　　B. 十四经穴　经外奇穴　特定穴
   C. 十四经穴　奇穴　阿是穴　　　　　D. 经穴　络穴　阿是穴
   E. 经穴　络穴　经外奇穴

答案:C

试题点评

本题主要是腧穴的分类。人体的腧穴可以分为三类:经穴、奇穴和阿是穴。

(二) B 型选择题

   A. 十二正经   B. 奇经八脉   C. 十二经别   D. 十二经筋   E. 十二皮部

4. 从十二经脉分出来,具有加强十二经脉中互为表里两经之间在体内的联系,到达某些十二正经不能循行到的器官、部位、肢体,以补充十二经脉之不足的是 ( )

5. 十二经脉的经气"结、聚、散、络"于筋肉、关节的体系,有约束骨骼,主司关节屈伸运动的作用的是 ( )

答案:4. C   5. D

试题点评

本题主要是经脉各组成部分的概念及作用。十二经别是从十二经脉分别出来的经脉,具有加强十二经脉中互为表里两经之间在体内的联系,到达某些十二正经不能循行到的器官、部位、肢体,以补充十二经脉之不足。十二经筋是十二经脉的经气"结、聚、散、络"于筋肉、关节的体系,有约束骨骼,主司关节屈伸运动的作用。

   A. 5寸   B. 9寸   C. 12寸   D. 10寸   E. 3寸

6. 常用骨度分寸中,前发际中点至后发际中点 ( )

7. 脐中至耻骨联合上缘中点 ( )

8. 外踝高点至足底 ( )

答案:6. C   7. A   8. E

试题点评

本题主要是腧穴的定位方法中的骨度分寸定位法,即将人体不同部位的骨骼尺寸用作定取腧穴的折算长度。常用骨度分寸说明如下:前发际中点至后发际中点 12 寸;天突穴至歧骨(胸剑联合)9 寸;胸剑联合至脐中 8 寸;脐中至耻骨联合上缘中点 5 寸;大椎以下至尾椎 21 寸;背部两肩胛骨之间 6 寸;肘横纹至腕横纹 12 寸;腋下横纹至肘横纹 9 寸;股骨大转子至膝中 19 寸;臀横纹至膝中 14 寸;膝中至外踝高点 16 寸;外踝高点至足底 3 寸。

(三) C 型选择题

   A. 少阴心经   B. 少阴肾经   C. 两者都是   D. 两者都不是

9. 分布在上肢的经脉是 ( )

10. 循行在肢体后部的经脉是 ( )

答案:9.A 10.C

试题点评

本题主要是十二经脉的分布走行规律。十二经脉对称地分布在人体的躯干、上肢、下肢左右两侧的内侧面和外侧面。每一条经脉分别属于一个脏或一个腑。太阴、厥阴、少阴和太阳、少阳、阳明。五脏之中的心、肺、心包都位于胸膈以上,属三阴经。所以它们的经脉分布在上肢内侧,属阴,为手三阴经。大肠、小肠、三焦属三阳经,所以它们的经脉分布在上肢外侧,属阳,为手三阳经。脾、肝、肾位于胸膈以下,属三阴经,所以它们的经脉分布在下肢内侧,属阴,为足三阴经。胃、胆、膀胱的经脉分布在下肢外侧,属阳,为足三阳经。

  A. 隔姜灸   B. 隔附子饼灸 C. 两者都是 D. 两者都不是

11. 寒邪所致的腹痛、腹泻和呕吐,常用 ( )

12. 治疗命门火衰所致的阳痿、早泄,常用 ( )

  答案:11.A 12.B

试题点评

本题主要是间接灸的类型。间接灸是将艾柱与施灸腧穴部位之间隔放一定药物来进行施灸的方法。根据隔放的不同药物冠以不同的名称,如隔放生姜片者,称隔姜灸,适用于寒邪导致的腹痛、腹泻和呕吐等病症;以食盐间隔者,称隔盐灸,多用于治疗伤寒阴证,或中风脱证等;隔放蒜片者称为隔蒜灸,适用于瘰疬、肺痨等;隔附子饼者称隔附子饼灸,多用于治疗命门火衰所致的阳痿、早泄等。

(四) X型选择题

13. 手指同身寸包括 ( )

  A. 拇指同身寸 B. 横指同身寸 C. 食指同身寸 D. 中指同身寸

  E. 小指同身寸

  答案:A、B、D

试题点评

本题主要是腧穴定位之手指同身寸法。以患者的中指中节屈曲时内侧两端纹头之间作为一寸的长度,来衡量其他部位,这种方法为中指同身寸法;以患者拇指指关节的横度作为一寸长度,来量取其他部位,为拇指同身寸法;患者将食指、中指、无名指和小指并拢,以中指中节横纹处为准,四指横量作为3寸,此种方法称为横指同身寸法。

14. 导致晕针发生的原因有 ( )

  A. 体质虚弱 B. 针尖带钩 C. 精神过度紧张 D. 针身弯曲

  E. 过度疲劳饥饿

  答案:A、C、E

试题点评

本题主要是常见针刺异常情况中晕针的内容。晕针是指针刺过程中病人突然发生的晕厥现象。常见的原因是患者虚弱,精神紧张或饥饿、疲劳、大汗、大泻、大出血,以及施术手法过重等。

(五) 判断题

15. 手少阳三焦经与足少阳胆经在目内眦交接。

  答案:×

试题点评

十二经脉中的气血运行是循环流注的。从手太阴肺经开始,依次流注,首尾相贯,如环无端。其中,手少阳三焦经与足少阳胆经在目外眦交接。

16. 奇经八脉具有涵蓄十二经气血的作用,故又称为"血海"。

  答案:×

试题点评

奇经八脉的作用是统率、联络和调节十二经脉。冲脉具有涵蓄十二经气血的作用,又称为"血海"。

(六) 填空题

17. 经脉包括_____、_____、_____,以及正经附属的_____、_____;络脉包括_____和难以计数的_____和_____。

答案:十二经脉　奇经八脉　十二经别　十二经筋　十二皮部　十五络脉　浮络　孙络

试题点评

经脉包括十二经脉、奇经八脉、十二经别。十二经脉是运行气血的主要通路;十二经别是从十二经脉分别出来的经脉;奇经八脉包括任脉、督脉、冲脉、带脉、阴维脉、阳维脉、阴跷脉、阳跷脉。十二经筋是十二经脉的经气"结、聚、散、络"于筋肉、关节的体系;十二皮部是十二经脉的功能活动在体表皮肤的反应区域或反应部位。络脉又分为十五别络、孙络、浮络。

18. 临床常用的针刺补泻手法有_____、_____、_____、_____、_____、_____和_____。

答案:捻转补泻　提插补泻　疾徐补泻　迎随补泻　呼吸补泻　开阖补泻　平补平泻

试题点评

针刺补泻就是在针刺治疗过程中,通过采用适当的手法针刺腧穴,以激发经气,最终实现扶正祛邪,使机体的阴阳失衡状态恢复正常。临床上常用的针刺补泻手法主要有:捻转补泻、提插补泻法、徐疾补泻、迎随补泻、呼吸补泻、开阖补泻、平补平泻。此外,还有烧山火、透天凉、青龙摆尾等多种复式手法。

19. 针灸治疗处方取穴的基本原则有_____、_____和局部取穴。

答案:远部取穴　近部取穴　对症取穴

试题点评

本题主要是针灸的处方取穴原则。针灸取穴必须根据经穴主治特点和经络的关系来进行穴位选取。

(七) 名词解释

20. 刺手与押手

答案:刺手是持针操作的手,一般为右手。押手是爪切按压所刺部位,或辅助针身的手,一般为左手。

试题点评

本题主要是毫针刺法的操作。进针时,常需左右手配合操作。一般情况下,大多右手起主导作用,用来进针,称为刺手;左手多辅助操作,如按压在针刺部位,因此成为押手。

21. 挟持进针法

答案:以左手拇、食二指持捏消毒干棉球,挟持住针身下端,将针尖固定在所刺腧穴的皮肤表面部位,右手持针柄,使针体垂直,左右手同时用力,将针刺入皮肤。此法适用于长针的进针。

试题点评

挟持进针法,顾名思义,以手指挟持针身以方便进针,需要两手配合以完成操作,适用于长针的进针。

(八) 问答题

22. 为什么十二经脉气血流注从肺经开始。

答:十二经脉的气血流注顺序有一定的规律。经脉运行气血,而气血是通过中焦受纳、腐熟水谷,化生水谷精微而产生的,所以十二经脉气血源于中焦。气血的运行,有赖于肺气的输送,所以十二经脉气血流注从手太阴肺经开始,由肺经逐经相传,形成周而复始、如环无端的传注系统,将气血周流全身,使人体不断地得到营养而维持各组织器官的功能活动。

试题点评

本题涉及本章中经脉循行的内容以及前文脏腑生理的部分内容。每一条经脉都分别属于某一个脏腑,因此脏腑的生理与经脉的功能存在必然联系。

23. 得气时医生与患者各有什么感觉?未得气又是什么感觉?

答:得气亦称为"针感",当得气时医者会感到针下有徐和或沉紧的感觉。同时,患者也会在针下出现相应的酸、麻、胀、重等感觉,这种感觉可沿着一定部位、向一定方向扩散传导。若无经气感应而不得气时,医者则感到针下空虚无物,患者亦无酸、麻、胀、重等感觉。针刺必须得气,得气与否直接影响治疗效果。一般地说,得气迅速时,疗效就好;得气较慢时,疗效就差;若不得气,就可能无治疗效果。但是也应该注意,得气的强弱,也须因人、因病而异。一般来说,痿证、痹证、偏瘫和急性疼痛等疾病得气强而效果好;失眠、面肌痉挛等疾病得气弱却效果显著。气血虚弱、久病年迈之人,得气宜弱;气血旺盛、体壮年轻之人,得气宜强。总之,得气的强弱,应以患者舒适、疗效显著为目标。

试题点评

《灵枢·九针十二原》说:"气至而有效,效之信,若风吹云,明乎若见苍天。"针灸治疗中,得气是使用针刺手法的基础,是疗效与预后的标准。针刺得气说明扎针后效果必然好,但是不得气不等同于没疗效。不得气仅仅是疗效差,而得气虽然可以提高疗效,但针刺手法不对也会影响效果。有些年纪大的病人,机体反应性差,不易得气,但不是不可以扎针,也不能认为此时扎针无用。这时可以选用灸法加以辅助。若机体敏感,看似非常容易得气,但多是病人自己的感觉,若处理不当,其结果也不一定理想。

(高建芸)

第十一章　养生学概述

【教学目的与要求】
　　养生学是中华民族优秀文化的一个重要组成部分,它历史悠久,源远流长。在漫长的历史过程中,中国人民非常重视养生益寿,并在生活实践中积累了丰富的经验,创立了既有系统理论、多种流派、多种方法,又有民族特色的中医养生学,为中国人民的保健事业和中华民族的繁衍昌盛作出了杰出的贡献。
　　1. 熟悉养生学的概念。
　　2. 掌握养生学的性质和特点。
　　3. 熟悉不同体质的在精神、环境、饮食等方面的养生方法,以及春夏秋冬不同季节的养生调护。

第一节　养生学的概念

　　养生就是根据生命发展的规律,采取能够保养身体、减少疾病、增进健康、延年益寿的手段,所进行的保健活动。
　　养生(又称摄生、道生)一词最早见于《庄子》内篇。所谓生,即生命、生存、生长;所谓养,即保养、调养、培养、补养、护养。养生是通过养精神、调饮食、练形体、慎房事、适寒温等各种方法去实现的,是一种综合性的强身益寿活动。
　　中医养生学是在中医理论的指导下,探索和研究中国传统的颐养身心、增强体质、预防疾病、延年益寿的理论和方法,并用这种理论和方法指导人们保健活动的实用科学。

第二节　中医养生学的性质和特点

　　中医养生学是从实践经验中总结出来的科学,是历代劳动人民智慧的结晶,它经历了5 000年亿万次实践,由实践上升为理论,归纳出方法,又回到实践中去验证,如此循环往复不断丰富和发展,进而形成一门独立的学科。
　　中医养生学以其博大精深的理论和丰富多彩的方法而闻名于世。它的形成和发展与数千年光辉灿烂的传统文化密切相关,因此具有独特的东方色彩和民族风格。自古以来,东、西方人对养生保健,都进行了长期的大量的实践和探讨。但由于各自的文化背景不同,其养生的观点也有差异。中医养生学是在中华民族文化为主体背景下发生发展起来的,因此有其自身的特点,现略述其概要。

一、独特的理论体系

　　中医养生理论,都是以"天人相应"、"形神合一"的整体观念为出发点,去认识人体生命活动及其与自然、社会的关系。特别强调人与自然环境与社会环境的协调,讲究体内气化升降,以及心理与生理的协调一致。并用阴阳形气学说、脏腑经络理论来阐述人体生老病死的规律。尤其把精、气、神作为人体之三宝,作为养生保健的核心,进而确定了指导养生实践的种种原则,提出养生之道必须"法于阴阳,和于数术","起居有常"。即顺应自然,保护生机,遵循自然变化的规律,使生命过程的节奏,随着时间、空间的移易和四时气候的改变而进行调整。

二、和谐适度的宗旨

养生保健必须整体协调,寓养生于日常生活之中,贯穿在衣、食、住、行、坐、卧之间,时时处处都有讲究。其中一个突出特点,就是和谐适度。使体内阴阳平衡,守其中正,保其冲和,则可健康长寿。例如,情绪保健要求不卑不亢,不偏不倚,中和适度;又如,节制饮食、节欲保精、睡眠适度、形劳而不倦等,都体现了这种思想。晋代养生家葛洪提出"养生以不伤为本"的观点,不伤的关键即在于遵循自然及生命过程的变化规律,掌握适度,注意调节。

三、综合辨证的调摄

人类健康长寿并非靠一朝一夕、一功一法的摄养就能实现的,而是要针对人体的各个方面,采取多种调养方法,持之以恒地进行审因施养,才能达到目的。因此,中医养生学一方面强调从自然环境到衣食住行,从生活爱好到精神卫生,从药饵强身到运动保健等,进行较为全面的、综合的防病保健。另一方面,又十分重视按照不同情况区别对待,反对千篇一律、一个模式,而是针对各自的不同特点有的放矢,体现中医养生的动态整体平衡和审因施养的思想。历代养生家都主张养生要因人、因时、因地制宜,全面配合。例如,因年龄而异,注意分阶段养生;顺乎自然变化,四时养生;重视环境与健康长寿的关系,注意环境养生等。又如传统健身术的运用原则,提倡根据各自的需要,可分别选用动功、静功或动静结合之功,又可配合导引、按摩等法。这样,不但可补偏救弊、导气归经,有益寿延年之效,又有开发潜能和智慧之功,从而收到最佳摄生保健效果。

四、适应范围广泛

养生保健实可与每个人的一生相始终。人生自妊娠于母体之始,直至耄耋老年,每个年龄阶段都存在着养生的内容。人在未病之时,患病之际,病愈之后,都有养生的必要。不仅如此,对不同体质、不同性别、不同地区的人也都有相应的养生措施。因此,养生学的适应范围是非常广泛的。它应引起人们的高度重视,进行全面普及,提高养生保健的自觉性,把养生保健活动看作是人生活动的一个重要组成部分。

第三节 体质养生

一、阴虚体质

1. **精神调养** 阴虚体质之人性情急躁、常常心烦易怒,这是阴虚火旺、火扰神明之故,应遵循《内经》"恬澹虚无"、"精神内守"之养神大法。平素加强自我涵养,常读自我修养的书籍,自觉地养成冷静、沉着的习惯。在生活和工作中,对非原则性问题,少与人争,以减少激怒,要少参加争胜负的文娱活动。此外,节制性生活也很重要。

2. **环境调摄**　阴虚者,故常手足心热,口干咽燥,常畏热喜凉,冬寒易过,夏热难受。因此,每逢炎热的夏季,应注意避暑,有条件的应到海边、高山之地旅游。"秋冬养阴"对阴虚体质之人更为重要,特别是秋季气候干燥,更易伤阴。居室环境应安静,最好住座北朝南的房子。

3. **饮食调养**　饮食调理的原则是保阴潜阳,宜芝麻、糯米、蜂蜜、乳品、甘蔗、蔬菜、水果、豆腐、鱼类等清淡食物,并着意食用沙参粥、百合粥、枸杞粥、桑椹粥、山药粥。条件许可者,可食用燕窝、银耳、海参、淡菜、龟肉、蟹肉、冬虫夏草、老雄鸭等。葱、姜、蒜、韭、薤、椒等辛辣燥烈之品则应少吃。

4. **体育锻炼**　不宜过激活动,着重调养肝肾功能,太极拳、八段锦、内养操等较为适合。气功宜固精功、保健功、长寿功等,着重咽津功法。

5. **药物养生**　可选用滋阴清热、滋养肝肾之品,加女贞子、山茱萸、五味子、旱莲草、麦门冬、天门冬、黄精、玉竹、玄参、枸杞子、桑椹、龟板诸药,均有滋阴清热之作用,可依证情选用。常用中药方剂有六味地黄丸、大补阴丸等。由于阴虚体质,又有肾阴虚、肝阴虚、肺阴虚、心阴虚等不同,故应随其阴虚部位和程度而调补之,如肺阴虚,宜服百合固金汤;心阴虚,宜服天王补心丸;肾阴虚,宜服六味地黄丸;肝阴虚,宜服一贯煎。著名老中医秦伯未主张长期服用首乌延寿丹,认为本方有不蛮补,不滋腻,不寒凉,不刺激四大优点,服后有食欲增进、睡眠酣适,精神轻松愉快的效果,很值得采用。

二、阳虚体质

1. **精神调养**　阳气不足的人常表现出情绪不佳,如肝阳虚者善恐、心阳虚者善悲。因此,要善于调节自己的感情,消除或减少不良情绪的影响。

2. **环境调摄**　此种人适应寒暑变化之能力差,稍微转凉,即觉冷不耐受。因此,在严寒的冬季,要"避寒就温",在春夏之季,要注意培补阳气。"无厌于日",有人指出,如果能在夏季进行20~30次日光浴,每次15~20分钟,可以大大提高适应冬季严寒气候的能力。因为夏季人体阳气趋向体表,毛孔、腠理开疏,阳虚体质之人切不可在室外露宿,睡眠时不要让电扇直吹;有空调设备的房间,要注意室内外的温差不要过大,同时避免在树荫下、水亭中及过堂风很大的过道久停,如果不注意夏季防寒,只图一时之快,更易造成或手足麻木不遂或面瘫等中医所谓的"风痹"病的发生。

3. **体育锻炼**　因"动则生阳",故阳虚体质之人,要加强体育锻炼,春夏秋冬,坚持不懈,每天进行1~2次。具体项目,因体力强弱而定,如散步、慢跑、太极拳、五禽戏、八段锦、内养操、球类活动和各种舞蹈活动等,亦可常作日光浴、空气浴,强壮卫阳。气功方面,坚持做强壮功、站桩功、保健功、长寿功。

4. **饮食调养**　应多食有壮阳作用的食品,如羊肉、狗肉、鹿肉、鸡肉。根据"春夏养阳"的法则,夏日三伏,每伏可食附子粥或羊肉附子汤一次,配合天地阳旺之时,以壮人体之阳,最为有效。

5. **药物养生**　可选用补阳祛寒、温养肝肾之品,常用药物有鹿茸、海狗肾、蛤蚧、冬虫夏草、巴戟天、淫羊藿、仙茅、肉苁蓉、补骨脂、胡桃、杜仲、续断、菟丝子等,成方可选用金匮肾气丸、右归丸、全鹿丸。若偏心阳虚者,桂枝甘草汤加肉桂常服,虚甚者可加人参;若偏脾阳虚者,选择理中丸,或附子理中丸;脾肾两虚者可用济生肾气丸。

三、气虚体质

1. 气功锻炼 肾为元气之根,故气虚宜作养肾功,其功法如下:

(1) 屈肘上举:端坐,两腿自然分开,双手屈肘时侧举,以两胁部感觉有所牵动为度,随即复原,可连做10次。

(2) 抛空:端坐,左臂自然屈肘,置于腿上,右臂屈肘,手掌向上,做抛物动作3~5次,然后,右臂放于腿上,左手做抛空动作,与右手动作相同,每日可做五遍。

(3) 荡腿:端坐,两脚自然下垂,先慢慢左右转动身体3次,然后,两脚悬空,前后摆动10余次。本动作可以活动腰、膝,具有益肾强腰的功效。

(4) 摩腰:端坐,宽衣,将腰带松开,双手相搓,以略觉发热为度;再将双手置于腰间,上下搓摩腰部,直至腰部感觉发热为止。搓摩腰部,实际上是对命门、肾俞、气海俞、大肠俞等穴的自我按摩,而这些穴位大多与肾脏有关。待搓至发热之时,可起到疏通经络、行气活血、温肾壮腰之作用。

(5) "吹"字功:直立,双脚并拢,两手交叉上举过头,然后,弯腰,双手触地,继而下蹲,双手抱膝,心中默念"吹"字音,可连续做十余次,属于"六字诀"中的"吹"产功,常练可固肾气。

2. 饮食调养 可常食粳米、糯米、小米、黄米、大麦、山药、籼米、莜麦、马铃薯、大枣、胡萝卜、香菇、豆腐、鸡肉、鹅肉、兔肉、鹌鹑、牛肉、狗肉、青鱼、鲢鱼。若气虚甚,可选用"人参莲肉汤"补养。

3. 药物养生 平素气虚之人宜常服金匮薯蓣丸。脾气虚,宜选四君子汤,或参苓白术散;肺气虚,宜选补肺汤;肾气虚,多服肾气丸。

四、血虚体质

1. 起居调摄 要谨防"久视伤血",不可劳心过度。

2. 饮食调养 可食荔枝、松子、黑木耳、菠菜、胡萝卜、猪肉、羊肉、牛肝、羊肝、甲鱼、海参等食物,因为这些食物均有补血养血的作用。

3. 药物养生 可常服当归补血汤、四物汤、或归脾汤。若气血两虚,则须气血双补,选八珍汤、十全大补汤、或人参养荣汤、亦可改汤为丸长久服用。

4. 精神调养 血虚的人,时常精神不振、失眠、健忘、注意力不集中,故应振奋精神。当烦闷不安,情绪不佳时,可以听一听音乐,欣赏一下戏剧,观赏一场幽默的相声,能使精神振奋。

五、阳盛体质

1. 精神调养 阳盛之人好动易发怒,故平日要加强道德修养和意志锻炼,培养良好的性格,有意识控制自己,遇到可怒之事,用理性克服情感上的冲动。

2. 体育锻炼 积极参加体育活动,让多余阳气散发出来。游泳锻炼是首选项目。此外,跑步、武术、球类等,也可根据爱好选择进行。

3. 饮食调理 忌辛辣燥烈食物,如辣椒、姜、葱等,对于牛肉、狗肉、鸡肉、鹿肉等温阳食物宜少食用。可多食水果、蔬菜,如香蕉、西瓜、柿子、苦瓜、番茄、莲藕等。酒性辛热上行,阳盛之人切戒酗酒。

4. 药物调养　可以常用菊花、苦丁茶沸水泡服。大便干燥者,用麻子仁丸,或润肠丸;口干舌燥者,用麦门冬汤;心烦易怒者,宜服丹栀逍遥散。

六、血瘀体质

1. 体育锻炼　多做有益于心脏血脉的活动,如各种舞蹈、太极拳、八段锦、动桩功、长寿功、内养操、保健按摩术,均可实施,总之全身各部都能活动,以助气血运行为原则。

2. 饮食调理　可常食桃仁、油菜、慈姑、黑大豆等具有活血祛瘀作用的食物,酒可少量常饮,山楂粥、花生粥亦颇相宜。

3. 药物养生　可选用活血养血之品,如地黄、丹参、川芎、当归、五加皮、地榆、续断、茺蔚子等。

4. 精神调养　血瘀体质在精神调养上,要培养乐观的情绪。精神愉快则气血和畅,营卫流通,有利血瘀体质的改善。反之,苦闷、忧郁则可加重血瘀倾向。

七、痰湿体质

1. 环境调摄　不宜居住在潮湿的环境里;在阴雨季节,要注意湿邪的侵袭。

2. 饮食调理　少食肥甘厚味,酒类也不宜多饮,也勿过饱。一些具有健脾利湿,化痰祛湿的食物,更应多食之,如白萝卜、荸荠、紫菜、海蜇、洋葱、枇杷、白果、大枣、扁豆、薏苡仁、红小豆、蚕豆、包菜等。

3. 体育锻炼　痰湿之体质,多形体肥胖,身重易倦,故应长期坚持体育锻炼、散步、慢跑、球类、武术、八段锦、五禽戏,以及各种舞蹈,均可选择。活动量应逐渐增强,让疏松的皮肉逐渐转变成结实、致密之肌肉。气功方面,以站桩功、保健功、长寿功为宜,加强运气功法。

4. 药物养生　痰湿之生与肺脾肾三脏关系最为密切,故重点在于调补肺脾肾三脏。若因肺失宣降,津失输布,液聚生痰者,当宣肺化痰,方选二陈汤;若脾不健运,湿聚成痰者,当健脾化痰,方选六君子汤,或香砂六君子汤;若肾虚不能制水,水泛为痰者,当温阳化痰,方选金匮肾气丸。

八、气郁体质

1. 精神调摄　此种人性格内向,神情常处于抑郁状态,根据《内经》"喜胜忧"的原则,应主动寻求快乐,多参加社会活动,集体文娱活动,常看喜剧、滑稽剧,听相声,以及富有鼓励、激励的电影、电视,勿看悲剧、苦剧。多听轻松、开朗、激动的音乐,以提高情志。多读积极的、鼓励的、富有乐趣的、展现美好生活前景的书籍,以培养开朗、豁达的意识,在名利上不计较得失,知足常乐。

2. 多参加体育锻炼及旅游活动　因体育和旅游活动均能运动身体,流通气血。既欣赏了自然美景,调剂精神,呼吸了新鲜空气,又能沐浴阳光,增强体质。气功方面,以强壮功、保健功、站桩功为主,着意锻炼呼吸吐纳功法,以开导郁滞。

3. 饮食调养　可少量饮酒,以活动血脉,提高情绪。多食一些行气的食物,如佛手、橙子、柑皮、荞麦、韭菜、茴香菜、大蒜、火腿、高粱、刀豆、香橼等。

4. 药物养生　常用香附、乌药、川楝子、小茴香、青皮、郁金等善于疏肝理气解郁的药为主组成方剂,如越鞠丸等。若气郁引起血瘀,当配伍活血化瘀药。

第四节 因时养生

因时养生,就是按照时令节气的阴阳变化规律,运用相应的养生手段保证健康长寿的方法。这种"天人相应,顺应自然"的养生方法,是中国养生学的一大特色。

一、因时养生的原则和基本特点

1. **春夏养阳,秋冬养阴** 《易·系辞》中说:"变通莫大乎四时。"四时阴阳的变化规律,直接影响万物的荣枯生死,人们如果能顺从天气的变化,就能保全"生气",延年益寿,否则就会生病或夭折。所以,《素问·四气调神大论》说:"夫四时阴阳者,万物之根本也。所以圣人春夏养阳,秋冬养阴,以从其根,故与万物沉浮于生长之门。逆其根,则伐其本,坏其真矣。故四时阴阳者,万物之始终也,死生之本也。逆之则灾害生,从之则苛疾不起,是谓得道。"简要告诉人们,四时阴阳之气,生长收藏,化育万物,为万物之根本。春夏养阳,秋冬养阴,乃是顺应四时阴阳变化的养生之道的关键。所谓春夏养阳,即养生养长;秋冬养阴,即养收养藏。

春夏两季,天气由寒转暖,由暖转暑。是人体阳气生长之时,故应以调养阳气为主;秋冬两季,气候逐渐变凉,是人体阳气收敛,阴精潜藏于内之时,故应以保养阴精为主。春夏养阳,秋冬养阴,是建立在阴阳互根规律基础之上的养生防病的积极措施。正如张景岳所说:"阴根于阳,阳根于阴,阴以阳生,阳以阴长,所以古人春夏养阳以为秋冬之地,秋冬养阴以为春夏之地,皆所以从其根也。今人有春夏不能养阳者,每因风凉生冷伤其阳,以致秋冬多患病泄,此阴脱之为病也。有秋冬不能养阴者,每因纵欲过度伤此阴气,以及春夏多患火症,此阳盛之为病也。"所以,春夏养阳,秋冬养阴,寓防于养,是因时养生法中的一项积极主动的养生原则。

2. **春捂秋冻** 春季,阳气初生而未盛,阴气始减而未衰。故春时人体肌表虽应气候转暖而开始疏泄,但其抗寒能力相对较差,为防春寒,气温骤降,此时,必须注意保暖,御寒,有如保护初生的幼芽,使阳气不致受到伤害,逐渐得以强盛,这就是"春捂"的道理。秋天,则是气候由热转寒的时候,人体肌表亦处于疏泄与致密交替之际。此时,阴气初生而未盛,阳气始减而未衰,故气温开始逐渐降低,人体阳气亦开始收敛,为冬时藏精创造条件。故不宜立即添衣过多,以免妨碍阳气的收敛,此时若能适当地接受一些冷空气的刺激,不但有利于肌表之致密和阳气的潜藏,对人体的应激能力和耐寒能力也有所增强。所以,秋天宜"冻"。可见,"春捂秋冻"的道理,与"春夏养阳,秋冬养阴"是一脉相承的。

3. **慎避虚邪** 人体适应气候变化以保持正常生理活动的能力,毕竟有一定限度。尤其在天气剧变,出现反常气候之时,更容易感邪发病。因此,人们在因时养护正气的同时,非常有必要对外邪的审识避忌。只有这样,两者相辅相成,才会收到如期的成效。《素问·八正神明论》说:"四时者,所以分春秋冬夏之气所在,以时调之也,八正之虚邪而避之勿犯也。"这里所谓的"八正",又称"八纪",就是指二十四节气中的立春、立夏、立秋、立冬、春分、秋分、夏至、冬至八个节气。它是季节气候变化的转折点,天有所变,人有所应,故节气前后,气候变化对人的新陈代谢也有一定影响。体弱多病的人往往在交节时刻感到不适,或者发病甚至死亡。所以《素问·阴阳应象大论》有:"天有八纪地有五里,故能为万物之母"之说。把"八纪"作为天地间万物得以生长的根本条件之一，足见节气对人体影响的重要。因而，注意交节变化，慎避虚邪也是四时养生的一个重要原则。

二、春季养生

春三月，从立春对立夏前，包括立春、雨水、惊蛰、春分、清明、谷雨六个节气。春为四时之首，万象更新之始，《素问·四气调神大论》指出"春三月，此谓发陈。天地俱生，万物以荣"，春归大地，阳气升发，冰雪消融，蛰虫苏醒。自然界生机勃发，一派欣欣向荣的景象。所以，春季养生在精神、饮食、起居诸方面，都必须顺应春天阳气升发、万物始生的特点，注意保护阳气，着眼于一个"生"字。

1. 精神养生　春属木，与肝相应。肝主疏泄，在志为怒，恶抑郁而喜调达。故春季养生，既要力戒暴怒，更忌情怀忧郁，要做到心胸开阔，乐观愉快，对于自然万物要"生而勿杀，于而勿夺，赏而不罚"（《四气调神大论》），在保护生态环境的同时，培养热爱大自然的良好情怀和高尚品德。所以，春季"禁伐木，毋覆巢杀胎夭"（《淮南子·时则训》），被古代帝王视作行政命令的重要内容之一。而历代养生家则一致认为，在春光明媚、风和日丽、鸟语花香的春天，应该踏青问柳，登山赏花，临溪戏水，行歌舞风，陶冶性情，使自己的精神情志与春季的大自然相适应，充满勃勃生气，以利春阳生发之机。

2. 起居调养　春回大地，人体的阳气开始趋向于表，皮肤腠理逐渐舒展，肌表气血供应增多而肢体反觉困倦，故有"春眠不觉晓，处处闻啼鸟"之说，往往日高三丈，睡意未消。然而，睡懒觉不利于阳气生发。因此，在起居方面要求夜卧早起，免冠披发，松缓衣带，舒展形体，在庭院或场地信步慢行，克服情志上倦懒思眠的状态，以助生阳之气升发。

春季气候变化较大，极易出现乍暖乍寒的情况，加之人体腠理开始变得疏松，对寒邪的抵抗能力有所减弱。所以，春天不宜顿去棉衣。特别是年老体弱者，减脱冬装尤宜审慎，不可骤减。因此，《千金要方》主张春时衣着宜"下厚上薄"，既养阳又收阴。《老老恒言》亦云："春冻未泮，下体宁过于暖，上体无妨略减，所以养阳之生气。"凡此皆经验之谈，足供春时养生者参考。

3. 饮食调养　春季阳气初生，宜食辛甘发散之品，而不宜食酸收之味。故《素问·藏气法时论》说："肝主春……肝苦急，急食甘以缓之，……肝欲散，急食辛以散之，用辛补之，酸泄之"。酸味入肝，且具收敛之性，不利于阳气的生发和肝气的疏泄，且足以影响脾胃的适化功能，故《摄生消息论》说："当春之时，食味宜减酸增甘，以养脾气"。春时木旺，与肝相应，肝木不及固当用补，然肝木太过则克脾土，故《金匮要略》有"春不食肝"之说。由此可见，饮食调养之法，实际应用时，还应观其人虚实，灵活掌握，切忌生搬硬套。

一般来说，为适应春季阳气升发的特点，为扶助阳气，此时，在饮食上应遵循上述原则，适当食用辛温升散的食品，如：麦、枣、豉、花生、葱、香菜等，而生冷黏杂之物，则应少食，以免伤害脾胃。

4. 运动调养　在寒冷的冬季里，人体的新陈代谢，藏精多于化气，各脏腑器官的阳气都有不同程度的下降，因而入春后，应加强锻炼。到空气清新之处，如公园、广场、树林、河边、山坡等地，玩球、跑步、打拳、做操，形式不拘，取己所好，尽量多活动，使春气升发有序，阳气增长有路，符合"春夏养阳"的要求。年老行动不便之人，乘风日融和、春光明媚之时，可在园林亭阁虚敞之处，凭栏远眺，以畅生气。但不可默坐，免生郁气，碍于舒发。

5. **防病保健** 初春,气温转暖,温热毒邪开始活动,致病的微生物细菌、病毒等,随之生长繁殖。因而风温、春温、温毒、温疫等,包括现代医学所说的流感、肺炎、麻疹、流血、猩红热等传染病多有发生、流行。预防措施:一是讲卫生,除害虫,消灭传染源。二是多开窗户,使室内空气流通。三是加强保健锻炼,提高机体的防御能力。根据民间经验,在饮水中浸泡贯众(取未经加工的贯众约 500 g,洗净,放置于水缸或水桶之中,每周换药一次);或在住室内放置一些薄荷油,任其挥发,以静化空气;另外,可按 5 ml/m² 食醋,加水一倍,关闭窗户,加热熏蒸,每周二次,对预防流感均有良效。用板蓝根15 g、贯众12 g、甘草9 g,水煎,服一周,预防外感热病效果也佳。每天选足三里、风池、迎香等穴作保健按摩两次,能增强机体免疫功能。此外,注意口鼻保健,阻断温邪上受首先犯肺之路,亦很重要。

三、夏季养生

夏三月,从立夏到立秋前,包括立夏、小满、芒种、夏至、小暑、大暑六个节气。夏季烈日炎炎,雨水充沛,万物竞长,日新月异。阳极阴生,万物成实。正如《素问·四气调神大论》所说:"夏三月,此谓蕃秀;天地气交,万物华实。"人在气交之中,故亦应之。所以,夏季养生要顺应夏季阳盛于外的特点,注意养护阳气,着眼于一个"长"字。

1. **精神调养** 夏属火,与心相应,所以在赤日炎炎的夏季,要重视心神的调养。《素问·四气调神大论》指出:"使志无怒,使华英成秀,使气得泄,若所爱在外,此夏气之应,养长之道也"。就是说,夏季要神清气和,快乐欢畅,胸怀宽阔,精神饱满,如同含苞待放的花朵需要阳光那样,对外界事物要有浓厚兴趣,培养乐观外向的性格,以利于气机的通泄。与此相反,举凡懈怠厌倦,恼怒忧郁,则有碍气机,皆非所宜,嵇康《养生论》说,夏季炎热,"更宜调息静心,常如冰雪在心,炎热亦于吾心少减,不可以热为热,更生热矣"。这里指出了"心静自然凉"的夏季养生法,很有参考价值。

2. **起居调养** 夏季作息,宜晚些入睡,早些起床,以顺应自然界阳盛阴衰的变化。"暑易伤气",炎热可使汗泄太过,令人头昏胸闷,心悸口渴、恶心,甚至昏迷。所以,安排劳动或体育锻炼时,要避开烈日炽热之时,并注意加强防护。午饭后,需安排午睡,一则避炎热之势,二则可恢复疲劳。

酷热盛夏,每天洗一次温水澡,是一项值得提倡的健身措施。不仅能洗掉汗水、污垢,使皮肤清爽,消暑防病,而且能够锻炼身体。因为温水中冲洗时水压及机械按摩作用,可使神经系统兴奋性降低,扩张体表血管,加快血液循环,改善肌肤和组织的营养,降低肌肉张力消除疲劳,改善睡眠,增强抵抗力。没有条件洗温水澡时,可用温水毛巾擦身,也能起到以上作用。

夏日炎热,腠理开泄,易受风寒湿邪侵袭。睡眠时不宜受风,更不宜夜晚出宿。有空调的房间,也不宜室内外温差过大。纳凉时不要在房檐下、过道里,且应远离门窗之缝隙。可在树阴下、水亭中、凉台上纳凉,但不要时间过长,以防贼风入中得阴暑症。

夏日天热多汗,衣衫要勤洗勤换,久穿湿衣或穿刚晒过的衣服都会使人得病。

3. **饮食调养** 五行学说认为,夏时心火当令,心火过旺则克肺金,故《金匮要略》有"夏不食心"之说。味苦之物亦能助心气而制肺气。故孙思邈主张:"夏七十二日,省苦增辛,以养肺气"。夏季出汗多,则盐分损失亦多。若心肌缺盐,搏动就会失常。宜多食酸味以固表,多食咸味以补心。《素问·藏气法时论》说:心主夏,"心苦缓,急食酸以收之","心欲耎,急食咸以耎之,用咸补之,甘泻之"。阴阳学说则认为,夏月伏阴在内,饮食不可过寒,如《颐身集》

指出:"夏季心旺肾衰,虽大热不宜吃冷淘冰雪、蜜水、凉粉、冷粥。饱腹受寒,必起霍乱"。心主表,肾主里,心旺肾衰,即外热内寒之意,唯其外热内寒,故冷食不宜多吃,少则犹可,食多定会寒伤脾胃,令人吐泻。西瓜、绿豆汤,乌梅小豆汤,为解渴消暑之佳品,但不宜冰镇。夏季气候炎热,人的消化功能较弱,饮食宜清淡不宜肥甘厚味。

夏季致病微生物极易繁殖,食物极易腐败、变质。肠道疾病多有发生。因此,讲究饮食卫生,谨防"病从口入"。

4. 运动调养　夏天运动锻炼,最好在清晨或傍晚较凉爽时进行,场地宜选择公园、河湖水边、庭院空气新鲜处,锻炼项目以散步、慢跑、太极拳、气功、广播操为好,有条件最好能到高山森林、海滨地区去疗养,夏天不宜做过分剧烈的运动。因为剧烈运动,可致大汗淋漓,汗泄太多,不仅伤阴,也伤损阳气。出汗过多时,可适当饮用盐开水或绿豆盐汤,切不可饮用大量凉开水;不要立即用冷水冲头、淋浴。否则,会引起寒湿痹证、黄汗等多种疾病。

5. 防病保健　夏季酷热多雨,暑湿之气容易乘虚而入,易致疰夏、中暑等病。疰夏主要表现为胸闷、胃纳欠佳、四肢无力、精神萎靡、大便稀薄、微热嗜睡、出汗多、日渐消瘦。预防疰夏,在夏令之前,可取补肺健脾益气之品,并少吃油腻厚味,减轻脾胃负担,进入夏季,宜服芳香化浊,清解湿热之方,如每天用鲜藿香叶、佩兰叶各 10 g,飞滑石、炒麦芽各 30 g,甘草 3 g,水煎代茶饮。

如果出现全身明显乏力、头昏、胸闷、心悸、注意力不集中、大量出汗、四肢发麻、口渴,恶心等症状,是中暑的先兆。应立即将病人移至通风处休息,给病人喝些淡盐开水或绿豆汤,若用西瓜汁、芦根水、酸梅汤,则效果更好。预防中暑的方法:合理安排工作,注意劳逸结合;避免在烈日下过度曝晒,注意室内降温;睡眠要充足;讲究饮食卫生。另外,防暑饮料和药物,如绿豆汤、酸梅汁、仁丹、十滴水、清凉油等,亦不可少。

从小暑到立秋,人称"伏夏",即"三伏天",是全年气温最高,阳气最盛的时节。对于一些每逢冬季发作的慢性病,如慢性支气管炎、肺气肿、支气管哮喘、腹泻、痹证等阳虚证,是最佳的防治时机,称为"冬病夏治"。其中,以老年性慢性支气管炎的治疗效果最为显著。具体方法:可内服中成药,也可外敷药于穴位之上。内服药,以温肾壮阳为主,如金匮肾气丸、右归丸等,每日 2 次,每次一丸,连服一个月。外敷药可以用白芥子 20 g、玄胡 15 g、细辛 12 g、甘遂 10 g,研细末后,用鲜姜 60 g 捣汁调糊,分别摊在 6 块直径约 5 cm 的油纸或塑料薄膜上(药饼直径约 3 cm,如果有麝香更好,可取 0.3 g 置药饼中央),贴在双侧肺俞、心俞、膈俞,或贴在双侧肺俞、百劳、膏肓等穴位上,以胶布固定。一般贴 4～6 小时,如感灼痛,可提前取下;局部微痒或有温热舒适感,可多贴几小时。每伏贴一次,每年三次。连续三年,可增强机体非特异性免疫力,降低机体的过敏状态。通过如此治疗,有的可以缓解,有的可以根除。对于无脾肾阳虚症状表现,但属功能低下者,于夏季选服苁蓉丸、八味丸、参芪精、固本丸等药剂,也能获得较好的保健效果。

四、秋季养生

秋季,从立秋至立冬前,包括立秋、处暑、白露、秋分、寒露、霜降六个节气。气候由热转寒,是阳气渐收,阴气渐长,由阳盛转变为阴盛的关键时期,是万物成熟收获的季节,人体阴阳的代谢也开始阳消阴长过渡。因此,秋季养生,凡精神情志、饮食起居、运动锻炼,皆以养收为原则。

1. 精神调养　秋内应于肺。肺在志为忧,悲忧易伤肺。肺气虚,则机体对不良刺激耐受性下降,易生悲忧情结。

秋高气爽,秋天是宜人的季节,但气候渐转干燥,日照减少,气温渐降;草枯叶落,花木凋零,常在一些人心中引起凄凉,垂慕之感,产生忧郁、烦躁等情绪变化。因此,《素问·四气调神大论》指出"使志安宁,以缓秋刑,收敛神气,使秋气平;无外其志,使肺气清,此秋气之应,养收之道也",说明秋季养生首先要培养乐观情绪,保持神志安宁,以避肃杀之气;收敛神气,以适应秋天容平之气。我国古代民间有重阳节(阴历九月九日)登高赏景的习俗,也是养收之一法,登高远眺,可使人心旷神怡,一切忧郁、惆怅等不良情绪顿然消散,是调解精神的良剂。

2. 起居调养　秋季,自然界的阳气由疏泄趋向收敛,起居作息要相应调整。《素问·四气调神大论》说:"秋三月,早卧早起,与鸡俱兴。"早卧以顺应阳气之收,早起,使肺气得以舒展,且防收之太过。初秋,暑热未尽,凉风时至,天气变化无常,则使在同一地区也会有"一天有四季,十里不闻天"的情况。因而,应须多备几件秋装,做到酌情增减。不宜立即添衣太多,否则易消弱机体对气候转冷的适应能力,容易受凉感冒。深秋时节,风大转凉,应及时增加衣服,体弱的老人和儿童,尤应注意。

3. 饮食调养　《素问·藏气法时论》说:"肺主秋……肺欲收,急食酸以收之,用酸补之,辛泻之"。酸味收敛补肺,辛味发散泻肺,秋天宜收不宜散。所以,要尽可能少食葱、姜等辛味之品,适当多食一点酸味果蔬。秋时肺金当令,肺金太旺则克肝木,故《金匮要略》又有"秋不食肺"之说。

秋燥易伤津液,故饮食应以滋阴润肺为佳。《饮膳正要》说:"秋气燥,宜食麻以润其燥,禁寒饮",《臞仙神隐书》主张入秋宜食生地粥,以滋阴润燥。总之,秋季时节,可适当食用如芝麻、糯米、粳米、蜂蜜、枇杷、菠萝、乳制品等柔润食物,以益胃生津,有益于健康。

4. 运动调养　秋季,天高气爽,是开展各种运动锻炼的好时期。可根据个人具体情况选择不同的锻炼项目,亦可采用《道藏·玉轴经》所载秋季养生功法,即秋季吐纳健身法,对延年益寿有一定好处。具体做法:每日清晨洗漱后,于室内闭目静坐,先叩齿36次,再用舌在口中搅动,待口里液满,漱练几遍,分3次咽下,并意送至丹田,稍停片刻,缓缓做腹式深呼吸。吸气时,舌舐上腭,用鼻吸气,用意将气送至丹田。再将气慢慢从口呼出,呼气时要稍搵(擦的意思)口,默念,但不要出声。如此反复30次。秋季坚持练此功,有保肺强身之功效。

5. 防病保健　秋季是肠炎、痢疾、疟疾、乙脑等病的多发季节。预防工作显得尤其重要。要搞好环境卫生,消灭蚊蝇。注意饮食卫生,不喝生水,不吃腐败变质和被污染的食物。群体大剂量投放中药,如板蓝根、马齿苋等煎剂,对肠炎、痢疾的流行可起到一定的防治作用;为防治乙脑,则应按时接种乙脑疫苗。

秋季总的气候特点是干燥,故常称之为"秋燥"。燥邪伤人,容易耗人津液,常见口干、唇干、鼻干、咽干、舌上少津、大便干结、皮肤干,甚至皲裂。预防秋燥除适当多服一些维生素外,还应服用宣肺化痰、滋阴益气的中药,如人参、沙参、西洋参、百合、杏仁、川贝等,对缓解秋燥多有良效。

五、冬季养生

冬三月,从立冬至立春前,包括立冬、小雪、大雪、冬至、小寒、大寒六个节气,是一年中气候最寒冷的季节。严寒凝野,朔风凛冽,阳气潜藏,阴气盛极,草木凋零,蛰虫伏藏,用冬眠状态养精蓄锐,为来春生机勃发作好准备,人体的阴阳消长代谢也处于相对缓慢的水平,成形胜于化气。因此,冬季养生之道,应着眼于一个"藏"字。

1. 精神调养　为了保证冬令阳气伏藏的正常生理不受干扰,首先要求精神安静。为此,《素问·四气调神大论》有"冬三月,此为闭藏……使志若伏若匿。若有私意,若已有得"之说,意思是欲求精神安静,必须控制情志活动。做到如同对待他人隐私那样秘而不宣,如同获得了珍宝那样感到满足。如是,则"无扰乎阳",养精蓄锐,有利于来春的阳气萌生。

2. 起居调养　冬季起居作息,中医养生学的主张,如《素问·四气调神大论》所说:"冬三月,此为闭藏。水冰地坼,无扰乎阳;早卧晚起,必待日光。……去寒就温,无泄皮肤,使气亟夺,此冬气之应,养藏之道也"。《千金要方·道林养性》也说:"冬时天地气闭,血气伏藏,人不可作劳汗出,发泄阳气,有损于人也"。在寒冷的冬季里,不应当扰动阳气,破坏阴成形大于阳化气的生理比值。因此,要早睡晚起,日出而作,以保证充足的睡眠时间,以利阳气潜藏,阴精积蓄。至于防寒保暖,也必须根据"无扰乎阳"的养藏原则,做到恰如其分。衣着过少过薄,室温过低,则既耗阳气,又易感冒。反之,衣着过多过厚,室温过高,则腠理开泄,阳气不得潜藏,寒邪亦易于入侵。《素问·金匮真言论》说:"夫精者身之本也,故藏于精者,春不病温。"说明冬季节制房事,养藏保精,对于预防春季温病,具有重要意义。

3. 饮食调养　冬季饮食对正常人来说,应当遵循"秋冬养阴","无扰乎阳"的原则,既不宜生冷,也不宜燥热,最宜食用滋阴潜阳,热量较高的膳食为宜。为避免维生素缺乏,应摄取新鲜蔬菜。从五味与五脏关系有之,则如《素问·藏气法时论》说:"肾主冬……肾欲坚,急食苦以坚之,用苦补之,咸泻之"。这是因为冬季阳气衰微,腠理闭塞,很少出汗。减少食盐摄入量,可以减轻肾脏的负担,增加苦味可以坚肾养心。

具体地说,在冬季为了保阴潜阳,宜食谷类、羊肉、鳖、龟、木耳等食物,宜温热饮food以保护阳气。由于冬季重于养"藏",放在此时进补是最好的时机。

4. 运动调养　"冬天动一动,少闹一场病;冬天懒一懒,多喝药一碗"这句民谚,是以说明冬季锻炼的重要性。冬日虽寒,仍要持之以恒进行自身锻炼,但要避免在大风、大寒、大雪、雾露中锻炼。还须指出,在冬天早晨,由于冷高压的影响,往往会发生逆温现象,即上层气温高,而地表气温低,大气停止上下对流活动,工厂、家庭炉灶等排出的废气,不能向大气层扩散,使得户外空气相当污浊,能见度大大降低。有逆温现象的早晨,在室外进行锻炼不如室内为佳。

5. 防病保健　冬季是进补强身的最佳时机。进补的方法有两类:一是食补,一是药补,两者相较,"药补不如食补"。不论食补还是药补,均需根据体质、年龄、性别等具体情况分别对待,有针对性,方能取效。

冬季是麻疹、白喉、流感、腮腺炎等疾病的好发季节,除了注意精神、饮食、运动锻炼外,还可用中药预防,如大青叶、板蓝根对流感、麻疹、腮腺炎有预防作用;黄芩可以预防猩红热;兰花草、鱼腥草可预防百日咳;生牛膝能预防白喉。这些方法简便有效,可以酌情采用。

冬寒也常诱发痼疾,如支气管哮喘、慢性支气管炎、心肌梗死等心血管病、脑血管病以及痹证等,也多因触冒寒凉而诱发加重。因此防寒护阳,是至关重要的。同时,也要注意颜面、四肢的保健,防止冻伤。

本章小结

中医养生,就是以传统中医理论为指导,遵循阴阳五行生化收藏之变化规律,对人体进行科学调养,从而达到保养身体、减少疾病、增进健康、延年益寿的目的。通过本章养生学内容的学习,可以巩固前面所学有关体质辨证的内容,并指导临床辅助治疗。尤其随着社会快速开展,生活节奏的加快,养生作为疾病预防的重要组成局部,必将关于调整人的心态,延缓人的衰老,进步人的寿命,发挥不可替代的作用。

典型习题解析指导

(一) A 型选择题

1. 以下最适合阴虚体质的饮食是 ( )
A. 鹿茸酒　　B. 附子粥　　C. 百合粥　　D. 山楂粥　　E. 羊肉汤
答案:C

试题点评

本题主要是阴虚体质的饮食调养。阴虚体质之人应注意保阴潜阳,充盛已虚之营阴,并防止阳亢于上。百合性微寒平,具有润肺止咳、养心安神的功效,尤其适合阴虚之人食用。

2. 在起居调养方面,春季应该 ( )
A. 早卧早起　　B. 夜卧早起　　C. 晚睡早起　　D. 早卧晚起　　E. 夜卧晚起
答案:B

试题点评

本题主要是四季的起居养生。春夏秋冬,阴阳变化,不同季节有不同的起居调养规律。

(二) B 型选择题

A. 六味地黄丸　　B. 济生肾气丸　　C. 大补阴丸　　D. 丹栀逍遥散
E. 香砂六君子汤

3. 适合于阳虚体质食用的是 ( )
4. 适合于阳盛体质食用的是 ( )
答案:3. B　 4. D

试题点评

本题主要是不同体质饮食调养的不同。阳虚体质多畏寒怕冷,宜温补阳气,济生肾气丸主之;阳盛体质多火热亢盛,应清解热邪,六味地黄丸主之。六味地黄丸、大补阴丸适合于阴虚体质,香砂六君子汤适用于痰湿体质。

A. 肝　　B. 心　　C. 脾　　D. 肺　　E. 肾

5. 因时养生,秋季应注意养 ( )
6. 夏季所应脏腑为 ( )
答案:5. D　 6. B

试题点评

本题是四季脏腑调养的内容。秋季,燥邪容易侵袭肺系,耗气伤津,因此应注意护肺气;夏季,气候炎热,五行属火,心火当令,故夏于心相应,有"夏不食心"之说。

(三) C 型选择题

A. 黄芩　　B. 鱼腥草　　C. 两者都是　　D. 两者都不是

7. 可以用来预防百日咳的药物是 ( )

8. 可以用来预防白喉的药物是 ( )

答案：7. B 8. D

试题点评

冬季是麻疹、白喉、流感、腮腺炎等疾病的好发季节，可用中药预防，如大青叶、板蓝根对流感、麻疹、腮腺炎有预防作用；黄芩可以预防猩红热；兰花草、鱼腥草可预防百日咳；生牛膝能预防白喉。这些方法经过长期实践验证，简便有效。

（四）X型选择题

9. 痰湿体质应重点调补的脏腑是 ( )
   A. 肝　　　B. 心　　　C. 脾　　　D. 肺　　　E. 肾

答案：C、D、E

试题点评

痰湿的生成与肺脾胃最为密切，因此，痰湿体质重点调补肺脾肾三脏。此题可结合前面所学津液的生成、输布与排泄内容进行分析。

10. 养生之道必须遵循以下规律 ( )
    A. 和于术数　　B. 起居有常　　C. 防寒保暖　　D. 法于阴阳　　E. 立竿见影

答案：A、B、D

试题点评

中医养生理论提出养生之道必须"法于阴阳，和于数术"、"起居有常"。即顺应自然，保护生机遵循自然变化的规律，使生命过程的节奏，随着时间、空间的移易和四时气候的改变而进行调整。

（五）判断题

11. 对于血瘀体质，应多食多吃桃仁、慈姑等食物，禁饮酒。

答：×

试题点评

血瘀体质应多食用具有活血化瘀作用的食物，桃仁、慈姑君具有此种作用。酒能散能行，有利于消散瘀血，可适量饮用。

12. 春季，阴气减而阳气生，故人体肌表抗寒能力相对较强，可以迅速减掉冬衣。

答案：×

试题点评

春季，阳气初生而未盛，阴气始减而未衰，故人体肌表虽应气候转暖而开始疏泄，但其抗寒能力相对较差，为防春寒，气温骤降。

（六）填空题

13. 中医养生学是在中医理论的指导下，探索和研究中国传统的＿＿＿＿、＿＿＿＿、＿＿＿＿、＿＿＿＿的理论和方法，并指导人们保健活动的实用科学。

答案：颐养身心　增强体质　预防疾病　延年益寿

试题点评

本题主要是中医养生学的概念。中医养生学，首先必须是与中医理论相关的，其研究内容有利于指导日常保健，是一门实用性科学。

14. 为适应春季阳气生发的特点，在饮食上应适当使用＿＿＿＿的食物，少食＿＿＿＿之物以免伤胃脾胃。

答案：辛温升散　生冷黏杂

试题点评

春季阳气初生，辛温升散的食物更符合阳气升发的特点，有利于阳气的养护。而生冷黏杂食物，容易影响脾胃运化，脾虚往往会被肝气所乘，因此应少时此类食物。

（七）名词解释

15. 冬病夏治

375

答案:从小暑到立秋,人称"伏夏",即"三伏天",是全年气温最高,阳气最盛的时节。对于一些每逢冬季发作的慢性病,如慢性支气管炎、肺气肿、支气管哮喘、腹泻、痹证等阳虚证,是最佳的防治时机,称为"冬病夏治"。

试题点评

本题主要是冬病夏治的内容。这种治疗方式现在已被很多慢性支气管炎、支气管哮喘患者接受。尤其是老年性慢性支气管炎的治疗效果最为显著。一般每伏贴一次,每年三次。连续三年,可增强机体非特异性免疫力,降低机体的过敏状态。通过如此治疗,有的可以缓解,有的可以根除。

16. 春夏养阳

答案:春夏养阳是因时制宜养生原则之一。春夏之时,自然界阳气升发,养生者宜顺时而养,须护养体内阳气,使之保持充沛。此时,凡有耗损阳气及阻碍阳气畅达的情况皆应避免。

试题点评

春夏养阳理论,出自《素问·四气调神大论》。所谓春夏养阳,即养生养长;秋冬养阴,即养收养藏,是顺应四时阴阳变化的养生之道的关键。此题可结合秋冬养阴一起理解。

(八) 问答题

17. 中医养生学的特点有哪些?

答:中医养生学是在中华民族文化为主体背景下发生发展起来的,故此有它自身特点,现略述其概要。(1) 独特的理论体系:中医养生理论以"天人相应"、"形神合一"的整体观念为出发点,用阴阳形气学说、脏腑经络理论来阐述人体生老病死的规律,把精、气、神作为人体之三宝,作为养生保健的核心,进而确定了指导养生实践的种种原则,提出养生之道必须"法于阴阳,和于数术"、"起居有常"。(2) 和谐适度的宗旨:养生保健必须整体协调,寓养生于日常生活之中,贯穿在衣、食、住、行、坐、卧之间,事事处处都有讲究,要求和谐适度,使体内阴阳平衡,守其中正,保其冲和,则可健康长寿。(3) 综合、辨证的调摄:人类健康长寿并非靠一朝一夕、一功一法的摄养就能实现的,而是要针对人体的各个方面,采取多种调养方法,持之以恒地进行审因施养,才能达到目的。因此,中医养生学一方面强调从自然环境到衣食住行,从生活爱好到精神卫生,从药饵强身到运动保健等,进行较为全面的、综合的防病保健。另一方面又十分重视按照不同情况区别对待,反对千篇一律、一个模式,而是针对各自的不同特点有的放矢,体现中医养生的动态整体平衡和审因施养的思想。(4) 适应范围广泛:养生保健实可与每个人的一生相始终。人的每个年龄阶段都存在着养生的内容。人在未病之时,患病之际,病愈之后,都有养生的必要。不仅如此,对不同体质、不同性别、不同地区的人也都有相应的养生措施。

试题点评

本题主要是涉及中医养生学的特点。中医养生学是从实践经验中总结出来的科学,它的形成和发展与数千年光辉灿烂的传统文化密切相关,因此具有独特的东方色彩和民族风格。中医养生学是在中华民族文化为主体背景下发生发展起来的,故此有它自身特点。

18. 简述血虚体质的养生方法。

答:(1) 起居调摄:要谨防"久视伤血",不可劳心过度。

(2) 饮食调养:可食荔枝、松子、黑木耳、菠菜、胡萝卜、猪肉、羊肉、牛肝、羊肝、甲鱼、海参、甲鱼等食物,因为这些食物均有补血养血的作用。

(3) 药物养生:可常服当归补血汤、四物汤、或归脾汤。若气血两虚,则须气血双补,选八珍汤、十全大补汤或人参养荣汤,亦可改汤为丸长久服用。

(4) 精神调养:血虚的人,时常精神不振、失眠、健忘、注意力不集中,故应振奋精神。当烦闷不安,情绪不佳时,可以听一听音乐,欣赏一下戏剧,观赏一场幽默的相声或哑剧,能使精神振奋。

试题点评

本题主要是体质养生中血虚体质的调养。养生是通过养精神、调饮食、练形体、慎房事、适寒温等各种方法进行的强身益寿活动。血虚体质应从起居、饮食、药物、精神等方面综合调摄。

(郝传铮　胡　平)

附录 常见内科疾病的中医分型证治表

流行性感冒

证　型	治　法	方　剂
风热感冒	辛凉解表,疏风清热	银翘散加减
热壅肺气	清热宣肺	麻杏石甘汤加味
热闭心包	清热开窍息风	清宫汤送服安宫牛黄丸或至宝丹

病毒性肝炎
1. 急性黄疸型肝炎

证　型	治　法	方　剂
阳黄	清热解毒,疏肝利胆,退黄	加味茵陈蒿汤
阴黄	健脾和胃,温化寒湿	茵陈五苓散加减
急黄	清热解毒凉血,利湿开窍	加味犀角地黄汤

2. 无黄疸型肝炎

证　型	治　法	方　剂
肝热气滞	清热解毒,疏肝化瘀	解毒疏肝止痛化瘀汤
肝脾不和	健脾疏肝	逍遥散加减
脾弱气虚	补气健脾,疏肝化瘀	补气健脾化瘀汤
阴虚	养阴健脾,疏肝化瘀	养阴健脾疏肝化瘀汤

流行性乙型脑炎

证　型	治　法	方　剂
邪在卫分	辛凉清解,清热解毒	银翘散加减
邪在气分	清热解毒,凉血养阴	清瘟败毒饮
邪在气营或气血两燔	清热解毒,镇痉息风,凉血养阴	犀角地黄汤加减

流行性出血热

证　型	治　法	方　剂
热燔阳明	清气泄热,益气生津	白虎加人参汤
热入营血	清心涤暑,凉营息风,凉血解毒,开窍镇痉	清营汤加减
暑温厥逆	清心开窍,清气凉营,大补元气,回阳救逆	安宫牛黄丸或紫雪丹
肾阴亏损,虚火内生	滋肾生津,滋阴降火	知柏地黄汤加味
邪陷心包,肝风内动	清心开窍,息风镇痉	清营汤合羚角钩藤汤或大定风珠
肾气不固	补肾固摄,益气生津	八仙长寿丸加味

伤寒、副伤寒

证 型	治 法	方 剂
湿重于热	宣气化湿,佐以淡渗	三仁汤
湿热并重	化湿清热	王氏连朴饮
热重于湿	清热为主,兼化湿邪	白虎加苍术汤
湿热化燥	清气泄热	白虎汤
热入营血	清营泻热,凉血散血	清营汤

细菌性痢疾

证 型	治 法	方 剂
湿热痢	清热解毒,调气行血	芍药汤加银花
疫毒痢	清热凉血解毒	白头翁汤加减
寒湿痢	温化寒湿	胃苓汤加味
阴虚痢	养阴清肠	驻车丸加减
寒湿痢	温补脾肾,收涩固脱	桃花汤或真人养脏汤
休息痢	温中清肠,佐以调气化滞	连理汤加减

疟 疾

证 型	治 法	方 剂
正疟	和解少阳,解表达邪	小柴胡汤合达原饮加减
温疟	清热达邪	白虎加桂枝汤
寒疟	和解少阳,温化达邪	柴胡桂姜汤
湿疟	清热解暑,祛暑化湿	加味香薷饮合益元散或柴平散
瘴疟	辟秽,解毒,化浊	清瘴汤或加味不换金正气散
劳疟	补益正气	补中益气汤或何人饮、五福饮、小营煎
疟母	调补气血,破瘀通络	鳖甲煎丸

肺结核

证 型	治 法	方 剂
肺阴亏损	养阴润肺	百合固金汤加减
阴虚火旺	清燥润肺	清燥救肺汤
气阴耗伤	益气养阴	生脉散加减
阴阳两虚	滋肾阴,补气血	大补元煎加减

急性气管炎、支气管炎

证 型	治 法	方 剂
风寒咳嗽	疏风散寒,宣肺止咳	三拗汤、止嗽散加减
风热咳嗽	疏风清热,肃肺化痰	桑菊饮加减
温燥咳嗽	疏风清肺,润燥止咳	桑杏汤加减

慢性支气管炎

证 型	治 法	方 剂
气滞血瘀	疏肝理气,活血化瘀	逍遥散合桃红四物汤加减
湿热瘀毒	清热利湿,解毒破结	茵陈蒿汤合膈下逐瘀汤加减
热毒伤阴	养阴清热,解毒祛瘀	犀角地黄汤加减

急性肾小球肾炎

证 型	治 法	方 剂
风水泛滥	宣肺利水,祛风清热	越婢加术汤加减
湿毒浸渍	清热解毒,宣肺利湿,消肿	合五味消毒饮加减
水湿浸渍	健脾化湿,通阳利水	五皮散合胃苓汤

慢性肾小球肾炎水肿期

1. 水肿期

证 型	治 法	方 剂
水湿泛滥	宣肺利水	越婢加术汤加减
脾阳虚衰	温阳健脾利水	五苓散合防己黄芪汤化裁
肾阳虚衰	温肾助阳,化气行水	金匮肾气丸合真武汤化裁

2. 无水肿期

证 型	治 法	方 剂
脾肾阳虚	健脾温肾填精	右归丸合黄芪、党参化裁
肝肾阴亏,肝阳上调亢	育阴潜阳	左归丸合天麻、钩藤、石决明化裁
肾虚血瘀	益肾活血化瘀	益肾汤

肾盂肾炎

证 型	治 法	方 剂
膀胱湿热	清热解毒,利尿通淋	八正散加减
明阴不足	滋阴益肾,清热降火	知柏地黄汤加减
脾肾两虚,余邪未清	健脾益肾,清利湿热	四君子汤合济生肾气丸加减

慢性肾衰竭

证 型	治 法	方 剂
脾阳偏虚	健脾温中	理中丸、小建中汤、黄芪补中汤、防己黄芪汤
肾阳偏虚	温肾益阳	金匮肾气丸、右归饮、济生肾气丸、真武汤或合五苓散
浊邪侵犯上焦	健脾渗湿,温化痰饮	苓桂术甘汤
浊邪侵犯中焦	温阳健脾,行气化浊或和胃降逆化浊	实脾饮或温脾汤、黄连温胆汤、旋复代赭汤
浊邪侵犯下焦	平肝息风,温命门之阳	黑锡丹、地黄饮子

标 证

证 型	治 法	方 剂
热痰	清热宣肺,化痰止咳	清金化痰汤
寒痰	散寒宣肺,化痰止咳	苓甘五味姜辛汤
热喘	清热宣肺,化痰平喘	麻杏石甘汤加味
寒喘	散寒宣肺,化痰平喘	小青龙汤加味

本 证

证 型	治 法	方 剂
肺气虚	补肺益气	生脉散合补肺汤加减
脾阳虚	健脾化痰	六君子汤加减
肾阳虚	补肾纳气,活血化瘀	金匮肾气丸加味
阴阳俱虚	阴阳双补	金匮肾气丸加味
肺肾阴虚	滋阴纳气	七味都气丸合生脉散

支气管哮喘

1. 发作期

证 型	治 法	方 剂
冷哮	温肺散寒,化痰平喘	射干麻黄汤
热哮	清热宣肺,化痰定喘	定喘汤

2. 缓解期

证 型	治 法	方 剂
肺虚	补肺固卫	玉屏风散
脾虚	健脾化痰	六君子汤加减
肾虚	补肾摄纳	金匮肾气丸或七味都气丸

肺 炎

证 型	治 法	方 剂
邪袭肺卫	辛凉解表	银翘散加减
邪热壅盛	清热宣肺	麻杏石甘汤加味
热陷心包	清心开窍	清营汤送服安宫牛黄丸或至宝丹、紫雪丹
余热未尽,肺胃阴伤	甘寒生津,滋养肺胃	沙参麦冬汤
正气外脱	益气固脱	生脉散、参附汤

肺脓肿

证 型	治 法	方 剂
初期	疏风散热,宣肺化痰	银翘散加减
成痈期	清热解表,化瘀消痈	千金苇茎汤、如意解毒散加减
溃脓期	排脓解毒	加味桔梗汤合千金苇茎汤加减
恢复期	养阴补肺	沙参清肺汤、桔梗杏仁煎加减

肺　癌

证　型	治　法	方　剂
肺脾气虚	益肺健脾	六君子汤加减
肺肾阴虚	滋肾润肺	六味地黄汤、生脉散、百合固金汤等方药加减
气阴两虚	气阴两补	参芪麦味地黄汤、大补元煎等方药加减
气滞血瘀	行气活血，化瘀软坚	血府逐瘀汤加减

心律失常

证　型	治　法	方　剂
心虚胆怯	益气养心，镇惊安神	平补镇心丹加减
心气不足	补益心气	五味子汤加减
心血不足	补益心血，养血安神	归脾汤加减
心阳不足	益气温阳，安神定悸	桂枝甘草龙骨牡蛎汤加味
血脉瘀阻	活血化瘀，理气通脉	血府逐瘀汤加减
阴虚火旺	滋阴清火，养心安神	天王补心丹或朱砂安神丸加减

风湿热、风湿性心脏病

证　型	治　法	方　剂
行痹	祛风通络，散寒除湿	防风汤加减
痛痹	散寒止痛，祛风除湿	乌头汤
着痹	除湿通络，祛风散寒	薏苡仁汤加减
风湿热痹	清热通络，祛风除湿	白虎加桂枝汤加减

高血压

证　型	治　法	方　剂
肝阳上亢	平肝潜阳	天麻钩藤饮
肝风内动	镇肝息风	镇肝息风汤
肝肾阴虚	滋阴补肾	左归丸
痰湿中阻	健脾化痰	半夏白术天麻汤
中气不足	补中益气	补中益气汤
心脾两虚	补益心脾，益气养血	归脾汤
气滞血瘀	理气活血	血府逐瘀汤
命门火衰	温补肾阳	右归丸

心绞痛

证　型	治　法	方　剂
心血瘀阻	活血化瘀，通络止痛	血府逐瘀汤加减
痰浊壅塞	通阳化浊，豁痰开结	瓜蒌薤白半夏汤加味
阴寒凝滞	辛温通阳，开痹散寒	瓜蒌薤白白酒汤加味
心肾阴虚	滋阴益肾，养心安神	左归饮加减
气阴两虚	益气养阴，活血通络	生脉散合人参养营汤加减
阳气虚衰	益气温阳，活血通络	参附汤合桂枝去芍药汤化裁

慢性肺源性心脏病

1. 缓解期

证型	治法	方剂
肺肾气(阳)虚	平喘补肾,纳气	平喘固本汤或补肺汤加减

2. 发作期

证型	治法	方剂
肺肾气虚外感(偏寒)	宣肺散寒,祛痰平喘	小青龙汤加减
肺肾气虚外感(偏热)	清热化痰,佐以平喘	麻杏石甘汤加减
心脾肾阳虚水泛	温阳利水,宁心安神	真武汤、五苓散、葶苈大枣泻肺汤加减
痰浊蔽窍	豁痰开窍	涤痰汤加减
元阳欲绝	回阳救逆,益气复脉	四逆汤、生脉饮加减
热瘀伤络	清热凉血,活血止血	犀角地黄汤加减

心肌炎

1. 发热期

证型	治法	方剂
感寒证	散寒解表,宣达郁火	火郁汤加味或柴胡桂枝汤
感温证	清热解毒,凉营透邪	邪在卫分:银翘散 邪在营分:清营汤

2. 热退期

证型	治法	方剂
气阴两虚	益气养阴,填精复脉	生脉散、炙甘草汤、三甲复脉汤
心脾两虚	补益气血,健脾养心	归脾汤化裁
痰浊内阻	化痰降浊,清心安神	黄连温胆汤化裁
血瘀气滞	活血化瘀,理气温通	桂枝红花汤加味

胃炎

1. 急性胃炎

证型	治法	方剂
寒邪客胃	温中散寒,理气止痛	良附丸加味
饮食伤胃	消食导滞,和胃止痛	保和丸加减
肝气犯胃	疏肝理气,和胃止痛	柴胡疏肝散加减

2. 慢性胃炎

证型	治法	方剂
饮食伤胃	理脾和胃,消食导滞	枳实导滞丸加减
肝气犯胃	疏肝理脾,和胃止痛	逍遥散加减
瘀血阻胃	活血化瘀,和胃止痛	实证用失笑散合丹参饮加味;虚证用调营敛肝饮加减
脾胃虚寒	温中健脾,和胃止痛	黄芪建中汤加减
脾胃阴虚	养阴益胃,和中止痛	养胃汤合芍药甘草汤化裁

消化性溃疡

证型	治法	方剂
肝胃气滞	疏肝理气,和胃止痛	柴胡疏肝散
肝胃郁热	疏肝泄热,和胃止痛	丹栀逍遥散加减
瘀血阻络	活血化瘀,理脾和胃	膈下逐瘀汤加减
脾胃虚寒	温中健脾,和胃止痛	黄芪建中汤加减
脾胃阴虚	养胃阴,清虚火	益胃汤合竹叶石膏汤化裁

慢性腹泻

证型	治法	方剂
湿热泄泻	清热利湿,调理肠胃	葛根芩连汤合平胃散化裁
食滞泄泻	消食导滞	保和丸加减
肝郁泄泻	疏肝扶脾,升清止泻	痛泻要方合四逆散化裁
脾虚泄泻	健脾益气,化湿止泻	参苓白术散加减
肾虚泄泻	温肾健脾,固涩止泻	四神丸合理中丸化裁
水饮泄泻	健脾利湿,前后分消	苓桂术甘汤合己椒苈黄丸化裁
瘀阻泄泻	化瘀通络,和营止痛	少腹逐瘀汤加减

上消化道出血

证型	治法	方剂
热伤营血	清热解毒,凉血止血	犀角地黄汤加味
湿热伤胃	清热化湿,凉血止血	枳实导滞丸合四生丸
肝火犯胃	泻肝清胃,凉血止血	龙胆泻肝汤加减
脾胃虚寒	温阳健脾,养血止血	黄土汤加减
气虚血亏	健脾益气,补气摄血	归脾汤加味

肝硬化

1. 早期肝硬化

证型	治法	方剂
肝郁脾虚	疏肝健脾,活血行瘀	柴胡疏肝散加味
肝郁血虚	活血通瘀	复元活血汤加减

2. 肝硬化腹水

证型	治法	方剂
气滞湿阻	行气利湿	柴胡疏肝散合四苓散化裁
湿热壅盛	清热利湿	四苓散加减
脾虚湿阻	健脾利湿	四君子汤合四苓散化裁
肝肾阴虚	滋补肝肾,利水消肿	济生肾气丸合参苓白术散加味
脾肾阳虚	温阳利水	附子理中汤、四苓散及济生肾气丸化裁合方

再生障碍性贫血

证型	治法	方剂
实热出血	清热凉血止血	犀角地黄汤加减
气血两虚	益气补血	八珍汤加减
脾肾阳虚	健脾温肾	四君子汤合右归丸加减
肾阴阳俱虚	补肾阴,扶肾阳	左归饮或右归丸加减

过敏性紫癜

证型	治法	方剂
热伤血络	清热解毒,凉血祛风	犀角地黄汤合银翘散加减
瘀血阻络	活血化瘀,解毒祛风	桃红四物汤加味
气血不足	补气益血,和血止血	八珍汤加味

急性白血病

证型	治法	方剂
热毒炽盛	清热解毒,滋阴凉血,透热解瘀	犀角地黄汤合清营汤加减
肝火瘀热	清肝泻火,化痰散结	当归龙荟丸加减
瘀血停滞	活血通络,化瘀消斑,散瘀止痛	桃红四物汤加减

慢性白血病

证型	治法	方剂
阴虚内热	滋阴清热,凉血止血	六味地黄丸合大补阴丸加减
瘀血内结	活血祛瘀,行气止痛	膈下逐瘀汤加减
气血(阴)两虚	补气养血,佐以抗癌解毒	八珍汤加减

甲状腺功能亢进

证型	治法	方剂
气滞痰凝	理气化痰,软坚散结	四海舒郁丸加减
肝火亢盛	清肝泻火,散结消瘿	龙胆泻肝汤合藻药散加减
气阴两虚	益气养阴,软坚散结	生脉散加味

缺铁性贫血

证型	治法	方剂
脾气虚弱	健脾益气	香砂六君子汤
气血两虚	气血双补	八珍汤加减
虫积	视具体情况	枣矾丸、木丸等

糖尿病

证 型	治 法	方 剂
肺热津伤	清热润肺,生津止渴	玉泉丸加减
胃热炽盛	清胃泻火,养阴增液	玉女煎加味
肾阴亏虚	滋阴固肾	六味地黄丸
阴阳两虚	滋肾温阳	金匮肾气丸

肥胖症

证 型	治 法	方 剂
胃热脾虚	清胃利湿,健脾益气	枳实导滞丸或加味防己黄芪汤
湿浊内蕴	芳香化浊,醒脾利湿	加减藿香正气散合泽泻汤
气滞痰阻	理气化痰,健脾除湿	苍附二陈汤
肾精亏损	补肾填精,渗湿利水	六味地黄丸加减

类风湿性关节炎

证 型	治 法	方 剂
风痹	祛风通络,散寒除湿	防风汤加减
寒痹	温经散寒,祛风散寒	乌头汤加减
湿痹	除湿通络,祛风散寒	薏苡仁汤加减
热痹	清热通络,祛风除湿	白虎桂枝汤加味
顽痹	以活血化瘀,化痰通络为主,兼以补肾养肝扶正	身痛逐瘀汤、益肾蠲痹丸、独活寄生汤

面神经炎

证 型	治 法	方 剂
风邪外袭,口眼㖞斜	疏风散寒	葛根汤加减
肝风内动,口眼㖞斜	平肝息风	镇肝息风汤合天麻钩藤饮方加减
风痰阻络,口眼㖞斜	祛风化痰,疏通经络	青州白丸子加减或牵正散加减
气血双亏,口眼㖞斜	补养气血,通经活络	补阳还五汤送服二虫散

眩 晕

证 型	治 法	方 剂
肝阳上亢	平肝潜阳,滋养肝肾	天麻钩藤饮加减
气血亏虚	补气养血,健运脾胃	归脾汤加减
肾精不足	滋阴补肾或补肾助阳	左归丸加减或右归丸加减
痰湿中阻	燥湿祛痰,健脾和胃	半夏白术天麻汤加减
瘀血阻络	祛瘀生新,行血通络	血府逐瘀汤加减

头　痛

证　型	治　法	方　剂
风寒头痛	疏风散寒	川芎茶调散加减
风热头痛	疏风清热	芎芷石膏汤加减
风湿头痛	祛风胜湿	羌活胜湿汤加减
肝阳头痛	平肝潜阳	天麻钩藤饮加减
肾虚头痛	补肾填精	大补元煎加减
气虚头痛	益气升清	顺气和中汤加减
血虚头痛	滋阴养血	加味四物汤减黄芩
痰浊头痛	化痰降逆	半夏白术天麻汤加减
瘀血头痛	活血化瘀	通窍活血汤加减

急性脑血管疾病

1. 中经络

证　型	治　法	方　剂
络脉空虚,风邪入中	养血活血,祛风通络	大秦艽汤加减
肝肾阴虚,风阳上扰	滋阴潜阳,镇肝息风	镇肝息风汤加减
痰热腑实,风痰上扰	清热化痰,通腑	星蒌承气汤加减

2. 中脏腑

证　型	治　法	方　剂
阳闭	辛凉开窍,清肝息风	至宝丹或安宫牛黄丸、羚羊角汤加减
阴闭	辛温开窍,豁痰息风	苏合香丸、涤痰汤加减
脱证	益气回阳,救阴固脱	参附汤合生脉散

3. 后遗症

(1) 半身不遂

证　型	治　法	方　剂
气虚血滞,脉络瘀阻	补气活血,化瘀通络	补阳还五汤加减
肝肾亏虚,筋骨失养	滋补肝肾,强壮筋骨	地黄饮子或虎潜丸加减
肝阳上亢,脉络瘀阻	平肝潜阳,祛瘀通络	镇肝息风汤或天麻钩藤饮加减

(2) 语言不利

证　型	治　法	方　剂
风痰阻络	祛风除痰,宣窍通络	解语丹加减
肾虚精亏	滋补肝肾,利窍开音	地黄饮子加减

(3) 口眼歪斜

证　型	治　法	方　剂
风痰瘀阻	祛风除痰,化瘀通络	牵正散加减

癫痫

1. 发作期

证型	治法	方剂
阳痫	清热化痰,息风定痫	清热镇惊汤加减
阴痫	温阳除痰,顺气定痫	二陈汤送服五生丸

2. 休止期

证型	治法	方剂
脾虚痰盛	健脾化痰	六君子汤加减
肝火痰热	清肝泻火,化痰开窍	龙胆泻肝汤合涤痰汤加减
肝肾阴虚	滋养肝肾	大补元煎加减
痰瘀互结	行气化痰,活血化瘀	通窍活血汤加减

精神分裂症

证型	治法	方剂
痰湿内阻	疏肝解郁,化痰开窍	逍遥散合涤痰汤加减
痰火上扰	清热化痰,镇心开窍	温胆汤加减
气滞血瘀	活血化瘀,理气解郁	癫狂梦醒汤加减
阴虚火旺	滋阴降火,安神定志	二阴煎加减
阳虚亏损	益气健脾,养血安神	养心汤加减

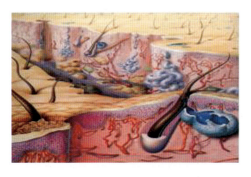
表皮结构模拟图(皮肤、汗腺、毛发等)

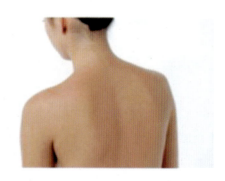
正常皮肤

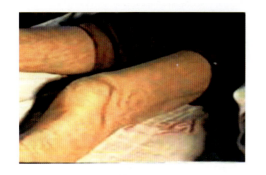
皮肤干瘪枯槁

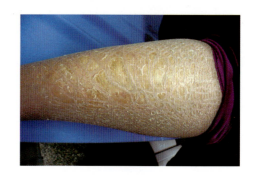
肌肤甲错

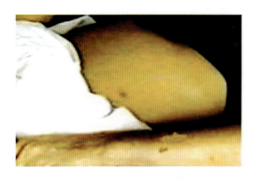
皮肤黄染

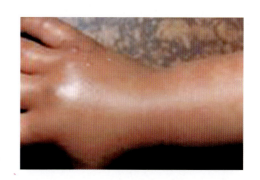
肿胀

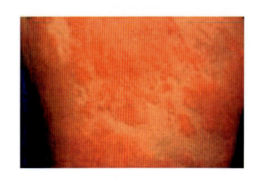
皮肤出疹(风疹)

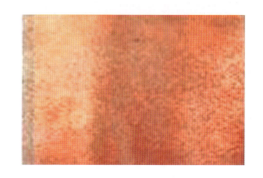
皮肤出疹(麻疹)

附图1-1 正常皮肤及各种病理皮肤表现

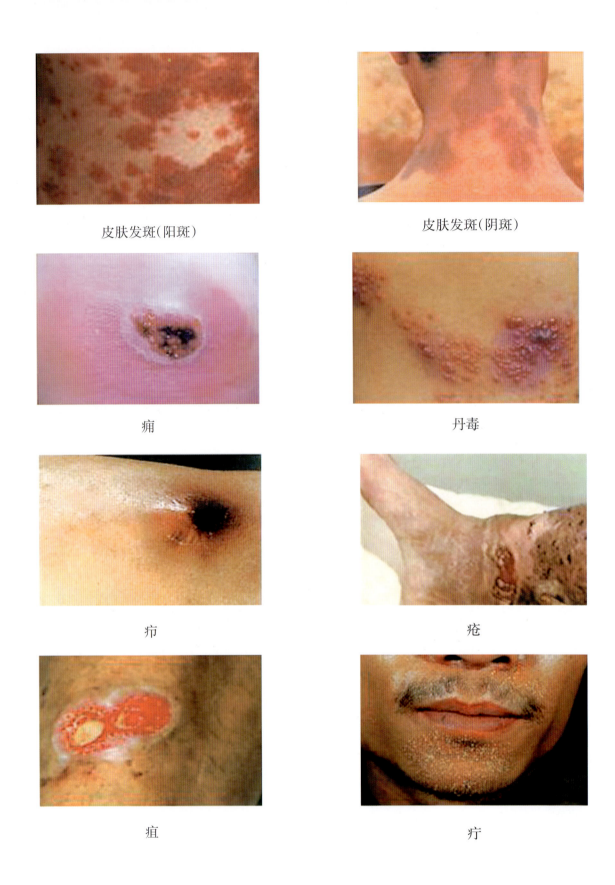

附图 1-2 正常皮肤及各种病理皮肤表现

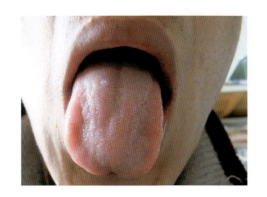

正常舌象

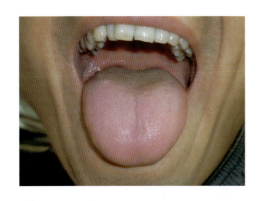

淡白舌

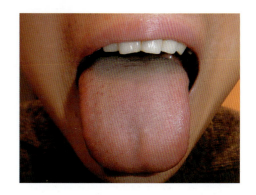

红舌

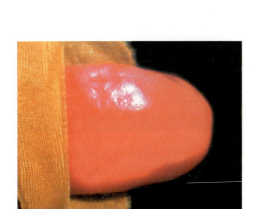

绛舌

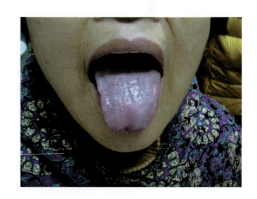

青紫舌

附图 2　正常舌色及常见病理舌色

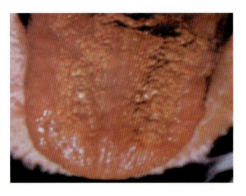
老舌

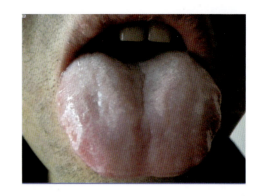
嫩舌

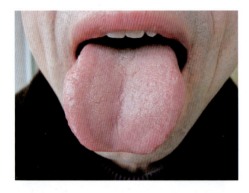
舌体胖大

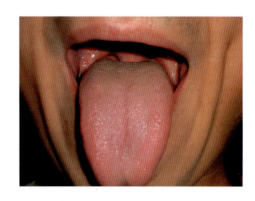
舌体瘦薄

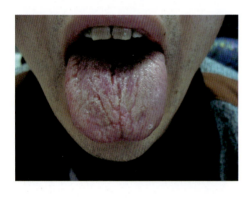
舌面裂纹

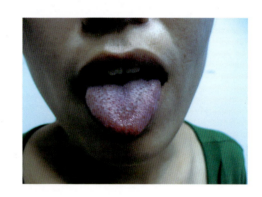
舌尖芒刺

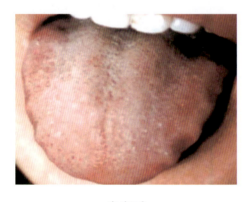
齿印舌

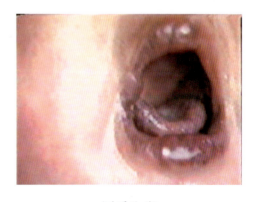
唇舌生疮

附图3　各种病理舌形

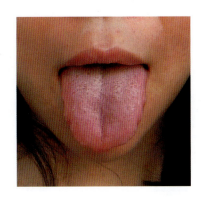

正常的薄白苔

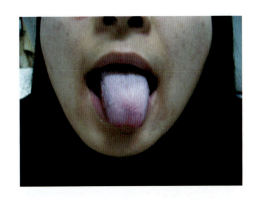

白苔

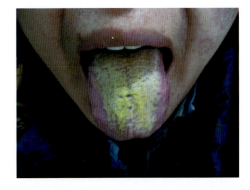

黄苔

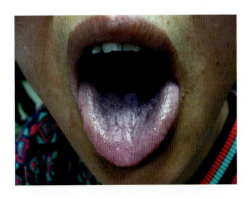

灰黑苔(润)

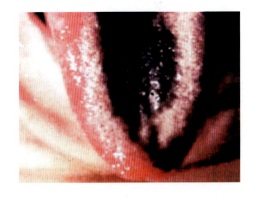

灰黑苔(干)

附图 4　正常苔色和常见病理苔色

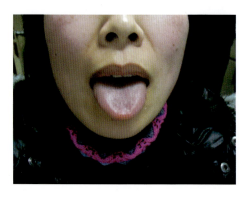
薄苔

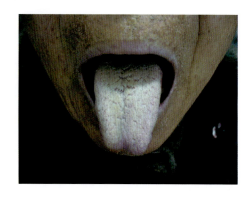
厚苔

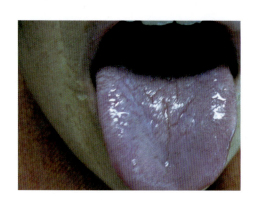
滑苔

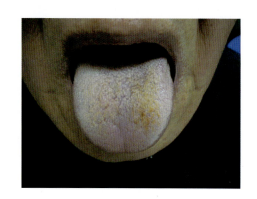
燥苔

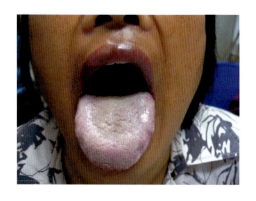
腻苔

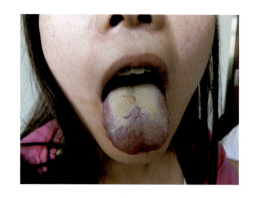
腐苔

附图 5　常见病理苔质